临床疾病诊断与实践解析

主编◎孙　琳　陈文佳　马桂波

中国纺织出版社有限公司

图书在版编目（CIP）数据

临床疾病诊断与实践解析 / 孙琳，陈文佳，马桂波
主编. -- 北京：中国纺织出版社有限公司，2024．12
ISBN 978-7-5229-2311-6

Ⅰ．R4

中国国家版本馆CIP数据核字第20241U5N05号

责任编辑：樊雅莉　　责任校对：高　涵　　责任印制：王艳丽

中国纺织出版社有限公司出版发行

地址：北京市朝阳区百子湾东里A407号楼　邮政编码：100124

销售电话：010—67004422　传真：010—87155801

http://www.c-textilep.com

中国纺织出版社天猫旗舰店

官方微博 http://weibo.com/2119887771

北京虎彩文化传播有限公司印刷　各地新华书店经销

2024年12月第1版第1次印刷

开本：787×1092　1/16　印张：23

字数：540千字　定价：128.00元

梁贤凯　哈尔滨医科大学附属第一医院
田　凌　哈尔滨医科大学附属第一医院
高　磊　哈尔滨医科大学附属第一医院
李振军　哈尔滨医科大学附属第一医院
仲娇月　哈尔滨医科大学附属第一医院
赵　月　哈尔滨医科大学附属第一医院

前　言

随着现代医学的迅速发展,临床疾病的诊断与治疗水平也日新月异。许多新理论、新机制、新观点、新技术和新疗法不断问世。从事临床医学工作的医师,自然也应随着现代医学科学技术的发展而不断丰富和更新自己的知识。为了反映当前临床常见病的最新研究成果,更好地为临床工作服务,我们在广泛参阅国内外最新、最权威文献资料的基础上,结合自己的临床经验,编撰了本书。

本书内容侧重于临床,内容简明实用、深入浅出,力求反映近年来疾病诊疗的最新进展。书中既包含了内科常见疾病(如呼吸内科疾病、心血管内科疾病、血液内科疾病、内分泌科疾病等),也涵盖了外科常见疾病(如普通外科疾病、神经外科疾病、胸外科疾病、骨外科疾病),系统阐述这些疾病的诊疗知识。全书内容新颖,突出临床实用性,是编者们结合多年丰富的临床经验,并参考相关文献,总结、深入思索并加以汇总、提炼编写而成。本书可供各基层医院的住院医生、主治医生参考使用。

由于医学科技发展迅速,加之编者学识有限,难免存在不足乃至失误之处,望同仁和广大读者予以批评指正。

编　者

2024 年 9 月

目　录

内科疾病篇

内科疾病篇

第一章 呼吸内科疾病

第一节 流行性感冒

一、概述

流行性感冒(简称流感)是由流行性感冒病毒引起的急性呼吸道传染病,是人类面临的主要公共健康问题之一。

二、病原学与致病性

流感病毒呈多形性,其中球形直径为 $80\sim120$ nm,有囊膜。流感病毒属正黏病毒科,流感病毒属,基因组为分节段、单股、负链 RNA。根据病毒颗粒核蛋白(NP)和基质蛋白(M_1)抗原及其基因特性的不同,流感病毒分为甲、乙、丙 3 型,下文主要阐述甲型流感病毒。

甲型流感病毒基因组由 8 个节段的单链 RNA 组成,负责编码病毒所有结构蛋白和非结构蛋白。甲型流感病毒囊膜上有 3 种突起:H、N 和 M_2 蛋白,血凝素(H)和神经氨酸酶(N)为 2 种穿膜糖蛋白,它们突出于脂质包膜表面,分别与病毒吸附于敏感细胞和从受染细胞释放有关。第 3 种穿膜蛋白是 M_2 蛋白,这是一种离子通道蛋白,为病毒进入细胞后脱衣壳所必需。根据其表面 H 和 N 抗原的不同,甲型流感病毒又分成许多亚型。甲型流感病毒的血凝素共有16 个亚型($H_{1\sim16}$)。神经氨酸酶则有 9 个亚型($N_{1\sim9}$)。所有 16 个亚型的血凝素和 9 个亚型的神经氨酸酶已在禽类中检测出,但只有 H_1、H_2、H_3、H_5、H_7、H_9、N_1、N_2、N_3、N_7,可能还有 N_8 亚型引起人类流感流行。

流感病毒表面抗原特别是 H 抗原具有高度易变性,以此逃脱机体免疫系统对它的记忆、识别和清除。流感病毒抗原性变异形式有两种:抗原性飘移和抗原性转变。抗原性飘移主要是由于编码 H 或 N 蛋白基因点突变导致 H 或 N 蛋白分子上抗原位点氨基酸的替换,并由于人群选择压力使得小变异逐步积累。抗原性转变只发生于甲型流感病毒,当两种不同的甲型流感病毒同时感染同一宿主细胞时,其基因组的各节段可能会重新分配或组合,导致新的血凝素和(或)神经氨酸酶的出现,或者是 H、N 之间新的组合,从而产生一种新的甲型流感的亚型。

流感病毒在进入宿主细胞之后,其血凝素蛋白需先经宿主细胞的蛋白酶消化,成为两个由二硫键相连的多肽,这一过程与病毒的致病性密切相关。在人类呼吸道和禽类胃肠道中有一种胰酶样的蛋白酶能够酶切流感病毒的血凝素,因此流感病毒往往引起人类呼吸道感染和禽类胃肠道感染。宿主细胞表面对病毒血凝素的受体在人和禽类之间是不同的,因此通常多数禽流感病毒不感染人类,但是已经有越来越多的证据表明,某些禽流感病毒可越过种属界限而感染人类。当两种分别来源于人和禽的流感病毒同时感染同一例患者,或可能的中间宿主猪(因为猪对禽流感病毒和人流感病毒都敏感,而且与禽类和人都可能有密切接触),两种病毒就有可能在复制自身的过程中发生基因成分的交换,产生新的"杂交"病毒。由于人类对其缺乏免疫力,因此患者往往病情严重,死亡率极高。

三、流行病学

流感传染源主要为流感患者和隐性感染者。人禽流感主要是通过患禽流感或携带禽流感病毒的鸡、鸭、鹅等家禽及其排泄物,特别是鸡传播。流感病毒主要是通过空气飞沫和直接接触传播。人禽流感是否还可通过消化道或伤口传播,至今尚缺乏证据。人对流感病毒普遍易感,新生儿对流感及其病毒的敏感性与成年人相同。青少年发病率高,儿童病情较重。流感流行具有一定的季节性,我国北方常发生于冬季,南方多发生在冬夏两季,然而流感大流行可发生在任何季节。

根据发生特点不同流感发生可分为散发、暴发、流行和大流行。①散发一般在非流行期间,病例在人群中呈散在零星分布,各病例在发病时间及地点上没有明显的联系。②暴发是指一个集体或小地区在相当短时间内突然发生很多流感病例。③流行是指在较大地区内流感发病率明显超出当地同期发病率水平,流感流行时发病率一般为5%~20%。④大流行的发生是由于新亚型毒株出现,由于人群普遍地缺乏免疫力,疾病传播迅速,流行范围超出国界和洲界,发病率可超过50%。世界性流感大流行间隔10年左右,常有2~3个波,通常第一波持续时间短,发病率高,第二波持续时间长,发病率低,有时还有第三波,第一波主要发生在城市和交通便利的地方,第二波主要发生在农村及交通闭塞地区。

四、临床表现

流感的潜伏期一般为1~3天。起病多急骤,症状变化较多,主要以全身中毒症状为主,呼吸道症状轻微或不明显。季节性流感多发于青少年,临床表现和症状轻重差异颇大,病死率通常不高,一般恢复快,不留后遗症,死者多为年迈体衰、年幼体弱或合并有慢性疾病的患者。在亚洲国家发生的人感染H_5N_1禽流感病毒有别于常见的季节性流感。感染后的临床症状往往比较严重,死亡率高达50%,常累及多种器官。流感根据临床表现可分为单纯型、肺炎型、中毒型、胃肠型。

(一)单纯型

最为常见,先有畏寒或寒战,发热,继之全身不适,腰背发酸,四肢疼痛,头昏、头痛。大部分患者有轻重不同的打喷嚏、鼻塞、流涕、咽痛、干咳或伴有少量黏液痰,有时有胸骨后烧灼感、紧压感或疼痛。发热,体温可高达39~40℃,一般持续2~3天。部分患者可出现食欲缺乏、恶心、便秘等消化道症状。年老体弱的患者,症状消失后体力恢复慢,常感软弱无力、多汗,咳嗽可持续1~2周或更长时间。体格检查见患者呈重病容,衰弱无力,面部潮红,皮肤上偶有类似麻疹、猩红热、荨麻疹样皮疹,软腭上有时有点状红斑,鼻咽部充血水肿。本型中较轻者病情似一般感冒,全身和呼吸道症状均不显著,病程仅1~2天,单从临床表现难以确诊。

(二)肺炎型

本型常发生在2岁以下的小儿,或原有慢性基础疾病,如二尖瓣狭窄、肺源性心脏病、免疫力低下人群以及孕妇、年老体弱者。其特点是:在发病后24小时内可出现高热、烦躁、呼吸困难、咳血痰和明显发绀。全肺可有呼吸音减低、湿啰音或哮鸣音,但无肺实变体征。胸部X线检查可见双肺广泛小结节性浸润,近肺门较多,肺周围较少。上述症状可进行性加重,抗生素治疗无效。病程 1 周至 2 月余,大部分患者可逐渐恢复,也可因呼吸循环衰竭在 5～10 天死亡。

(三)中毒型

较少见。肺部体征不明显,具有全身血管系统和神经系统损害,有时可有脑炎或脑膜炎表现。临床表现为高热不退,神志昏迷,成人常有谵妄,儿童可发生抽搐。少数患者由于血管神经系统紊乱或肾上腺出血,导致血压下降或休克。

(四)胃肠型

主要表现为恶心、呕吐和严重腹泻,病程 2～3 天,恢复迅速。

五、诊断

流感的诊断主要依据流行病学资料,并结合典型临床表现确定,但在流行初期,散发或轻型病例诊断比较困难,确诊往往需要辅助检查。

(一)辅助检查

1.外周血常规

白细胞总数不高或偏低,淋巴细胞占比相对增加,重症患者多有白细胞总数及淋巴细胞占比下降。

2.胸部影像学检查

单纯型患者胸部 X 线检查可正常,但重症尤其肺炎型患者胸部 X 线检查可显示单侧或双侧肺炎,少数可伴有胸腔积液等。

(二)流感病毒病原学检测及分型

流感病毒病原学检测及分型对确诊流感及与其他疾病如严重急性呼吸综合征(SARS)等进行鉴别十分重要,常用病毒学检测方法主要有以下 4 种。

1.病毒培养分离

病毒培养分离是诊断流感最常用和最可靠的方法之一。目前分离流感病毒主要以马达犬肾细胞(MDCK)作为宿主系统。培养过程中观察细胞病变效应,并可应用血清学试验来进行鉴定和分型。传统的培养方法对于流感病毒的检测因需要时间较长(一般需要 4～5 天),不利于早期诊断和治疗。近年来新出现一种快速流感病毒实验室培养技术——离心培养技术(SVC),在流感病毒的快速培养分离上发挥了很大作用。离心培养技术是在标本接种后进行长时间的低速离心,使标本中含病毒的颗粒在外力作用下被挤压吸附于培养细胞上,从而大大缩短培养时间。

2.血清学诊断

血清学诊断主要是检测患者血清中的抗体水平,即用已知的流感病毒抗原来检测血清中的抗体,此法简便易行,结果可信。血清标本应包括急性期和恢复期双份血清。急性期血样应在发病后 7 天内采集,恢复期血样应在发病后 2～4 周采集。双份血清进行抗体测定,恢复期抗体滴度较急性期有 4 倍或以上升高,有助于确诊和回顾性诊断,单份血清一般不能用作诊断。

3.病毒抗原检测

对于病毒抗原检测的方法主要有两类:直接荧光抗体检测(DFA)和快速酶联(荧光)免疫

法。DFA用抗流感病毒的单克隆抗体直接检测临床标本中的病毒抗原,应用亚型特异性的单抗能够快速和直接检测标本中的病毒抗原,并且可以进一步进行病毒分型,不仅可用于诊断,还可以用于流行病学的调查。目前快速酶联免疫法、荧光免疫法主要有:Directigen FluA、Directigen Flu A plus B、Binax Now Flu A and B、Biostar FLU OIA、Quidel Quick vue 和 Zstat Flu test 等。值得注意的是,上述检测方法对于乙型流感病毒的检测效果不如甲型。

4.病毒核酸检测

以聚合酶链反应(PCR)技术为基础发展出了各种各样的病毒核酸检测方法,在流感病毒鉴定和分型方面发挥着越来越大的作用,不仅可以快速诊断流感,而且可以根据所分离病毒核酸序列的不同对病毒进行准确分型。常用的方法有核酸杂交、逆转录－聚合酶链反应、多重逆转录－聚合酶链反应、酶联免疫 PCR、实时定量 PCR、依赖性核酸序列扩增、荧光 PCR 等方法。

以上述各种检测方法为基础,很多生物制品公司开发出多种试剂盒供临床快速检测应用。近年来,应用基因芯片对流感病毒进行检测和分型是研究的一大热点,基因芯片灵敏度极高,并且可以同时检测多种病毒,尤其适用于流感多亚型、易变异的特点。目前多种基因芯片技术已应用到流感病毒的检测和分型中。

六、鉴别诊断

主要是与除流感病毒外的多种病毒、细菌等病原体引起的流感样疾病(ILI)相鉴别。确诊需依据实验室检查,如病原体分离、血清学检查和核酸检测。

(1)普通感冒:普通感冒可由多种呼吸道病毒引起。除注意收集流行病学资料以外,通常流感全身症状比普通感冒重,而普通感冒呼吸道局部症状更突出。

(2)严重急性呼吸综合征(SARS):SARS 是由 SARS 冠状病毒引起的一种具有明显传染性,可累及多个脏器、系统的特殊肺炎,临床上以发热、乏力、头痛、肌肉关节疼痛等全身症状和干咳、胸闷、呼吸困难等呼吸道症状为主要表现。临床表现类似肺炎型流感。根据流行病学史,临床症状和体征,一般实验室检查,胸部 X 线影像学变化,配合 SARS 病原学检测阳性,排除其他疾病,可做出 SARS 的诊断。

(3)肺炎支原体感染:发热、头痛、肌肉疼痛等全身症状较流感轻,呛咳症状较明显,或伴少量黏痰。胸部 X 线检查可见两肺纹理增深,并发肺炎时可见肺部斑片状阴影等间质性肺炎表现。痰及咽拭子标本分离肺炎支原体可确诊。血清学检查对诊断有一定帮助,核酸探针或 PCR 有助于早期快速诊断。

(4)衣原体感染:发热、头痛、肌肉疼痛等全身症状较流感轻,可引起鼻旁窦炎、咽喉炎、中耳炎、气管－支气管炎和肺炎。实验室检查可帮助鉴别诊断,包括病原体分离、血清学检查和 PCR 检测。

(5)嗜肺军团菌感染:夏秋季发病较多,并常与空调系统及水源污染有关。起病较急,畏寒、发热、头痛等,全身症状较明显,呼吸道症状表现为咳嗽、黏痰、痰血、胸闷、气促,少数可发展为急性呼吸窘迫综合征(ARDS);呼吸道以外的症状也常见,如腹泻、精神症状以及心功能和肾功能障碍,胸部 X 线检查示炎症浸润影。呼吸道分泌物、痰、血培养阳性可确定诊断,但检出率低。对呼吸道分泌物用直接荧光抗体法(DFA)检测抗原或用 PCR 检查核酸,对早期诊断有帮助。血清、尿间接免疫荧光抗体测定也具有诊断意义。

七、治疗

隔离患者,流行期间对公共场所加强通风和空气消毒,避免传染他人。

合理应用对症治疗药物,可应用解热药、缓解鼻黏膜充血药、止咳祛痰药等。

尽早应用抗流感病毒药物治疗。抗流感病毒药物治疗只有早期(起病 1~2 天)使用,才能取得最佳疗效。抗流感病毒化学治疗药物现有离子通道 M_2 阻滞药(表 1-1)和神经氨酸酶抑制剂两类,前者包括金刚烷胺和金刚乙胺,后者包括奥司他韦和扎那米韦。

表 1-1　金刚烷胺和金刚乙胺的用法和剂量

药名	年龄(岁)			
	1~9	10~12	13~16	≥65
金刚烷胺	5 mg/(kg·d)（最高 150 mg/d）,分 2 次	100 mg,每天 2 次	100 mg,每天 2 次	≤100 mg/d
金刚乙胺	不推荐使用	不推荐使用	100 mg,每天 2 次	100 mg/d 或 200 mg/d

(一)离子通道 M_2 阻滞药

金刚烷胺和金刚乙胺对甲型流感病毒有活性,抑制其在细胞内复制。在发病 24~48 小时使用,可减轻发热和全身症状,减少病毒排出,防止病毒扩散。金刚烷胺在肌酐清除率≤50 mL/min 时酌情减少用量,并密切观察其不良反应,必要时停药。血液透析对金刚烷胺清除的影响不大。肌酐清除率<10 mL/min 时金刚乙胺应减为 100 mg/d;对老年和肾功能减退患者应监测不良反应。不良反应主要有:中枢神经系统反应如神经质、焦虑、注意力不集中和轻微头痛等,其发生率金刚烷胺高于金刚乙胺;胃肠道反应主要表现为恶心和呕吐。这些不良反应一般较轻,停药后大多可迅速消失。

(二)神经氨酸酶抑制剂

神经氨酸酶抑制剂对甲、乙两型流感病毒都有效,目前有 2 个品种,即奥司他韦和扎那米韦,我国临床目前只有奥司他韦。

(1)用法和剂量:奥司他韦为成人每次 75 mg,每天 2 次,连服 5 天,应在症状出现两天内开始用药。儿童用法见表 1-2,1 岁以内不推荐使用。扎那米韦为 6 岁以上儿童及成人剂量均为每次吸入 10 mg,每天 2 次,连用 5 天,应在症状出现 2 天内开始用药。6 岁以下儿童不推荐使用。

表 1-2　儿童奥司他韦用量

药名	体重(kg)			
	≤15	16~23	24~40	>40
奥司他韦(mg)	30	45	60	75

(2)不良反应:奥司他韦不良反应少,一般为恶心、呕吐等消化道症状,也有腹痛、头痛、头晕、失眠、咳嗽、乏力等不良反应的报道。扎那米韦吸入后最常见的不良反应有头痛、恶心、咽部不适、眩晕、鼻出血等。个别哮喘和慢性阻塞性肺疾病(COPD)患者使用后可出现支气管痉挛和肺功能恶化。

（3）肾功能不全的患者无须调整扎那米韦的吸入剂量。对肌酐清除率＜30 mL/min 的患者，奥司他韦减量至每次 75 mg，每天 1 次。

需要注意的是，因神经氨酸酶抑制剂对甲、乙两型流感病毒均有效且耐药发生率低，不会引起支气管痉挛，而离子通道 M_2 阻滞药只对甲型流感病毒有效，而且在美国耐药率较高，因此美国目前推荐使用抗流感病毒药物仅有奥司他韦和扎那米韦，只有有证据表明流行的流感病毒对金刚烷胺或金刚乙胺敏感才用于治疗和预防流感。对于那些非卧床的流感患者，早期吸入扎那米韦或口服奥司他韦能够降低发生下呼吸道并发症的可能性。另外，绝大多数 H_5N_1 病毒株对神经氨酸酶抑制剂敏感，而对金刚烷胺类耐药，因此确诊为 H_5N_1 禽流感病毒感染的患者或疑似患者推荐用奥司他韦治疗。

（三）并发症治疗

肺炎型流感常见并且最重要的并发症为细菌的二重感染，尤其是细菌性肺炎。肺炎型流感尤其重症患者往往有严重呼吸窘迫、缺氧，严重者可发生急性呼吸窘迫综合征（ARDS），应给予患者氧疗，必要时行无创或有创机械通气治疗。对于中毒型或胃肠型流感患者，应注意纠正患者水电解质失衡，维持血流动力学稳定。

八、预防

隔离患者，流行期间对公共场所加强通风和空气消毒，切断传染链，终止流感流行。流行期间减少大型集会及集体活动，接触者应戴口罩。

接种流感病毒疫苗是当今预防流感疾病发生、流行的最有效手段。当疫苗和流行病毒抗原匹配良好时，流感疫苗在年龄＜65 岁的健康人群中可预防 70%～90%的疾病发生。由于免疫系统对接种疫苗需要 6～8 周才起反应，所以疫苗必须在流感季节到来之前接种，最佳时间为 10 月中旬至 11 月中旬。由于流感病毒抗原性变异较快，所以人类无法获得持久的免疫力，进行流感疫苗接种后人体可产生免疫力，但对新的变异病毒株无保护作用。因此，在每年流感疫苗生产之前，都要根据当时所流行病毒的抗原变化来调整疫苗的组成，以求最大的保护效果。

流感疫苗包括减毒活疫苗和灭活疫苗。至今关于病毒快速有效的减毒方法和准确的减毒标准仍存在许多不确定因素，因此减毒疫苗仍不能广泛应用。现在世界范围内广泛使用的流感病毒疫苗以纯化、多价的灭活疫苗为主。

美国疾病预防控制中心制订的流感疫苗和抗病毒剂使用指南推荐，每年接受一次流感疫苗接种的人员包括：学龄儿童；6 个月至 4 岁的儿童；50 岁以上的成年人；6 个月至 18 岁的高危 Reye 综合征（长期使用阿司匹林治疗）患者；将在流感季节怀孕的妇女；慢性肺炎（包括哮喘）患者；心脏血管疾病（高血压除外）患者，肾脏、肝脏、血液或代谢疾病（包括糖尿病）患者；免疫抑制人员；在某些条件下危及呼吸功能人员；居住在养老院的人员和其他慢性疾病患者的护理人员；卫生保健人员；接触年龄＜5 岁和年龄＞50 岁的健康人员和爱心志愿者（特别是接触小于 6 个月婴儿的人员）；感染流感可引发严重并发症的人员。

流感疫苗接种的不良反应主要为注射部位疼痛，偶见发热和全身不适，大多可自行恢复。

明确或怀疑某地区流感暴发时，对所有非流感者和未进行疫苗接种的医务人员可给予金刚烷胺、金刚乙胺或奥司他韦进行预防性治疗，时间持续 2 周或流感暴发结束后 1 周。

第二节　急性气管－支气管炎

急性气管－支气管炎是由生物、物理、化学刺激或过敏等因素引起的急性气管－支气管黏膜的急性炎症。多为散发，年老体弱者易感。临床上主要表现为咳嗽、咳痰，一般为自限性，最终痊愈并恢复功能。

一、病因和发病机制

(一)感染

本病常发生于普通感冒或鼻、咽喉及气管、支气管的其他病毒感染之后，常伴有继发性细菌感染。引起急性支气管炎的病毒主要有腺病毒、冠状病毒、副流感病毒、呼吸道合胞病毒和单纯疱疹病毒，常见的细菌有流感嗜血杆菌、肺炎球菌，支原体和衣原体也可引起急性感染性支气管炎。

(二)理化因素

各种粉尘、强酸、氨、某些挥发性有机溶剂、氯、硫化氢、二氧化硫及吸烟等均可刺激气管－支气管黏膜，引起急性损伤和炎症反应。

(三)变态反应

常见的变应原包括花粉、有机粉尘、真菌孢子、动物皮毛等，寄生虫卵在肺内移行也可以引起气管－支气管急性炎症。

二、病理

早期气管、支气管黏膜充血，之后出现黏膜水肿，黏膜下层白细胞浸润，伴有上皮细胞损伤，腺体肥大增生。

三、临床表现

(一)症状

急性起病。开始时表现为干咳，但数小时或数天后出现少量黏痰，随后出现较多的黏液或黏液脓性痰，明显的脓痰则提示合并细菌感染。部分患者有烧灼样胸骨后痛，咳嗽时加重。患者一般全身症状较轻，可有发热。咳嗽、咳痰一般持续2～3周。少数患者病情迁延不愈，可演变成慢性支气管炎。

(二)体征

如无并发症，急性支气管炎几乎无肺部体征，少数患者可能闻及散在干、湿啰音，部位不固定。持续存在的胸部局部体征则提示支气管肺炎的发生。

四、实验室和其他检查

血液白细胞计数多正常。由细菌感染引起者，则白细胞计数及中性粒细胞占比增高，红细胞沉降率加快。痰培养可发现致病菌。X线胸片常有肺纹理增强，也可无异常表现。

五、诊断

通常根据症状和体征，结合黄体酮和X线胸片，可做出诊断。痰病毒和细菌检查有助于病因诊断。应注意与流行性感冒、急性上呼吸道感染相鉴别。

六、治疗

(一)一般治疗

多休息,发热期间应鼓励患者饮水,一般应达到 3～4 L/d。

(二)对症治疗

1.祛痰镇咳

咳嗽无痰或少痰的患者,可给予右美沙芬、喷托维林(咳必清)等镇咳药。有痰而不易咳出的患者,可选用盐酸氨溴索、溴己新(必嗽平)化痰,也可进行雾化吸入。棕色合剂兼有镇咳和化痰两种作用,在临床上较为常用。也可选用中成药镇咳祛痰。

2.退热

发热可用解热镇痛药,如阿司匹林每次口服 0.3～0.6 g,每天 3 次,必要时每 4 小时 1 次。或对乙酰氨基酚每次口服 0.3～0.6 g,每天 3～4 次,一天总量不超过 2 g。

3.抗菌药物治疗

抗生素只在有细菌感染时使用,可首选新大环内酯类或青霉素类,也可选用头孢菌素类或喹诺酮类。如症状持续、复发或病情异常严重时,应根据痰培养及药敏试验选择抗生素。

七、健康教育

增强体质,预防上呼吸道感染。预防空气污染,改善生活环境。

八、预后

绝大部分患者预后良好,少数患者可迁延不愈。

第三节　慢性支气管炎

慢性支气管炎(简称慢支)是由于感染或非感染因素引起气管、支气管黏膜及其周围组织的慢性非特异性炎症。临床上以慢性咳嗽、咳痰或气喘为主要症状。疾病不断进展,可并发阻塞性肺气肿、肺源性心脏病,严重影响劳动和健康。

一、病因和发病机制

病因不完全清楚,一般认为是多种因素长期相互作用的结果,这些因素可分为外因和内因两个方面。

(一)吸烟

大量研究表明吸烟与慢性支气管炎的发生有密切关系。吸烟时间越长、量越大,患病率越高。戒烟可使症状减轻或消失,病情缓解,甚至痊愈。

(二)理化因素

包括刺激性烟雾、粉尘、大气污染(如二氧化硫、二氧化氮、氯气、臭氧等)的慢性刺激。这些有害气体的接触者慢性支气管炎患病率远较不接触者为高。

(三)感染因素

感染是慢性支气管炎发生、发展的重要因素,病毒感染以鼻病毒、黏液病毒、腺病毒和呼吸道合胞病毒为多见。细菌感染常继发于病毒感染之后,如肺炎球菌、流感嗜血杆菌等。这些感染因素造成气管、支气管黏膜的损伤和慢性炎症。感染虽与慢性支气管炎的发病有密切关系,但目前尚无足够证据说明其为首发病因。只认为是慢性支气管炎的继发感染和加剧病变发展的重要因素。

(四)气候因素

慢性支气管炎发病及急性加重常见于冬天寒冷季节,尤其是在气候突然变化时。寒冷空气可以刺激腺体,增加黏液分泌,使纤毛运动减弱、黏膜血管收缩,有利于继发感染。

(五)过敏因素

主要与喘息性支气管炎的发生有关。在患者痰液中嗜酸性粒细胞数量与组胺含量都有增加倾向,说明部分患者与过敏因素有关。尘埃、尘螨、细菌、真菌、寄生虫、花粉以及化学气体等,都可以成为过敏因素而致病。

(六)呼吸道局部免疫功能降低及自主神经功能失调

为慢性支气管炎发病提供内在的条件。老年人常因呼吸道的免疫功能减退,免疫球蛋白的减少,呼吸道防御功能退化等导致患病率较高。副交感神经反应增高时,微弱刺激即可引起支气管收缩痉挛,分泌物增多而产生咳嗽、咳痰、气喘等症状。

综上所述,当机体抵抗力减弱时,呼吸道在不同程度易感性的基础上,有一种或多种外因的存在,长期反复作用,可发展成为慢性支气管炎。如长期吸烟损害呼吸道黏膜,加上微生物的反复感染,可发生慢性支气管炎。

二、病理

由于炎症反复发作,引起上皮细胞变性、坏死和鳞状上皮化生,纤毛变短、参差不齐或稀疏脱落。黏液腺泡明显增多,腺管扩张,杯状细胞也明显增生。支气管壁有各种炎性细胞浸润、充血、水肿和纤维增生。支气管黏膜发生溃疡,肉芽组织增生,严重者支气管平滑肌和弹性纤维也遭破坏以致机化,引起管腔狭窄。

三、临床表现

(一)症状

起病缓慢,病程长,常反复急性发作而逐渐加重。主要表现为慢性咳嗽、咳痰、喘息。开始症状轻微,气候变冷或感冒时,则引起急性发作,这时患者咳嗽、咳痰、喘息等症状加重。

1.咳嗽

主要由支气管黏膜充血、水肿或分泌物积聚于支气管腔内而引起咳嗽。咳嗽严重程度视病情而定,一般晨间和晚间睡前咳嗽较重,有阵咳或排痰,白天则较轻。

2.咳痰

痰液一般为白色黏液或浆液泡沫性,偶可带血。起床后或体位变动可刺激排痰,因此,常以清晨排痰较多。急性发作伴有细菌感染时,则变为黏液脓性,咳嗽和痰量也随之增加。

3.喘息或气急

喘息性慢性支气管炎可有喘息,常伴有哮鸣音。早期无气急。反复发作数年,并发阻塞性肺气肿时,可伴有轻重程度不等的气急,严重时生活难以自理。

(二)体征

早期肺部可无任何异常体征。急性发作期可有散在的干、湿啰音,多在背部及肺底部,咳

11

嗽后可减少或消失。喘息型可听到哮鸣音及呼气延长,而且不易完全消失。并发肺气肿时有肺气肿体征。

四、辅助检查

(一)X线检查

早期可无异常。病变反复发作,可见两肺纹理增粗、紊乱,呈网状或条索状、斑点状阴影,以下肺野较明显。

(二)呼吸功能检查

早期常无异常。如有小呼吸道阻塞时,最大呼气流速－容积曲线在75%和50%肺容量时,流量明显降低,它比第1秒用力呼气容积更为敏感。发展到呼吸道狭窄或有阻塞时,常有阻塞性通气功能障碍的肺功能表现,如第1秒用力呼气量占用力肺活量的比值减少(<70%),最大通气量减少(低于预计值的80%);流速-容量曲线减低更为明显。

(三)血液检查

慢支急性发作期或并发肺部感染时,可见白细胞计数及中性粒细胞占比增多。喘息型者嗜酸性粒细胞可增多。缓解期多无变化。

(四)痰液检查

痰涂片或痰培养可见致病菌。涂片中可见大量中性粒细胞及已破坏的杯状细胞,喘息型者常见较多的嗜酸性粒细胞。

五、诊断和鉴别诊断

(一)诊断标准

根据咳嗽、咳痰或伴喘息,每年发病持续3个月,连续2年或以上,并排除其他引起慢性咳嗽的心肺疾患,可做出诊断。如每年发病持续不足3个月,而有明确的客观检查依据(如X线片、呼吸功能等)也可诊断。

(二)分型及分期

1.分型

可分为单纯型和喘息型两型。单纯型的主要表现为咳嗽、咳痰;喘息型除有咳嗽、咳痰外尚有喘息,伴有哮鸣音,喘鸣在阵咳时加剧,睡眠时明显。

2.分期

按病情进展可分为3期。急性发作期是指咳、痰、喘等症状任何一项明显加剧,痰量明显增加并出现脓性或黏液脓性痰,或伴有发热等炎症表现1周之内。慢性迁延期是指有不同程度的咳、痰、喘症状迁延1个月以上者。临床缓解期是指经治疗或临床缓解,症状基本消失或偶有轻微咳嗽少量痰液,保持2个月以上者。

(三)鉴别诊断

慢性支气管炎需与下列疾病相鉴别。

1.支气管哮喘

常于幼年或青年突然起病,一般无慢性咳嗽、咳痰史,以发作性、呼气性呼吸困难为特征。发作时两肺布满哮鸣音,缓解后可无症状。常有个人或家族过敏性疾病史。喘息型慢性支气管炎多见于中老年,一般以咳嗽、咳痰伴发喘息及哮鸣音为主要症状,感染控制后症状多可缓解,但肺部可听到哮鸣音。典型病例不难鉴别,但哮喘并发慢性支气管炎和(或)肺气肿则难以鉴别。

2.咳嗽变异性哮喘

以刺激性咳嗽为特征,常由灰尘、油烟、冷空气等刺激而诱发,多有家族史或过敏史。抗生素治疗无效,支气管激发试验阳性。

3.支气管扩张

具有咳嗽、咳痰反复发作的特点,合并感染时有大量脓痰,或反复咯血。肺部以湿啰音为主,可有杵状指(趾)。X线检查常见下肺纹理粗乱或呈卷发状。支气管造影或CT检查可以鉴别。

4.肺结核

多有发热、乏力、盗汗、消瘦等结核中毒症状,咳嗽、咯血等以及局部症状。经X线检查和痰结核菌检查可以明确诊断。

5.肺癌

患者年龄常在40岁以上,特别是有多年吸烟史,发生刺激性咳嗽,常有反复发生或持续的血痰,或者慢性咳嗽性质发生改变。X线检查可发现有块状阴影或结节状影或阻塞性肺炎。用抗生素治疗,未能完全消散,应考虑肺癌的可能,痰脱落细胞检查或经纤维支气管镜活检一般可明确诊断。

6.肺尘埃沉着病(尘肺)

多有粉尘等职业接触史,X线检查肺部可见硅结节,肺门阴影扩大及网状纹理增多,可作出诊断。

六、治疗

在急性发作期和慢性迁延期应以控制感染和祛痰镇咳为主。伴发喘息时,应给予解痉平喘治疗。临床缓解期宜加强锻炼,增强体质,以提高机体抵抗力,预防复发为主。

(一)急性发作期的治疗

1.控制感染

根据致病菌和感染严重程度或药敏试验选择抗生素。轻者可口服,较重患者用肌内注射或静脉滴注抗生素。常用的有喹诺酮类、头孢菌素类、大环内酯类、β内酰胺类或磺胺类口服,如左氧氟沙星0.4 g,每天1次;罗红霉素0.3 g,每天2次;阿莫西林2~4 g/d,分2~4次口服;头孢呋辛1.0 g/d,分2次口服;复方磺胺甲噁唑2片,每天2次。能单独应用窄谱抗生素应尽量避免使用广谱抗生素,以免二重感染或产生耐药菌株。

2.祛痰镇咳

可改善患者症状,迁延期仍应坚持用药。可选用氯化铵合剂10 mL,每天3次;也可加用溴己新8~16 mg,每天3次;盐酸氨溴索30 mg,每天3次。干咳则可选用镇咳药,如右美沙芬、那可丁等。中成药镇咳也有一定效果。对年老体弱、无力咳痰者或痰量较多者,更应以祛痰为主,协助排痰,畅通呼吸道。应避免应用强的镇咳药,如可待因等,以免抑制中枢,加重呼吸道阻塞和炎症,导致病情恶化。

3.解痉平喘

主要用于喘息明显的患者,常选用氨茶碱 0.1 g,每天 3 次,或用茶碱控释药;也可用特布他林、沙丁胺醇等 β₂ 受体激动药加糖皮质激素吸入。

4.气雾疗法

对于痰液黏稠、不易咳出的患者,雾化吸入可稀释气管内的分泌物,有利排痰。目前主要用超声雾化吸入,吸入液中可加入抗生素及痰液稀释药。

(二)缓解期治疗

(1)加强锻炼,增强体质,提高免疫功能,加强个人卫生,注意预防呼吸道感染,如感冒流行季节避免到拥挤的公共场所,出门戴口罩等。

(2)避免各种诱发因素的接触和吸入,如戒烟、脱离接触有害气体的工作岗位等。

(3)反复呼吸道感染者可试用免疫调节药或中医中药治疗,如卡介苗、多糖核酸、胸腺素等。

第四节　支气管扩张

支气管扩张是由于支气管及其周围肺组织慢性化脓性炎症和纤维化,使支气管壁的肌肉和弹性组织破坏,导致支气管变形及持久扩张的疾病。儿童及青少年多见,常继发于麻疹、百日咳后的支气管炎,迁延不愈的支气管肺炎等。主要症状为慢性咳嗽、咳大量脓痰和(或)反复咯血。

一、病因和发病机制

(一)支气管-肺组织感染

婴幼儿时期支气管及肺组织感染是支气管扩张最常见的病因。由于婴幼儿支气管较细,且支气管壁发育尚未完善,管壁薄弱,易于阻塞和遭受破坏。反复感染破坏支气管壁各层组织,尤其是肌层组织及弹性组织的破坏,减弱了对管壁的支撑作用。支气管炎使支气管黏膜充血、水肿,分泌物堵塞致引流不畅,从而加重感染。左下叶支气管细长且位置低,受心脏影响,感染后引流不畅,故发病率高。左舌叶支气管开口与左下叶背段支气管开口相邻,易被左下叶背段感染累及,因此两叶支气管同时扩张也常见。

支气管内膜结核引起管腔狭窄、阻塞、引流不畅,导致支气管扩张。肺结核纤维组织增生、牵拉收缩,导致支气管变形扩张,因肺结核多发于上叶,引流好,痰量不多或无痰,所以称为"干性"支气管扩张。其他如吸入腐蚀性气体、支气管曲霉菌感染、胸膜粘连等可损伤或牵拉支气管壁,反复继发感染,引起支气管扩张。

(二)支气管阻塞

肿瘤、支气管异物和感染均可引起支气管腔内阻塞,支气管周围肿大淋巴结或肿瘤外压可致支气管阻塞。支气管阻塞导致肺不张,失去肺泡弹性组织缓冲,胸腔负压直接牵拉支气管壁引起支气管扩张。右肺中叶支气管细长,有三组淋巴结围绕,因非特异性或结核性淋巴结炎而肿大,从而压迫支气管,引起右肺中叶肺不张和反复感染,又称"中叶综合征"。

(三)支气管先天性发育障碍和遗传因素

支气管先天发育障碍,如巨大气管－支气管症,可能是先天性结缔组织异常、管壁薄弱所致的扩张。因软骨发育不全或弹性纤维不足,导致局部管壁薄弱或弹性较差所致的支气管扩张,常伴有鼻窦炎及内脏转位(右位心),称为 Kartagener 综合征。与遗传因素有关的肺囊性纤维化,由于支气管黏液腺分泌大量黏稠黏液,分泌物潴留在支气管内引起阻塞、肺不张和反复继发感染,可发生支气管扩张。遗传性 α_1 抗胰蛋白酶缺乏症也伴有支气管扩张。

(四)全身性疾病

近年来发现类风湿关节炎、克罗恩病、溃疡性结肠炎、系统性红斑狼疮、支气管哮喘和泛细支气管炎等疾病可同时伴有支气管扩张。一些不明原因的支气管扩张,其体液和细胞免疫功能有不同程度的异常,提示支气管扩张可能与机体免疫功能失调有关。

二、病理

发生支气管扩张的主要原因是炎症。支气管壁弹力组织、肌层及软骨均遭到破坏,由纤维组织取代,使管腔逐渐扩张。支气管扩张的形状可为柱状或囊状,也常混合存在呈囊柱状。典型的病理改变为支气管壁全层均有破坏,黏膜表面常有溃疡及急、慢性炎症,纤毛柱状上皮细胞鳞状化生、萎缩,杯状细胞和黏液腺增生,管腔变形、扭曲、扩张,腔内有多量分泌物。常伴毛细血管扩张,或支气管动脉和肺动脉的终末支扩张与吻合,进而形成血管瘤,破裂可出现反复大量咯血。支气管扩张发生反复感染,病变范围扩大蔓延,逐渐发展影响肺通气功能及肺弥散功能,导致肺动脉高压,引起肺心病、右心衰竭。

三、临床表现

本病多起病于小儿或青年,呈慢性经过,多数患者在童年期有麻疹、百日咳或支气管肺炎迁延不愈的病史。早期常无症状,随病情发展可出现典型临床症状。

(一)症状

(1)慢性咳嗽、咳大量脓痰:与体位改变有关,每天痰量可达 100～400 mL,支气管扩张分泌物潴积,体位变动时分泌物刺激支气管黏膜,引起咳嗽和排痰。痰液静置后分三层:上层为泡沫,中层为黏液或脓性黏液,底层为坏死组织沉淀物。合并厌氧菌混合感染时,痰有臭味,常见病原体为铜绿假单胞菌、金黄色葡萄球菌、流感嗜血杆菌、肺炎球菌和卡他莫拉菌。

(2)反复咯血:50%～70%的患者有不同程度的咯血史,从痰中带血至大量咯血,咯血量与病情严重程度、病变范围不一定成比例。部分患者以反复咯血为唯一症状,平时无咳嗽、咳脓痰等症状,称为干性支气管扩张,病变多位于引流良好的上叶支气管。

(3)反复肺部感染:特点为同一肺段反复发生肺炎并迁延不愈,此由于扩张的支气管清除分泌物的功能丧失,引流差,易于反复发生感染。

(4)慢性感染中毒症状:反复感染可引起发热、乏力、头痛、食欲减退等,病程较长者可有消瘦、贫血,儿童可影响生长发育。

(二)体征

早期或干性支气管扩张可无异常肺部体征。典型者在下胸部、背部可闻及固定、持久的局限性粗湿啰音,有时可闻及哮鸣音。部分慢性患者伴有杵状指(趾),病程长者可有贫血和营养不良,出现肺炎、肺脓肿、肺气肿、肺心病等并发症时可有相应体征。

四、实验室检查及辅助检查

(一)实验室检查

白细胞总数与分类一般正常,急性感染时白细胞总数及中性粒细胞占比可增高,贫血患者血红蛋白下降,红细胞沉降率可增快。

(二)X线检查

早期轻症患者胸部X线平片可无特殊发现,典型X线表现为一侧或双侧下肺纹理增粗紊乱,其中有多个不规则的透亮阴影,或沿支气管分布的蜂窝状、卷发状阴影,急性感染时阴影内可出现小液平面。柱状支气管扩张的X线表现是"轨道征",系增厚的支气管壁影。胸部CT显示支气管管壁增厚的柱状扩张,并延伸至肺周边,或成串、成簇的囊状改变,可含气液平面。支气管造影可确诊此病,并明确支气管扩张的部位、形态、范围和病变严重程度,为手术治疗提供资料。高分辨率CT较常规CT具有更高的空间和密度分辨力,能够显示以次级肺小叶为基本单位的肺内细微结构,已基本取代支气管造影。

(三)支气管镜检

可发现出血、扩张或阻塞部位及原因,可进行局部灌洗,清除阻塞,局部止血,取灌洗液行细菌学、细胞学检查,有助于诊断、鉴别诊断与治疗。

五、诊断

根据慢性咳嗽、咳大量脓痰、反复咯血和同一肺段反复感染等病史,查体于下胸部及背部可闻及固定而持久的粗湿啰音,结合童年期有诱发支气管扩张的呼吸道感染病史,X线显示局部肺纹理增粗、紊乱或呈蜂窝状、卷发状阴影,可做出初步临床诊断,支气管造影或高分辨率CT可明确诊断。

六、鉴别诊断

(一)慢性支气管炎

多发生于中老年吸烟者,于气候多变的冬春季节咳嗽、咳痰明显,多为白色黏液痰,感染急性发作时出现脓性痰,反复咯血症状不多见,两肺底散在的干湿啰音,咳嗽后可消失。胸部X线片示肺纹理紊乱,或有肺气肿改变。

(二)肺脓肿

起病急,全身中毒症状重,有高热、咳嗽、大量脓臭痰,X线检查可见局部浓密炎症阴影,其中有空洞伴气液平面,抗生素治疗有效炎症可完全吸收。慢性肺脓肿则以往有急性肺脓肿的病史。支气管扩张和肺脓肿可以并存。

(三)肺结核

常有低热、盗汗、乏力等结核中毒症状,干、湿啰音多位于上肺部,X线胸片和痰结核菌检查可做出诊断。结核可合并支气管扩张,部位多见于双肺上叶及下叶背段支气管。

(四)先天性肺囊肿

先天性肺囊肿是一种先天性疾病,无感染时无症状,X线检查可见多个薄壁的圆形或椭圆形阴影,边界纤细,周围肺组织无炎症浸润,胸部CT检查和支气管造影有助于诊断。

(五)弥漫性泛细支气管炎

慢性咳嗽、咳痰,活动时呼吸困难,合并慢性鼻窦炎,胸部X线片与胸部CT有弥漫分布的边界不太清楚的小结节影。类风湿因子、抗核抗体、冷凝集试验可呈阳性,需病理学确诊。大环内酯类抗生素治疗 2 个月以上有效。

七、治疗

支气管扩张的治疗原则是防治呼吸道反复感染,保持呼吸道引流通畅,必要时手术治疗。

(一)控制感染

控制感染是急性感染期的主要治疗措施。应根据病情参考细菌培养及药物敏感试验结果选用抗菌药物。轻者可选用氨苄西林或阿莫西林 0.5 g,每天 4 次,或用第一、第二代头孢菌素;也可用喹诺酮类或磺胺类药物。重症患者需静脉联合用药,如三代头孢菌素加氨基糖苷类药物有协同作用。假单胞菌属细菌感染者可选用头孢他啶、头孢吡肟和亚胺培南等。若痰有臭味,多伴有厌氧菌感染,则可加用甲硝唑 0.5 g 静脉滴注,每天 2～3 次;或替硝唑 0.4～0.8 g 静脉滴注,每天 2 次。其他抗菌药物如大环内酯类、四环素类可酌情应用。经治疗后如体温正常,脓痰明显减少,则 1 周左右考虑停药。缓解期不必常规使用抗菌药物,应适当锻炼,增强体质。

(二)清除痰液

清除痰液是控制感染和减轻全身中毒症状的关键。

(1)祛痰剂:口服氯化铵 0.3～0.6 g,或溴己新 8～16 mg,每天 3 次。

(2)支气管舒张剂:由于支气管痉挛,部分患者痰液排出困难,在无咳血的情况下,可口服氨茶碱0.1～0.2 g,每天 3～4 次或其他缓解气道痉挛的药物,也可加用 β_2 受体激动药或异丙托溴铵吸入。

(3)体位引流:体位引流是根据病变部位采取不同的体位,原则上使患处处于高位,引流支气管的开口朝下,以利于痰液排入大气道咳出,对于痰量多、不易咳出者更重要。每天 2～4 次,每次 15～30 分钟。引流前可行雾化吸入,体位引流时轻拍病变部位以提高引流效果。

(4)纤维支气管镜吸痰:若体位引流痰液难以排出,可行纤维支气管镜吸痰,清除阻塞。可用生理盐水冲洗稀释痰液,并局部应用抗生素治疗,效果明显。

(三)处理咯血

处理大咯血最重要的环节是防止窒息。若经内科治疗未能控制,可行支气管动脉造影,对出血的小动脉定位后注入可吸收性明胶海绵或聚乙烯醇栓,或导入钢圈进行栓塞止血。

(四)手术治疗

适用于心肺功能良好,反复呼吸道感染或大咯血内科治疗无效,病变范围局限于一叶或一侧肺组织者。危及生命的大咯血,明确出血部位时部分病患需急诊手术。

八、预防及预后

积极防治婴幼儿麻疹、百日咳、支气管肺炎及肺结核等慢性呼吸道疾病,增强机体免疫力及抗病能力,防止异物及尘埃误吸,预防呼吸道感染。

病变较轻者及病灶局限、内科治疗无效而手术切除者预后好;病灶广泛,后期并发肺源性心脏病者预后差。

第五节 支气管哮喘

支气管哮喘是由嗜酸性粒细胞、肥大细胞和 T 淋巴细胞等多种炎症细胞参与的气道慢性炎症。这种炎症使易感者产生气道高反应性和气道缩窄。临床上表现为发作性的带有哮鸣音的呼气性呼吸困难、胸闷或咳嗽。本病可发生于任何年龄，但半数以上在 12 岁之前发病。约40%的患者有家族史。

一、病因和发病机制

（一）病因

哮喘的病因目前还不十分清楚，大多认为与多基因遗传及环境因素有关。

1.遗传因素

许多调查资料表明，哮喘患者亲属发病率高于群体发病率，亲缘关系越近发病率越高。一些学者认为气道高反应性、IgE 调节和特异性反应相关的基因在哮喘发病中起着重要作用。

2.激发因素

尘螨、花粉、真菌、动物毛屑、二氧化硫、氨气等特异性和非特异性吸入物，细菌、病毒、支原体等感染，食用鱼虾、鸡蛋、奶制品等异种蛋白，阿司匹林、青霉素等药物，气候变化，运动，妇女月经期、妊娠等都可能是哮喘的激发因素。

（二）发病机制

哮喘的发病机制目前仍不完全清楚，多数人认为哮喘与变态反应、气道炎症、气道高反应性及神经等因素相互作用有关。

1.变态反应

当有过敏体质的人接触到某种变应原后，可刺激机体通过 T 淋巴细胞的传递，由 B 淋巴细胞合成特异性 IgE，后者结合于肥大细胞和嗜碱性粒细胞上，当变应原再次进入体内，抗原抗体相结合，使该细胞合成并释放多种活性物质如组胺、缓激肽、嗜酸性粒细胞趋化因子、慢反应物质等，导致支气管平滑肌收缩、黏液分泌增加、血管通透性增高和炎细胞浸润等。

接触变应原后立即发生哮喘称为速发型哮喘。而更常见的是接触变应原后数小时乃至数十小时后发作的哮喘，称为迟发型哮喘。现在认为迟发型哮喘是由于多种炎症细胞相互作用，许多介质和细胞因子参与的一种慢性炎症反应。

2.气道炎症

目前认为哮喘与气道的慢性炎症有密切的关系，气道内多种炎症细胞如肥大细胞、嗜酸性粒细胞、巨噬细胞、中性粒细胞等浸润、聚集和相互作用，分泌出大量炎症介质和细胞因子，如白三烯（LT）、前列腺素（PG）、血小板活化因子（PAF）、血栓素（TX）等，引起气道反应性增高，气道收缩，腺体分泌增加，微血管通透性增加。

3.气道高反应性（AHR）

表现为气道对物理、化学、生物等各种刺激因子出现过强、过早的收缩反应，是哮喘发生发展的一个重要因素。目前普遍认为气道炎症是导致气道高反应性的重要原因，当气道受到变应原或其他刺激后,由于多种炎症细胞、炎症介质和细胞因子的参与,气道上皮和上皮内神经的损害均可导致气道高反应性。

4.神经因素

支气管受自主神经支配,除了胆碱能神经、肾上腺素能神经,目前研究还有非肾上腺素能非胆碱能(NANC)神经。β肾上腺素受体功能低下和迷走神经功能亢进可导致支气管哮喘。NANC能释放舒张支气管平滑肌的神经介质如血管活性肠肽(VIP)、一氧化氮(NO)及收缩支气管平滑肌的介质如P物质、神经激肽,两者平衡失调,则可引起支气管平滑肌收缩。

二、病理

肺膨胀,支气管及细支气管内有大量黏稠痰液及黏液栓。组织学检查见支气管平滑肌肥厚、黏膜及黏膜下血管增生、血管扩张和微血管渗漏、黏膜水肿、上皮脱落、基底膜显著增厚,支气管壁有嗜酸性粒细胞、中性粒细胞和淋巴细胞浸润。

三、临床表现

(一)症状

发作性的伴有哮鸣音的呼气性呼吸困难或发作性胸闷和咳嗽,有时咳嗽可为唯一的症状(咳嗽变异性哮喘)。严重者被迫采取端坐位,口唇发绀,大汗淋漓。发作持续数小时至数天,可自行缓解或用支气管舒张药缓解。夜间及凌晨发作和加重是哮喘的特征之一。缓解期无任何症状或异常体征。

(二)体征

哮喘发作时,患者胸廓饱满呈吸气状态,呼吸动度减弱,两肺有广泛哮鸣音。但在严重哮喘时,也可听不到哮鸣音。在严重哮喘时还可出现奇脉、胸腹反常运动、发绀等。

四、并发症

哮喘发作时可并发气胸、纵隔气肿等,长期反复发作和感染易并发慢性支气管炎、肺气肿、肺心病。

五、辅助检查

血液检查嗜酸性粒细胞增高,合并感染时,白细胞总数及中性粒细胞占比增多。

(一)痰液检查

痰液中可见较多嗜酸性粒细胞,还可见到夏科雷登结晶及库什曼螺旋体。如合并呼吸道感染痰涂片镜检,细菌培养及药敏试验有助于指导治疗。

(二)胸部 X 线检查

哮喘发作时,两肺透光度增强,肋间隙增宽,膈平坦。缓解期可无异常。如合并感染可有肺纹理增强或炎性浸润阴影。同时要注意肺不张、气胸或纵隔气肿等并发症的存在。

(三)肺功能检查

哮喘发作时呼气流速各项指标均显著下降:1秒用力呼气量(FEV_1)、1秒用力呼气量占用力肺活量比值($FEV_1/FVC\%$)、最大呼气中期流速(MMER)、25％与50％肺活量时的最大呼气流量($MEF_{25\%}$与$MEF_{50\%}$)以及呼气流量峰值(PEF)均减少。在缓解期或使用支气管扩张剂后上述指标可好转。

(四)血气分析

哮喘发作时,如有缺氧可有 PaO_2 降低,由于过度通气可使 $PaCO_2$ 下降,pH 上升,表现为呼吸性碱中毒。重症哮喘时,气道阻塞严重,可使 CO_2 潴留,$PaCO_2$ 上升,表现为呼吸性酸中毒。如缺氧明显,可合并代谢性酸中毒。

(五)特异性变应原检测

可用放射性变应原吸附试验(RAST)测定特异性 IgE,过敏性哮喘患者血清 IgE 可较正常人高 2～6 倍。在缓解期用来判断变应原,但应防止发生变态反应。也可做皮肤变应原测试,需根据病史和当地生活环境选择可疑的变应原通过皮肤点刺等方法进行,皮试阳性提示患者对该变态反应过敏。

六、诊断

(一)诊断标准

(1)反复发作性喘息、呼吸困难、胸闷或咳嗽,多与接触变应原、冷空气,物理及化学刺激,病毒性上呼吸道感染以及运动有关。

(2)发作时在双肺可闻及散在或弥漫性以呼气相为主的哮鸣音,呼气相延长。

(3)上述症状可经治疗缓解或自行缓解。

(4)除外其他疾病引起的喘息、胸闷、咳嗽,如慢性支气管炎、阻塞性肺气肿、支气管扩张、肺间质纤维化、急性左心衰竭等。

(5)症状不典型者(如无明显喘息或体征)至少以下一项试验阳性:支气管舒张试验阳性(FEV_1 增加 15％以上);支气管激发试验或运动试验阳性;PEF 日内变异率或昼夜波动率≥20％。

符合(1)～(4)条或(4)、(5)条者,即可诊断为支气管哮喘。

(二)哮喘控制水平评估

为了指导临床治疗,世界各国哮喘防治专家共同起草,并不断更新了全球哮喘防治创议(GINA)。GINA 建议根据哮喘的临床控制情况对其严重程度进行分级(表 1-3、表 1-4)。

推荐用于哮喘临床控制水平评估的工具包括哮喘控制测试(ACT)、哮喘控制问卷(ACQ)、哮喘疗效评估问卷(ATAQ)和哮喘控制记分系统,这些工具有助于改善哮喘的控制,逐周或逐月提供可重复的客观指标,改善医护人员和患者之间的交流与沟通。

表 1-3 哮喘控制水平分级

临床特征	控制 (满足以下所有表现)	部分控制 (任意 1 周出现以下 1 种表现)	未控制
白天症状	无(或≤2 次/周)	＞2 次/周	任意 1 周出现部分控制表现≥3 项
活动受限	无	任何 1 次	
夜间症状和(或)憋醒	无	任何 1 次	
需接受缓解药物治疗和(或)急救治疗	无(或≤2 次/周)	＞2 次/周	
肺功能(PEE 和 FEV1)	正常	＜80％预计值或个人最佳值(若已知)	
急性加重	没有	≥1 次/年	任意 1 周出现 1 次

表 1-4 哮喘发作严重程度的评价

临床特点	轻度	中度	重度	危重
气短	步行、上楼时	稍事活动	休息时	
体位	可平卧	多为坐位	端坐呼吸	
讲话方式	连续成句	常有中断	单字	不能讲话
精神状态	尚安静	时有焦虑或烦躁	常焦虑、烦躁	意识障碍
出汗	无	有	大汗淋漓	
呼吸频率	轻度增加	增加	常>30 次/分	
三凹征	无	可有	常有	胸腹矛盾运动
哮鸣音	散在	弥漫	弥漫	可无
脉率	<100 次/分	100~120 次/分	>120 次/分	缓慢
奇脉	无	可有	常有	
使用 β_2 肾上腺素受体激动药后 PEF 占正常预计或本人平素最高值%	>80%	60%~80%	<60%	
PaO_2	正常	8.0~10.7 kPa	<8.0 kPa	
$PaCO_2$	<6.0 kPa	≤6.0 kPa	>6.0 kPa	
SaO_2	>95%	91%~95%	≤90%	
pH			降低	

七、鉴别诊断

(一)心源性哮喘

心源性哮喘常见于左心衰竭,发作时的症状与哮喘相似,但心源性哮喘常有高血压、冠心病、风湿性心脏病等病史,常有阵发性咳嗽、咳大量粉红色泡沫痰,两肺布满湿啰音及哮鸣音,心界扩大,心尖部可闻及奔马律,胸部 X 线检查可见心脏增大,肺瘀血征。

(二)慢性喘息型支气管炎

现认为为慢性支气管炎合并哮喘,多见于老年人,有慢性咳嗽、咳痰病史,多于冬季加重,两肺可闻及湿啰音。

(三)支气管肺癌

中央型肺癌导致支气管狭窄或伴有感染或有类癌综合征时,可出现喘鸣或类似哮喘样呼吸困难,肺部可闻及哮鸣音。但肺癌常有咯血,呼吸困难及哮鸣症状常进行性加重,用支气管扩张剂效果差。胸部X线、CT 或纤维支气管镜检查有助于诊断。

(四)变态反应性肺浸润

致病原因为寄生虫、原虫、花粉、化学药品、职业粉尘等,多有接触史,症状轻,多有发热,胸部 X 线表现为多发的此起彼伏的淡片状浸润阴影,可自行消失或再发。

八、治疗

哮喘的防治原则是消除病因、控制发作、防止复发。根据病情,因人而异采取相应综合措施。

(一)去除病因

尽量避免或消除引起哮喘发作的各种诱发因素。

(二)药物治疗

治疗哮喘的药物主要分为两类:支气管舒张药和抗炎药。

1.支气管舒张药

(1)β_2肾上腺素受体激动药(简称 β_2 受体激动药):为目前常用的支气管扩张剂,主要是通过激动呼吸道的 β_2 受体,激活腺苷酸环化酶,使细胞内环磷酸腺苷(cAMP)含量增高,从而松弛支气管平滑肌。常用药物有沙丁胺醇、特布他林、非诺特罗等,属短效 β_2 受体激动药,作用时间为 4～6 小时。新一代长效 β_2 受体激动药如福莫特罗、丙卡特罗、沙美特罗、班布特罗等,作用时间达 12～24 小时。

β_2 受体激动药的用药方法可采用吸入、口服或静脉注射。首选吸入法,因药物吸入气道直接作用于呼吸道,局部浓度高且作用迅速,全身不良反应少。使用方法为沙丁胺醇或特布他林气雾剂,每天3～4 次,每次 1～2 喷,长效 β_2 受体激动药如福莫特罗 4.5 μg,每天 2 次,每次 1 喷。沙丁胺醇或特布他林一般口服用法为 2.4～2.5 mg,每天 3 次。注射用药多用于重症哮喘。

(2)茶碱类:也是临床常用的平喘药物之一。除了抑制磷酸二酯酶,提高平滑肌细胞内的 cAMP 浓度外,还具有拮抗腺苷受体、刺激肾上腺分泌肾上腺素、增强呼吸肌收缩、增强气道纤毛消除功能和抗炎作用。

轻度哮喘可口服给药,氨茶碱每次 0.1～0.2 g,每天 3 次,茶碱控释片 200～600 mg/d。中度以上哮喘静脉给药,静脉注射首次剂量 4～6 mg/kg。缓慢注射,静脉滴注维持量为 0.8～1.0 mg/kg,每天总量不超过 1.0 g。也可选用喘定 0.25 g 肌内注射,或 0.5～1.0 g 加入 5% 葡萄糖注射液静脉滴注。

氨茶碱的不良反应有胃肠道症状(恶心、呕吐),心血管反应(心动过速、心律失常、血压下降),严重者可引起抽搐甚至死亡。故老年人,妊娠,有心、肝、肾功能障碍,甲亢患者应慎用,合用甲氰咪胍、大环内酯类、喹诺酮类等药物可影响茶碱代谢而使其排泄减慢,最好进行血药浓度监测。

(3)抗胆碱药:可减少 cGMP 浓度,从而减少活性物质的释放,使支气管平滑肌松弛。由于全身用药不良反应大,现多用吸入抗胆碱药如异丙托溴铵,一次 20～80 μg,每天 3～4 次。

2.抗炎药

主要治疗哮喘的气道炎症。

(1)糖皮质激素:由于气道慢性非特异性炎症是哮喘的病理基础,因此糖皮质激素是治疗哮喘最有效的药物。其作用机制是抑制炎症细胞的迁移和活化,抑制细胞因子的生成,抑制炎症介质的释放,增强平滑肌细胞 β_2 受体的反应性,可吸入、口服和静脉使用。

吸入剂是目前推荐长期抗感染治疗哮喘的最常用药,具有用量小、局部高效、不良反应少等优点。目前常用的有倍氯米松、布地奈德、氟替卡松等,根据病情,吸入剂量 200～1000 $\mu g/d$。不良反应为口咽部念珠菌感染、声音嘶哑或呼吸道不适,喷药后用清水漱口可减轻局部反应和胃肠吸收。与长效 β_2 受体激动药合用增加其抗炎作用,减少吸入激素用量。

常用的口服剂有泼尼松和泼尼松龙。用于吸入糖皮质激素无效或需要短期加强的患者。30～40 mg/d,症状缓解后逐渐减量,然后停用或改用吸入剂。

重度及危重哮喘发作应静脉给药,如氢化可的松 100～400 mg/d,或地塞米松 10～30 mg/d,或甲基泼尼松龙 80～160 mg/d,症状缓解后逐渐减量,然后改为口服或吸入维持。

(2)色苷酸钠:能抑制肥大细胞释放介质,还能直接抑制神经反射性支气管痉挛。主要用于预防哮喘发作,雾化吸入 3.5～7 mg,或干粉吸入 20 mg,每天 3～4 次。

(3)酮替酚:是 H_1 受体拮抗剂,具有抑制肥大细胞和嗜碱性粒细胞释放生物活性物质的作用,对过敏性、运动性哮喘均有效。每次 1 mg,每天 2 次。也可选用新一代 H_1 受体拮抗剂如阿司咪唑、曲尼斯特、氯雷他定等。不良反应可有倦怠、胃肠道反应、嗜睡、眩晕等。

(4)白三烯拮抗剂:白三烯在气道炎症中起重要作用,它不仅能使气道平滑肌收缩,还能促进嗜酸性粒细胞积聚,使黏液分泌增加,气道血浆渗出。白三烯拮抗剂可减少哮喘发作,减少支气管扩张剂的应用,与糖皮质激素合用具有协同抗炎效应。临床常用的有扎鲁司特 20 mg,每天 2 次,或孟鲁司特 10 mg,每天 1 次。

(三)重度及危重哮喘的处理

哮喘不能控制,进行性加重往往有下列因素存在:变态反应持续存在,呼吸道感染未能控制,痰栓阻塞气道,酸碱平衡失调和电解质紊乱,并发肺不张或自发性气胸等,应详细分析并分别对症处理,同时采取综合治疗措施。

(1)氧疗注意气道湿化。

(2)迅速解除支气管痉挛,静脉滴注氨茶碱、糖皮质激素,雾化吸入 β_2 受体激动药,也可配合雾化吸入抗胆碱药,口服白三烯拮抗剂。

(3)积极控制感染,选用有效抗菌药物。

(4)补液、纠正酸碱失衡及电解质紊乱。

(5)如有并发症,如气胸、纵隔气肿、肺不张等,对症处理。

(6)上述措施仍不能纠正缺氧加重时,进行机械通气。

(四)缓解期治疗

制止哮喘发作最好的办法就是预防,因此在缓解期应根据病情程度制订长期控制计划。

(1)间歇性哮喘患者在运动前或暴露于变应原前吸入 β_2 受体激动药或色苷酸钠,或者用吸入型抗胆碱能药物或短效茶碱作为吸入型短效 β_2 受体激动药的替代药物。

(2)轻度哮喘患者需长期每天用药。基本的治疗是抗感染治疗。每天定量吸入小剂量糖皮质激素(≤500 $\mu g/d$),也可加用缓释茶碱或 β_2 受体激动药。

(3)中度哮喘患者吸入型糖皮质激素量应该每天 500～1000 μg,同时加用缓释茶碱、长效 β_2 受体激动药。效果不佳时可改为口服糖皮质激素,哮喘控制后改为吸入。

(4)重度哮喘发作患者治疗需要每天使用多种长期预防药物。糖皮质激素每天＞1000 μg,联合吸入长效口服 β_2 受体激动药、茶碱缓释片、白三烯拮抗剂或吸入型抗胆碱药。症状不能控制者加用糖皮质激素片剂。

以上方案为基本原则,还应根据每个地区和个人不同情况制订治疗方案。每 3～6 个月对病情进行一次评估,然后根据病情调整治疗方案,或升级或降级治疗。

九、哮喘的教育与管理

实践表明,哮喘患者的教育和管理是哮喘防治工作中十分重要的组成部分。通过哮喘教育可以显著地提高哮喘患者对于疾病的认识,更好地配合治疗和预防,提高患者防治依从性,达到减少哮喘发作,维持长期稳定,提高生活质量,并减少医疗经费开支的目的。通过教育使患者了解或掌握以下内容:①相信通过长期、规范的治疗,可以有效地控制哮喘;②了解诱发哮喘的各种因素,结合每位患者的具体情况,找出具体的促(诱)发因素以及避免诱因的方法,如减少变态反应吸入,避免剧烈运动,忌用可以诱发哮喘的药物等;③初步了解哮喘的本质和发病机制;④熟悉哮喘发作先兆表现及相应处理办法;⑤了解峰流速仪的测定和记录方法,并鼓励记录哮喘日记;⑥学会在哮喘发作时进行简单的紧急自我处理办法;⑦初步了解常用的治疗哮喘药物的作用特点、正确用法,并了解各种药物的不良反应及如何减少、避免这些不良反应;⑧正确掌握使用各种定量雾化吸入器的技术;⑨根据病情程度医患双方联合制订出初步治疗方案;⑩认识哮喘加重恶化的征象以及知道此时应采取的相应行动;⑪知道什么情况下应去医院就诊或看急诊;⑫了解心理因素在哮喘发病和治疗中的作用,掌握必要的心理调适技术。

在此基础上采取一切必要措施对患者进行长期系统管理,定期强化有关哮喘规范治疗的内容,提高哮喘患者对哮喘的认识水平和防治哮喘的技能,重点是定量气雾剂吸入技术以及落实环境控制措施,定期评估病情和治疗效果。提高哮喘患者对医护人员的信任度,改善哮喘患者防治疾病的依从性。

根据 GINA 指南,成功的哮喘管理目标是:①达到并维持哮喘症状控制;②保持正常活动,包括运动;③保持肺功能尽可能接近正常水平;④预防哮喘急性发作;⑤避免药物不良反应;⑥预防哮喘导致的死亡。

第六节　肺炎球菌肺炎

一、定义

肺炎球菌肺炎是由肺炎球菌感染引起的急性肺部炎症,为社区获得性肺炎中最常见的细菌性肺炎。起病急骤,临床以高热、寒战、咳嗽、血痰及胸痛为特征,病理为肺叶或肺段的急性表现。近来,因为抗生素的广泛应用,典型临床和病理表现已不多见。

二、病因

致病菌为肺炎球菌,属革兰阳性,有荚膜,复合多聚糖荚膜共有 86 个血清型。成人致病菌多为 1 型、5 型。为口咽部定植菌,不产生毒素(除Ⅲ型),主要靠荚膜对组织的侵袭作用而引起组织的炎性反应,通常在机体免疫功能低下时致病。冬春季因带菌率较高(40%~70%)为本病多发季节。青壮年男性或老幼多见。长期卧床、心力衰竭、昏迷和手术后等易发生肺炎球菌肺炎。常见诱因有病毒性上呼吸道感染史或受寒、酗酒、疲劳等。

三、诊断

(一)临床表现

因患者年龄、基础疾病及有无并发症,就诊是否使用过抗生素等影响因素,临床表现差别较大。

（1）起病：多急骤,短时寒战继之出现高热,呈稽留热型,肌肉酸痛及全身不适,部分患者体温低于正常。

（2）呼吸道症状：起病数小时即可出现,初起为干咳,继之咳嗽,咳黏性痰,典型者痰液呈铁锈色,累及胸膜可有针刺样胸痛,下叶肺炎累及膈胸膜时疼痛可放射至上腹部。

（3）其他系统症状：食欲不振、恶心、呕吐以及急腹症消化道症状。老年人有精神萎靡、头痛,意识蒙眬等。部分严重感染的患者可发生周围循环衰竭,甚至早期出现休克。

（4）体检：急性病容,呼吸急促,体温达39～40 ℃,口唇单纯疱疹,可有发绀及巩膜黄染,肺部听诊为实变体征或可听到啰音,累及胸膜时可有胸膜摩擦音甚至胸腔积液体征。

（5）并发症及肺外感染表现：①脓胸（5％～10％）,治疗过程中又出现体温升高、白细胞计数增高时,要警惕并发脓胸和肺脓肿的可能；②脑膜炎,可出现神经症状或神志改变；③心肌炎或心内膜炎,出现心率快,各种心律失常或心脏杂音,脾肿大,心力衰竭。

（6）败血症或毒血症（15％～75％）：可出现皮肤、黏膜出血点,巩膜黄染。

（7）感染性休克：表现为周围循环衰竭,如血压降低、四肢厥冷、心动过速等,个别患者起病即表现为休克而呼吸道症状并不明显。

（8）麻痹性肠梗阻。

（9）罕见弥散性血管内凝血（DIC）、ARDS。

（二）实验室检查

（1）血常规：白细胞（10～30）×10^9/L,中型粒细胞占比增多（80％以上）,分类核左移并可见中毒颗粒。酒精中毒、免疫力低下及年老体弱者白细胞总数可正常或减少,提示预后较差。

（2）病原体检查：①痰涂片及荚膜染色镜检,可见革兰染色阳性双球菌,2～3次痰检为同一细菌有意义；②痰培养加药敏试验可助确定菌属并指导有效抗生素的使用,干咳无痰者可做高渗盐水雾化吸入导痰；③血培养致病菌阳性者可做药敏试验；④脓胸者应做胸腔积液菌培养；⑤对重症或疑难病例,有条件时可采用下呼吸道直接采样法做病原学诊断,如防污染毛刷采样（PSB）、防污染支气管－肺泡灌洗（PBAL）、经胸壁穿刺肺吸引（LA）、环甲膜穿刺经气管吸引（TTA）。

（三）胸部 X 线检查

（1）早期病变肺段纹理增粗,稍模糊。

（2）典型表现为大叶性、肺段或亚肺段分布的浸润、实变阴影,可见支气管气道征及肋膈角变钝。

（3）病变吸收较快时可出现浓淡不均假空洞征。

（4）吸收较慢时可出现机化性肺炎。

（5）老年人、婴儿多表现为支气管肺炎。

四、鉴别诊断

（1）干酪样肺炎：常有结核中毒症状,胸部 X 线表现肺实变、消散慢,病灶多在肺尖或锁骨下、下叶后段或下叶背段,新旧不一,有钙化点,易形成空洞并在肺内播散。痰抗酸菌染色可发现结核菌,PPD 试验常阳性,青霉素 G 治疗无效。

（2）其他病原体所致肺炎：①多为院内感染,金黄色葡萄球菌肺炎和克雷伯杆菌肺炎的病情通常较重;②多有基础疾患;③痰或血的细菌培养阳性可鉴别。

(3)急性肺脓肿:早期临床症状相似,病情进展可出现大量脓臭痰,查痰菌多为金黄色葡萄球菌、克雷伯杆菌、革兰阴性杆菌、厌氧菌等。胸部 X 线检查可见空洞及液平。

(4)肺癌伴阻塞性肺炎:常有长期吸烟史、刺激性干咳和痰中带血史,无明显急性感染中毒症状;痰脱落细胞可阳性;症状反复出现;可发现肺肿块、肺不张或肿大的肺门淋巴结;胸部CT 及支气管镜检查可帮助鉴别。

(5)其他:ARDS、肺梗死、放射性肺炎和胸膜炎等。

五、治疗

(一)抗菌药物治疗

首先应给予经验性抗生素治疗,然后根据细菌培养结果进行调整。经治疗不好转者,应再次复查病原学及进行药物敏感试验进一步调整治疗方案。

1.轻症患者

(1)首选青霉素:青霉素每天 240 万 U,分 3 次肌内注射;或普鲁卡因青霉素每天 120 万 U,分 2 次肌内注射,疗程 5～7 天。

(2)青霉素过敏者:可选用大环内酯类。红霉素每天 2 g,分 4 次口服,或红霉素每天 1.5 g分次静脉滴注;或罗红霉素每天 0.3 g,分 2 次口服或林可霉素每天 2 g,肌内注射或静脉滴注;或克林霉素每天 0.6～1.8 g,分 2 次肌内注射,或氯林可霉素每天 1.8～2.4 g 分次静脉滴注。

2.较重症患者

青霉素每天 120 万 U,分 2 次肌内注射,加用丁胺卡那每天 0.4 g 分次肌内注射;或红霉素每天 1.0～2.0 g,分 2～3 次静脉滴注;或克林霉素每天 0.6～1.8 g,分 3～4 次静脉滴注;或头孢塞吩钠(先锋霉素 I)每天 2～4 g,分 3 次静脉注射。

疗程 2 周或体温下降 3 天后改口服。老人、有基础疾病患者可适当延长使用时间。8%～15%青霉素过敏者对头孢菌素类有交叉过敏,应慎用。如为青霉素速发性变态反应则禁用头孢菌素。如青霉素皮试阳性而头孢菌素皮试阴性者可用。

3.重症或有并发症患者(如胸膜炎)

青霉素每天 1000 万 U～3000 万 U,分 4 次静脉滴注;头孢唑啉钠(先锋霉素 V),每天2～4 g 2 次静脉滴注。

4.极重症患者

如并发脑膜炎,头孢曲松每天 1～2 g 分次静脉滴注;碳青霉烯类如亚胺培南－西司他丁(泰能)每天 2 g,分次静脉滴注;或万古霉素每天 1～2 g,分次静脉滴注并加用第 3 代头孢菌素;或亚胺培南加第 3 代头孢菌素。

5.耐青霉素肺炎球菌感染患者

近来,耐青霉素肺炎球菌感染不断增多,通常最小抑制浓度(MIC)≥1.0 mg/L 为中度耐药,MIC≥2.0 mg/L 为高度耐药。临床上可选用以下抗生素:克林霉素每天 0.6～1.8 g 分次静脉滴注;或万古霉素每天 1～2 g 分次静脉滴注;或头孢曲松每天 1～2 g 分次静脉滴注;或头孢噻肟每天 2～6 g 分次静脉滴注;或氨苄西林/舒巴坦、替卡西林/棒酸、阿莫西林/棒酸

(二)支持疗法

包括卧床休息、维持液体和电解质平衡等,应根据病情及检查结果决定补液种类。给予足够热量以及蛋白和维生素。

(三)对症治疗

胸痛者止痛;刺激性咳嗽可给予可待因,止咳祛痰可用氯化铵或棕色合剂,痰多者禁用止咳剂;发热者物理降温,不用解热药;呼吸困难者鼻导管吸氧。烦躁、谵妄者服用安定5 mg或水合氯醛1～1.5 g灌肠,慎用巴比妥类。鼓肠者插肛管排气,胃扩张给予胃肠减压。

(四)并发症的处理

(1)呼吸衰竭:机械通气,支持治疗(面罩、气管插管、气管切开)。

(2)脓胸:穿刺抽液,必要时肋间引流。

(五)感染性休克的治疗

(1)补充血容量:低分子右旋糖酐和平衡盐液静点,以维持收缩压12.0～13.3 kPa(90～100 mmHg)。脉压＞4.0 kPa(30 mmHg),尿量＞30 mL/h,中心静脉压0.58～0.98 kPa(4.4～7.4 mmHg)。

(2)血管活性药物的应用:输液中加入血管活性药物以维持收缩压12.0～13.3 kPa(90～100 mmHg)以上。升高血压的同时为了保证和调节组织血流灌注,近年来主张血管活性药物为主,配合收缩性药物,常用的有多巴胺、间羟胺、去甲肾上腺素和山莨菪碱等。

(3)控制感染:及时、有效地控制感染是治疗的关键。要及时选择足量、有效的抗生素静脉并联合给药。

(4)糖皮质激素的应用:病情或中毒症状重及上述治疗血压不恢复者,在使用足量抗生素的基础上可给予氢化可的松100～200 mg或地塞米松5～10 mg静脉滴注,病情好转立即停药。

(5)纠正水、电解质和酸碱平衡紊乱:严密监测血压、心率、中心静脉压、血气、水、电解质变化,出现异常及时纠正。

(6)纠正心力衰竭:严密监测血压、心率、中心静脉压、意识及末梢循环状态,及时给予利尿及强心药物,并改善冠状动脉供血。

第七节　葡萄球菌肺炎

一、定义

葡萄球菌肺炎是致病性葡萄球菌引起的急性化脓性肺部炎症,主要为原发性(吸入性)金黄色葡萄球菌肺炎和继发性(血源性)金黄色葡萄球菌肺炎。临床上化脓坏死倾向明显,病情严重,细菌耐药率高,预后多较凶险。

二、易感人群和传播途径

本病多见于儿童和年老体弱者,尤其是长期应用糖皮质激素、抗肿瘤药物及其他免疫抑制剂者,慢性消耗性疾病患者,如糖尿病、恶性肿瘤、再生障碍性贫血、严重肝病、急性呼吸道感染和长期应用抗生素的患者。金黄色葡萄球菌肺炎的传染源主要有葡萄球菌感染病灶,特别是感染医院内耐药菌株的患者,其次为带菌者。主要通过接触和空气传播,医务人员的手、诊疗器械、患者的生物用品及铺床、换被褥都可能是院内交叉感染的途径。细菌可以通过呼吸道吸入或血源播散导致肺炎。目前因介入治疗的广泛开展和各种导管的应用,为表皮葡萄球菌的入侵提供了更多的机会,其在院内感染性肺炎中的比例也在提高。

三、病因

葡萄球菌为革兰阳性球菌,兼性厌氧,分为金黄色葡萄球菌、表皮葡萄球菌、腐生葡萄球菌,其中金黄色葡萄球菌致病性最强。血浆凝固酶可以使纤维蛋白原转变成纤维蛋白,后者包绕于菌体表面,从而逃避白细胞的吞噬,与细菌的致病性密切相关。凝固酶阳性的细菌,金黄色葡萄球菌,凝固酶阴性的细菌,表皮葡萄球菌、腐生葡萄球菌。但抗甲氧西林金黄色葡萄球菌(MRSA)和抗甲氧西林凝固酶阴性葡萄球菌(MRSCN)的感染日益增多,同时对多种抗生素耐药,包括喹诺酮类、大环内酯类、四环素类、氨基糖苷类等。近年来,国外还出现了耐万古霉素金黄色葡萄球菌(VRSA)的报道。目前 MRSA 分为两类,分别是医院获得性 MRSA(HA-MRSA)和社区获得性 MRSA(CA-MRSA)。

四、诊断

(一)临床表现

(1)多数急性起病,血行播散者常有皮肤疖痈史,皮肤黏膜烧伤、裂伤、破损,一些患者有金黄色葡萄球菌败血症病史,部分患者找不到原发灶。

(2)通常全身中毒症状突出,衰弱、乏力、大汗,全身关节肌肉酸痛,急起高热、寒战、咳嗽,由咳黄脓痰演变为脓血痰或粉红色乳样痰、无臭味儿,胸痛和呼吸困难进行性加重,发绀,重者甚至出现呼吸窘迫及血压下降、少尿等末梢循环衰竭的表现。少部分患者肺炎症状不典型,可亚急性起病。

(3)血行播散引起者早期以中毒性表现为主,呼吸道症状不明显。有时虽无严重的呼吸系统症状和高热,而患者已发生中毒性休克,出现少尿、血压下降。

(4)早期呼吸道体征轻微与其严重的全身中毒症状不相称是其特点之一,不同病情及病期体征不同,典型肺大片实变少见,如有则病侧呼吸运动减弱,局部叩诊浊音,可闻及管样呼吸音。有时可闻及湿啰音,双侧或单侧。合并脓胸、脓气胸时,视程度不同可有相应的体征。部分患者可有肺外感染灶、皮疹等。

(5)社区获得性肺炎中,若出现以下情况需要高度怀疑 CA-MRSA 的可能:流感样前驱症状;严重的呼吸道症状伴迅速进展的肺炎,并发展为 ARDS;体温超过 39 ℃;咯血;低血压;白细胞计数降低;X 线显示多叶浸润阴影伴空洞;近期接触 CA-MRSA 的患者;属于 CA-MRSA 寄殖群体;近 6 个月来家庭成员中有皮肤脓肿或疖肿的病史。

(二)实验室及辅助检查

外周血白细胞在 $20 \times 10^9/L$ 左右,可高达 $50 \times 10^9/L$,重症者白细胞可低于正常。中性粒细胞占比增高,有中毒颗粒、核左移现象。血行播散者血培养阳性率可达 50%。原发吸入者阳性率低。痰涂片革兰染色可见大量成堆的葡萄球菌和脓细胞,白细胞内见到球菌有诊断价值。普通痰培养阳性有助于诊断,但有假阳性,通过保护性毛刷采样定量培养,细菌数量＞10^3 cfu/mL

时几乎没有假阳性。

血清胞壁酸抗体测定对早期诊断有帮助,血清滴度≥1:4为阳性,特异性较高。

(三)影像学检查

肺浸润、肺脓肿、肺气囊肿和脓胸、脓气胸是金黄色葡萄球菌感染的四大X线征象,在不同类型和不同病期以不同的组合表现。早期病变发展,金黄色葡萄球菌感染最常见的胸部X线片异常是支气管肺炎伴或不伴脓肿形成或胸腔积液。原发性感染者早期胸部X线片表现为大片絮状、密度不均的阴影,可呈节段或大叶分布,也可呈小叶样浸润,病变短期内变化大,可出现空洞或蜂窝状透亮区,或在阴影周围出现大小不等的气肿大泡。血源性感染者的胸部X线表现呈两肺多发斑片状或团块状阴影或多发性小液平空洞。

五、鉴别诊断

(一)其他细菌性肺炎

如流感嗜血杆菌、克雷伯杆菌、肺炎球菌引起的肺炎,典型者可通过发病年龄、起病急缓、痰的颜色、痰涂片、胸部X线检查等加以初步鉴别。各型不典型肺炎的临床鉴别较困难,最终的鉴别均需病原学检查。

(二)肺结核

肺上叶金黄色葡萄球菌肺炎易与肺结核混淆,尤其是干酪性肺炎,也有高热、畏寒、大汗、咳嗽、胸痛,X线胸片也有相似之处,还应与发生在下叶的不典型肺结核鉴别,通过仔细询问病史及进行相关的实验室检查大多可以鉴别,还可以观察治疗反应来帮助诊断。

六、治疗

(一)对症治疗

休息,祛痰,吸氧,物理或化学降温,合理饮食,防止脱水和电解质紊乱,保护重要脏器功能。

(二)抗菌治疗

1.经验性治疗

治疗的关键是尽早选用敏感有效的抗生素,防止并发症。可根据金黄色葡萄球菌感染的来源(社区还是医院)和本地区近期药敏资料选择抗生素。社区获得性感染考虑为金黄色葡萄球菌感染,不宜选用青霉素,应选用苯唑西林和头孢唑林等第一代头孢菌素,若效果欠佳,在进一步病原学检查时可换用糖肽类抗生素治疗。怀疑医院获得性金黄色葡萄球菌肺炎,则首选糖肽类抗生素。经验性治疗中,尽可能获得病原学结果,根据药敏结果修改治疗方案。

2.针对病原菌治疗

治疗应依据痰培养及药物敏感试验结果选择抗生素。对青霉素敏感株,首选大剂量青霉素治疗,过敏者可选用大环内酯类、克林霉素、半合成四环素类、SMZco或第一代头孢菌素。甲氧西林敏感的产青霉素酶菌仍以耐酶半合成青霉素治疗为主,如甲氧西林、苯唑西林、氯唑西林,也可选头孢菌素(第一代或第二代头孢菌素)。对MRSA和MRSCN首选糖肽类抗生素。①万古霉素:1~2 g/d(或去甲万古霉素1.6 g/d),但要将其血药浓度控制在20 μg/mL以下,防止其耳毒性及肾毒性的发生。②替考拉宁:0.4 g,首3剂每12小时1次,以后维持剂量为0.4 g/d,肾功能不全者应调整剂量。疗程不少于3周。MRSA、MRSCN还可选择利奈唑胺,(静脉或口服)每次 600 mg,每 12 小时 1 次,疗程 10～14 天。

(三)治疗并发症

如并发脓胸或脓气胸可行闭式引流,抗感染时间可延至 8～12 周。合并脑膜炎时,最好选用脂溶性强的抗生素,如头孢他啶、头孢哌酮、万古霉素及阿米卡星等,疗程要长。

(四)其他治疗

避免应用可导致白细胞减少的药物和糖皮质激素。

七、临床路径

(1)详细询问近期有无皮肤感染、中耳炎、进行介入性检查或治疗,有无慢性肝肾疾病、糖尿病病史,是否接受放化疗或免疫抑制剂治疗。了解起病急缓、痰的性状及演变,注意有无胸痛、呼吸困难、程度及全身中毒症状,尤应注意高热、全身中毒症状明显与呼吸系统症状不匹配者。

(2)体检要注意生命体征,皮肤黏膜有无感染灶和皮疹,肺部是否有实变体征,还要仔细检查心脏有无新的杂音。

(3)进行必要的辅助检查,包括血常规、血培养(发热时)、痰的涂片和培养(用抗生素之前)、胸部 X 线检查,并动态观察胸部影像学变化,必要时可行支气管镜检查及局部灌洗。

(4)处理:应用有效的抗感染治疗,加强对症支持,防止并积极治疗并发症。

(5)预防:增强体质,防止流感,可进行疫苗注射。彻底治疗皮肤及深部组织感染,加强年老体弱者的营养支持,隔离患者和易感者,严格抗生素的使用规则,规范院内各项操作及消毒制度,减少交叉感染。

第二章　心血管内科疾病

第一节　急性心肌梗死

急性心肌梗死（AMI）是目前影响公众健康的主要疾病之一。根据发病后心电图有无ST段抬高，目前将AMI分为两大类，即ST段抬高的AMI和非ST段抬高的AMI。本节主要阐述ST段抬高的AMI。

一、AMI的病理学及发病机制

冠脉内血栓形成是AMI的主要发病原因。冠状动脉内血栓形成是由于冠状动脉粥样硬化斑块的破裂，一些足够数量的致血栓形成的物质暴露，冠状动脉腔就可能被纤维蛋白、血小板凝聚物和红细胞集合而堵塞。如果有丰富的侧支循环可以防止心肌坏死发生，使冠脉闭塞而不出现症状。如果冠脉完全闭合而无充足的侧支循环支持，最终发展到冠状动脉相关的心肌完全或几乎完全坏死（所谓透壁性心肌梗死），在心电图上表现为ST段抬高，往往有Q波产生。使管腔不完全闭塞的血栓和（或）那些由较少比例的稳定纤维蛋白和较大比例的血小板组成的血栓产生不稳定型心绞痛和非Q波AMI，后者在心电图上典型表现为ST段压低和T波倒置。

虽然绝大多数AMI与冠脉粥样硬化有关，但AMI与冠脉粥样硬化所致管腔的狭窄程度之间常无恒定关系。多支较大冠脉及其分支有严重粥样硬化阻塞性病变的患者可长期不发生AMI；相反，有些患者冠脉粥样硬化程度较轻，因粥样斑块出血、破溃和（或）新鲜血栓形成致使管腔急性阻塞，或者冠脉无明显器质性狭窄，可因发生严重痉挛而发生AMI。前者可能是由于粥样硬化的斑块性质不同所造成的，这种轻度狭窄的粥样硬化斑块可能为软斑块或脆性斑块容易破裂、出血引发血栓形成。

冠状动脉阻塞几秒之内，细胞代谢转向无氧糖原酵解。心肌收缩停止、磷酸肌酸盐、ATP等高能贮备耗尽，最后损伤不可逆，细胞死亡前从心内膜扩向心外膜而终致穿壁性心肌坏死。细胞完全坏死所需要的缺血时间平均2~6小时；若无再灌注，6~8小时首先从光镜见到细胞损伤，12小时内梗死区边缘出现轻度的细胞浸润，而24小时发生明显肌细胞断裂及凝固性坏死。在第4天呈现单核细胞浸润及肌细胞迁移，使梗死心肌易于扩展或破裂。在10~12天后开始胶原纤维沉着于梗死周围，而于4~6周大多愈合为致密瘢痕形成，但大面积梗死不在此时限内。

当梗死过程中早期发生再灌注时，恢复的血流使组织水分、钠及钙大大增加，不可逆损伤的肌细胞不可能调控其细胞容量而发生爆炸性断裂。但挽救了心室壁中层及心外膜下层缺血但仍存活的心肌，因而常只发生心内膜下梗死。

严重缺血一开始，最早引起心肌舒张期僵硬度增加并升高舒张末期压力、受累的心室壁活动消失或活动障碍,进而使心肌收缩功能也降低。但在较小的梗死中,非梗死心肌代偿活动增强可保持心脏排血功能无明显降低。如果梗死面积较大则可进展到严重心脏收缩功能障碍,并且由于梗死节段内室壁张力增高发生心室扩张及心室重塑。

二、临床表现

(一)症状

1.诱发因素

(1)过于剧烈的运动是诱发 AMI 的一个因素,尤其是情绪激动的患者,过于剧烈的运动以及高度紧张等可以触发斑块破裂,导致 AMI。

(2)不稳定型心绞痛可发展而导致 AMI。

(3)急性失血的外科手术也是 AMI 的诱因。

(4)休克、主动脉瓣狭窄、发热、心动过速和焦虑不安等也可能是心肌梗死的诱因。AMI 的发生也有昼夜周期性,上午 6~12 点是 AMI 发生的高峰,可能与清晨数小时有血浆儿茶酚胺、皮质醇浓度升高和血小板聚集性增加有关。

不稳定型心绞痛可能是 AMI 的前驱症状。在 AMI 前常有全身不适或显著疲倦。

2.缺血性胸痛

AMI 胸痛强度轻重不一,大部分患者程度严重,有些甚至难以忍受。疼痛时间长,常超过30 分钟,甚至达数小时。对于 AMI 患者胸部不适感的性质可有缩窄、压榨、压迫等描述,患者自觉为窒息、压榨样痛或闷痛较为常见,但也有刺痛、刀割样痛、钻痛或烧灼痛等。疼痛的部位通常在胸骨后,多向胸廓两侧传播,尤以左侧为甚。这种疼痛常向左臂尺侧放射,在左腕部、手掌及手指部产生刺痛的感觉。有些患者仅在腕部有钝痛或者麻木,伴有严重的胸骨后或心前区不适,有些患者疼痛发生在上腹部易误诊为消化道病变。也有一些患者疼痛放射到肩胛部、上肢、颈部、下颌和肩胛间区,通常以左侧为多。对于原有心绞痛的患者,梗死的疼痛部位经常与心绞痛的部位一致,但是疼痛的程度加重,疼痛的时间延长,并不能为休息和服用硝酸甘油所缓解。

某些患者,特别是老年人,AMI 的临床表现不是胸痛而是急性左心衰竭和胸腔发紧,也有表现为显著虚弱或症状明显的昏厥。这些症状常伴有出汗、恶心和呕吐。AMI 的疼痛一般镇痛药是难以缓解的。吗啡常可缓解疼痛。这种疼痛是由于围绕坏死中央部位的心肌缺血区神经纤维受刺激而产生,而不是坏死的心肌引起疼痛。因此,疼痛意味着缺血而不是梗死,疼痛可作为心肌缺血的一种标志。

3.其他症状

50%以上的透壁性 AMI 和严重胸痛患者有恶心、呕吐,这是由于迷走神经反射活动或左心室受体作为 Bezold-Jarisch 反射弧的一部分受刺激而引起,下壁梗死时更常见。偶尔也有患者伴有腹泻及剧烈的排便感。其他还可以出现显著无力、眩晕、心悸、出冷汗、濒死感。

4.无痛性 AMI

有的患者发生 AMI 时无明显症状,而仅在以后的心电图检查中发现。未察觉或无痛性AMI 多见于无前驱心绞痛的患者和合并有糖尿病、高血压的老年患者。无痛性 AMI 之后常有无症状心肌缺血。无痛性和有症状的 AMI 患者预后可能相似。

(二)体格检查

1.一般情况

AMI 患者常有焦虑、痛苦面容,如胸痛严重则可能坐立不安。患者常按摩或抓紧胸部,用握紧的拳头放在胸骨前描述疼痛。对于左心室衰竭和交感兴奋的患者,出冷汗和皮肤苍白明显;典型患者坐位,或撑在床上,屏住呼吸。咳泡沫状粉红色或血丝痰是 AMI 发生急性左心衰的表现。心源性休克的患者常有精神疲惫,皮肤湿冷,四肢皮肤有蓝色花斑,面色苍白,口唇和甲床重度青紫。

2.心率、血压、体温和呼吸

(1)心率变化不一,起初常有心率加快,当患者疼痛和焦虑减轻时心率减慢,室性早搏多见。无并发症的 AMI 患者血压大部分正常。

(2)发病前血压正常者发病后偶有高血压反应,由于疼痛、焦虑也可使血压高的患者更高。发病前有高血压的患者,部分患者在 AMI 后不用降压药而血压常可正常,在以后的 3~6 个月部分患者可再次出现血压升高。一般情况下,下壁心肌梗死一半以上患者有副交感神经过度逆转症状,伴有低血压、心动过缓;而前壁心肌梗死中的一半患者显示交感神经兴奋体征,有高血压、心动过速。

(3)大部分广泛 AMI 患者有发热,一般发生在梗死后的 24~48 小时,也可在 4~8 小时开始升高,5~6 天可消退。

(4)AMI 患者在发病后呼吸频率可加快,常与左心衰程度相关。

3.肺部体征

在左心室衰竭和(或)左心室顺应性下降的 AMI 患者两肺均可出现湿啰音,严重者两肺可满布哮鸣音。

4.心脏检查

即使有严重症状和大面积心肌梗死的心脏检查也可能没有值得重视的异常情况。部分患者出现心脏搏动弥散,少数可触及收缩期膨出。听诊可有第一心音低钝,常可出现第四心音,但临床意义不大。出现第三心音常反映心室充盈压升高的左心室功能不全。一过性或持续性收缩期杂音在 AMI 患者多见,往往继发于二尖瓣功能不全。一个新出现的、心前区伴有震颤的全收缩期杂音提示可能有乳头肌断裂。室间隔破裂的杂音和震颤沿着胸骨左缘更明显,胸骨右缘也可听见。6%~30% 的 AMI 患者有心包摩擦音,透壁性心肌梗死患者发生率较高。可发生在病后 24 小时以内以及延迟至 2 周内发现,一般 2~3 天最多见。广泛心肌梗死的心包摩擦音可持续数天。延迟发生的心包摩擦音和伴有心包炎症状(迟至梗死后 3 个月)是心肌梗死后综合征的典型表现。心包摩擦音在胸骨左缘或心尖冲动内侧最清楚。

(三)实验室检查

心肌细胞坏死时,细胞膜的完整性遭到破坏,细胞内的大分子物质(血清心脏标志物)开始弥散至心脏间质组织并最后进入梗死区的微血管和淋巴管。目前临床所测的血清标志物有如下 5 种。

1.肌酸激酶(CK)及其同工酶

血清 CK 升高是一项检出 AMI 的敏感分析方法,CK 升高的量与心肌坏死量有直接定量关系。

CK 可用电泳法分出 3 种同工酶(MM、BB、MB)。心肌内主要含有 CK MB,也含有 CK MM。CK-MB 的升高多考虑心肌受损,这是诊断 AMI 的主要酶学根据。

2.肌红蛋白

血清肌红蛋白在梗死发生后 1～4 小时即可查出,再灌注后,血清肌红蛋白上升更快,所以将其测定数值作为成功再灌注的指标以及梗死范围大小的有价值的指标。但是由于其升高的时间短(<24 小时)和缺乏特异性(骨骼肌受损可使其升高),所以早期检出肌红蛋白后,应再测定 CK-MB,肌钙蛋白 I(cTnI)或肌钙蛋白 T(cTnT)等更具特异性的标志物予以证实。

3.心肌特异性肌钙蛋白

测定 cTnT、cTnI 已作为诊断心肌梗死的新标准,而且对诊断 AMI 的特异性和敏感性均高于其他酶学指标。cTnT、cTnI 在正常情况下周围循环血液中不存在,因此只要比参考值的上限略高即有诊断价值。能够检出非常小量的心肌坏死,cTnT 可能查出用 CK-MB 不能检出的心肌坏死。

4.乳酸脱氢酶(LDH)

此酶在 AMI 后 24～48 小时超过正常范围,胸痛后 3～4 天达到峰值,梗死后 8～14 天恢复正常。尽管具有诊断敏感度,但是总 LDH 缺乏特异性。LDH 有 5 种同工酶(LDH1-5),LDH_1 在心肌含量较高。在 AMI 发生 8～24 小时血清 LDH_1 即早于总 LDH 而升高。

5.天冬氨酸转氨酶(AST)

由于其假阳性较高,可在大多数肝病(ALT>AST)、骨骼肌病、肌内注射或肺栓塞以及休克时出现升高,所以目前已不作为常规诊断方法。

AMI 诊断时常规采用的血清心肌标志物及其检测时间见表 2-1。

表 2-1　AMI 的血清心肌标志物及其检测时间

项目	肌红蛋白	心肌肌钙蛋白		CK	CK-MB	AST	LDH
		cTnI	cTnT				
出现时间(h)	1～2	2～4	2～4	6	3～4	6～12	24～48
100%敏感时间(h)	4～8	8～12	8～12		8～12		
峰值时间(h)	4～8	10～24	10～24	24	10～24	24～48	3～6
持续时间(d)	0.5～1	5～10	5～14	3～4	2～4	3～5	8～14

(四)心电图检查

由于心电图检查方便、无创而广泛用于临床,连续的心电图检测不仅可明确 AMI 的诊断,而且可对梗死部位、范围、程度以及心律失常情况做出判断。

AMI 的心电图表现主要特点有坏死性 Q 波、损伤性 ST 波段抬高和缺血性 T 波的直接征象,此外尚有梗死对应导联出现 R 波增高、ST 段压低和 T 波直立增大的间接征象。

1.AMI 的心电图分期

据病理变化和心电图改变,可将 AMI 的心电图分为四期,各期心电图特点如下。

(1)AMI 早期心电图改变。①T 波高尖(胸前导联 T>1 mV),两臂对称,这是 AMI 早期最先出现的心电图征象,可以在 ST 段抬高之前出现。②ST 段抬高,先呈上斜型抬高,继之呈弓背向上抬高,当 ST 段抬高至 R 波时,形成 QRS-T 单向曲线。③急性损伤阻滞,呈损伤区除极延缓所形成的心电图表现:有 R 波上升速度缓慢,室壁激动时间延长≥0.045 秒;QRS 增宽,可达 0.12 秒;QRS 振幅增高;无病理性 Q 波。

(2)AMI 急性期心电图改变。①坏死性 Q 波:常先出现小 Q 波,随着 R 波降低,Q 波增大,最后形成 QS。②ST 段抬高呈弓背形向上或抛物线形,对侧导联的 ST 段呈对应性压低。如在同一导联中有 ST 异常移位,同时有 QRS 及 T 波改变,几乎都是由 AMI 所引起。③T 波倒置,在 ST 段还处于抬高时,其 T 波即开始倒置。

总之,Q 波、ST 段和 T 波呈现相关联的动态变化,应结合起来诊断。

(3)新近期的心电图特点:坏死型 Q 波仍存在,ST 段回到等电线,T 波倒置加深,呈冠状 T 波。这种改变常在 2～3 周达高峰,5～9 个月后逐渐消退。

(4)慢性期心电图特点:坏死型 Q 波不变或变浅,有 7%～15%Q 波消失,ST 正常,T 波转直立或倒置变浅。

2.心电图对 AMI 的定位诊断

AMI 发生的部位不同其心电图改变也不同。体表心电图定位基本上可反映心室解剖的梗死部位,见表 2-2。

表 2-2　心肌梗死的心电图定位

心肌梗死部位	心电图改变的导联	
前间壁	V_1、V_2	左前降支近段
前壁心尖部	$V_2 \sim V_4$	左前降支或其分支
前侧壁	V_4、V_5、V_6、Ⅰ、aVL	左前降支中段或回旋支
广泛前壁	$V_1 \sim V_6$	左前降支近段
高侧壁	Ⅰ、aVL	左回旋支
下壁	Ⅱ、Ⅲ、aVF	右冠脉回旋支,前降支远端(不常见)
后壁	V_7、V_8、V_9、(V_1 及 V_{2R}波增高,ST 段下降,T 波高尖)	后降支
后室	V_{3R}、V_{4R}、V_{5R}、及 V_1	右冠脉

心肌梗死的典型心电图改变也可被其他心电图异常所掩盖,特别是左束支传导阻滞。表现对左束支传导阻滞时诊断心肌梗死有高度特异性,但不敏感,即①Ⅰ、aVL、V_3 至 V_6 两个导联有病理 Q 波;②心前区导联 R 波逐渐变小;③$V_1 \sim V_4$ 导联的 S 波升支有切迹;④ST 段与 QRS 主波同向偏移。

(五)超声心动图检查

符合 AMI 的胸痛患者,在心电图不能确诊是 AMI 时,此时超声心动图的表现对诊断可能有帮助,出现明确的异常收缩区支持心肌缺血诊断。AMI 患者几乎都有室壁运动异常区,对于非透壁性梗死的患者可能较少表现为室壁运动异常。早期行超声检查,对检出可能存活而处于顿抑状态的心肌有收缩功能储备,残留心肌有缺血可能,AMI 后有充血性心力衰竭及 AMI 后有机械性并发症的患者的早期发现都有帮助。

(六)核素显像

放射性核素心血管造影、心肌灌注显像、梗死区核素闪烁显像和正电子发射断层显像已用于 AMI 患者检查。核素心脏显像技术对检出 AMI，估价梗死面积、侧支循环血流量和受损心肌范围有用。可测定 AMI 对心室功能产生的效应，确定 AMI 患者的预后。但是要搬动患者，限制了这项技术的应用。

三、诊断及鉴别诊断

(一)急诊科对疑诊 AMI 患者的诊断

AMI 早期诊断、及时治疗可提高患者存活率，改善左心室收缩功能。医师对送达的急性缺血性胸痛和疑诊 AMI 的患者，应迅速、准确做出诊断。询问缺血性胸痛史和描记心电图是急诊科医师迅速筛查心肌缺血和 AMI 的主要方法。

1.缺血性胸痛史

除了注意典型的缺血性胸痛外，还要注意非典型的缺血性胸痛，后者常见于女性患者和老年人。要与急性肺动脉栓塞、急性主动脉夹层、急性心包炎及急性胸膜炎引起的胸痛相鉴别。

2.迅速评价

初始 18 导联心电图应在 10 分钟内完成，18 导联心电图是急诊科诊断的关键，可用以确定即刻处理方案。

(1)对 ST 段抬高或新发左束支传导阻滞的患者，应迅速评价溶栓禁忌证，也开始抗缺血治疗，有适应证者尽快开始溶栓或 PTCA 治疗。

(2)对 ST 段明显下移、T 波倒置或有左束支传导阻滞，临床高度提示心肌缺血的患者，应入院抗缺血治疗，并做心肌标志物及常规血液检查。

(3)对心电图正常或呈非特征性心电图改变的患者，应在急诊科继续对病情进行评价和治疗，并进行床旁监测，包括心电监护，迅速测定心肌标志物浓度及进行二维超声心动图检查等。

(二)诊断及鉴别诊断

1.AMI 的诊断

必须至少具备下列三条标准中的两条。

(1)缺血性胸痛的临床病史。

(2)心电图的动态演变。

(3)心肌坏死的血清心肌标志物浓度的动态变化。

部分 AMI 患者心电图不表现为 ST 段抬高，因此血清心肌标志物浓度的测定对 AMI 的诊断起更重要的作用。在应用心电图诊断 AMI 时应注意到超急性期 T 波改变、后壁心肌梗死、右心室梗死及非典型心肌梗死的心电图表现，伴有左束支传导阻滞时可造成心电图诊断 AMI 困难。

如果已具备 AMI 的典型表现，即开始紧急处理，如果心电图表现无决定性的诊断意义，早期血液化验结果为阴性，但临床表现高度可疑，则应进行血清心肌标志物连续监测。

2.AMI 的鉴别诊断

详见表 2-3。

表 2-3　AMI 应与下列疾病鉴别

心绞痛	疼痛持续时间短、程度轻,休息及服用硝酸甘油可缓解
主动脉夹层	撕裂样剧痛,放射至背部,常发生神经症状,可有脉搏丧失,也可有主动脉瓣关闭不全,胸部及腹部 CT 扫描或主动脉造影可证实诊断
急性肺栓塞	呼吸困难,低血压,发生肺梗死时,可出现胸膜性疼痛,心电图为非特异性,LDH 可升高,但 CK 不高,肺灌注扫描和肺动脉造影可肯定诊断
心包炎	可先有病毒感染史,胸部锐痛,体位性和胸膜性疼痛,前倾位可缓解,常有心包摩擦音,广泛 ST 段抬高而不发生 Q 波,CK 一般正常,偶可升高,对抗感染药物有效
心肌炎	有病毒感染史,胸痛轻度、含糊,CK 常升高,偶尔发生 Q 波,常有心律失常
骨髓肌肉病变	包括肋软骨炎、颈椎骨关节炎、脊神经根炎。疼痛不典型,锐痛,局限性,活动可加重,无心电图改变
胃肠道、食管疾病	餐后常发生,可伴有反酸、呕吐,用抗酸药可缓解,饮寒冷液体可诱发痉挛发作,硝酸酯类不缓解,上消化道钡透、内镜或食管压力计可确定诊断。溃疡病、胰腺炎及胆囊炎时在腹部有相应部位的压痛,超声和血清淀粉酶的检查可有助于诊断
气胸	突发胸膜性锐痛及呼吸困难,可有气管移位、病侧呼吸音消失,胸部 X 线检查可确诊
胸膜炎	胸部锐痛,深吸气加重,可有病侧摩擦音和叩诊浊音,胸部 X 线检查可确定诊断

四、治疗

(一)院前急救

院前急救的主要任务是将 AMI 患者安全、迅速地转运到医院,以便尽早开始再灌注治疗。应使有 AMI 高危因素的患者提高识别 AMI 的能力,以便自己一旦发病立即采取以下急救措施。①停止任何活动,立即卧位或坐位休息。②立即舌下含服硝酸甘油 1 片(0.5 mg),每 5 分钟可重复含服。如含服 3 片仍无效,应拨打急救电话。由急诊专业医护人员用救护车运送至有条件的医院进行急救治疗。在此过程中专业医护人员应根据患者的病史、查体和心电图结果做出初步诊断和急救处理。AMI 患者被送达急诊室后,应迅速做出诊断并尽早给予再灌注治疗。力争在 10～20 分钟完成病史采集、临床检查和记录 18 导联心电图以明确诊断。对 ST 段抬高的 AMI 患者,应在 30 分钟内收住冠心病监护病房(CCU)开始溶栓,或 90 分钟内开始行急诊冠状动脉成形术(PTCA)治疗。

(二)一般治疗

AMI 住院后立即开始持续心电图、血压和血氧饱和度的监测,并同时建立静脉通道开始一般治疗。

1.卧床休息

对无并发症的患者一般卧床休息 1～3 天,病情不稳定及高危患者卧床时间适量延长。

2.吸氧

AMI 患者初起即使无并发症,也应给予鼻导管吸氧,以纠正因肺瘀血和肺通气/血流比例失调所致的缺氧。在严重左心衰、肺水肿和并发机械并发症的患者,多伴有严重低氧血症,需面罩加压给氧或气管插管机械通气。

3.镇痛

剧烈胸痛可使交感神经过度兴奋,心动过速,血压升高,心肌收缩力增强,从而增加心肌耗氧量,易诱发快速性室性心律失常,应立即给予最有效的镇痛剂。可给予吗啡 3 mg 静脉注射,必要时每 5 分钟重复1次,总量不宜超过 15 mg。但要注意其不良反应,有恶心、呕吐、低血压和呼吸抑制,尤其有慢性阻塞性疾病的老年人。一旦出现呼吸抑制,可立即静脉注射纳洛酮 0.4 mg,每隔 3 分钟 1 次(最多 3 次)以拮抗之。

4.饮食和通便

AMI 患者需要禁食至胸痛消失,然后给予流质和半流质饮食,逐步过渡到普通饮食。所有 AMI 患者均应服用缓泻剂,以防便秘时排便用力导致心脏破裂或引起心律失常、心力衰竭。

(三)再灌注治疗

1.溶栓治疗

冠脉完全闭塞至心肌透壁性坏死有一时间窗,大约为 6 小时。在该时间窗内使冠脉再通,可挽救濒临坏死的心肌。症状出现后越早溶栓,病死率越低。但对 6～12 小时仍有胸痛及 ST 段抬高的患者进行溶栓仍可获益。

(1)溶栓适应证。①持续性胸痛≥半小时,含服硝酸甘油不缓解。②两个以上相邻导联 ST 段抬高(胸导联≥0.2 mV,肢导联≥0.1 mV)。③发病≤6 小时者,对于 6～12 小时者如仍有 ST 段抬高及胸痛者也可溶栓。④年龄<75 岁。

对前壁心肌梗死、低血压(SBP<100 mmHg)或心率增快(>100 次/分)患者治疗意义更大。对于≥75 岁的患者无论是否溶栓死亡的危险均很大,应权衡利弊后再行溶栓。AMI 发病时血压高[SBP >180 mmHg和(或)DBP>110 mmHg]的患者进行溶栓发生颅内出血的危险较大,应首先镇痛、降低血压,将血压降至 150/90 mmHg 以下再行溶栓。

(2)溶栓的禁忌证和注意事项。①既往任何时间发生过出血性脑卒中,1 年内发生过缺血性脑卒中或脑血管事件。②颅内肿瘤。③近期(2～4 周)活动性内脏出血(月经除外)。④可疑主动脉夹层。⑤未控制的高血压(180/110 mmHg)或有慢性严重高血压病史。⑥目前正在使用治疗量的抗凝药,已知的出血倾向。⑦近期(2～4 周)创伤史,包括创伤性心肺复苏或较长时间(>10 分钟)的心肺复苏,外科手术。⑧近期(<2 周)在不能压迫部位的大血管穿刺。⑨曾使用链激酶(尤其 5 天～2 年使用者)或对其过敏的患者,不能重复使用链激酶。⑩妊娠及有活动性消化性溃疡者。

(3)静脉用药的种类和方法。①尿激酶(UK):为我国应用最广的溶栓药物,目前建议剂量为150 万 U(约 2.2 万 U/kg)用 10 mL 生理盐水溶解,再加入 100 mL 5%或 10%的葡萄糖注射液中于 30 分钟内静脉滴注。滴完 6 小时,酌情皮下注射肝素 7 500 U,每 12 小时一次,或低分子肝素皮下注射,每天 2 次,持续3～5 天。②链激酶或重组链激酶(SK 或 r-SK):150 万 U 用 10 mL 生理盐水溶解,再加入 100 mL 5%或 10%的葡萄糖注射液内,于 60 分钟内滴入。配合肝素皮下注射 7 500～10 000 U,每 12 小时一次,或低分子肝素皮下注射,每天 2 次。③重组组织型纤溶酶原激活剂(rt-PA):国外较为普遍的用法是加速给药方案(即 GUSTO 方案),首先静脉注射 15 mg,继之在 30 分钟内静脉滴注 0.75 mg/kg(不超过 50 mg),再于 60 分钟内静脉滴注 0.5 mg/kg(不超过35 mg)。给药前静脉注射肝素 5000U,继之以 1000 U/h 的速度静脉滴注,以 APTT 结果调整肝素的用药剂量,使 aPTT 维持在 60～80 秒。

2.介入治疗

（1）直接经皮腔内冠状动脉成形术（PTCA）：直接 PTCA 与溶栓治疗比较，梗死相关血管（IRA）再通率高，达到心肌梗死溶栓试验（TIMI）3 级血流者明显增多，再闭塞率低，缺血复发少，且出血（尤其脑出血）的危险性低。

直接 PTCA 的适应证如下：①在 ST 段抬高和新出现或怀疑新出现左束支传导阻滞的 AMI 患者，直接 PTCA 作为溶栓治疗的替代治疗。于发病 12 小时内或虽超过 12 小时但缺血症状仍持续时，对梗死相关动脉进行 PTCA。②急性 ST 段抬高/Q 波心肌梗死或新出现左束支传导阻滞的 AMI 并发心源性休克患者，年龄<75 岁，AMI 发病在 36 小时内，并且血管重建术可在休克发生 18 小时完成者，应首先直接 PTCA 治疗。③适宜再灌注治疗而有溶栓治疗禁忌者，可直接 PTCA 治疗。④AMI 患者非 ST 段抬高，但 IRA 严重狭窄，血流减慢（TIMI 血流≤2 级），可在发病 12 小时内完成 PTCA 治疗。

直接 PTCA 在 AMI 急性期不应对非梗死相关动脉行选择性 PTCA；在发病 12 小时以上或已接受溶栓治疗且已无心肌缺血证据者，不应进行 PTCA。直接 PTCA 应迅速完成，时间的延误不能达到理想效果，治疗的重点应放在早期溶栓。

近年来提倡 AMI 行原发性支架置入术，常规置入支架在降低心脏事件的发生率和减少靶血管重建术方面优于直接 PTCA 和仅在夹层、急性闭塞或濒临闭塞时紧急置入支架，因此，支架置入可较广泛用于 AMI 患者的机械性再灌注治疗。

（2）补救性 PTCA：对溶栓治疗未再通的患者使用 PTCA 恢复前向血流即为补救性PTCA。其目的是尽早开通梗死相关动脉，挽救缺血但仍存活的心肌，从而改善生存率和心功能。对溶栓后仍有胸痛，ST 段抬高无显著回落，应尽快行 PTCA，使梗死相关动脉再通。尤其对发病 12 小时内广泛前壁心肌梗死，再次梗死及血流动力学不稳定的高危患者意义更大。

（3）溶栓治疗再通者 PTCA 的选择：对溶栓治疗冠脉再通者不主张立即行 PTCA，因为立即 PTCA 并不能完全挽救心肌及预防再梗死和死亡，且接受 PTCA 者不良心脏事件发生率可能增加。因此，对溶栓成功的患者，若无缺血复发，应在 7～10 天后进行择期冠脉造影，若病变适宜可行 PTCA 或支架置入。

（四）药物治疗

1.硝酸酯类药物

该类药物主要作用是松弛血管平滑肌产生血管扩张作用，对静脉的扩张作用明显强于对动脉的扩张作用。扩张静脉和动脉可减轻心脏前后负荷，从而减少心脏做功和心肌耗氧量。还可直接扩张冠状动脉，增加心肌血流，预防和解除冠状动脉痉挛，对已有严重狭窄的冠脉，硝酸酯类药物可扩张侧支血管增加缺血区血流，改善心内膜下心肌缺血，并可预防左心室重塑。常用的有硝酸甘油、硝酸异山梨酯和 5-单硝酸异山梨醇酯。

AMI 患者硝酸酯类治疗可轻度降低病死率，AMI 早期通常给予硝酸甘油静脉滴注 24～48 小时。尤其适宜用于 AMI 伴发再发性心肌缺血、充血性心力衰竭和高血压患者。

用法：静脉滴注硝酸甘油应从低剂量开始，即 10 $\mu g/min$，以后酌情逐渐增加剂量，每 5～10 分钟增加 5～10 μg，直至症状控制、血压正常者 SBP 降低 10 mmHg 或高血压患者 SBP 降低 30 mmHg 为有效治疗剂量。最高剂量以不超过 100 $\mu g/min$ 为宜，过高剂量可增加低血压危险。应用硝酸甘油 24 小时内一般不会产生耐药,24 小时以后如产生耐药出现疗效减弱或消失可增加滴注剂量。

静脉滴注二硝基异山梨酯的剂量从 30 $\mu g/min$ 开始,观察 30 分钟以上,如无不良反应可逐渐加量。静脉用药后症状改善可改用口服制剂如硝酸异山梨酯 10~20 mg,每天 3 次或 4 次,或 5-单硝酸异山梨醇酯 20~40 mg,每天 2 次。

硝酸酯类药物常见的不良反应有头痛、反射性心动过速和低血压等。该药禁忌证为 AMI 合并低血压(SBP≤90 mmHg)或心动过速(心率>100 次/分),下壁伴右心室梗死时易发生低血压,故应慎用。

2.抗血小板治疗

在急性血栓形成中血小板活化起着十分重要的作用,抗血小板治疗已成为 AMI 的常规治疗,溶栓前即应使用。阿司匹林和噻氯匹啶或氯吡格雷是目前临床上常用的抗血小板药物。

(1)阿司匹林:阿司匹林通过抑制血小板内的环氧化酶使血栓素 A_2(TXA_2)合成减少,达至抑制血小板聚集的作用。AMI 急性期,阿司匹林使用剂量应为 300 mg/d,首次服用时应选择水溶性阿司匹林或肠溶阿司匹林嚼服以达到迅速吸收的目的,3 天后改为小剂量 50~150 mg/d维持。

(2)噻氯匹啶和氯吡格雷:噻氯匹啶作用机制是抑制 ADP 诱导的血小板聚集。口服后 24~48 小时起作用,3~5 天达高峰。开始服用的剂量为 250 mg,每天 2 次,1~2 周后改为 250 mg,每天 1 次维持。该药起作用慢,不适合急需抗血小板治疗的临床情况(如 AMI 溶栓前),多用于对阿司匹林过敏或禁忌的患者或者与阿司匹林联合用于置入支架的 AMI 患者。该药的主要不良反应是中性粒细胞及血小板减少,应用时需注意经常检查血常规,一旦出现上述不良反应立即停药。

氯吡格雷是新型 ADP 受体拮抗药,其化学结构与噻氯匹啶十分相似,与后者不同的是口服后起效快,不良反应明显少于噻氯匹啶,现已成为噻氯匹啶替代药物。初始剂量 300 mg,以后剂量 75 mg/d维持。

3.抗凝治疗

凝血酶是使纤维蛋白原转变为纤维蛋白最终形成血栓的关键环节,因此抑制凝血酶至关重要。

(1)普通肝素:在临床应用最普遍,对于 ST 段抬高的 AMI 肝素作为溶栓治疗的辅助用药,对于非 ST 段抬高的 AMI,静脉滴注肝素为常规治疗。一般使用方法是先静脉推注 5000 U 冲击量,继之以1000 U/h维持静脉滴注,每 4~6 小时测定 1 次 APTT 或活化凝血时间(ACT),以便于及时调整肝素剂量,保持其凝血时间延长至对照的 1.5~2 倍。静脉肝素一般使用时间为 48~72 小时,以后可改用皮下注射 7 500 U,每 12 小时 1 次,注射 2~3 天。

rt-PA 溶栓前先静脉注射肝素 5000 U 冲击量,继之以 1000 U/h维持静脉滴注 48 小时,根据 APTT 或 ACT 调整肝素剂量(方法同上)。48 小时后改用皮下肝素 7 500 U,每天 2 次,治疗 2~3 天。尿激酶和链激酶溶栓后 6 小时开始测定 APTT 或 ACT,待 APTT 恢复到对照时间 2 倍以内时(约 70 秒)开始给予皮下肝素治疗。对于大面积前壁心肌梗死静脉未再通的患者有增加心脏破裂的倾向,采用皮下注射肝素治疗较为稳妥。

(2)低分子肝素：其抗因子 Ⅹ a 的作用是普通肝素的 2～4 倍，但抗 Ⅱ a 的作用弱于后者。预防血栓形成的总效应优于普通肝素。低分子肝素有应用方便、不需监测凝血时间、出血并发症低等优点，可代替普通肝素。

4.β 受体阻滞药

β 受体阻滞药通过减慢心率、降低血压和减弱心肌收缩力来减少心肌耗氧量，对改善缺血区的氧供需失衡，缩小心肌梗死面积，降低急性期病死率有肯定的疗效。常用的 β 受体阻滞药有美托洛尔 25～50 mg，每天 2 次，阿替洛尔 6.25～25 mg，每天 2 次。使用剂量必须个体化。

β 受体阻滞药治疗的禁忌证为：①心率＜60 次/分；②动脉收缩压＜100 mmHg；③中重度左心衰竭（≥Killip Ⅲ 级）；④二、三度房室传导阻滞或 PR 间期＞0.24 秒；⑤严重慢性阻塞性肺疾病或哮喘；⑥末梢循环灌注不良。

相对禁忌证为：①哮喘病史；②周围血管疾病；③胰岛素依赖性糖尿病。

5.血管紧张素转换酶抑制药（ACEI）

ACEI 主要作用机制是通过影响心肌重塑，减轻心室过度扩张而减少充盈性心力衰竭的发生率和死亡率。在无禁忌证的情况下，溶栓治疗后血压稳定即可开始使用 ACEI。ACEI 使用的剂量应视患者情况而定，一般来说，AMI 早期 ACEI 应从低剂量开始逐渐增加剂量。对于 4～6 周后无并发症和无左心室功能障碍的 AMI 患者，可停服 ACEI 制剂；若 AMI 特别是前壁心肌梗死合并左心功能不全，ACEI 治疗期应延长。

ACEI 的禁忌证：①AMI 急性期动脉收缩压＜90 mmHg；②临床出现严重肾衰竭（血肌酐＞265 μmol/L）；③有双侧肾动脉狭窄病史者；④对 ACEI 制剂过敏；⑤妊娠、哺乳期妇女等。

6.钙通道阻滞药

钙通道阻滞药在 AMI 治疗中不作为一线用药。临床试验研究显示，无论是 AMI 早期或晚期、Q 波或非 Q 波心肌梗死、是否合用 β 受体阻滞药，给予速效硝苯地平均不能降低再梗死率和死亡率，对部分患者甚至有害，这可能与该药反射性增加心率，抑制心脏收缩力和降低血压有关。因此，在 AMI 常规治疗中钙通道阻滞药被视为不宜使用的药物。对于无左心衰临床表现的非 Q 波 AMI 患者，服用地尔硫草可以降低再梗死发生率，有一定的临床益处。AMI 并发心房颤动伴快速心室率，且无严重左心功能障碍的患者，可使用静脉地尔硫草缓慢注射 10 mg（5 分钟内），随之以 5～15 μg/(kg·min)维持静脉滴注，静脉滴注过程中需密切观察心率、血压的变化。

7.洋地黄制剂

AMI 24 小时之内一般不使用洋地黄制剂，目前一般认为 AMI 恢复期在 ACEI 和利尿药治疗下仍存在充血性心力衰竭的患者，可使用地高辛。对于 AMI 左心衰并发快速心房颤动的患者，使用洋地黄制剂较为适合，可首次静脉注射西地兰 0.4 mg，此后根据情况追加0.2～0.4 mg，然后口服地高辛维持。

(五)并发症及处理

1.左心功能不全

AMI 时左心功能不全是由于病理改变的程度不同，临床表现差异很大。血流动力学监测可为左心功能的评价提供可靠指征。当肺毛细血管压（PCWP）18 mmHg，心脏指数（CI）＜

2.5 L/(min·m²)时为左心功能不全；PCWP＞18 mmHg、CI＜2.2 L/(min·m²)、收缩压＜80 mmHg时为心源性休克。

（1）急性左心衰竭：临床上表现为程度不等的呼吸困难，严重者可端坐呼吸，咳粉红色泡沫痰。

急性左心衰竭的处理：①适量利尿药，KillipⅢ级（肺水肿）时静脉注射呋塞米 20 mg；②静脉滴注硝酸甘油，由 10 μg/min 开始，逐渐加量，直到收缩压下降 10%～15%，但不低于 90 mmHg；③尽早口服 ACEI，急性期以短效 ACEI 为宜，小剂量开始，根据耐受情况逐渐加量；④肺水肿合并严重高血压时是静脉滴注硝普钠的最佳适应证，从小剂量（10 μg/min）开始，根据血压逐渐加量并调整至合适剂量；⑤洋地黄制剂在 AMI 发病 24 小时内使用有增加室性心律失常的危险，故不主张使用；在合并快速心房颤动时，可用西地兰减慢心室率；在左心室收缩功能不全，每搏量下降时，心率宜维持在 90～110 次/分，以维持适当的心排血量；⑥急性肺水肿伴严重低氧血症可行人工机械通气治疗。

（2）心源性休克：AMI 伴心源性休克时有严重低血压，收缩压＜80 mmHg，有组织器官低灌注表现，如四肢凉、少尿或神志模糊等。伴肺瘀血时有呼吸困难。心源性休克可突然发生，为 AMI 发病时的主要表现，也可在入院后逐渐发生。

心源性休克的处理：①在严重低血压时，应静脉滴注多巴胺 5～15 μg/(kg·min)，一旦血压升至90 mmHg以上，则可同时静脉滴注多巴酚丁胺，以减少多巴胺用量；轻度低血压时，可以多巴胺或与多巴酚丁胺合用；②AMI 心源性休克升压治疗无反应的患者，主动脉内球囊反搏（IABP）可有效逆转器官低灌注；IABP 对支持患者接受冠状动脉造影、PTCA 或冠状动脉搭桥术（CABG）均可起到重要作用；③迅速使完全闭塞的梗死相关血管开通，恢复血流至关重要，AMI 合并心源性休克提倡 PTCA 或 CABG 再灌注治疗，可提高 AMI 合并心源性休克的生存率。

主动脉内球囊反搏适应证：①心源性休克药物治疗难以恢复时，作为冠状动脉造影和急诊血管重建术前的一项稳定措施；②AMI 并发机械性并发症，如乳头肌断裂、室间隔穿孔时，作为冠状动脉造影和修补手术及血管重建术前的一项稳定性治疗手段；③顽固性室性心动过速反复发作伴血流动力学不稳定；④AMI后顽固性心绞痛在冠状动脉造影和血管重建术前的一种治疗措施。

2.右心室梗死和功能不全

急性下壁心肌梗死中，近一半存在右心室梗死，下壁伴右心室梗死者死亡率大大增加。右胸导联（尤为 V₄R）ST 段抬高≥0.1 mV 是右心室梗死最特异的改变。下壁梗死时出现低血压，无肺部啰音，伴颈静脉充盈或 Kussmaul 征（吸气时颈静脉充盈）是右心室梗死的典型三联征。但临床上常因血容量减低而缺乏颈静脉充盈体征，主要表现为低血压。维持右心室前负荷为其主要处理原则。下壁心肌梗死合并低血压时应避免使用硝酸酯类药和利尿药，需积极扩容治疗，若补液 1～2 L 血压仍不回升，应静脉滴注正性肌力药物多巴酚丁胺。

3.并发心律失常的处理

急性心肌梗死由于缺血性心电不稳定可出现室性早搏、室性心动过速、心室颤动或加速性心室自主心律；由于泵衰竭或过度交感兴奋可引起窦性心动过速、房性早搏、心房颤动、心房扑动或室上性心动过速;由于缺血或迷走神经反射可引起缓慢性心律失常(如窦性心动过缓、房室传导阻滞)。

首先应加强针对急性心肌梗死、心肌缺血的治疗。溶栓、血管重建术(急诊 PTCA、CABG)、β 受体阻滞药、主动脉内球囊反搏、纠正电解质紊乱等均可预防或减少心律失常发生。

(1)AMI 并发室上性快速心律失常的治疗。①房性早搏:与交感神经兴奋或心功能不全有关,本身不需特殊治疗。②阵发性室上性心动过速:伴快速心室率,必须积极处理,维拉帕米、硫氮䓬酮或美托洛尔静脉用药;合并心力衰竭、低血压者可用直流电复律或心房起搏治疗。洋地黄制剂有效,但起效时间较慢。③心房扑动:少见且多为暂时性。④心房颤动:常见且与预后有关,治疗如下。血流动力学不稳定的患者,如出现血压降低、脑供血不足、心绞痛或心力衰竭需迅速作同步电复律;血流动力学稳定的患者,以减慢心室率为首要治疗。无心功能不全、支气管痉挛或房室传导阻滞者,可静脉使用 β 受体阻滞药如美托洛尔 2.5~5 mg 5 分钟内静脉注入,必要时可重复,15 分钟内总量不超过 15 mg。同时监测心率、血压及心电图,如收缩压<100 mmHg 或心率<60 次/分,终止治疗。也可使用洋地黄制剂,如西地兰静脉注入,其起效时间较 β 受体阻滞药静脉注射慢。心功能不全者应首选洋地黄制剂。无心功能不全者,也可静脉使用维拉帕米或硫氮䓬酮。维拉帕米 5~10 mg(0.075~0.75 mg/kg)缓慢静脉注射,必要时可重复;硫氮䓬酮静脉缓慢注入,然后静脉滴注。以上药物静脉注射时必须同时观察血压及心率;胺碘酮对中止心房颤动、减慢心室率及复律后维持窦性心律均有价值,可静脉用药并随后口服治疗。

(2)AMI 并发室性快速心律失常的治疗。在有良好监护条件的病房不主张常规用利多卡因预防性治疗。①心室颤动、持续性多形室性心动过速,立即非同步直流电复律,起始电能量 200 J,如不成功可给予 300 J 重复。②持续性单形室性心动过速伴心绞痛、肺水肿、低血压(<90 mmHg),应予同步直流电复律,电能量同上。③持续性单形室性心动过速不伴上述情况,可首先给予药物治疗。如利多卡因 50 mg 静脉注射,需要时每 15~20 分钟可重复,最大负荷剂量 150 mg,然后 2~4 mg/min 维持静脉滴注,时间不宜超过 24 小时;或胺碘酮 150 mg 于 10 分钟内静脉注入,必要时可重复,然后 1 mg/min 静脉滴注 6 小时,再以 0.5 mg/min 维持滴注。④频发室性早搏、成对室性早搏、非持续性室性心动过速可严密观察或用利多卡因治疗(使用不超过 24 小时)。⑤偶发室性早搏、加速的心室自主心律可严密观察,不做特殊处理。⑥AMI、心肌缺血也可引起短阵多形室性心动过速,酷似尖端扭转型室性心动过速,但 QT 间期正常,可能与缺血引起的多环路折返机制有关,治疗方法同上,如利多卡因、胺碘酮等。

(3)缓慢性心律失常的治疗。①无症状窦性心动过缓,可暂作观察,不予特殊处理。②症状性窦性心动过缓、二度房室传导阻滞、三度房室传导阻滞伴窄 QRS 波逸搏心律,患者常有低血压、头晕、心功能障碍、心动缓慢(心率<50 次/分)等,可先用阿托品静脉注射治疗。阿托品剂量以 0.5 mg 静脉注射开始,3~5 分钟重复一次,至心率达 60 次/分左右。最大可用至 2 mg。③出现下列情况,需行临时起搏治疗:三度房室传导阻滞伴宽 QRS 波逸搏、心室停搏;症状性窦性心动过缓、窦性停搏(>3 秒)、二度房室传导阻滞或三度房室传导阻滞伴窄 QRS 波逸搏经阿托品治疗无效;双侧束支传导阻滞,包括交替性左、右束支传导阻滞或右束支传导阻滞伴交替性左前、左后分支传导阻滞;新发生的右束支传导阻滞伴左前或左后分支传导阻滞和新发生的左束支传导阻滞并发一度房室传导阻滞。

4.机械性并发症

AMI 机械性并发症为心脏破裂,包括左心室游离壁破裂、室间隔穿孔、乳头肌和腱索断裂等。常发生在 AMI 发病第一周,多发生在第一次及 Q 波心肌梗死患者。临床表现为突然或进行性血流动力学恶化伴低心排血量、休克和肺水肿。药物治疗死亡率高。

(1)游离壁破裂:左心室游离壁破裂引起急性心脏压塞时可突然死亡,临床表现为电—机械分离或停搏。亚急性心脏破裂在短时间内破口被血块封住,可发展为亚急性心脏压塞或假性室壁瘤。症状和心电图不特异,心脏超声可明确诊断。对亚急性心脏破裂者应争取冠状动脉造影后行手术修补及血管重建术。

(2)室间隔穿孔:病情恶化的同时,在胸骨左缘第 3、第 4 肋间闻及全收缩期杂音,粗糙、响亮,50%伴震颤。二维超声心动图一般可显示室间隔破口,彩色多普勒可见经室间隔破口左向右分流的血流束。室间隔穿孔伴血流动力学失代偿者提倡在血管扩张剂和利尿药治疗及 IABP 支持下,早期或急诊手术治疗。如室间隔穿孔较小,无充血性心力衰竭,血流动力学稳定,可保守治疗,6 周后择期手术。

(3)急性二尖瓣关闭不全:乳头肌功能不全或断裂引起急性二尖瓣关闭不全时在心尖部出现全收缩期杂音,但在心排血量降低时,杂音不一定可靠。二尖瓣反流还可能由于乳头肌功能不全或左心室扩大所致相对性二尖瓣关闭不全所引起。超声心动图和彩色多普勒是明确诊断并确定二尖瓣反流机制及程度的最佳方法。急性乳头肌断裂时突然发生左心衰竭和(或)低血压,主张血管扩张剂、利尿药及 IABP 治疗,在血流动力学稳定的情况下急诊手术。因左心室扩大或乳头肌功能不全引起的二尖瓣反流,应积极药物治疗心力衰竭,改善心肌缺血并主张行血管重建术以改善心功能和二尖瓣反流。

五、冠心病的心理治疗

(一)冠心病与心理的关系

(1)冠心病的发病与社会因素、自身心理因素、行为因素、生物因素有关,是多种因素综合导致的。其中,社会因素包括生活事件、职业、文化、人际关系、家庭;自身心理因素包括神经质性人格、焦急、紧张、压力、心理、应激、A 型行为等,这些都会引起冠心病。

(2)国外用焦虑量表、抑郁量表发现,急性心肌梗死患者 80%有焦虑、58%有抑郁。此外,还有敌对情绪 22%,不安情绪 16%,否认情绪 20%。流行病学研究表明,心理因素不仅与冠状动脉病变的发生相关,而且可能增加冠心病患者发生心脏事件的危险。

(二)心理情绪应激引发冠心病的机制

心理情绪应激是指人对外界有害物、威胁、挑战等刺激因素,经认识评价,并告知其将危害个人的生存和处境所产生的生理、心理和行为反应,是机体在某种环境因素刺激作用下,由于客观要求和应付能力不平衡而产生的一种适应环境的紧张反应状态。

情绪应激包括急性和慢性两种形式。引起急性应激的因素有车祸、亲友离世、遭遇抢劫、恐惧手术、公众面前演讲、法院出庭等情况。慢性应激则常有家庭或婚姻困境、经济负担、工作或学习紧张、夜班工作、吸毒或烟酒嗜好、照顾年迈的父母和抚养子女的压力、孤独感等。

急性或慢性的情绪应激可通过生理或心理介导机制,使交感—肾上腺、下丘脑—垂体—肾上腺皮质系统、垂体－甲状腺等神经内分泌系统发生功能障碍,从而产生某些急性或慢性疾病,包括心脑血管疾病、支气管哮喘、溃疡病、皮肤病和肿瘤等。

心脏性猝死是心血管疾病的主要死亡原因之一。心脏性猝死大多由恶性室性心律失常,如室性心动过速、心室颤动引起的。一些负性事件导致的情绪激动、心理应激、劳累等都是心脏性猝死的诱因。

情绪应激除可引起心肌缺血、心功能障碍以外,还可促发各种心律失常甚至猝死。据统计,至少20%的严重室性心律失常或猝死的发作是由强烈的情绪应激而诱发。精神因素引起的情绪激动多出现在致命性心律失常发作前1小时之内,人际冲突、当众受辱、丧偶、事业失败、失业等心理因素均可成为心律失常的触发因素。一项研究对42例置入心脏复律除颤器(ICD)患者107次电复律的室性心律失常事件进行分析,发现ICD放电前较为常见的情绪应激因素是生气,由此而诱发的心律失常频率较快、较难终止。另有研究提示,促发心室颤动和室性心动过速的情绪应激的基础有所不同,室性心动过速由愤怒或恐惧导致迅速促发,而心室颤动多发生于较长时间的应激状态之后。

(三)心理应激的分级与冠心病的关系

(1)1级:表现为不高兴。

(2)2级:出现烦躁和忙乱。

(3)3级:发生轻度争吵。

(4)4级:中度争吵,音量提高。

(5)5级:大声争吵,紧握拳头。

(6)6级:极度愤怒,拍桌子,几乎失控。

(7)7级:狂怒,完全失控,乱扔东西,伤害他人或自伤。

凡是≥3级就成为有害的心理应激,≥5级的激怒可能引起急性心肌梗死等严重的心血管事件。

(四)冠心病患者存在抑郁障碍的表现

(1)失眠或早醒,或睡眠过多。

(2)食欲缺乏,或体重明显减轻。

(3)对日常活动丧失兴趣,无愉快感。

(4)精力明显减退,无原因的持续疲乏感。

(5)自我评价过低,自责,有内疚感,可达妄想程度。

(6)觉得生活没有意义,反复出现想死的念头,或有自杀行为。

(7)联想困难,自觉思考能力和集中注意力显著下降。

(8)精神运动性迟滞或激越。

(9)性欲明显减退。

(10)无价值感和内疚感。

(11)感到前途黯淡。

(五)急性心肌梗死患者的心理反应

抑郁和焦虑是急性心肌梗死后的两种最主要的心理反应。由于急性心肌梗死剧烈胸痛的严重躯体症状,以及在抢救过程中紧张气氛的影响,从而加深了人们对心肌梗死可能导致的危险恐惧心理,使患者容易产生明显的心理障碍。急性心肌梗死后,15%的患者有焦虑、抑郁症状,40%的患者自诉有焦虑、抑郁情绪。焦虑反应多于抑郁反应,焦虑最容易出现在急性心肌梗死的 1～3 天。

(六)焦虑、抑郁对心肌梗死的影响

焦虑、抑郁可增加心肌梗死后急性期(3 周)内的病死率。原因之一是出现恶性心律失常,二是对心功能的影响。大多数患者急性心肌梗死后的焦虑、抑郁症状被视为一种情绪反应,可以随着疾病的好转而消退。但是如果患者心肌梗死后仍存在焦虑、抑郁症状,则会使患者康复不良,再次发生心肌梗死及猝死的风险就明显增多。

(七)冠心病心理障碍的治疗目标

(1)减少或消除心理障碍所引起的症状和体征。

(2)改善患者躯体疾病的预后。

(3)提高患者的生活质量。

(4)恢复患者的社会功能。

(5)降低患者复发或再发心理障碍的危险。

(八)冠心病心理障碍治疗的措施

冠心病心理障碍的治疗措施有:药物治疗、心理治疗和自我调节。它们的关系是:药物治疗是及时改善心理障碍症状、控制急性发作的有效手段。在此基础上,配合心理治疗、自我调节才能巩固治疗效果,防止疾病复发。

1.冠心病心理障碍的药物治疗

(1)抗焦虑紧张及镇静催眠药:以苯二氮䓬类为主,小剂量起到抗焦虑紧张作用,较大剂量则起到镇静催眠作用。

(2)抗抑郁药。抗抑郁的治疗原则是:①诊断基本明确,全面考虑患者症状特点,个体化合理用药;剂量逐步递增,采用最小有效剂量,使不良反应减至最小,提高服药依从性;②小剂量疗效不佳时,根据不良反应和耐受情况,增至足量(有效药物上限)和使用足够长的疗程(>4 周);③如无效可考虑换药(同类另一种或作用机制不同的另一类药);④尽可能单一用药,足量、足疗程治疗。一般不主张联用 2 种以上的抗抑郁药。

2.冠心病心理治疗的具体方法

心理治疗的具体方法有:说理疏导疗法;认识疗法;暗示疗法;自我控制疗法;松弛疗法;轻松疗法;系统脱敏疗法;疏泄疗法;移情疗法;行为矫正治疗;爆破疗法;厌恶疗法;音乐疗法;生物反馈疗法等。

(1)冠心病心理障碍的治疗除了药物治疗,还要配合心理治疗。这有利于提高缓解率,巩固治疗效果,减少复发。

(2)心理治疗时医师要对患者的病情表示理解,对患者的病痛表示同情。

(3)了解患者对自身心脏疾病的认识,了解患者发病之初有无亲人病故、病重以及其他重大精神创伤和压力。

(4)对患者进行合情合理的安慰,打消其顾虑,使患者看到希望,恢复患者战胜疾病的勇气和信心。

3.自我调节

对于患有冠心病的中老年人来说,生活中的过度忧虑、激动、发怒等情绪常为急性心肌梗死的诱因。那么如何减少生活中的情绪波动呢? 这就要注意情绪稳定中的"六多六少"。

一是多看一些情景喜剧类的欢快节目;少看一些悲伤、恐惧的节目。

二是多回忆一些有意义、值得回味的事;少想一些苦恼、不愉快的事。

三是多做一些自己想做、力所能及的事;少去干涉儿女和晚辈的事。

四是多参与一些对社会有益的事;少和别人攀比,和别人攀比心理永远不会平衡。

五是多与亲朋好友来往,多交朋友;少议论他人的家事或不愉快的事。

六是多从客观角度来看问题,不管生活上也好,社会上也好,人与人之间客观地看问题;少去推理,少去劳神琢磨事,人活着,不能总是郁闷,应该拿得起、放得下。

只有保持平和的心态,心肌梗死患者才能避免情绪波动而引起的心绞痛发作。

4.心绞痛发作时患者心理状态的调节

突然的胸痛发作,可使患者产生"不会就这样死去吧"或"那种疼痛会不会再发生"等恐惧和焦虑心理。这种精神上的不稳定状态,可导致交感神经的功能亢进,增加心脏的负担。了解患者对胸痛的心理活动,并做好精神心理方面的评估,给患者提供适宜的护理支持。

5.怎样做才能不成为冠心病的残疾人

随着医学研究的深入,目前主张冠心病恢复期循序渐进地加大活动量。这对冠心病患者的康复非常有利,患者也应保持积极的心态面对心肌梗死后的恢复。一次心肌梗死并不意味着将被禁锢在轮椅上。通过积极地控制危险因素,仍可以乐观地面对生活,不能做冠心病的残疾人。

第二节　稳定型心绞痛

一、概述

心绞痛是由于暂时性心肌缺血引起的以胸痛为主要特征的临床综合征,是冠状动脉粥样硬化性心脏病(冠心病)的最常见表现。通常见于冠状动脉至少一支主要分支管腔直径狭窄在50%以上的患者,当应激时,冠状动脉血流不能满足心肌代谢的需要,导致心肌缺血,而引起心绞痛发作,休息或含服硝酸甘油可缓解。

稳定型心绞痛(SAP)是指心绞痛发作的程度、频度、性质及诱发因素在数周内无显著变化的心绞痛。心绞痛也可发生在瓣膜病(尤其是主动脉瓣病变)、肥厚型心肌病和未控制的高血压及甲状腺功能亢进、严重贫血等患者。冠状动脉"正常"者也可由于冠状动脉痉挛或内皮功能障碍等原因发生心绞痛。某些非心脏疾病如食管、胸壁或肺部疾病也可引起类似心绞痛的症状,临床上需注意鉴别。

二、流行病学

心绞痛是基于病史的主观诊断,因此它的发病率和患病率很难进行评估,而且评估结果也会因为依据的标准不同产生差异。

一项基于欧洲社区心绞痛患病率的调查研究显示,45～54 岁年龄段女性患病率为 0.1%～1%,男性为 2%～5%;而 65～74 岁年龄段女性高达 10%～·15%,男性高达 10%·～20%。由此可见,每百万个欧洲人中有 2 万～4 万人罹患心绞痛。

最近的一项调查,其标准为静息或运动时胸痛发作伴有动脉造影、运动试验或心电图异常证据,研究结果证实了心绞痛的地域差异性,且其与已知的全球冠心病死亡率的分布平行。例如,心绞痛作为初始冠脉病变的发病率,英国的贝尔法斯特是法国的 2 倍。

稳定型心绞痛患者有发生急性冠脉综合征的危险,如不稳定性心绞痛、非 ST 段抬高型心肌梗死或 ST 段抬高型心肌梗死。Framingham 研究结果显示,稳定型心绞痛的患者,两年内发生非致死性心肌梗死和充血性心脏病的概率,男性为 14.3% 和 5.5%,女性为 6.2% 和 3.8%。稳定型心绞痛患者的预后取决于临床、功能和解剖因素,个体差别很大。

左心室功能是慢性稳定性冠脉疾病存活率最有力的预测因子。其次是冠脉狭窄的部位和严重程度。左冠状动脉主干病变最为严重,据国外统计,年病死率可高达 30% 左右。此后依次为 3 支、2 支与 1 支病变。左前降支病变一般较其他两大支病变严重。

三、病因和发病机制

稳定型心绞痛是一种以胸、下颌、肩、背或臂的不适感为特征的临床症候群,其典型表现为劳累、情绪波动或应激后发作,休息或服用硝酸甘油后可缓解。有些不典型的稳定型心绞痛以上腹部不适感为临床表现。William Heberden 首次提出"心绞痛的概念",并将之描述为与运动有关的胸区压抑感和焦虑,不过那时还不清楚它的病因和病理机制,现在知道它由心肌缺血引起。心肌缺血最常见的原因是粥样硬化性冠状动脉疾病,其他原因还包括肥厚型或扩张型心肌病、动脉硬化及其他较少见的心脏疾病。

心肌供氧和需氧的不平衡产生了心肌缺血。心肌氧供取决于动脉氧饱和度、心肌氧扩散度和冠脉血流,而冠脉血流又取决于冠脉管腔横断面积和冠脉微血管的调节。管腔横断面积和微血管都受到管壁内粥样硬化斑块的影响,从而因运动时心率增快、心肌收缩增强及管壁紧张度增加导致心肌需氧增加,最终引起氧的供需不平衡。心肌缺血引起交感激活,产生心肌耗氧增加、冠状动脉收缩等一系列效应,从而进一步加重缺血。缺血持续加重,导致心脏代谢紊乱、血流重分配、区域性以至整体性舒张和收缩功能障碍,心电图改变,最终引起心绞痛。缺血心肌释放的腺苷能激活心脏神经末梢的 A1 受体,是导致心绞痛(胸痛)的主要中介。

心肌缺血也可以无症状。无痛性心肌缺血可能因为缺血时间短或程度不甚严重,或因为心脏传入神经受损,或缺血性疼痛在脊和脊上的部位受到抑制。患者显示出无痛性缺血表现、气短及心悸都提示心绞痛存在。

对大多数患者来说,稳定型心绞痛的病理因素是动脉粥样硬化、冠脉狭窄。正常血管床能自我调节,例如在运动时冠脉血流增加为平时的 5～6 倍。动脉粥样硬化斑块减少了血管腔横断面积,使得运动时冠脉血管床自我调节的能力下降,从而产生不同严重程度的缺血。若管腔径减少>50%,当运动或应激时,冠脉血流不能满足心脏代谢需要从而导致心肌缺血。内皮功能受损也是心绞痛的病因之一。心肌桥是心绞痛的罕见病因。

用血管内超声(IVUS)观察稳定型心绞痛患者的冠状动脉斑块,发现 1/3 的患者至少有 1 个斑块破裂,6% 的患者有多个斑块破裂。合并糖尿病的患者更易发生斑块破裂。临床上应重视稳定型心绞痛患者的治疗,防止其发展为急性冠脉综合征(ACS)。

四、诊断

胸痛患者应根据年龄、性别、心血管危险因素、疼痛的特点来估计冠心病的可能性,并依据病史、体格检查、相关的无创检查及有创检查结果做出诊断及分层危险的评价。

(一)病史及体格检查

1.病史

详尽的病史是诊断心绞痛的基石。在大多数病例中,通过病史就能得出心绞痛的诊断。

(1)部位:典型的心绞痛部位是在胸骨后或左前胸,范围常不局限,可以放射到颈部、咽部、颌部、上腹部、肩背部、左臂及左手指侧,也可以放射至其他部位,心绞痛还可以发生在胸部以外如上腹部、咽部、颈部等。每次心绞痛发作部位往往是相似的。

(2)性质:常呈紧缩感、绞榨感、压迫感、烧灼感、胸憋、胸闷或有窒息感、沉重感,有的患者只表述为胸部不适,主观感觉个体差异较大,但一般不会是针刺样疼痛,有的表现为乏力、气短。

(3)持续时间:呈阵发性发作,持续数分钟,一般不会超过10分钟,也不会转瞬即逝或持续数小时。

(4)诱发因素及缓解方式:慢性稳定性心绞痛的发作与劳力或情绪激动有关,如走快路、爬坡时诱发,停下休息即可缓解,多发生在劳力当时而不是之后。舌下含服硝酸甘油可在2～5分钟迅速缓解症状。

非心绞痛的胸痛通常无上述特征,疼痛通常局限于左胸的某个部位,持续数个小时甚至数天;不能被硝酸甘油缓解甚至因触诊加重。胸痛的临床分类见表2-4,加拿大心血管学会分级法见表2-5。

表 2-4　胸痛的临床分类

典型心绞痛	符合下述 3 个特征
	胸骨下疼痛伴特殊性质和持续时间
	运动及情绪激动诱发
	休息或含服硝酸甘油缓解
非典型心绞痛	符合上述两个特征
非心性胸痛	符合上述 1 个特征或完全不符合

表 2-5　加拿大心血管学会分级法

级别	症状程度
Ⅰ级	一般体力活动不引起心绞痛,例如行走和上楼,但紧张、快速或持续用力可引起心绞痛发作
Ⅱ级	日常体力活动稍受限制,快步行走或上楼、登高、饭后行走或上楼、寒冷或风中行走、情绪激动可发作心绞痛或仅在睡醒后数小时内发作。在正常情况下以一般速度平地步行 200 m 以上或登一层以上的楼梯受限
Ⅲ级	日常体力活动明显受限,在正常情况下以一般速度平地步行 100～200 m 或登一层楼梯时可发作心绞痛
Ⅳ级	轻微活动或休息时即可以出现心绞痛症状

2.体格检查

稳定型心绞痛体检常无明显异常,心绞痛发作时可有心率增快、血压升高、焦虑、出汗,有时可闻及第四心音、第三心音或奔马律,或出现心尖部收缩期杂音,第二心音逆分裂,偶闻双肺底啰音。体检尚能发现其他相关情况,如心脏瓣膜病、心肌病等非冠状动脉粥样硬化性疾病,也可发现高血压、脂质代谢障碍所致的黄色瘤等危险因素,颈动脉杂音或周围血管病变有助于动脉粥样硬化的诊断。体检尚需注意肥胖(体重指数及腰围),有助于了解有无代谢综合征。

(二)基本实验室检查

(1)可了解冠心病危险因素,进行空腹血糖、血脂检查,包括血总胆固醇(TC)、高密度脂蛋白胆固醇(HDL-C)、低密度脂蛋白胆固醇(LDL-C)及甘油三酯(TG),必要时做糖耐量试验。

(2)可了解有无贫血(可能诱发心绞痛),检查血红蛋白是否减少。

(3)检查甲状腺功能。

(4)进行尿常规、肝肾功能、电解质、肝炎相关抗原、人类免疫缺陷病毒(HIV)检查及梅毒血清试验,需在冠状动脉造影前进行。

(5)胸痛较明显患者,需查血心肌肌钙蛋白(CTnT 或 CtnI)、肌酸激酶(CK)及同工酶(CK-MB),以与急性冠状动脉综合征(ACS)相鉴别。

(三)胸部 X 线检查

胸部 X 线检查常用于可疑心脏病患者的检查,然而,对于稳定型心绞痛患者,该检查并不能提供有效特异的信息。

(四)心电图检查

1.静息心电图检查

所有可疑心绞痛患者均应常规行静息 12 导联心电图检查。怀疑血管痉挛的患者于疼痛发作时行心电图检查尤其有意义。心电图检查同时可以发现诸如左心室肥厚、左束支传导阻滞、预激综合征、心律失常及传导障碍等情况,这些信息可发现胸痛的可能机制,并能指导治疗。静息心电图对危险分层也有意义。但不主张重复此项检查,除非当时胸痛发作或功能分级有改变。

2.心绞痛发作时心电图检查

在胸痛发作时争取心电图检查,缓解后立即复查。静息心电图正常不能排除冠心病心绞痛的诊断,但如果有 ST-T 改变符合心肌缺血时,特别是在疼痛发作时检出,则支持心绞痛的诊断。心电图显示陈旧性心肌梗死时,则心绞痛可能性增加。静息心电图有 ST 段压低或 T 波倒置但胸痛发作时呈"假性正常化",也有利于冠心病心绞痛的诊断。24 小时动态心电图表现如有与症状相一致的 ST-T 变化,则对诊断有参考价值。

(五)核素心室造影

1.^{201}Tc 心肌显像

铊随冠脉血流被正常心肌细胞摄取,休息时铊显像所示主要见于心肌梗死后瘢痕部位。在冠状动脉供血不足部位的心肌,则明显的灌注缺损仅见于运动后缺血区。变异型心绞痛发作时心肌急性缺血区常显示特别明显的灌注缺损。

2.放射性核素心腔造影

红细胞被标记上放射性核素,得到心腔内血池显影,可测定左心室射血分数及显示室壁局部运动障碍。

3.正电子发射断层心肌显像(PET)

除可判断心肌血流灌注外,还可了解心肌代谢状况,准确评估心肌活力。

(六)负荷试验

1.心电图运动试验

(1)适应证:①有心绞痛症状怀疑冠心病,可进行运动,静息心电图无明显异常的患者,为达到诊断目的;②确定稳定型冠心病的患者心绞痛症状明显改变;③确诊的稳定型冠心病患者用于危险分层。

(2)禁忌证:急性心肌梗死早期、未经治疗稳定的急性冠状动脉综合征、未控制的严重心律失常或高度房室传导阻滞、未控制的心力衰竭、急性肺动脉栓塞或肺梗死、主动脉夹层、已知左冠状动脉主干狭窄、重度主动脉瓣狭窄、肥厚型梗阻性心肌病、严重高血压、活动性心肌炎、心包炎、电解质异常等。

(3)方案(Burce方案):运动试验的阳性标准为运动中出现典型心绞痛,运动中或运动后出现ST段水平或下斜型下降≥1 mm(J点后60～80 ms),或运动中出现血压下降。

(4)需终止运动试验的情况,包括:①出现明显症状(如胸痛、乏力、气短、跛行);症状伴有意义的ST段变化;②ST段明显压低(压低>2 mm为终止运动相对指征,≥4 mm为终止运动绝对指征);③ST段抬高≥1 mm;④出现有意义的心律失常,收缩压持续降低10 mmHg(1 mmHg=0.133 kPa)或血压明显升高(收缩压>250 mmHg或舒张压>115 mmHg);⑤已达目标心率。有上述情况一项者需终止运动试验。

2.核素负荷试验(心肌负荷显像)

(1)核素负荷试验的适应证:①静息心电图异常、LBBB、ST段下降>1 mm、起搏心律、预激综合征等心电图运动试验难以精确评估者;②心电图运动试验不能下结论,而冠状动脉疾病可能性较大者。

(2)药物负荷试验:包括双嘧达莫、腺苷或多巴酚丁胺药物负荷试验,用于不能运动的患者。

(七)多层CT或电子束CT扫描

多层CT或电子束CT平扫可检出冠状动脉钙化并进行积分。人群研究显示钙化与冠状动脉病变的高危人群相联系,但钙化程度与冠状动脉狭窄程度却并不相关,因此,不推荐将钙化积分常规用于心绞痛患者的诊断评价。

CT造影检查为显示冠状动脉病变及形态的无创检查方法,有较高的阴性预测价值,若CT冠状动脉造影未见狭窄病变,一般可不进行有创检查。但CT冠状动脉造影对狭窄病变及程度的判断仍有一定限度,特别当钙化存在时会显著影响狭窄程度的判断,而钙化在冠心病患者中相当普遍,因此,仅能作为参考。

(八)有创性检查

1.冠状动脉造影

冠状动脉造影至今仍是临床上评价冠状动脉粥样硬化和相对较为少见的非冠状动脉粥样硬化性疾病所引起的心绞痛的最精确的检查方法。对糖尿病、年龄>65岁老年患者、年龄>55岁女性的胸痛患者冠状动脉造影更有价值。

（1）适应证：①严重稳定型心绞痛（CCS 分级 3 级或以上者），特别是药物治疗不能很好缓解症状者；②无创方法评价为高危的患者，不论心绞痛严重程度如何；③心脏停搏存活者；④患者有严重的室性心律失常；⑤血管重建（PCI，CABG）的患者有早期中等或严重的心绞痛复发；⑥伴有慢性心力衰竭或左心室射血分数（LVEF）明显减低的心绞痛患者；⑦无创评价属中高危的心绞痛患者需考虑大的非心脏手术，尤其是血管手术（如主动脉瘤修复、颈动脉内膜剥脱术、股动脉搭桥术等）。

（2）不推荐行冠状动脉造影：严重肾功能不全、造影剂过敏、精神异常不能合作者或合并其他严重疾病，血管造影的得益低于风险者。

2.冠状动脉内超声显像

血管内超声检查可较为精确地了解冠状动脉腔径、血管腔内及血管壁粥样硬化病变情况，指导介入治疗操作并评价介入治疗效果，但不是一线的检查方法，只在特殊的临床情况及为科研目的而进行。

五、治疗

（一）治疗目标

1.防止心肌梗死和死亡，改善预后

防止心肌梗死和死亡，主要是减少急性血栓形成的发生率，阻止心室功能障碍的发展。上述目标需通过生活方式的改善和药物干预来实现。①减少斑块形成。②稳定斑块，减轻炎症反应，保护内皮功能。③对于已有内皮功能受损和斑块破裂，需阻止血栓形成。

2.减轻或消除症状

改善生活方式、药物干预和血管再通术均是减轻和消除症状的手段，根据患者的个体情况选择合适的治疗方法。

（二）一般治疗

1.戒烟

大量数据表明对于许多患者而言，吸烟是冠心病起源的最重要的可逆性危险因子，因此，强调戒烟是非常必要的。

2.限制饮食和酒精摄入

对确诊的冠心病患者，限制饮食是有效的干预方式。推荐食用水果、蔬菜、谷类、谷物制品、脱脂奶制品、鱼、瘦肉等，也就是所谓的"地中海饮食"。具体食用量需根据患者总胆固醇及低密度脂蛋白胆固醇来制订。超重患者应减轻体重。

适量饮酒是有益的，但大量饮酒肯定有害，尤其对于有高血压和心力衰竭的患者。很难定义适量饮酒的酒精量，因此提倡限酒。稳定的冠心病患者可饮少量（＜50 g/d）低度酒（如葡萄酒）。

3.ω3 不饱和脂肪酸

鱼油中富含的 ω3 不饱和脂肪酸能降低血中甘油三酯，被证实能降低近期心肌梗死患者的猝死率，同时也有抗心律失常作用，能降低高危患者的死亡率和危险因素，可用作此类患者的二级预防。但该脂肪酸的治疗只用于高危人群，如近期心肌梗死患者，对于稳定性心绞痛伴高危因素患者较少应用。目前只提倡患者每星期至少吃一次鱼以保证该脂肪酸的正常摄入。

4.维生素和抗氧化剂

目前尚无研究证实维生素摄入能减少冠心病患者的心血管危险因素,同样,许多大型试验也没有发现抗氧化剂能给患者带来益处。

5.积极治疗高血压、糖尿病及其他疾病

稳定型心绞痛患者应积极治疗高血压、糖尿病、代谢综合征等疾病,因这些疾病本身有促进冠脉疾病发展的危险性。

确诊冠心病的患者血压应降至 130/85 mmHg;如合并糖尿病或肾脏疾病,血压还应降至130/80 mmHg。糖尿病是心血管并发症的危险因子,需多方干预。研究显示,心血管病伴2 型糖尿病患者在应用降糖药的基础上加用吡格列酮,其非致死性心肌梗死、脑卒中(中风)和病死率减少了 16%。

6.运动

鼓励患者在可耐受范围内进行运动,运动能提高患者运动耐量、减轻症状,对减轻体重、降低血脂和血压、增加糖耐量和胰岛素敏感性都有明显效果。

7.缓解精神压力

精神压力是心绞痛发作的重要促发因素,而心绞痛的诊断又给患者带来更大的精神压力。缓解紧张情绪,适当放松可以减少药物的摄入和手术的必要。

8.开车

稳定型心绞痛患者允许开车,但是要限定车载重和避免商业运输。高度紧张的开车应该避免。

(三)急性发作时治疗

发作时应立即休息,至少应迅速停止诱发心绞痛的活动。随即舌下含服硝酸甘油以缓解症状。对初次服用硝酸甘油的患者应嘱其坐下或平卧,以防发生低血压,还有诸如头晕、头胀痛、面红等不良反应。

应告知患者,若心绞痛发作 10～20 分钟,休息和舌下含服硝酸甘油不能缓解,应警惕发生心肌梗死并应及时就医。

(四)药物治疗

1.对症治疗,改善缺血

(1)短效硝酸酯类制剂:硝酸酯类药为内皮依赖性血管扩张剂,能减少心肌需氧和改善心肌灌注,从而缓解心绞痛症状。快速起效的硝酸甘油能使发作的心绞痛迅速缓解。口服该药因肝脏首过效应,在肝内被有机硝酸酯还原酶降解,生物利用度极低。舌下给药吸收迅速完全,生物利用度高。硝酸甘油片剂暴露在空气中会变质,因而宜在开盖后 3 个月内使用。

硝酸甘油引起剂量依赖性血管舒张不良反应,如头痛、面红等。过大剂量会导致低血压和反射性交感神经兴奋引起心动过速。对硝酸甘油无效的心绞痛患者应怀疑心肌梗死的可能。

(2)长效硝酸酯类制剂:长效硝酸酯类制剂能降低心绞痛发作的频率和严重程度,并能增加运动耐量。长效制剂只是对症治疗,并无研究显示它能改善预后。血管舒张不良反应如头痛、面红与短效制剂类似。其代表药有硝酸异山梨酯、单硝酸异山梨酯醇。

当机体内硝酸酯类浓度达到并超过阈值,其对心绞痛的治疗作用减弱,缓解疼痛的作用大打折扣,即发生硝酸酯类耐药。因此,患者服用长效硝酸酯类制剂时应有足够长的间歇期以保证治疗的高效。

(3)β受体阻滞药:β受体阻滞药能抑制心脏β肾上腺素能受体,从而减慢心率、减弱心肌收缩力、降低血压,以减少心肌耗氧量,减少心绞痛发作和增加运动耐量。用药后要求静息心率降至 $55\sim60$ 次/分,严重心绞痛患者如无心动过缓症状,可降至 50 次/分。

只要无禁忌证,β受体阻滞药应作为稳定型心绞痛的初始治疗药物。β受体阻滞药能降低心肌梗死后稳定性心绞痛患者死亡和再梗死的风险。目前可用于治疗心绞痛的β受体阻滞药有很多种,当给予足够剂量时,均能有效预防心绞痛发作。更倾向于使用选择性 $β_1$ 受体阻滞药,如美托洛尔、阿替洛尔及比索洛尔。同时具有 α 和 β 受体阻滞的药物,在慢性稳定性心绞痛的治疗中也有效。

在有严重心动过缓和高度房室传导阻滞、窦房结功能紊乱、明显支气管痉挛或支气管哮喘的患者,禁用β受体阻滞药。外周血管疾病及严重抑郁是应用β受体阻滞药的相对禁忌证。慢性肺心病的患者可小心使用高度选择性 $β_1$ 受体阻滞药。没有固定狭窄的冠状动脉痉挛造成的缺血,如变异性心绞痛,不宜使用β受体阻滞药,这时钙通道阻滞药是首选药物。

推荐使用无内在拟交感活性的β受体阻滞药。β受体阻滞药的使用剂量应个体化,从较小剂量开始。

(4)钙通道阻滞药:钙通道阻滞药通过改善冠状动脉血流和减少心肌耗氧起缓解心绞痛作用,对变异性心绞痛或以冠状动脉痉挛为主的心绞痛,钙通道阻滞药是一线药物。地尔硫䓬和维拉帕米能减慢房室传导,常用于伴有心房颤动或心房扑动的心绞痛患者,而不应用于已有严重心动过缓、高度房室传导阻滞和病态窦房结综合征的患者。

长效钙通道阻滞药能减少心绞痛的发作。ACTION 试验结果显示,硝苯地平控释片没有显著降低一级疗效终点(全因死亡、急性心肌梗死、顽固性心绞痛、新发心力衰竭、致残性脑卒中及外周血管成形术的联合终点)的相对危险,但对于一级疗效终点中的多个单项终点而言,硝苯地平控释片组降低达到统计学差异或有降低趋势。值得注意的是,亚组分析显示,占52%的合并高血压的冠心病患者中,一级终点相对危险下降13%。CAMELOT 试验结果显示,氨氯地平组主要终点事件(心血管性死亡、非致死性心肌梗死、冠状血管重建、由于心绞痛而入院治疗、慢性心力衰竭入院、致死或非致死性卒中及新诊断的周围血管疾病)与安慰剂组比较相对危险降低达 31%,差异有统计学意义。长期应用长效钙通道阻滞药的安全性在ACTION及大规模降压试验(ALLHAT 及 ASCOT)中都得到了证实。

外周水肿、便秘、心悸、面部潮红是所有钙通道阻滞药常见的不良反应,低血压也时有发生,其他不良反应还包括头痛、头晕、虚弱无力等。

当稳定型心绞痛合并心力衰竭而血压高且难于控制者必须应用长效钙通道阻滞药时,可选择氨氯地平、硝苯地平控释片或非洛地平。

(5)钾通道开放剂:钾通道开放剂的代表药物为尼克地尔,除了抗心绞痛外,该药还有心脏保护作用。一项针对尼克地尔的试验证实稳定型心绞痛患者服用该药能显著减少主要冠脉事件的发生。但是,尚没有降低治疗后死亡率和非致死性心肌梗死发生率的研究,因此,该药的临床效益还有争议。

（6）联合用药：β受体阻滞药和长效钙通道阻滞药联合用药比单用一种药物更有效。此外，两药联用时，β受体阻滞药还可减轻二氢吡啶类钙通道阻滞药引起的反射性心动过速不良反应。非二氢吡啶类钙通道阻滞药地尔硫草或维拉帕米可作为对β受体阻滞药有禁忌患者的替代治疗。但非二氢吡啶类钙通道阻滞药和β受体阻滞药的联合用药能使传导阻滞和心肌收缩力的减弱更明显，要特别警惕。老年人、已有心动过缓或左心室功能不良的患者应尽量避免合用。

2.改善预后的药物治疗

与稳定型心绞痛并发的疾病如糖尿病和高血压应予以积极治疗，同时还应纠正高脂血症。HMG-CoA还原酶抑制剂（他汀类药物）和血管紧张素转换酶抑制剂（ACEI）除各自的降脂和降压作用外，还能改善患者预后。对缺血性心脏病患者，还需加用抗血小板药物。

阿司匹林通过抑制血小板内环氧化酶使血栓素 A_2 合成减少，达到抑制血小板聚集的作用。其应用剂量为每天 $75\sim150$ mg。CURE 研究发现每天阿司匹林剂量若＞200 mg 或＜100 mg 反而增加心血管事件发生的风险。

所有患者如无禁忌证（活动性胃肠道出血、阿司匹林过敏或既往有阿司匹林不耐受的病史），给予阿司匹林 $75\sim100$ mg/d。不能服用阿司匹林者，则可应用氯吡格雷作为替代。

所有冠心病患者应使用他汀类药物。他汀类降脂治疗减少动脉粥样硬化性心脏病并发症，可同时应用于患者的一级和二级预防。他汀类除了降脂作用外，还有抗炎作用和防止血栓形成，能降低心血管危险性。血脂控制目标为：总胆固醇（TC）＜4.5 mmol/L，低密度脂蛋白胆固醇（LDL-C）至少应＜2.59 mmol/L；建议逐步调整他汀类药物剂量以达到上述目标。

ACEI 可防止左心室重塑，减少心力衰竭发生的危险，降低病死率，如无禁忌可常规使用。在稳定型心绞痛患者中，合并糖尿病、心力衰竭或左心室收缩功能不全的高危患者应该使用 ACEI。所有冠心病患者均能从 ACEI 治疗中获益，但低危患者获益可能较小。

（五）非药物治疗（血运重建）

血运重建的主要指征有：有冠脉造影指征及冠脉严重狭窄；药物治疗失败，不能满意控制症状；无创检查显示有大量的危险心肌；成功的可能性很大，死亡及并发症危险可接受；患者倾向于介入治疗，并且对这种疗法的危险充分知情。

1.冠状动脉旁路移植手术（CABG）

40 多年来，CABG 逐渐成为治疗冠心病最普通的手术，CABG 对冠心病治疗的价值已进行了较深入的研究。对于低危患者（年病死率＜1%）CABG 并不比药物治疗给患者更多的预后获益。在比较 CABG 和药物治疗的临床试验的 Meta 分析中，CABG 可改善中危至高危患者的预后。对观察性研究及随机对照试验数据的分析表明，某些特定的冠状动脉病变解剖类型手术预后优于药物治疗，这些情况包括：①左主干的明显狭窄；②3 支主要冠状动脉近段的明显狭窄；③2 支主要冠状动脉的明显狭窄，其中包括左前降支（LAD）近段的高度狭窄。

根据研究人群不同，CABG 总的手术死亡率为 1%～4%，目前已建立了很好的评估患者个体风险的危险分层工具。尽管左胸廓内动脉的远期通畅率很高，大隐静脉桥发生阻塞的概率仍较高。血栓阻塞可在术后早期发生，大约 10% 在术后 1 年发生，5 年以后静脉桥自身会发生粥样硬化改变。静脉桥 10 年通畅率为 50%～60%。

CABG 指征：①心绞痛伴左主干病变（ⅠA）；②心绞痛伴三支血管病变，大面积缺血或心室功能差（ⅠA）；③心绞痛伴双支或 3 支血管病变，包括左前降支（LAD）近端严重病变（ⅠA）；④CCSⅠ～Ⅳ，多支血管病变、糖尿病（症状治疗ⅡaB）（改善预后ⅠB）；⑤CCSⅠ～Ⅳ，多支血管病变、非糖尿病（ⅠA）；⑥药物治疗后心绞痛分级 CCSⅠ～Ⅳ，单支血管病变，包括 LAD 近端严重病变（ⅠB）；⑦心绞痛经药物治疗分级 CCSⅠ～Ⅳ，单支血管病变，不包括 LAD 近端严重病变（ⅡaB）；⑧心绞痛经药物治疗症状轻微（CCSⅠ），单支、双支、3 支血管病变，但有大面积缺血的客观证据（ⅡbC）。

2.经皮冠状动脉介入治疗（PCI）

30 多年来，PCI 普遍应用于临床，由于创伤小、恢复快、危险性相对较低，所以易于被医师和患者所接受。PCI 的方法包括单纯球囊扩张、冠状动脉支架术、冠状动脉旋磨术、冠状动脉定向旋切术等。随着经验的积累、器械的进步，特别是支架极为普遍的应用和辅助用药的发展，这一治疗技术的应用范围得到了极大的拓展。近年来，冠心病的药物治疗也获得较大发展，对于稳定型心绞痛并且冠状动脉解剖适合行 PCI 患者的成功率提高，手术相关的死亡风险为 $0.3\%\sim1.0\%$。对于低危的稳定性心绞痛患者，包括强化降脂治疗在内的药物治疗在减少缺血事件方面与 PCI 一样有效。对于相对高危险患者及多支血管病变的稳定性心绞痛患者，PCI 缓解症状更为显著，生存率获益尚不明确。

经皮冠脉血运重建的指征：①药物治疗后心绞痛 CCS 分级Ⅰ～Ⅳ，单支血管病变（ⅠA）；②药物治疗后心绞痛 CCS 分级Ⅰ～Ⅳ，多支血管病变，非糖尿病（ⅠA）；③稳定型心绞痛，经药物治疗症状轻微（CCS 分级Ⅰ），为单支、双支或 3 支血管病变，但有大面积缺血的客观证据（ⅡbC）。

成功的 PCI 使狭窄的管腔狭窄程度减少至 $20\%\sim50\%$，血流达到 TIMIⅢ级，心绞痛消除或显著减轻，心电图变化改善；但半年后再狭窄率达 $20\%\sim30\%$。如不成功需急症行主动脉-冠脉旁路移植手术。

第三节　窦性心动过速

正常窦房结发放冲动的频率易受自主神经的影响，且取决于交感神经与迷走神经的相互作用，此外，还受其他许多因素的影响，包括缺氧、酸中毒、温度、机械张力和激素（如三碘甲状腺原氨酸）等。

窦性心率一般在 60～100 次/分，成人的窦性心率超过 100 次/分即为窦性心动过速。包括生理性窦性心动过速和不适当窦性心动过速。

生理性窦性心动过速是一种人体对适当的生理刺激或病理刺激的正常反应，是常见的窦性心动过速。

不适当窦性心动过速是指静息状态下窦性心率持续增快，或窦性心率的增快与生理、情绪、病理状态或药物作用水平无关或不相一致，是少见的一种非阵发性窦性心动过速。

一、原因

生理性窦性心动过速与生理、情绪、病理状态或药物作用有关。健康人运动、情绪紧张和激动、体力活动、吸烟、饮酒、喝茶和咖啡，及感染、发热、贫血、失血、低血压、血容量不足、休克、缺氧、甲状腺功能亢进、呼吸功能不全、心力衰竭、心肌炎和心肌缺血等均可引起窦性心动过速。药物的应用如儿茶酚胺类药物、阿托品、氨茶碱和甲状腺素制剂等也是引起窦性心动过速的原因。其发生机制通常认为是由于窦房结细胞舒张期 4 相除极加速引起了窦性心动过速。窦房结内起搏细胞的位置上移也可使发放冲动的频率增加。

不适当窦性心动过速见于健康人。其发生机制可能是窦房结本身的自律性增高，或者是自主神经对窦房结的调节失衡，表现为交感神经兴奋性增高，迷走神经张力减低。也见于导管射频消融治疗房室结折返性心动过速术后。

二、临床表现

生理性窦性心动过速时，频率通常逐渐加快，再逐渐减慢至正常，心率一般在 100～180 次/分，有时可高达 200 次/分。刺激迷走神经的操作如按摩颈动脉窦、Valsalva 动作等均可使窦性心动过速逐渐减慢，当增高的迷走神经张力减弱或消失时，心率可恢复到以前的水平。患者大多感觉心悸不适，其他症状取决于原发疾病。

不适当窦性心动过速患者绝大多数为女性，约占 90%。主要症状为心悸，也可有头晕、眩晕、先兆晕厥、胸痛、气短等不适表现。轻者可无症状，只是在体格检查时发现，重者活动能力受限制。

三、心电图与电生理检查

(一)生理性窦性心动过速

表现为窦性 P 波，频率>100 次/分，PP 间期可有轻度变化，P 波形态正常，但振幅可变大或高尖。PR 间期一般固定。心率较快时，有时 P 波可重叠在前一心搏的 T 波上。

(二)不适当窦性心动过速

诊断有赖于有创性和无创性的检查。

(1)心动过速及其症状呈非阵发性。

(2)动态心电图提示患者出现持续性窦性心动过速，心率超过 100 次/分。

(3)P 波的形态和心内激动顺序与窦性心律时完全相同。

(4)排除继发性窦性心动过速的原因，如甲状腺功能亢进等。

四、治疗

(一)生理性窦性心动过速

生理性窦性心动过速的治疗主要在于积极查找并去除诱因，治疗原发疾病，戒烟，避免饮酒，勿饮用浓茶和咖啡，感染者应予以控制，发热者应退热，贫血者应纠治，血容量不足应补液等。少数患者可短期服用镇静剂，必要时选用 β 受体阻滞药、非二氢吡啶类钙通道阻滞药等以减慢心率。

(二)不适当窦性心动过速

是否需要治疗主要取决于症状。药物治疗首选 β 受体阻滞药，非二氢吡啶类钙通道阻滞药也能奏效。对于症状明显、药物疗效不佳的顽固性不适当窦性心动过速患者，有报道采用导管射频消融改善窦房结功能取得了较好的效果。利用外科手术切除窦房结或闭塞窦房结动脉的方法进行治疗也有成功的个案报道。

第四节　窦性心动过缓

由窦房结控制的心率,成人每分钟小于 60 次者,称为窦性心动过缓。

一、病因

窦性心动过缓常因为迷走神经张力亢进或交感神经张力减弱及窦房结器质性疾病引起。常见原因有以下 4 种。

(1)正常情况:健康青年人不少见,尤其是运动员或经常锻炼的人,也见于部分老年人。正常人在睡眠时心率可降至 35～40 次/分,尤以青年人多见,并可伴有窦性心律不齐,有时可以出现 2 秒或更长的停搏。颈动脉窦受刺激也可引起窦性心动过缓。

(2)病理状态:颅内压增高(脑膜炎、颅内肿瘤等)、黄疸、急性感染性疾病恢复期、眼科手术、冠状动脉造影、黏液性水肿、低盐、Chagas 病、纤维退行性病变、精神抑郁等。窦性心动过缓也可发生于呕吐或血管神经性晕厥。

(3)各种原因引起的窦房结及窦房结周围病变。

(4)药物影响:迷走神经兴奋药物、锂剂、胺碘酮、β 受体阻滞药、可乐定、洋地黄和钙通道阻滞药等。

二、临床表现

一般无症状。心动过缓显著或伴有器质性心脏病者,可有头晕、乏力,甚至晕厥,可诱发心绞痛甚至心力衰竭。心率一般在 50 次/分左右,偶有低于 40 次/分者。急性心肌梗死时 10%～15%可发生窦性心动过缓,若不伴有血流动力学失代偿或其他心律失常,心肌梗死后的窦性心动过缓比窦性心动过速可能更为有益,常为一过性并多见于下壁或右心室心肌梗死。窦性心动过缓也是溶栓治疗后常见的再灌注性心律失常,但心脏停搏复苏后的窦性心动过缓常提示预后不良。

三、心电图表现

(1)P 波在 QRS 波前,形态正常,为窦性。

(2)PP 间期(或 RR 间期)超过 1 秒;无房室传导阻滞时 PR 间期固定且超过 0.12 秒,为 0.12～0.20 秒,常伴有窦性心律不齐。

四、治疗

无症状者可以不治疗,有症状者针对病因治疗。窦性心动过缓出现头晕、乏力等症状者,可对症治疗,常用阿托品 0.3～0.6 mg,每天 3 次,或沙丁胺醇 2.4 mg,每天 3 次口服。长期窦性心动过缓引起充血性心力衰竭或心排血量降低的患者则需要电起搏治疗。心房起搏保持房室顺序收缩比心室起搏效果更佳。对于持续性窦性心动过缓,起搏治疗比药物治疗更为优越,因为没有一种增快心率的药物长期应用能够安全有效而无明显不良反应。

第五节　窦房传导阻滞

窦房传导阻滞是窦房结与心房之间发生的阻滞,属于传导障碍,是窦房结内形成的激动不能使心房除极或使心房除极延迟,属较为少见的心律失常。由于窦房结的激动受阻没有下传至心房,心房和心室都不能激动,使心电图上消失一个或数个心动周期,P波、QRS波及T波都不能看到。急性窦房传导阻滞的病因为急性心肌梗死、急性心肌炎、洋地黄类或奎尼丁类药物作用和迷走神经张力过高。慢性窦房传导阻滞常见于冠心病、原发性心肌病、迷走神经张力过高或原因不明的窦房结综合征。按阻滞的程度不同,窦房传导阻滞分为3度。

一、一度窦房传导阻滞

为激动自窦房结发出后,延迟传至心房,即窦房传导的延迟现象。由于常规体表心电图上看不见窦房结激动,故一度窦房传导阻滞在心电图上无法诊断。

二、二度窦房传导阻滞

窦房结激动有部分被阻滞,而未能全部下传至心房,心电图上消失一个或数个P波,又可以分为2型。

(一)二度窦房传导阻滞Ⅰ型(即莫氏或MobitzⅠ型)

心电图表现:①PP间距较长的间歇之前的PP间距逐渐缩短,以脱漏前的PP间距最短;②较长间距的PP间距短于其前的PP间距的两倍;③窦房激动脱漏后的PP间距长于脱漏前的PP间距,PR间期正常且固定。此型应与窦性心律不齐相鉴别,后者无以上规律并且往往随呼吸而有相应的变化。

(二)二度窦房传导阻滞Ⅱ型(即莫氏或MobitzⅡ型)

心电图上表现为窦性P波脱漏,间歇长度约为正常PP间距的两倍或数倍。

三、三度窦房传导阻滞(完全性窦房传导阻滞)

心电图上无窦性P波。若无窦房结电图难以确定诊断。此型在体表心电图上无法和房室交界性心律(P波与QRS波相重叠)或窦性静止相区别。但如果用阿托品后出现二度窦房传导阻滞则可考虑该型。

治疗主要针对病因。轻者无须治疗,心动过缓严重者可以用麻黄碱、阿托品或异丙肾上腺素等治疗。顽固而持久并伴有晕厥或阿—斯综合征的患者应安装心脏起搏器。

第六节　房室传导阻滞

房室间的传导障碍统称房室传导阻滞,是指冲动从心房传到心室的过程中异常延迟,传导被部分或完全阻断。

房室传导过程中(即心房内、房室结、房室束及束支—普肯野系统),任何部位的传导阻滞都可以引起房室传导阻滞。从解剖生理的角度看,房室结、房室束与束支的近端为传导阻滞的好发部位。房室结的结区传导速度慢而且不均匀,房室束的主干(或称穿入部分)位于两个房室瓣的瓣环间,手术损伤、先天性缺损或瓣环钙化均可累及这个部分,并且房室束的主干、分支、终末部分及左束支前后分支与右束支的近端均呈小束支状,范围不大的病变可以累及全支,甚至同时累及二、三支。

来自心房的冲动经房室束及三分支快速地同时传导至左右心室。三分支的一支或两支传导阻滞并不引起房室传导阻滞,当三分支同时发生同等或不同程度的传导阻滞时,可以形成不同程度的房室传导阻滞合并束支传导阻滞。

房室传导阻滞的分类如下。①按照阻滞程度分类:分为不全性与完全性房室传导阻滞。②按照阻滞部位分类:分为房室束分支以上与房室束分支以下阻滞两类,其病因、临床表现、发病规律和治疗各不相同。③按照病程分类:分为急性和慢性房室传导阻滞,慢性还可以分为间断发作型与持续发作型。④按照病因分类:分为先天性与后天性房室传导阻滞。从临床角度看,按阻滞程度和阻滞部位分类不但有利于估计阻滞的病因、病变范围和发展规律,还能指导治疗,比较切合临床实际。

一、病因

(一)先天性房室传导阻滞

主要见于孤立性先天性房室传导阻滞、合并其他心脏畸形的先天性心脏传导系统缺损、Kearns-Sayre 综合征。

(二)原发性房室传导阻滞

主要见于特发性双束支纤维化、特发性心脏支架退行性变。

(三)继发性房室传导阻滞

主要见于各种急性心肌炎性病变(如急性风湿热、细菌性和病毒性心肌炎)、急性心肌缺血或坏死性病变(如急性心肌梗死)、迷走神经功能亢进、缺氧、电解质紊乱(如高血钾)、药物作用(如洋地黄、奎尼丁、普鲁卡因胺等)、损伤性病变(心脏外科手术及射频消融术)及传导系统钙化等原因导致的房室传导阻滞。

儿童及青少年房室传导阻滞的主要原因为急性心肌炎和炎症所致的纤维性病变,少数为先天性。老年人持续房室传导阻滞的病因以原因不明的传导系统退行性变较为多见。

二、病理

一度及二度Ⅰ型房室传导阻滞,其阻滞部位多在房室结(或房室束),病理改变多不明显或为暂时性的房室结缺血、缺氧、水肿或轻度炎症;二度Ⅱ型房室传导阻滞阻滞部位多在两侧束支;三度房室传导阻滞阻滞部位多在两侧束支,病理改变较广泛而严重,且持久存在,包括传导系统的炎症或局限性纤维化。急性大面积心肌梗死时,累及房室束、左右束支,引起坏死的病理改变。如果病理改变为可逆的,则阻滞可以在短期内恢复,否则呈持续性。此外,先天性房室传导阻滞患者中可见房室结或房室束的传导组织完全中断或缺如。

三、分型

房室传导阻滞可以发生在窦性心律或房性、交界性、室性异位心律中。冲动自心房向心室方向发生传导阻滞(前向传导或下传阻滞)时,心电图表现为 PR 间期延长,或部分甚至全部 P 波后无 QRS 波群。

(一)一度房室传导阻滞

一度房室传导阻滞(A-VB)是指激动从窦房结发出后,经心房传导到心室,并产生规则的心室律,仅传导时间延长。心电图上 PR 间期在成人超过 0.20 秒,老年人超过 0.21 秒,儿童超过0.18 秒。一度房室传导阻滞可以发生于心房、房室结、房室束、左右束支及末梢纤维的传导系统中的任何部位。据统计发生在房室结的阻滞约占 90%,因为房室结的传导纤维呈网状交错,激动在传导中相互干扰,易使传导延迟。在房室束中,由于传导纤维呈纵行排列,所以传导速度较快,正常不易受到阻滞,但在房室束发生病变时,也可使房室传导延迟。发生在束支及末梢部位的阻滞约占 6%,发生机制多为传导系统相对不应期的病理性延长。心房率的加速或颈动脉窦按摩引起的迷走神经张力增高可导致一度房室传导阻滞转化为二度Ⅰ型房室传导阻滞,反之,二度Ⅰ型房室传导阻滞在窦性心率减慢时可以演变为一度房室传导阻滞。

1.心电图特点

PR 间期大于 0.20 秒,每次窦性激动都能传到心室,即每个 P 波后都有一个下传的 QRS波。PR 间期显著延长时,P 波可以隐伏在前一个心搏的 T 波内,引起 T 波增高、畸形、切迹,或延长超过 PP 间距,而形成一个 P 波越过另一个 P 波传导。后者多见于快速房性异位心律。显著窦性心律不齐伴二度Ⅰ型房室传导阻滞时,PR 间期可以随着其前面 RP 间期的长或短而相应地缩短或延长。如果体表心电图显示 QRS 波群的时间与形态正常,则房室传导延迟几乎均发生于房室结,而非希氏束本身;如果 QRS 波群呈现束支传导阻滞图形,传导延迟可能发生于房室结和(或)希普系统,希氏束电图有助于后一类型的传导阻滞的正确定位。

2.希氏束电图特点

希氏束电图可反映阻滞部位:①心房内阻滞,PA 间期>60 ms,而 AH 和 HV 间期都正常;②房室结传导阻滞(最常见),AH 间期延长(>140 ms),而 PA、HV 间期正常;③希氏束内阻滞,HH′间期延长(>20 ms);④束支传导阻滞,HV 间期延长>60 ms。

3.鉴别希氏束近端阻滞与希氏束远端阻滞的临床意义

绝大多数一度房室传导阻滞系希氏束近端阻滞,见于各种感染性心肌炎、风湿性心脏病和冠心病患者,或迷走神经张力亢进的正常人,表现为 AH 间期延长而 HV 间期正常,预后良好。而当希氏束电图示 HV 间期延长,则提示希氏束远端阻滞,预后较前者差。

(二)二度房室传导阻滞

二度房室传导阻滞是激动自心房至心室的传导有中断,即一部分室上性激动因阻滞而发生 QRS 波群脱漏,同时也可伴有房室传导的现象,属于不完全性房室传导阻滞中最常见的一种类型。P 波与 QRS 波群可成规则的比例(如 3∶1,5∶4 等)或不规则比例。二度房室传导阻滞的心电图表现可以分为两型,即莫氏Ⅰ型(MobitzⅠ型)和莫氏Ⅱ型(MobitzⅡ型)。

1.莫氏Ⅰ型房室传导阻滞

又称文氏型阻滞。心电图的基本特点是:PR 间期逐渐延长,以致出现一个 P 波后的 QRS波脱漏,其后的 PR 间期重新回到最短(可以正常,也可不正常)。从 PR 间期最短的心动周期开始到出现 QRS 波脱漏的心动周期为止,称为一个文氏周期。这种文氏周期反复出现,称为文氏现象。

(1)心电图特点:P 波和下传的 QRS 波的比例可以用数字表示,如 4∶3 阻滞,表示每 4 个

P 波有 3 个下传,脱漏 1 个。其特征可归纳为:①PR 间期逐渐延长,直至脱漏一次,脱漏前 PR 间期最长,脱漏后的 PR 间期最短;②PR 间期逐渐延长的增加量逐次减少,由此出现 RR 间期逐渐缩短的现象;③含有未下传的 QRS 波的 RR 间期小于最短的 RR 间期的 2 倍。

(2)希氏束电图特点:莫氏Ⅰ型房室传导阻滞的部位约 80% 在希氏束的近端,表现为 AH 间期进行性延长,直至完全阻滞,而 HV 间期正常。少数患者也可以在希氏束本身或希氏束远端阻滞,HV 间期逐渐延长直至完全阻滞。

(3)临床意义:注意鉴别不典型的文氏阻滞。对于 PR 间期不是逐渐延长而是相对稳定的文氏阻滞,易误诊为莫氏Ⅱ型房室传导阻滞,此时应仔细测量 QRS 波脱落前的一个 PR 间期与脱落后的一个 PR 间期,如果后者短于前者,应属于莫氏Ⅰ型房室传导阻滞。莫氏Ⅰ型房室传导阻滞一般预后良好,只需针对病因治疗而不需要特殊处理。对于远端阻滞而伴有晕厥等临床症状者,应引起重视,随访观察。

2.莫氏Ⅱ型房室传导阻滞

房室呈比例的传导中断,多发生于房室结以下的传导系统病变,其次为房室结,主要由于心脏的传导系统绝对不应期呈病理性延长,少数的相对不应期也有延长,致使 PR 间期延长。如房室呈 3:1 或 3:1 以上阻滞,称为高度房室传导阻滞。

(1)心电图特点:PR 间期固定(多数情况下 PR 间期正常,但也可以延长),若干个心动周期后出现一个 QRS 波脱漏,长 RR 间期等于短 RR 间期的 2 倍。房室传导比例可固定,如 3:1 或 3:2,也可不定,如 3:2 或 5:4 等。下传的 QRS 波可正常也可宽大畸形。

(2)希氏束电图特点:莫氏Ⅱ型阻滞部位大多在希氏束远端,约占 70%。①希氏束近端阻滞的特点:AH 间期延长,但下传的 HV 间期正常,QRS 波也正常,说明冲动可下传,在房室结呈不完全阻滞,而 QRS 波不能下传时 A 波后无 V 波。②希氏束远端阻滞的特点:AH 间期正常,HV 间期延长,冲动不能下传时,心搏的 H 波后无 V 波。

(3)临床意义:莫氏Ⅱ型房室传导阻滞多发生在希氏束远端,常为广泛的不可逆性病变所致,易发展为持续的高度或完全性房室传导阻滞。预后较莫氏Ⅰ型房室传导阻滞差,有晕厥者需安装心脏起搏器治疗。

莫氏Ⅰ型和莫氏Ⅱ型房室传导阻滞需进行鉴别,尽管两者都属于二度房室传导阻滞,但是由于阻滞部位多不相同,前者大部分在房室结,而后者几乎都在希氏束-普肯野系统,因而,两者的治疗和预后显著不同。在心电图中的鉴别关键是有下传的 QRS 波的 PR 间期是否恒定。在 PP 间期恒定的情况下,凡 PR 间期固定不变者,可判断为莫氏Ⅱ型房室传导阻滞。如果 PP 间期不恒定,PR 间期在莫氏Ⅱ型房室传导阻滞中的变化也不会超过 5 ms。具体鉴别见表 2-6。

表 2-6　二度房室传导阻滞Ⅰ型和Ⅱ型的比较

项目	Ⅰ型	Ⅱ型
病变性质	多见于功能性改变、炎症、水肿	多见于坏死、纤维化、钙化、退行性病变
病因	下壁心肌梗死、心肌炎、药物、迷走神经功能亢进	前间壁心肌梗死、原发性传导系统疾病、心肌病

项目	Ⅰ型	Ⅱ型
PR间期	脱漏前PR间期逐渐延长,至少脱漏前PR间期比脱漏后的第一次PR间期延长	下传搏动的PR间期固定
QRS波群	多正常	长宽大畸形(可呈束支传导阻滞图形)
对血流动力学影响	较少,症状不明显	较严重,可出现晕厥、黑蒙、阿—斯综合征
治疗	病因治疗,一般不需人工心脏起搏器	病因治疗和对症治疗,必要时考虑人工心脏起搏
预后	常为一过性,多能恢复,预后较好	多为永久性并进行性加重,预后较差

(三)近乎完全性房室传导阻滞

绝大多数P波后无QRS波群,心室基本由房室交界处或心室自主心律控制,QRS波群形态正常或呈束支传导阻滞型畸形增宽。在少数P波后有QRS波群,形成一个较交界处或心室自主心律提早的心搏,称为心室夺获。心室夺获的QRS波群形态与交界处的自主心律相同,而与心室自主心律不同。

(四)三度房室传导阻滞

三度房室传导阻滞又称完全性房室传导阻滞。心房的冲动完全不能下传到心室,因此心房受窦房结或心房颤动、心房扑动、房性心动过速控制而独自搏动,心室则受阻滞部位以下的逸搏点控制,形成缓慢而匀齐的搏动,在心电图表现为P波与QRS波完全无关,各自搏动的现象,即房室分离。

三度房室传导阻滞多发生在房室交界部,房室束分叉以上(高位)约占28%,房室束分叉以下(低位)约占72%。三度房室传导阻滞多为严重的传导系统病变,少数为暂时性的完全性房室传导阻滞,多为高位阻滞,即QRS波群不增宽,可由传导系统暂时缺血引起。而低位的完全性房室传导阻滞QRS波群增宽畸形,且心室率缓慢,几乎都是持久性的完全性房室传导阻滞。常见于冠心病、心肌炎后心肌病变、心脏手术后或其他器质性心脏病等。

1.心电图特点

心房激动完全不能下传到心室。即全部P波不能下传,P波和QRS波没有固定关系,PP间距和RR间距基本规则,心房率较快,PP间期较短,而心室由低位起搏点激动,心室率缓慢,每分钟为30~50次。心室自主心律的QRS波群形态与心室起搏部位有关。如果完全阻滞在房室结内,则起搏点在希氏束附近,心电图特点是QRS波不宽,心室率在40次/分以上。如果完全阻滞在希氏束以下或三束支处,则起搏点低,QRS波增宽畸形,心室率在40次/分以下,且易伴发室性心律失常。如起搏点位于左束支,QRS波群呈右束支传导阻滞型;如起搏点位于右束支,QRS波群呈左束支传导阻滞型。心室起搏点不稳定时,QRS波形态和RR间距可多变。心室起搏点自律功能暂停则引起心室停搏,心电图上仅表现为一系列P波。在心房颤动的心电图中,如果出现全部导联中RR间期都相等,则应考虑有三度房室传导阻滞的存在。完全性房室传导阻滞时偶有短暂的超常传导表现。心电图表现为一次交界处或心室逸搏后出现一次或数次P波下传至心室的现象,称为韦金斯基现象。发生机制为逸搏作为对房室传导阻滞部位的刺激,可使该处心肌细胞的阈电位降低,应激性增高,传导功能短暂改善。

2.希氏束电图特点

完全性房室传导阻滞的希氏束电图可以确定阻滞的具体部位,分为希氏束近端、希氏束内和希氏束远端。①希氏束近端阻滞:少见,多为先天性疾病引起。希氏束电图表现为 AH 阻滞(房室结内阻滞),A 波后无 H 波,而 V 波前有 H 波,HV 固定,A 波与 V 波无固定关系。②希氏束内阻滞:A 波后有 H 波,AH 固定且正常,A 波与 V 波无关,HH′中断,每个 V 波前有 H′波,V 波可以正常。③希氏束远端阻滞:表现为 HV 阻滞,绝大多数为完全性房室传导阻滞。特征为 A 波后无 V 波,AH 固定,但 H 波不能下传,其后无 V 波,完全阻滞于 HV 之间。

3.鉴别诊断

希氏束近端阻滞和远端阻滞的鉴别如下。①临床症状:有晕厥或阿-斯综合征者,多为希氏束远端阻滞;长期稳定,症状轻的多为希氏束近端阻滞。②心电图 QRS 波宽大畸形者多为远端阻滞,而 QRS 波小于0.11秒多为近端阻滞。③室性逸搏心率>45 次/分多为近端阻滞,而心率在 40 次/分左右或以下者多为远端阻滞。三度房室传导阻滞还应与干扰性房室分离相鉴别,后者是一种生理性传导阻滞,二者的鉴别要点在于前者的心房率大于心室率,而后者的心房率小于心室率。

四、临床表现

一度房室传导阻滞很少有症状,听诊第一心音可略减弱。二度房室传导阻滞可有心脏停顿或心悸,听诊可有心音脱漏,脉搏也相应脱漏,心室率缓慢时可有头晕、乏力、易疲倦、活动后气促,甚至短暂晕厥。三度房室传导阻滞症状较明显,除上述症状外,还可以进一步出现心脑供血不足的表现,如智力减退、心力衰竭等。三度房室传导阻滞造成血流动力学的影响取决于心室逸搏频率的快慢。在希氏束分支以上的三度房室传导阻滞起搏点频率较快,可达40~60 次/分,且心室除极顺序正常,对血流动力学影响较小,患者多不出现晕厥。而在希氏束分支以下的三度房室传导阻滞,逸搏心率缓慢,20~40 次/分,甚至更低,且心室收缩协调性差,血流动力学影响显著,患者出现晕厥、阿-斯综合征,甚至猝死,此外尚可有收缩压增高、脉压增宽、颈静脉搏动、心音不一致,以及心脏增大等体征,偶可闻及心房音。三度房室传导阻滞的特异性体征是心室率缓慢且规则,并伴有第一心音强弱不等,特别是突然出现的增强的第一心音,即"大炮音",是由于房室收缩不同步造成的,当房室收缩相距较近时(PR 间期 0.04~0.10 秒),第一心音明显增强。

心室率过慢、心室起搏点不稳定或心室停搏时,可有短暂的意识丧失。当心室停搏较长时间,可出现晕厥、抽搐和发绀,即所谓的阿-斯综合征发作。迅速恢复心室自主心率可立即终止发作,神志也可立即恢复,否则将导致死亡。

五、治疗

房室传导阻滞的治疗方法原则上取决于房室传导阻滞发生的原因(病因是否能消除)、病程(急性还是慢性)、传导阻滞的程度(完全性传导阻滞还是不完全性传导阻滞)及伴随症状。房室束分支以上阻滞形成的一至二度房室传导阻滞并不影响血流动力学状态,主要针对病因治疗。房室束分支以下阻滞者,不论是否引起房室传导阻滞,均必须结合临床表现和阻滞的发展情况慎重考虑电起搏治疗。

急性房室传导阻滞的病因常为急性下壁心肌梗死、急性心肌炎或其他心外因素,如药物影响或电解质紊乱等。多数情况传导系统的损伤是可以恢复的。因此,对于无明显血流动力学障碍的一度或二度Ⅰ型房室传导阻滞可以不必处理。二度Ⅱ型和三度房室传导阻滞应根据阻滞部位和心室率采取相应的措施。如果心率能达到 50 次/分、QRS 波正常,可以给予阿托品,每 4 小时口服 0.3 mg,尤其适用于迷走神经张力过高引起的阻滞,必要时肌内或静脉注射,每 4~6 小时 0.5~1.0 mg;对于血压偏低的患者可以选用异丙肾上腺素滴注;对于心室率不足 40 次/分、QRS 波宽大畸形,房室传导阻滞部位在希氏束以下,对药物反应差,应考虑临时心脏起搏器治疗。预防或治疗房室传导阻滞引起的阿—斯综合征发作,宜用异丙肾上腺素溶液静脉滴注,使心率控制在 60~70 次/分。

慢性房室传导阻滞的治疗,主要视阻滞部位、阻滞程度及伴随症状而定,无症状的一度或二度Ⅰ型房室传导阻滞一般不需治疗。若下传的 QRS 波宽大,不能排除双束支传导阻滞,应加强观察,定期随访,必要时进行心电生理检查,特别是已经发生晕厥的患者。慢性二度Ⅱ型房室传导阻滞,因阻滞部位多在希氏束分支以下,心室率缓慢,常伴有头晕、乏力等症状,当发展为三度房室传导阻滞时,易发生阿—斯综合征,故应早期植入永久心脏起搏器治疗。慢性三度房室传导阻滞,心室率不超过 60 次/分,在希氏束分支以下者心率仅为 20~40 次/分,可频繁发生晕厥,应尽快安装永久心脏起搏器治疗。

第七节　房内传导阻滞

房内传导阻滞(IAB)是指窦房结发出的冲动在心房内传导时延迟或中断,可分为完全性传导阻滞和不完全性传导阻滞两种。

一、病因
包括心房肌群的纤维化、脂肪化、淀粉样变的退行性病变,左心房和(或)右心房的肥大或扩张,心房肌的急性或慢性炎症,心房肌的急慢性缺血或心肌梗死。

二、临床特点
(一)不完全性心房内传导阻滞
多发生于二尖瓣狭窄、某些先天性心脏病和心肌梗死。心电图示 P 波增宽(>0.12 秒),有切迹,P 波的前半部或后半部振幅减低或增高。由于冲动在房内传导延迟,可有 PR 间期延长。因房内传导和不应期不均匀,可以引起心房内折返性心动过速。

(二)完全性心房内传导阻滞(完全性心房分离)
由于房内传导完全阻滞,出现左、右心房激动完全分离。窦房结冲动仅传到一侧心房,并下传心室产生 QRS 波,而另一侧则由心房异位起搏点控制,形成与窦性 P 波并行的另一组心房波,频率慢且不能下传激动心室。心电图特点包括以下内容。

(1)同一导联有两种 P 波,一种为窦性,其后有 QRS 波;另一种为心房异位的小 P'波,其频率慢,规律性差,不能下传激动心室。

(2)右心房波是窦性冲动下传引起右心房激动的表现,呈窦性,左心房波为扑动或颤动。

（3）心房波的一部分呈扑动，另一部分呈颤动。

心房分离常发生于危重患者，出现后可于数小时或数天内死亡。但在应用洋地黄类药物过量或中毒时，经过及时纠正治疗心房分离可消失并恢复。

心房分离需要与房性并行心律相鉴别，房性并行心律的 P 波较窦性 P 波稍大或等大，心房分离的P′波小而不易看清。房性并行心律 PP 间期较恒定，常出现夺获、融合，心房分离则无。迷走神经刺激术可使房性并行心律减慢，而对心房分离无影响。

三、治疗

心房内传导阻滞本身不需治疗，治疗主要针对原发病。完全性心房内传导阻滞极为罕见，多见于临终前，预后差。常在记录心电图后短时间内死亡。

第八节　室内传导阻滞

室内传导阻滞是指阻滞发生在希氏束以下的传导系统，简称室内阻滞，其共同特征是 QRS 波时限延长。

心室内传导纤维包括希氏束远端的左、右束支及两侧的心室普肯野纤维。希氏束在室间隔上端分出左、右束支。右束支较为纤细，沿室间隔右侧心内膜下走行至右心室心尖部再分支至右心室的乳头肌及游离壁。左束支在主动脉下方穿出室间隔膜部后发出很多分支，在室间隔内膜下呈扇形展开，主要分为两组纤维。①前上部分纤维组称为前分支，分布于室间隔的前、上部分及左心室前壁及侧壁内膜下。②后下部分纤维组称为后分支，分布于室间隔的后下部及左心室下壁、后壁内膜下。③还有一组纤维进入室间隔中部，该组纤维或由左束支分出，或起自前分支或后分支，称为间隔支。

室内阻滞可以发生在室内传导纤维的任何部位，可以为一个束支（如左束支或右束支）、一个分支（如左束支的前分支、后分支或间隔支）、数个分支传导阻滞，或数个分支发生完全性阻滞而其他分支发生不完全性阻滞，也可为完全的室内双束支传导阻滞。正常冲动经房室束及三分支系统几乎同时到达心室肌，室内传导时间为 0.08 秒，不超过 0.10 秒。左、右心室中如果有一侧束支发生阻滞，心脏就先兴奋健侧，然后再通过室间隔传至阻滞侧，需要增加 40～60 ms，这就使正常的心室内传导时间由 60～80 ms 延长到 120 ms 以上，使 QRS 波明显增宽。正常心脏的不应期右束支比左束支延长约 16%，一般右束支的不应期最长，依次为右束支＞左束支前分支＞左束支后分支＞左束支间隔支。在传导速度方面，左右束支相差25 ms 以内，心电图上 QRS 波范围正常。如相差 20～40 ms，则 QRS 波稍增宽，呈部分传导阻滞的图形改变，如相差 40～60 ms，则 QRS 波明显增宽（＞120 ms），QRS 波呈完全性束支传导阻滞的图形。临床上习惯根据 QRS 波的时限是否大于 120 ms 而将束支传导阻滞分为完全性或不完全性。实际上也可以像房室传导阻滞那样分为一度、二度、三度（完全性）。

一、右束支传导阻滞

发生于右束支传导系统内的阻滞性传导延缓或阻滞性传导中断称为右束支传导阻滞（RBBB）。右束支传导阻滞远较左束支传导阻滞多见，可见于各年龄组。任何因素使右束支传导变慢或组织损毁使右心室除极在左心室之后，即可出现右束支传导阻滞。最常见的原因有高血压、冠心病、糖尿病、心肌炎、心肌病、先天性心脏病、心脏手术及药物毒性反应等。

(一)心电图特点

右束支传导阻滞后，心室除极的初始向量不受影响，室间隔及左心室仍按正常顺序除极，只是右心室最后通过心肌传导缓慢，所以右束支传导阻滞心电图只是 QRS 波的后半部有变化。在心向量图上QRS波最后部分出现了一个向右前突出的、缓慢进行的"附加环"。

完全性右束支传导阻滞的心电图表现如下。①QRS 波时间延长，等于或大于 0.12 秒。②QRS波形态改变，具有特征性。右侧胸前导联 V_1、V_2 开始为正常的 rs 波，继以一个宽大的 R′波，形成由 rsR′组成的"M"形综合波。V_5、V_6 导联 R 波窄而高，S 波甚宽而且粗钝。Ⅰ导联有明显增宽的 S 波。③继发性ST 段、T 波改变，在有宽大的 R 波或 R′波的导联如 V_1、aVR 导联，ST 段压低，T 波倒置，而在有增宽的S 波的导联如 V_5、V_6、Ⅰ、aVL 等导联 ST 段轻度升高，T 波直立。④QRS 波电轴正常。

具有上述图形特点而 QRS 波时间<0.12 秒，则称为不完全性右束支传导阻滞。

(二)希氏束电图特点

(1)V 波的时间大于 0.12 秒，提示心室除极时间延长。

(2)AH 和 HV 时间正常，提示激动从房室结－希氏束－左束支的传导时间是正常的；如果 HV 延长，则表示经左束支下传时间延长。

(3)经左心室记录左束支电位，同时经希氏束电极记录右束支电位，可以证实右束支传导阻滞。

(三)诊断

临床诊断困难，可有第二心音分裂，吸气相更为明显，确诊依靠心电图。

(四)临床意义

由于右束支的特殊生理解剖结构，右束支传导阻滞较常见，可见于正常人，而多数完全性右束支传导阻滞是由器质性心脏病所致，见于右心室受累的各种疾病。儿童发生右束支传导阻滞，应结合超声心动图除外先天性心脏病。发生右束支传导阻滞后，原发性 ST-T 改变被部分或完全掩盖。左、右束支同时发生阻滞可以导致阻滞型心室停搏。各种大手术后突发的右束支传导阻滞应高度警惕急性肺栓塞。应用普罗帕酮等药物以后发生的右束支传导阻滞是药物的毒性反应。

(五)治疗

右束支传导阻滞本身无特殊治疗，主要针对病因治疗。

二、左束支传导阻滞

发生于左束支传导系统内的阻滞性传导延缓或阻滞性传导中断，称为左束支传导阻滞(LBBB)。左束支的主干短而粗，由前降支的前穿隔支和后降支的后穿隔支双重供血，这是左束支传导阻滞少见的原因。一旦发生左束支传导阻滞，就意味着左束支的受损范围广泛，因此其临床意义远较右束支传导阻滞重要。绝大多数左束支传导阻滞是由器质性心脏病引起，常见的病因有急性心肌梗死、原发性高血压、心肌病、原发性传导束退变、低血钾或高血钾等。左束支传导阻滞的好发部位主要在左束支主干与希氏束交界处。

左束支传导阻滞时,心室激动顺序一开始就是异常的,室间隔的除极开始于右侧,穿过室间隔自右前向左后方进行。心室壁传导正常而迅速且两侧协调的除极程序、顺序发生了变化,左心室的除极不再通过左束支及其普肯野纤维传导,而是由右束支的激动经室间隔心肌向左后方的左侧心室壁进行缓慢迂回的除极,整个心室的除极时间明显延长。左束支传导阻滞时,心室除极向量环总的特点是向左后方突出及时间延长。

(一)心电图特点

完全性左束支传导阻滞的心电图表现如下。①QRS 波时间延长,大于 0.12 秒。②QRS波形态改变,具有诊断意义。由于正常除极开始的室间隔自左后向右前的向量消失,而横面向量一开始就是由右前向左后方,这就决定了胸前导联的以下变化:右侧胸前导联 V_1、V_2 呈现宽大而深的 QS 波或 rS 波(r 波极其微小);V_5、V_6 导联中没有 q 波而表现为一宽阔而顶端粗钝的 R 波;I 导联有明显增宽的 R 波或有切迹,S 波常不存在。③继发性 ST 段、T 波改变,有宽大 R 波的导联中 ST 段压低,T 波倒置;而在 QRS 波主波向下的导联中,ST 段抬高,T 波高耸。④QRS 波电轴正常或轻度左偏。

(二)希氏束电图特点

(1)V 波的时间大于 0.12 秒,提示心室内除极时间延长。

(2)AH 和 HV 时间正常,提示激动从房室结-希氏束-右束支的传导时间是正常的;如果 HV 延长,则表示经左束支完全阻滞后经右束支的传导也有不完全性阻滞下传。

(3)同时经左心和右心记录左束支电位,可以证实左束支的电位显著晚于右束支(超过 40 ms)。

(三)诊断

持续性左束支传导阻滞本身可以没有症状,但是某些间歇性、阵发性左束支传导阻滞可以引起心悸、胸闷。临床可有第二心音的反常分裂(吸气时分裂减轻,呼气时加重)或有收缩期前奔马律。

(四)临床意义

左束支传导阻滞常代表心脏有弥漫性病变,多见于左心室病变如冠心病、原发性高血压、扩张型心肌病等,预后较差。完全性左束支传导阻滞可以掩盖心肌梗死、心肌缺血、左心室肥厚的心电图特征。对于缺血性胸痛患者新发生的左束支传导阻滞,应考虑心肌梗死,迅速评估溶栓禁忌证,尽快进行抗缺血治疗和再贯注治疗。

(五)治疗

左束支传导阻滞本身无特殊治疗,主要针对病因,预后取决于原有心脏病的程度。

三、左前分支传导阻滞

发生于左束支前分支的阻滞性传导延缓或阻滞性传导中断,称为左前分支传导阻滞(LAFB)。在左束支的左前分支、左后分支和间隔支三分支传导系统中,左前分支传导阻滞最常见,可能与左前分支的生理解剖特点有关。左前分支细长,走行于左心室流出道,由于血流压力较大易受损伤,并且仅有单一血管供血易受缺血性损害。左前分支的不应期最长,容易引起传导延缓。

正常情况下,冲动到达左束支后,同时由两组分支向左心室内膜传出,QRS 综合除极向量指向左下方。如果两组分支之一受到损伤,则 QRS 向量就偏向该分支支配的区域,因为这一区域最后除极。左前分支传导阻滞时,左心室开始除极后,冲动首先沿左后分支向下方传导,使室间隔的后下部及隔面内膜除极,然后通过普肯野纤维向左上传导以激动左前分支所支配的室间隔前半部、心室前侧壁及心尖部。因此,QRS初始向量(一般不超过0.02秒)向下向右,QRS综合向量指向左上,额面QRS环逆钟向运行,向量轴位于-90°～-30°。

(一)心电图特点

(1)QRS波电轴显著左偏-90°～-30°(也有学者认为在-90°～-45°),多在-60°。显著电轴左偏既是左前分支传导阻滞的主要特征,也是诊断左前分支传导阻滞的主要条件。

(2)QRS波形态改变:Ⅰ、aVL导联呈qR型,其q波不超过0.02秒;Ⅱ、Ⅲ、aVF导联呈rS型,aVL导联的R波最高,其高度大于Ⅰ导联和aVR导联;V_1～V_3导联的r波低小;V_5～V_6导联可以出现较深的S波。

(3)QRS波不增宽或轻度增宽,不超过0.11秒。

(二)希氏束电图特点

单纯左前分支传导阻滞时,希氏束电图的AH和HV时间正常,提示激动从房室结-希氏束-右束支和左后分支传导时间是正常的;如果HV延长,则表示右束支和左后分支也有不完全性传导阻滞。

(三)诊断与鉴别诊断

诊断主要依靠心电图。左前分支传导阻滞应与引起电轴左偏的各种疾病相鉴别,如肺气肿、左心室肥厚、直背综合征、下壁心肌梗死、预激综合征等。左前分支传导阻滞可以使小范围的下壁心肌梗死受到掩盖,即Ⅱ、Ⅲ、aVF导联的QRS波不出现q波。同时,下壁心肌梗死也可使合并存在的左前分支传导阻滞表现不出来,如Ⅱ、Ⅲ、aVF导联的QS波相当深而Ⅰ、aVL导联的R波很高,须考虑下壁梗死伴有左前分支传导阻滞。鉴别诊断应结合临床和前后心电图动态改变综合考虑。

(四)临床意义

左前分支与右束支解剖位置较近,并共同接受冠状动脉左前降支供血,因此右束支传导阻滞合并左前分支传导阻滞常见。常见病因是冠心病,其他还有原发性高血压、先天性心脏病、心肌病等。少数左前分支传导阻滞无明显器质性心脏病的证据。

四、左后分支传导阻滞

发生于左束支后分支的阻滞性传导延缓或阻滞性传导中断,称为左后分支传导阻滞(LPFB)。左后分支传导阻滞没有左前分支传导阻滞多见,因为左后分支又短又宽,位于左心室压力较低的流出道,血供较丰富,不易发生损害。

左后分支传导阻滞时,激动沿左前分支传导到左心室,再通过普肯野纤维传导到左后分支支配的左心室下部。因此,QRS波的初始向量(0.02秒)向左并略向上,终末向量指向右后下方,综合QRS向量介于+90°～+120°,QRS环顺钟向运行。左后分支传导阻滞的程度越严重,QRS波电轴右偏的程度越明显。

(一)心电图特点

(1)QRS波电轴右偏,在+90°～+120°。

(2)QRS波形态改变:Ⅰ、aVL导联呈rS型;Ⅱ、Ⅲ、aVF导联呈qR型,其q波不超过

0.02 秒；V_1、V_2 导联可呈正常的 rS 型，S 波变浅；V_5、V_6 导联 q 波可消失，R 波振幅减少，S 波增宽，呈顺钟向转位图形。

（3）QRS 波不增宽或轻度增宽，不超过 0.11 秒，合并右束支传导阻滞时 QRS 波时间大于 0.12 秒。

(二)希氏束电图特点

单纯左后分支传导阻滞时，希氏束电图的 AH 和 HV 时间正常，即激动从房室结－希氏束－右束支和左前分支传导到心室的时间是正常的；如果 HV 延长，则表示左后分支传导阻滞的同时伴有左前分支和右束支不完全性传导阻滞。

(三)诊断与鉴别诊断

诊断主要依靠以上心电图特征。除上述特征外，尚需除外健康的体型瘦长者，及垂位心、右心室肥厚、广泛前壁心肌梗死、肺气肿、肺心病等患者。右心室肥厚者电轴多显著右偏 >120°，S_1 很深，aVR、V_1、V_2 导联 R 波振幅增高，V_5、V_6 导联 S 波增宽，临床上有引起右心室肥厚的疾病，如肺心病、先天性心脏病、肺动脉高压等；广泛前壁心肌梗死也可以引起电轴右偏，但 QRS 波形态改变与左后分支传导阻滞不同，Ⅰ、aVL 导联呈 QS、Qr、QR 型，Ⅱ、Ⅲ、aVF 导联不一定有小 q 波，冠状动脉造影多阳性。临床上有下列情况方可作出诊断：①同一次或两次心电图记录有电轴左偏与右偏的 QRS 波，电轴右偏时有上述心电图特点；②体型肥胖、高血压、冠心病尤其有左心室肥厚而电轴右偏；③右束支或左束支传导阻滞伴有电轴高度右偏。

(四)临床意义

左后分支的生理解剖结构决定其较少发生缺血性改变，因而如果发生损害，往往表示有较广泛严重的心肌损害，常与不同程度的右束支传导阻滞和左前分支传导阻滞合并存在，容易发展成为完全性房室传导阻滞。

五、双束支传导阻滞

左束支传导阻滞加右束支传导阻滞，称为双束支传导阻滞。

(一)心电图特点

理论上讲，每侧束支传导阻滞都可以有Ⅰ、Ⅱ、三度之分，两侧传导阻滞程度不同则可以形成许多组合。①双侧传导延迟程度一致，同为一度，表现为 PR 延长，QRS 波正常。②两侧传导延迟程度不一致，则表现为 PR 延长，并有传导慢的一侧束支传导阻滞的 QRS 波改变。PR 间期延长的程度决定于传导较快的一侧的房室传导时间，QRS 波增宽的程度则取决于两侧束支传导速度的差异。一般来说，如果一侧激动的时间晚于对侧 0.04～0.05 秒以上，将出现本侧的完全性束支传导阻滞的 QRS 波，时限大于 0.12 秒。如果较对侧延迟时间为 0.02～0.03 秒，则该侧出现不完全性束支传导阻滞的 QRS 波，时限小于 0.12 秒。③两侧均为二度或一侧为一度另一侧为二度、三度，则出现程度不同的房室传导阻滞与束支传导阻滞。④双侧完全传导阻滞，房室分离，P 波后无对应的 QRS 波，呈完全性房室传导阻滞图形。

(二)希氏束电图特点

心电图上已呈现一侧束支传导阻滞，而希氏束电图上显示 HV 延长则说明另一侧束支也有不完全性传导阻滞。

(三)诊断

当一次心电图或前后对照中能见到同时有完全性左束支传导阻滞合并有完全性右束支传导阻滞的图形,伴或不伴有房室传导阻滞,可以肯定有双侧束支传导阻滞。如仅见到一侧束支传导阻滞兼有 PR 间期延长或房室传导阻滞,只能作为双侧束支传导阻滞可疑,因为此时房室传导阻滞可以由房室结、房室束病变引起,若希氏束电图显示仅有 AH 延长而 HV 正常,可以否定双侧束支传导阻滞。

(四)临床意义

双束支传导阻滞多由严重的心脏疾病所致,如急性心肌梗死、心肌炎、心肌病等,易发展为完全性房室传导阻滞。

(五)治疗

双侧束支传导阻滞需考虑安装人工心脏起搏器。

六、三分支传导阻滞

心肌弥漫性病变可以侵犯右束支、左前分支及左后分支,使三者都出现传导障碍,称为三分支传导阻滞。

(一)心电图特点

PR 间期延长、右束支传导阻滞加上左束支分支传导阻滞和 QRS 波漏搏。根据各支传导阻滞程度及是否同步可以组合成若干种类型,在此不一一详述。

(二)希氏束电图特点

心电图上有两束支传导阻滞的患者,如果第 3 支传导功能正常的话,希氏束电图的 HV 正常。如果希氏束电图显示 HV 延长,说明第 3 支也呈不完全性传导阻滞。

(三)临床意义

三分支传导阻滞的预后不良,常伴有晕厥等血流动力学异常的症状,易发展为三度房室传导阻滞。

(四)治疗

根据情况应及时安装人工心脏起搏器。

第三章　血液内科疾病

第一节　贫　血

从功能上讲,贫血可以定义为机体红细胞总量减少,不能对组织器官充分供氧的一种病理状态,但因目前尚无适合临床检验要求的直接测定红细胞总量的方法,所以在诊断有无贫血时,一直沿用的是反映外周血红细胞浓度的指标,包括血红蛋白(Hb)定量、红细胞(RBC)计数及血细胞比容(Hct)。凡单位体积血液中的血红蛋白水平、红细胞计数及血细胞比容低于可比人群正常值的下限即可认为有贫血存在。在评价贫血的实验室指标中,以血红蛋白最为常用和可靠。血红蛋白浓度受诸多因素影响,如年龄、性别和长期居住地的海拔高度等。国内诊断贫血的标准定为:成年男性血红蛋白小于 120 g/L,红细胞小于 $4.5×10^{12}$/L 及血细胞比容小于 0.42;成年女性血红蛋白小于 110 g/L,红细胞小于 $4.0×10^{12}$/L,血细胞比容小于 0.37。妊娠中后期因血浆量增加,血液发生生理性稀释,故孕妇贫血的诊断标准定为:血红蛋白小于 100 g/L,血细胞比容小于 0.30。因血红蛋白水平、红细胞计数及血细胞比容是浓度指标,故其测定值与血液稀释状态相关,凡可导致血浆量相对减少(血液浓缩或脱水)的情况如严重腹泻、大面积烧伤、高渗液腹膜透析、长期限制液体摄入及糖尿病酸中毒等,均能造成上述指标的相对升高。相反,凡引起血浆量相对增多(血液稀释)的病理情况如充血性心力衰竭及急性肾炎等,均可造成上述指标的相对降低。此外,在急性失血,机体来不及代偿时,红细胞总量虽明显减少,但因为构成血液的血浆和红细胞平行下降,故上述指标在 6 小时内仍可在正常范围。因此,在诊断贫血时对各种影响因素应全面考虑,以避免误诊。

一、病因和发病机制

贫血是继发于多种疾病的一种临床表现,其发病机制可概括为红细胞生成不足或减少、红细胞破坏过多和失血三类,分述如下。

(一)红细胞生成不足或减少

红细胞生成源于多能造血干细胞。红细胞生成素(EPO)作用于红系定向祖细胞水平,促进红细胞生成。红细胞生成不足的常见机制有:①骨髓衰竭,造血干细胞数量减少或质量缺陷,如再生障碍性贫血(AA)及范科尼贫血(FA);②无效造血,获得性和遗传性无效造血,前者如骨髓增生异常综合征(MDS),后者如先天性红系造血异常性贫血;③骨髓受抑,如肿瘤的放疗或化疗造成造血细胞的损伤;④骨髓浸润,如血液恶性肿瘤、肿瘤骨髓转移、骨髓纤维化,可直接造成骨髓有效造血组织减少;⑤造血刺激因子减少,如慢性肾衰竭所致的 EPO 合成减少;⑥造血微环境异常,造血微环境由多种基质细胞成分、非细胞性大分子生物活性物质、微循环、神经内分泌因子及其之间的复杂网络构成,为造血干细胞分化、发育、增殖和成熟提供必需的条件和场所,因目前无法模拟体内造血微环境的复杂体系,故对其在贫血发病中的确切意义尚所知甚少,但在某些贫血如再生障碍性贫血的发病中可能有一定作用;⑦造血物质缺乏,叶酸和(或)维生素 B_{12} 缺乏导致细胞 DNA 合成障碍,引起巨幼细胞贫血。铁是合成血红蛋白的重要物质,铁缺乏可造成缺铁性贫血。

(二)红细胞破坏过多

此类贫血的共同特点是红细胞寿命缩短,称为溶血性贫血。红细胞破坏主要涉及以下两种机制。①红细胞内在缺陷:红细胞基本结构包括细胞膜、代谢酶类和血红蛋白异常或缺陷均可造成其寿命缩短。②红细胞外在因素:基本可分为免疫相关性和非免疫相关性。前者主要是通过体液免疫抗体介导红细胞破坏所致的一类溶血性贫血;后者包括多种非免疫因素,如物理(机械、温度等)、化学(化学毒物、药物、代谢和生物毒素等)和生物(微生物感染)因素等所致的溶血性贫血。

(三)失血

失血包括急性失血和慢性失血,急性失血主要造成血流动力学的变化,而慢性失血才是贫血最常见的原因。

贫血的病因和发病机制复杂多样,有时是多因素叠加的结果。临床医师不能满足于贫血的初步诊断,而应仔细找出贫血的病因,才能采取针对性的有效治疗。

二、分类

贫血有多种分类方法,目前所用的分类方法各有其优缺点,临床上常合并应用,分述如下。

(一)细胞计量学分类

人工检测原称为形态学分类,如用自动血细胞分析仪检测时,宜称为细胞计量学分类,利用红细胞平均体积(MCV)、红细胞平均血红蛋白含量(MCH)和红细胞平均血红蛋白浓度(MCHC)三项红细胞指数(RBC indices)对贫血进行分类(表 3-1)。

表 3-1　贫血的细胞计量学分类

类型	MCV/fL	MCH/pg	MCHC/%
大细胞性贫血	>100	>32	31~35
正常细胞性贫血	80~100	26~32	31~35
单纯小细胞性贫血	<80	<26	31~35
小细胞低色素性贫血	<80	<26	<31

(二)病因和发病机制分类

根据病理生理学分类,可提示贫血的病因和发病机制,有助于指导临床治疗(表 3-2)。

表 3-2　贫血的病理生理学分类

红细胞生成减少	红细胞破坏增加(溶血性贫血)	失血
骨髓衰竭	内源性异常	急性失血性贫血
再生障碍性贫血	先天性红细胞膜缺陷	慢性失血性贫血
范科尼贫血	遗传性球形红细胞增多症	
红系祖细胞增殖分化障碍	遗传性椭圆形红细胞增多症	
纯红细胞再生障碍性贫血	遗传性热异形红细胞增多症	

红细胞生成减少	红细胞破坏增加（溶血性贫血）	失血
慢性肾衰竭所致贫血	遗传性棘红细胞增多症	
内分泌疾病所致贫血	遗传性口形红细胞增多症	
先天性红系造血异常性贫血	获得性红细胞膜缺陷	
无效造血	阵发性睡眠性血红蛋白尿症	
骨髓增生异常综合征	红细胞酶异常	
先天性红系造血异常性贫血	红细胞葡萄糖-6-磷酸脱氢酶缺陷症	
营养性巨幼细胞性贫血	丙酮酸激酶缺乏症	
造血功能受抑	其他酶缺陷	
抗肿瘤化疗	卟啉病	
抗肿瘤放疗	珠蛋白合成异常	
骨髓浸润	珠蛋白生成障碍性贫血	
白血病	异常血红蛋白病	
其他血液恶性肿瘤	外在因素异常	
实体瘤骨髓转移	免疫相关性（抗体介导性）	
DNA合成障碍（巨幼细胞性贫血）	温抗体型自身免疫性溶血性贫血	
维生素 B_{12} 缺乏	冷性溶血病	
叶酸缺乏	药物相关抗体溶血性贫血	
先天性或获得性嘌呤和嘧啶代谢异常	新生儿同种免疫性溶血性贫血	
血红蛋白合成障碍	非免疫相关性	
缺铁性贫血	机械性因素	
先天性无转移铁蛋白血症	行军性血红蛋白尿症	
红系造血调节异常	心血管创伤性溶血性贫血	
氧亲和力异常血红蛋白病	微血管病性溶血性贫血	
原因不明或多重因素	其他物理和化学因素所致贫血	
慢性病性贫血	微生物感染所致贫血	
营养缺乏所致贫血	单核－吞噬细胞系统功能亢进	
铁粒幼细胞贫血	脾功能亢进	

按贫血的程度将贫血分为轻度（Hb＞90 g/L），中度（Hb 60～90 g/L），重度（Hb 30～60 g/L）和极重度（Hb＜30 g/L）。

三、临床表现

贫血的临床表现是机体对贫血失代偿的结果。活动耐力下降、心慌气短是贫血患者就医的常见原因。贫血患者通过下列机制进行代偿。①贫血刺激红细胞生成更多的2,3-二磷酸甘油，使血红蛋白－氧解离曲线右移，血红蛋白氧亲和力降低，有利于氧的释放和被组织利用。②贫血时，血管发生选择性收缩，血流出现再分布，使更多的血液流向关键器官或部位。血流减少的器官或部位主要是皮肤和肾脏。③心排出量增加。一般来说，只有在贫血达到较严重的程度(Hb<70 g/L)时,心排出量才增加。当贫血的程度超出上述代偿机制时,即会出现临床症状。贫血的临床表现由原发病和贫血本身的表现两部分组成。

贫血本身的临床表现主要取决于如下因素:①血液携氧能力的降低情况;②总血容量改变的程度;③上述两种因素发生发展的速率;④呼吸循环系统的代偿能力。贫血的临床表现与贫血的程度和贫血发生的速度相关,以后者的影响更为显著。在某些发病缓慢的贫血如缺铁性贫血和慢性再生障碍性贫血等,如心肺代偿功能良好,患者血红蛋白降至 70 g/L 甚至更低时才出现症状。反之,如贫血发展迅速,超过机体代偿能力,患者则可出现明显的临床表现。贫血导致向全身组织输氧能力的降低和组织缺氧,故可引起多器官和系统的不同表现。

(一)皮肤黏膜及其附属器

皮肤黏膜苍白是贫血最常见的体征。判断皮肤苍白受多种因素的影响,包括人种肤色、皮肤色素沉着的深浅和性质、皮肤血管的扩张程度及皮下组织液体含量和性质等。黏膜颜色的改变较为可靠,如口腔黏膜、睑结膜、口唇和甲床。贫血的其他皮肤改变还有干枯无华,弹性及张力降低。皮肤附属器的变化包括毛发枯细,指甲薄脆。缺铁性贫血时,指甲可呈反甲或匙状甲。

(二)呼吸、循环系统

贫血引起代偿性心率和呼吸加快,体力活动时尤为明显。在进展迅速的贫血,心慌气促症状明显。慢性贫血时症状表现较轻。长期严重的贫血可引起高动力性心力衰竭,待贫血纠正后可逐渐恢复。体检可闻及吹风样收缩期杂音,多为中等强度,在肺动脉瓣区最为清晰。心电图改变见于病情较重的贫血患者,表现为窦性心动过速、窦性心律不齐、ST 段降低和 T 波低平或倒置等非特异性变化,贫血纠正后可恢复正常。原已有心血管疾病的患者,其临床表现可因贫血而加重,如冠状动脉硬化性心脏病可出现心绞痛发作频度增加。值得注意的是贫血患者出现心律失常不应简单地归咎于贫血本身,而应进一步寻找其他可能的病因,并作相应处理。迅速发生的贫血(如急性出血或严重溶血发作)可出现与体位变动相关的心率增快和低血压。

(三)神经、肌肉系统

严重贫血常有头痛、头晕、耳鸣、晕厥、视觉盲点、倦怠、注意力不集中和记忆力减退等神经系统表现,可能与脑缺氧有关。肌肉无力和易疲劳是肌肉组织缺氧的结果。感觉异常是恶性贫血的常见症状。

(四)消化系统

贫血患者常有食欲减退、恶心、腹胀、腹部不适、便秘或腹泻等消化系统症状。有些是原发病的表现,有些是贫血的结果。舌炎和舌乳头萎缩多见于维生素 B_{12} 缺乏所致的巨幼细胞贫血和恶性贫血,也可见于缺铁性贫血。异食癖是缺铁性贫血的特殊表现。

(五)泌尿、生殖系统

贫血患者因肾小球滤过和肾小管重吸收功能障碍,从而引起多尿和低比重尿。严重者可有轻度蛋白尿。育龄期女性患者可出现月经周期紊乱、月经量增多、减少或闭经。严重贫血者可出现性功能减退。

（六）其他

贫血患者有时伴发低热，如无病因可寻，则可能与贫血的基础代谢升高有关。若体温高于38.5 ℃，则应查找发热病因如感染等。溶血性贫血常伴有黄疸。血管内溶血出现血红蛋白尿和高血红蛋白血症，可伴有腹痛、腰痛和发热。

四、诊断

根据临床表现和实验室检查结果，不难对贫血作出诊断，但贫血只是一种症状，因此其诊断过程更主要是查明引起贫血的病因。在明确病因之前，除支持治疗外，不应滥用药物，以免延误正确的诊断。

（一）病史

详细的病史采集可为查寻贫血原因提供有价值的线索。除常规病史内容外，询问范围应包括发病形式、发病时间及病程、饮食习惯、既往用药、职业、毒物或化学物暴露、出血倾向或出血史、慢性系统病史、月经史、生育史、黑便史及大便习惯改变、体重变化、尿色变化、家族遗传史，以及有无发热等，并对诸项内容的重要性分别进行评估和综合分析。

（二）体格检查

全面而有重点的体格检查对贫血的病因诊断极有帮助。皮肤黏膜检查的内容包括颜色、皮疹、溃疡、毛发和指甲的改变，以及出血点、瘀斑和紫癜。皮肤黏膜苍白可大致反映贫血的程度。黄疸提示溶血性贫血。应特别注意有无胸骨压痛和全身表浅淋巴结及肝脾肿大。肛门和妇科检查也不能忽略，痔出血或该部位的肿瘤是贫血常见的原因。心脏杂音可由贫血引起，但应排除可能的器质性病变。神经系统检查应包括眼底。脊髓后索和侧索变性体征提示维生素B_{12}缺乏和恶性贫血。

（三）实验室检查

贫血的病因和机制各异，此处介绍全血细胞计数和骨髓检查等贫血通用实验室检查。

1.全血细胞计数

全血细胞计数原称血常规，为诊断贫血提供依据并可判断贫血的程度及受累细胞系。应包括网织红细胞计数，以判断红细胞生成活性。综合分析红细胞指数、网织红细胞计数和血涂片形态学观察提供的信息，有助于初步确定追查贫血病因的方向。

2.骨髓检查

骨髓检查有助于判断贫血的病因及机制，包括穿刺涂片和活检。溶血性贫血的红细胞生成明显活跃，髓细胞/红细胞比例可以倒置。再生障碍性贫血的骨髓造血活性全面降低，非造血细胞增多。白血病和其他血液系统恶性肿瘤的骨髓出现相应的肿瘤细胞，正常造血受到抑制。骨髓铁染色是评价机体铁储备的可靠指标。环形铁粒幼细胞见于 MDS 和铁粒幼细胞贫血。与骨髓穿刺相比，骨髓活检在有效造血面积、异常细胞浸润和分布评估，以及纤维化诊断上更具优势。

3.其他

尿液分析应注意胆红素代谢产物和隐血。血尿可能是肾脏或泌尿道疾病本身的表现，也可能由血小板减少或凝血障碍所致。血红蛋白尿是血管内溶血的证据。大便隐血阳性提示消化道出血。

五、治疗

贫血病因不同,治疗也不同。下述仅为贫血的一般处理原则,宜区别对待。

(一)病因治疗

病因治疗是贫血治疗的关键所在。所有贫血都应该在查明病因的基础上进行治疗,才能达到标本兼顾,最终治愈的目的。

(二)支持治疗

输血是贫血的对症治疗措施,但因不良反应和并发症较多,故应严格掌握适应证。慢性贫血血红蛋白低于 60 g/L 和急性失血超过总容量 30% 是输血的指征。应采用去除白细胞的成分输血。其他支持治疗包括纠正患者的一般情况及有效控制感染和出血等。

(三)补充造血所需的元素或因子

因缺乏造血元素或因子所致的贫血,在合理补充后可取得良好疗效,如缺铁性贫血,维生素 B_{12} 或叶酸缺乏导致的巨幼细胞贫血在补充相应造血元素后,病情可迅速改善。维生素 B_{12} 或铁在正常机体有一定的储备,只有在其耗竭后才发生贫血。因此,治疗此类贫血时应注意补足储备,以免复发。

(四)造血生长因子或造血刺激药物

肾性贫血红细胞生成素生物合成减少,是红细胞生成素治疗的适应证。此外,红细胞生成素对某些慢性病贫血和肿瘤性贫血也有一定疗效。雄激素有刺激骨髓造血和红细胞生成素样的效应,对慢性再生障碍性贫血有效。

(五)免疫抑制剂

适用于发病机制与免疫有关的贫血。糖皮质激素是自身免疫性溶血性贫血(温抗体型)或纯红细胞再生障碍性贫血的主要治疗药物。抗胸腺细胞球蛋白或抗淋巴细胞球蛋白和环孢素可用于再生障碍性贫血特别是重症患者的治疗。

(六)异基因造血干细胞移植

适用于骨髓造血功能衰竭或某些严重的遗传性贫血如重型再生障碍性贫血、珠蛋白生成障碍性贫血及镰状细胞贫血等。干细胞来源首选人类白细胞抗原(HLA)相合的血缘或非血缘供者的外周血或骨髓。

(七)脾切除

脾脏是红细胞破坏的主要场所。某些贫血是脾切除的适应证,包括遗传性球形红细胞增多症、遗传性椭圆形红细胞增多症、内科治疗无效的自身免疫性溶血性贫血和脾功能亢进等。

第二节　急性白血病

急性白血病(AL)是一组源于造血干细胞的恶性克隆性疾病。不成熟的造血细胞大量增殖并蓄积于骨髓和外周血,导致正常造血受抑,同时可浸润肝、脾、淋巴结等组织器官,临床表现为一系列浸润征象。病情发展迅速,如不及时治疗,通常在数月内死亡。

一、分类

AL 分为急性髓系白血病(AML)和急性淋巴细胞白血病(ALL)两大类。

(一)AL 法美英(FAB)分型

1.AML 的 FAB 分型

M_0(急性髓系白血病微分化型,AML):骨髓原始细胞>30%,无嗜天青颗粒及 Auer 小体,核仁明显,髓过氧化物酶(MPO)及苏丹黑 B 阳性细胞<3%;电镜下 MPO 阳性;CD_{33} 或 CD_{13} 等髓系标志可呈阳性,淋巴系抗原常为阴性,血小板抗原阴性。

M_1(急性粒细胞白血病未分化型,AML without maturation):原粒细胞(Ⅰ型+Ⅱ型,原粒细胞质中无颗粒为Ⅰ型,出现少数颗粒为Ⅱ型)占骨髓非红系有核细胞(NEC,指不包括浆细胞、淋巴细胞、组织嗜碱性细胞、巨噬细胞及所有红系有核细胞的骨髓有核细胞计数)的90%以上,其中至少 3% 的细胞为 MPO 阳性。

M_2(急性粒细胞白血病部分分化型,AML with maturation):原粒细胞占骨髓 NEC 的30%~89%,其他粒细胞>10%,单核细胞<20%。

我国将 M_2 又分为 M_{2a} 和 M_{2b},后者由我国学者提出,特点为骨髓中原始及早幼粒细胞增多,但以异常的中性中幼粒细胞为主,有明显的核浆发育不平衡,核仁常见,此类细胞>30%。

M_3(急性早幼粒细胞白血病,APL):骨髓中以颗粒增多的早幼粒细胞为主,此类细胞在 NEC 中>30%。

M_4(急性粒-单核细胞白血病,AMML):骨髓中原始细胞占 NEC 的 30% 以上,各阶段粒细胞占 30%~80%,各阶段单核细胞≥20%。

M_4Eo(AML with eosinophilia):除上述 M_4 型的特点外,嗜酸性粒细胞在 NEC 中>5%。

M_5(急性单核细胞白血病,AMoL):骨髓 NEC 中原单核、幼单核及单核细胞≥80%。原单核细胞≥80% 为 M_{5a},<80% 为 M_{5b}。

M_6(红白血病,EL):骨髓中幼红细胞≥50%,NEC 中原始细胞(Ⅰ型+Ⅱ型)≥30%。

M_7(急性巨核细胞白血病,AMeL):骨髓中原始巨核细胞≥30%。血小板抗原阳性,血小板过氧化物酶阳性。

2.ALL 的 FAB 分型

L_1:原幼淋巴细胞以小细胞(直径≤12 μm)为主,胞质少,核型规则,核仁小而不清楚。

L_2:原幼淋巴细胞以大细胞(直径>12 μm)为主,胞质较多,核型不规则,常见凹陷或折叠,核仁明显。

L_3:原幼淋巴细胞以大细胞为主,大小一致,胞质多,内有明显空泡,胞质嗜碱性,染色深,核型规则,核仁清楚。

(二)AL 世界卫生组织(WHO)分型

WHO 分型是基于 FAB 分型,结合形态学、免疫学、细胞遗传学和分子生物学制定而成的,即所谓的 MICM 分型,其更能适合现代 AL 治疗策略的制定。

1.AML 的 WHO 分型

(1)伴重现性遗传学异常的 AML。①AML 伴 t(8;21)(q22;q22);*RUNX1-RUNX1T1*。②AML伴 inv(16)(p13.1q22)或 t(16;16)(p13.1;q22);*CBFβ-MYH*11。③APL 伴 t(15;17) (q22;q12);*PML-RARα*。④AML 伴 t(9;11)(p22;q23);*MLL-MLLT*3。⑤AML 伴 t(6;9)(p23;q34);*DEK-NUP*214。⑥AML 伴 inv(3)(q21q26.2)或 t(3;3)(q21;q26.2);*RPN*1-*EVI*1。⑦AML(原始巨核细胞性)伴 t(1;22)(p13;q13);*RBM*15-*MKL*1。⑧AML 伴 NPM1突变(暂命名)。⑨AML 伴 *CEBPA* 突变(暂命名)。

(2)AML 伴骨髓增生异常相关改变。

(3)治疗相关的 AML。

(4)非特殊类型 AML(AML,NOS)：①AML 微分化型；②AML 未分化型；③AML 部分分化型；④急性粒－单核细胞白血病；⑤急性单核细胞白血病；⑥急性红白血病；⑦急性巨核细胞白血病；⑧急性嗜碱性粒细胞白血病；⑨急性全髓增生伴骨髓纤维化。

(5)髓系肉瘤。

(6)Down 综合征相关的髓系增殖：①短暂性异常骨髓增殖(TAM)；②Down 综合征相关的髓系白血病。

(7)母细胞性浆细胞样树突细胞肿瘤。

2.ALL 的 WHO 分型

(1)前体 B 细胞 ALL(B-ALL)。①非特殊类型的 B-ALL(B-ALL,NOS)。②伴重现性遗传学异常的B-ALL：B-ALL 伴 t(9;22)(q34;q11),*BCR/ABL*；B-ALL 伴 t(v;11q23),*MLL* 重排；B-ALL 伴 t(12;21)(p13;q22),*TEL-AML*1(*ETV*6-*RUNX*1)；B-ALL 伴超二倍体；B-ALL伴亚二倍体；B-ALL 伴 t(5;14)(q31;q32),*IL*3-*IGH*；B-ALL 伴 t(1;19)(q23;p13),*E2A-PBX*1(*TCF*3-*PBX*1)。

(2)前体 T 细胞 ALL(T-ALL)。

(3)Burkitt 型白血病。

二、临床表现

起病急缓不一。临床表现主要与正常造血受抑和白血病细胞浸润有关,多无特异性。

(一)正常骨髓造血功能受抑表现

白血病细胞大量增殖后,抑制了骨髓中正常白细胞(WBC)、血小板(PLT)和红细胞的生成,从而引起相关表现。

1.发热

半数患者以发热为早期表现,主要与粒细胞缺乏所致的感染或白血病本身发热有关,但后一种情况多不超过 38.5 ℃。热度从低热至高热不等,热型不定。常见感染部位有上呼吸道、肺部、口腔、肛周及全身(败血症)等。因正常白细胞减少,局部炎症症状可以不典型。最常见的致病菌为革兰阴性杆菌,其次为革兰阳性球菌。因伴有免疫功能缺陷,还可能出现病毒、真菌及卡氏肺孢子菌感染等。

2.出血

40%患者以出血为早期表现,主要与 PLT 减少和凝血功能异常有关。表现为皮肤瘀点瘀斑、鼻出血、牙龈出血、月经过多等。颅内出血可出现头痛、呕吐、双侧瞳孔不对称,甚至昏迷、死亡。约 62%的 AL 患者死于出血,其中 87%为颅内出血。弥散性血管内凝血(DIC)常见于APL,表现为全身广泛性出血；ALL 少见。

3.贫血

半数患者就诊时已有重度贫血,尤其是继发于骨髓增生异常综合征(MDS)者。多呈正常细胞性贫血,进行性加重。表现为面色苍白、虚弱、头昏甚至呼吸困难等。年老体弱患者可诱发心血管症状。

(二)白血病细胞增殖浸润表现

1.淋巴结和肝脾肿大

淋巴结肿大多见于 ALL。以颈、腋下和腹股沟等处多见,一般无触痛和粘连,质地中等。可有轻至中度肝脾肿大,除非是继发于骨髓增殖性肿瘤[如慢性髓细胞性白血病(CML)],否则巨脾罕见。

2.骨骼和关节表现

常有胸骨下端的局部压痛,提示骨髓腔内白血病细胞过度增殖,具有一定特异性。白血病细胞浸润至骨膜、骨和关节会造成骨骼和关节疼痛,儿童多见。骨髓坏死时可引起骨骼剧痛。

3.粒细胞肉瘤表现

2%～14%的 AML 患者出现粒细胞肉瘤,又称绿色瘤,因原始细胞聚集于某一部位,富含的 MPO 使切面呈绿色而得名。常累及骨膜,尤其是眼眶部,引起眼球突出、复视或失明。

4.口腔和皮肤表现

牙龈浸润时会出现牙龈增生和肿胀;皮肤浸润时呈蓝灰色斑丘疹或皮肤粒细胞肉瘤,局部皮肤隆起变硬,多见于 M_4 和 M_5。部分患者具有斯威特(Sweet)综合征表现:发热、肢端皮肤红色斑丘疹或结节,皮肤组织病理检查见皮层大量成熟中性粒细胞浸润。

5.中枢神经系统白血病(CNSL)表现

CNSL 多见于儿童、高白血病细胞、ALL 和 M_5 患者,常发生在缓解期,少数以 CNSL 为首发表现。临床无症状或出现头痛、恶心、呕吐、颈项强直、抽搐及昏迷等。脊髓浸润可发生截瘫,神经根浸润可产生各种麻痹症状。由于化疗药物难以透过血脑屏障,隐藏于 CNS 的白血病细胞不能被有效杀灭,从而导致髓外复发。

6.胸腺表现

约 10%的 ALL 患者有前纵隔(胸腺)肿块,多见于 T-ALL。巨大的前纵隔肿块压迫大血管和气管,还会引起上腔静脉压迫综合征或上纵隔综合征,出现咳嗽、呼吸困难、发绀、颜面水肿、颅内压增高等表现。

7.睾丸表现

睾丸常为单侧、无痛性肿大,多见于 ALL 化疗缓解后的男性幼儿或青年,是除 CNSL 外又一重要的髓外复发部位。

8.其他表现

胸膜、肺、心、消化道、泌尿系统等均可受累,可无临床表现。儿童患者的扁桃体、阑尾或肠系膜淋巴结被浸润时,常误诊为外科疾病。

三、实验室检查

(一)血常规

大部分患者白细胞增高。高于 $10×10^9/L$ 者称为白细胞增多性白血病;高于 $100×10^9/L$

称为高白细胞性白血病。也有不少患者白细胞计数正常或减少,低者可低于 $1.0×10^9/L$,称为白细胞不增多性白血病。血片分类检查常见原始和(或)幼稚细胞,但白细胞不增多性病例可能缺如。伴有不同程度的贫血,少数病例血片上红细胞大小不等,可找到幼红细胞。约 50% 患者 PLT $<60×10^9/L$。

(二)骨髓象

骨髓细胞形态学检查是诊断 AL 的基础。骨髓增生多明显活跃或极度活跃,约 10% 的 AML 增生低下,称为低增生性 AL。原始细胞占全部骨髓有核细胞≥30%(FAB 分型标准)或≥20%(WHO 分型标准)。多数病例骨髓象中白血病性的原幼细胞显著增多,而较成熟的中间阶段细胞缺如,并残留少量成熟粒细胞,形成"裂孔"现象。正常的巨核细胞和幼红细胞减少。Auer 小体常见于急性髓系白血病,有时可见于 AML M_4 和 M_5 白血病细胞,但不见于 ALL。

(三)细胞化学

将细胞学和化学相结合,在结构完整的白血病细胞中原位显示其化学成分和分布状况,为鉴别各类 AL 提供重要依据。常见反应见表 3-3。

表 3-3　常见 AL 类型鉴别

鉴别项目	急性淋巴细胞白血病	急性粒细胞白血病	急性单核细胞白血病
过氧化物酶(POX)	(一)	分化差的原始细胞(一)~(+),(一)~(+)	
高碘酸希夫反应(PAS 反应)	(+),成块或颗粒状	弥漫性淡红色,(一)(+)	弥漫性淡红色或细颗粒状,(一)/(+)
非特异性酯酶(NSE)	(一)	NaF 抑制不敏感,(一)~(+)	能被 NaF 抑制,(+)
碱性磷酸酶(AKP/NAP)	增加	减少或(一)	正常或增加

(四)免疫学

根据白血病细胞表达的系列相关抗原确定其来源,如淋巴系 T/B、粒-单系、红系、巨核系,后三者统称为髓系。欧洲白血病免疫学分型协作组(EGIL)提出了免疫学积分系统(表 3-4),将 AL 分为四型。①急性未分化型白血病(AUL):髓系和 T 或 B 系抗原积分均≤2。②急性混合细胞白血病或急性双表型(白血病细胞同时表达髓系和淋巴系抗原)或双克隆(两群来源于各自干细胞的白血病细胞分别表达髓系和淋巴系抗原)或双系列(除白血病细胞来自同一干细胞外余同双克隆型)白血病:髓系和 B 或 T 淋巴系积分均>2。③伴有髓系抗原表达的 ALL(My+ALL):T 或 B 淋巴系积分>2 同时髓系抗原表达,但积分≤2,和伴有淋巴系抗原表达的 AML(Ly+AML),以及髓系积分>2 同时淋巴系抗原表达,但积分≤2。④单表型 AML:表达淋巴系(T 或 B)者髓系积分为 0,表达髓系者淋巴系积分为 0。

表 3-4　白血病免疫学积分系统(EGIL)

分值	B系	T系	髓系
2	CyCD79a	CD₃	CyMPO
	CyCD22	TCR-α/β	
	CyIgM	TCR-γ/δ	
1	CD19	CD2	CD117
	CD20	CD5	CD13
	CD10	CD8	CD33
		CD10	CD65
0.5	TdT	TdT	CD14
	CD24	CD7	CD15
		CD10	CD64

注:Cy,胞质内;TCR,T细胞受体。

特定的免疫表型与细胞形态、染色体改变存在一定的相关性:如高表达 CD34 和 CD117 的白血病细胞往往分化较差;伴 t(8;21)的 AML 常伴有 B 细胞表面标志 CD19 和 CD79a;M3 细胞 CD13 和 CD33 强阳性,而 HLA-DR 表达缺失。

(五)细胞遗传学和分子生物学

半数以上 AL 患者存在染色体核型异常。AML 最常见的染色体改变为 t(15;17)、t(8;21)、inv(16)、+8、+21 等;而成人 ALL 中最常见的是 Ph 染色体。许多染色体异常伴有特定基因的改变。例如,M3t(15;17)(q22;q21)系 15 号染色体上的 *PML*(早幼粒白血病基因)与 17 号染色体上 *RARα*(维 A 酸受体基因)形成 *PML/RARα* 融合基因。此外,某些 AL 还存在 *N-RAS* 癌基因点突变、活化,抑癌基因 *P*53、*Rb* 失活等。

(六)血液生化改变

血清乳酸脱氢酶可增高,AML 中 M₄ 和 M₅ 多见,但增高程度不如 ALL。血和尿中尿酸浓度增高,尤其是化疗期间。M₅ 和 M₄ 血清和尿溶菌酶活性增高,而 ALL 常降低。如发生 DIC 或纤溶亢进,则相应的凝血检测异常。合并 CNSL 时,脑脊液压力增高,WBC 增多(高于 $0.01×10^9$/L),蛋白质增多(高于 450 mg/L),而糖定量减少,涂片中可找到白血病细胞。脑脊液清浊度随所含的细胞数而异。

四、诊断和鉴别诊断

(一)诊断

根据临床表现、血常规和骨髓象特点诊断 AL 一般不难。但应尽可能完善初诊患者的 MICM 检查,综合判断患者预后并制定相应的治疗方案。

(二)鉴别诊断

1.类白血病反应

类白血病反应表现为外周血白细胞增多,涂片可见中、晚幼粒细胞;骨髓粒系左移,有时原始细胞会增多。但类白血病有原发病,血液学异常指标随原发病的好转而恢复;NAP 活力显著增高;无 Auer 小体。

2.MDS

MDS 的 RAEB 型外周血和骨髓中均可出现原始和(或)幼稚细胞,但常伴有病态造血,骨髓中原始细胞小于 20%,易与 AL 鉴别。

3.再生障碍性贫血及特发性血小板减少性紫癜

主要与白细胞不增多性白血病相区别。根据 AL 的临床浸润征象和骨髓检查不难鉴别。

4.传染性单核细胞增多症(IM)

临床表现类似,如发热、淋巴结和肝脾肿大等。外周血出现大量异形淋巴细胞,但形态不同于原始细胞;血清中嗜异性抗体效价逐步上升;可检测出 EB 病毒标志物;病程短,为自限性疾病。

五、治疗

AL 确诊后根据 MICM 结果进行预后分层,结合患者基础状况、自身意愿和经济能力等,制订个体化治疗方案并及早治疗。治疗期间,建议留置深静脉导管。适合造血干细胞移植(HSCT)的患者尽早行 HLA 配型。

(一)抗白血病治疗

1.治疗策略

(1)诱导缓解治疗:抗白血病治疗的第一阶段,主要是联合化疗使患者迅速获得完全缓解(CR)。CR 定义为白血病的症状和体征消失,外周血中性粒细胞绝对值$\geqslant 1.5 \times 10^9$/L,PLT$\geqslant 100 \times 10^9$/L,白细胞分类中无白血病细胞;骨髓原粒细胞(原单核细胞+幼单核细胞或原淋巴细胞+幼淋巴细胞)$\leqslant 5\%$,M_3 则要求原粒细胞+早幼粒细胞$\leqslant 5\%$且无 Auer 小体,红细胞及巨核细胞系正常,无髓外白血病。理想的 CR 状态,白血病免疫学、细胞遗传学和分子生物学异常均应消失。

(2)缓解后治疗:争取患者的长期无病生存(DFS)和痊愈。初治时体内白血病细胞数量为$10^{10} \sim 10^{12}$,诱导缓解达 CR 时,体内仍残留白血病细胞,称为微小残留病(MRD),数量为$10^8 \sim 10^9$,因此必须进行 CR 后治疗,以防复发。包括巩固强化治疗和维持治疗。

2.AML 的治疗

(1)诱导缓解(除 M_3)。最常用的是阿糖胞苷(Ara-C)联合蒽环/蒽醌类药物组成的"3+7"方案:蒽环/蒽醌类药物,静脉注射,第 1~3 天;联合 Ara-C 100~200 mg/(m^2 · d),静脉滴注,第1~7 天。蒽环/蒽醌类药物主要有柔红霉素(DNR)、米托蒽醌(MIT)和去甲氧柔红霉素(IDA),其中 DNR 最为常用。提高蒽环/蒽醌类药物剂量或采用高剂量 Ara-C(HD Ara-C)不能提高 CR 率,但对延长缓解期有利。国内采用生物酯碱高三尖杉酯碱(HHT)联合 Ara-C 诱导治疗 AML,CR 率为 60%~65%(表 3-5)。

诱导化疗后早期(+7 天)复查骨髓象,根据残留白血病水平和骨髓增生程度及时调整治疗强度,有利于提高诱导缓解率。

1 个疗程获 CR 者 DFS 高,而 2 个疗程诱导才达 CR 者 5 年 DFS 仅为 10%。2 个标准疗程仍未 CR 者,提示患者存在原发耐药,需要更换方案,是进行异基因 HSCT 的适应证。

表 3-5　急性白血病常用联合化疗方案

方案	药物	剂量和用法
DA	柔红霉素	45 mg/(m²·d)，静脉注射，第 1～3 天
	阿糖胞苷	Ara-C 100～200 mg/(m²·d)，静脉滴注，第 1～7 天
MA	米托蒽醌	8～12 mg/(m²·d)，静脉注射，第 1～3 天
	阿糖胞苷	Ara-C 100～200 mg/(m²·d)，静脉滴注，第 1～7 天
IA	去甲氧柔红霉素	12 mg/(m²·d)，静脉注射，第 1～3 天
	阿糖胞苷	Ara-C 100～200 mg/(m²·d)，静脉滴注，第 1～7 天
HA	高三尖杉酯碱	3～4 mg/(m²·d)，静脉滴注，第 5～7 天
	阿糖胞苷	Ara-C 100～200 mg/(m²·d)，静脉滴注，第 1～7 天
VP	长春新碱	2 mg，每周静脉注射 1 次
	泼尼松	1 mg/(kg·d)，分次口服，连用 2～3 周
DVLP	柔红霉素	30 mg/(m²·d)，静脉滴注，每 2 周第 1～3 天，共 4 周
	长春新碱	2 mg，每周第 1 天静脉注射，共 4 周
	左旋门冬酰胺酶	10 000 U/d，静脉滴注，第 19 天开始，连用 10 天
	泼尼松	1 mg/(kg·d)，分次口服，连用 4 周
Hyper-CVAD		
A 方案	环磷酰胺	300 mg/(m²·12 h)，静脉注射 3 小时，第 1～3 天
	长春新碱	2 mg/d，静脉注射，第 4 天，11 天
	阿霉素	50 mg/(m²·d)，静脉注射，第 4 天
	地塞米松	40 mg，口服或静脉滴注，第 1～4 天，第 11～14 天
B 方案	甲氨蝶呤	1 g/m²，静脉滴注，第 1 天
	阿糖胞苷	3 g/m²，每 12 小时 1 次，共 4 次，第 2～3 天

（2）M_3 诱导缓解治疗。全反式维 A 酸（ATRA）25～45 mg/(m²·d)口服直至缓解。治疗机制与 ATRA 诱导带有 *PML-RARα* 融合基因的早幼粒白血病细胞分化成熟有关。ATRA 联合化疗可提高 CR 率，降低维 A 酸综合征（RAS）的发生率和死亡率。RAS 多见于 M_3 单用 ATRA 诱导过程中，发生率 3%～30%，可能与细胞因子大量释放和黏附分子表达增加有关。临床表现为发热、体重增加、肌肉骨骼疼痛、呼吸窘迫、肺间质浸润、胸腔积液、心包积液、水肿、低血压、急性肾衰竭等。初诊时白细胞较高或治疗后迅速上升者易发生 RAS。治疗包括暂停 ATRA、吸氧、利尿、高剂量地塞米松（10 mg，静脉注射，每日 2 次）和化疗等。M_3 合并出血者可输注新鲜冰冻血浆和血小板。国内 ATRA＋砷剂±化疗也可作为 M_3 一线诱导治疗。

（3）缓解后治疗。①初诊时白血病细胞高，伴髓外病变，M_4/M_5，存在 t(8;21)或 inv(16)、CD7⁺ 和 CD56⁺，或有颅内出血者，应在 CR 后做脑脊液检查并鞘内预防性用药。②AML 比 ALL 的治疗时段明显缩短。但 M_3 用 ATRA 获得 CR 后，仍需化疗、ATRA，以及采用砷剂等药物交替维持治疗 2～3 年。AML CR 后可采用 HD Ara-C 方案（2～3 g/m²，每 12 小时 1 次，静脉滴注 3 小时）巩固强化，连用 6～8 个剂量，单用或与安吖啶、MIT、DNR、IDA 等联用。伴有累及 CBF 融合基因的 AML 适用 HD Ara-C 巩固强化至少 3～4 个疗程，长期维持治疗已无必要。建议：①高危组首选异体 HSCT；②低危组首选 HD Ara-C 为主的联合化疗；③中危组，HSCT 和化疗均可采用，自体 HSCT(auto-HSCT)适用于部分中低危组患者。

通过多色流式细胞术、定量 PCR 等技术监测患者体内 MRD 水平是预警白血病复发的重要方法。巩固治疗后 MRD 持续高水平或先降后升，往往提示复发高风险。

(4)复发、难治性 AML 的治疗。约 20％患者标准方案不能获得 CR1，同时很多患者 2 年内会复发，此类患者仍缺乏有效的治疗方式。异基因 HSCT(allo-HSCT)是唯一可能获得长期缓解的治疗措施，移植前通过挽救方案获得缓解有利于提高移植疗效。具体方案选择如下。①HD Ara-C 联合化疗：年龄 55 岁以下、身体状况及支持条件较好者，可选用。②新型药物联合化疗：新型烷化剂(氯西尼嗪)、核苷酸类似物(氯法拉滨)、髓系单克隆抗体，以及靶向药物如 FLT-3 抑制剂等。③年龄偏大或继发性 AML 可采用预激方案化疗(如粒细胞集落刺激因子 G-CSF＋阿克拉霉素＋Ara-C)；M_3 复发者用砷剂治疗仍有效；allo-HSCT 后复发患者可尝试供体淋巴细胞输注(DLI)、二次移植等。

3.ALL 的治疗

(1)诱导缓解。长春新碱(VCR)和泼尼松(P)组成的 VP 方案(表 3-5)，仍是 ALL 诱导缓解的基本方案，能使 50％成人 ALL 获得 CR，但易复发，CR 期 3～8 个月。DVLP 方案现为 ALL 诱导的推荐标准方案[DNR＋VCR＋左旋门冬酰胺酶(L-ASP)＋P]，CR 率 75％～92％。DVLP 加用环磷酰胺(CTX)或 Ara-C，可提高 T-ALL 的 CR 率和 DFS。CTX 会导致出血性膀胱炎，临床上常用美司钠预防。Hyper-CVAD 作为 ALL 的诱导治疗，CR 率也可达 90％以上。高剂量甲氨蝶呤(HD-MTX)＋高剂量 CHOP(COPADM 方案)治疗成熟 B-ALL，CR 率 70％～80％，DFS 为 50％。对极高危的 Ph＋ALL 患者，诱导化疗期间联合伊马替尼，不仅提高 CR 率，还可减少继发耐药的发生。青少年和年轻成人 ALL 按照儿童治疗方案，酌情增加化疗药物的剂量会使疗效更好。

(2)缓解后治疗。缓解后的巩固强化和维持治疗十分必要。高危组或极高危组 ALL 应首选 allo-HSCT。如未行 allo-HSCT，ALL 总疗程一般需 3 年。为克服耐药并在脑脊液中达到治疗药物浓度，HD AraC (1～3 g/m²)和 HD MTX(2～3 g/m²)已广泛应用。HD MTX 可致严重的黏膜炎，故治疗的同时需加用亚叶酸钙解救。巯嘌呤(6-MP)和 MTX 联用是普遍采用的有效维持方案。30％～40％的成人 ALL 可生存 5 年以上。

(3)CNSL 的防治。ALL 患者 CNSL 较常见，是最常见的髓外白血病。CNSL 防治措施有头颅放疗、鞘内注射化疗药物和高剂量全身化疗。预防一般采用后两种，通常在 ALL 缓解后开始鞘内注射 MTX。对未曾接受过照射的 CNSL 采用 HD Ara-C(或 HD MTX)化疗联合 CNS 照射(12～18 Gy)，至少半数病例有效；或者可联合鞘内注射地塞米松、MTX 或(和) Ara-C。不过先前有照射史的 CNSL，鞘内给药的有效率仅为 30％。

(4)睾丸白血病治疗。药物疗效不佳，必须进行放疗，即使仅有单侧睾丸肿大也要进行双侧照射和全身化疗。

(5)HSCT。auto-HSCT 复发率较高，对总体生存(OS)的影响并不优于高剂量巩固化疗，现正在被替代中。allo-HSCT 是目前唯一可能治愈 ALL 的手段，40％～65％患者长期存活。主要适应证如下。①复发难治性 ALL。②第二次缓解期(CR2)ALL：CR1 持续时间小于 30 个月或者 CR1 期 MRD 持续高水平。③CR1 期高危或极高危 ALL：指伴有染色体畸变如 t(9;22)、t(4;11)、+8；初诊时 WBC>30×10^9/L 的前 B-ALL 和 WBC>100×10^9/L 的 T-ALL；达 CR 时间>4 周；诱导化疗 6 周后 MRD>10^{-2} 且在巩固维持期持续存在或不断增高者。

(6)ALL 复发治疗。骨髓复发最常见，髓外复发多见于 CNS 和睾丸。单纯髓外复发者多能同时检出骨髓 MRD，随之出现血液学复发；因此髓外局部治疗的同时，需进行全身化疗。ALL 一旦复发，不管采用何种化疗方案，CR 期通常都较短暂（中位时间 2~3 个月），长期生存率小于 5%，应尽早考虑 allo-HSCT 或二次移植。

4.老年 AL 的治疗

高于 60 岁的 AL 中，由 MDS 转化而来，继发于某些理化因素、耐药、重要器官功能不全、不良核型者多见，疗效近 30 年来未能取得明显进步，治疗更应强调个体化。多数患者化疗需减量用药，有条件的单位应鼓励患者加入临床研究。有 HLA 相合的同胞供体者可行降低强度预处理 HSCT(RIC-HSCT)。

(二)一般治疗

1.紧急处理高白细胞血症

循环血液中 WBC>200×10^9/L 时，患者可产生白细胞淤滞症，表现为呼吸困难、低氧血症、言语不清、颅内出血、阴茎异常勃起等，病理学显示白血病血栓梗死与出血并存。当血 WBC>100×10^9/L 时可使用血细胞分离机(APL 除外)，快速清除过高的 WBC，同时给以化疗药物及水化碱化处理，预防高尿酸血症、酸中毒、电解质紊乱、凝血异常等并发症，减少肿瘤溶解综合征的发生风险。化疗药物可选用所谓化疗前短期预处理方案：AML 用羟基脲 1.5~2.5 g/6 h(总量 6~10 g/d)，约 36 小时；ALL 用地塞米松 10 mg/m^2，静脉注射，联合或不联合其他化疗药物(如 CTX)。

2.防治感染

AL 患者常伴有粒细胞减少，特别是在化疗与放疗之后，可持续相当长时间，同时化疗常致黏膜损伤，故患者宜住消毒隔离病房或层流病房，所有医护人员和探访者在接触患者之前应洗手、消毒。G-CSF 或粒细胞－巨噬细胞集落刺激因子(GM-CSF)可缩短粒细胞缺乏期，适用于 ALL；对于老年、强化疗或伴感染的 AML 也可使用。如有发热，应积极寻找感染源并迅速行经验性抗生素治疗，待病原学结果出来后调整抗感染药物。

3.成分输血

严重贫血可吸氧、输浓缩红细胞，维持 Hb>80 g/L；但白细胞淤滞时不宜马上输注，以免增加血黏度。PLT 过低会引起出血，需输注单采血小板，维持 PLT≥10×10^9/L；合并发热和感染者可适当放宽输注指征。为预防输血反应及输血后移植物抗宿主病(GVHD)的发生，建议成分血经白细胞过滤并经辐照(约 25 Gy)处理灭活淋巴细胞后再输注。

4.代谢并发症

白血病细胞负荷较高，尤其是在化疗期间，容易产生高尿酸血症、高磷血症和低钙血症等代谢紊乱，严重者会合并高钾血症和急性肾功能损害。因此临床上应充分水化(补液量>3 L/d，每小时尿量>150 mL/m^2)、碱化尿液，同时给予别嘌醇(每次 100 mg，每日 3 次)降低尿酸。无尿和少尿患者按急性肾衰竭处理。

六、预后

AL 若不经特殊治疗平均生存期仅 3 个月。经过现代治疗,不少患者可长期存活。对于 ALL,1～9 岁且 WBC<$50×10^9$/L 者预后最好,CR 后经过巩固与维持治疗,50％～70％能够长期生存至治愈。成人 ALL 预后远不如儿童,3 年以上存活率仅 30％。年龄较大与白细胞计数较高的 AL 患者,预后不良。M_3 若能避免早期死亡则预后良好,多可治愈。AML 患者,基因突变情况可能更能提示疾病预后。正常染色体 AML 伴单独 NPM1 突变者预后较好;而伴单独 FLT3 突变者,预后较差。t(8;21)及 inv(16)患者预后虽然相对较好,但如同时伴有 KIT 基因突变则预后较差。此外,继发于放化疗或 MDS 的白血病、早期复发、多药耐药者,需较长时间化疗才能缓解,合并髓外白血病者预后较差。

第三节　慢性髓细胞性白血病

慢性髓细胞性白血病(CML)惯称"慢粒",起病缓慢,多表现为外周血粒细胞显著增多伴成熟障碍,嗜碱性粒细胞增多,伴有明显脾大,甚至巨脾。自然病程分为慢性期、加速期和急变期。Ph 染色体和 BCR/ABL 融合基因为其标志性改变。

一、发病机制

CML 患者骨髓及有核血细胞中存在的 Ph 染色体,其实质为 9 号染色体上 C-ABL 原癌基因移位至 22 号染色体,与 22 号染色体断端的断裂点集中区(BCR)连接,即 t(9;22)(q34;q11),形成 BCR/ABL 融合基因。其编码的 p210 BCR/ABL 蛋白具有极强的酪氨酸激酶活性,使一系列信号蛋白发生持续性磷酸化,影响细胞的增殖分化、凋亡及黏附,导致 CML 发生。粒系、红系、巨核系及 B 淋巴细胞系中均可发现 Ph 染色体。

二、临床表现

各年龄组均可发病,中年居多,男女发病比例为 3：2。起病缓慢,早期常无自觉症状,往往在偶然情况下或常规检查时发现外周血白细胞(WBC)升高或脾肿大而进一步检查确诊。

(一)一般症状

CML 临床症状缺乏特异性,常见有乏力、易疲劳、低热、食欲减退、腹部不适、多汗或盗汗、体重减轻等。

(二)肝脾肿大

脾肿大见于 90％的 CML 患者。部分患者就医时脾已达脐或脐下,甚至伸至盆腔,质地坚实,常无压痛;如发生脾周围炎可有触痛,脾梗死时出现剧烈腹痛并放射至左肩。脾肿大程度与病情、病程,特别是白细胞数密切相关。肝肿大见于 40％～50％患者。但近年来由于定时接受健康体检,以白细胞升高为首发表现的患者增多,而此时肝脾肿大并不明显。

(三)其他表现

包括贫血症状、胸骨中下段压痛等。白细胞过多可致"白细胞淤滞症"。少见有组胺释放所致的荨麻疹、加压素反应性糖尿病等。

(四)加速期/急变期表现

如出现不明原因的发热、虚弱、骨痛、脾脏进行性肿大、其他髓外器官浸润表现、贫血加重或出血,以及对原来有效的药物失效,则提示进入加速期或急变期。急变期为 CML 终末期,约 10%患者就诊时呈急变期表现,类似于急性白血病(AL)。多数呈急粒变,其次是急淋变,少数为其他类型的急变。

三、实验室和辅助检查

(一)血常规

慢性期,WBC 明显增高,多大于 $50\times10^9/L$,有时可达 $500\times10^9/L$,以中性粒细胞为主,可见各阶段粒细胞,晚幼粒和杆状核粒细胞居多,原始细胞小于 2%,嗜酸性、嗜碱性粒细胞增多。疾病早期血小板(PLT)正常或增高,晚期减少,可出现贫血。中性粒细胞碱性磷酸酶(NAP)活性减低或呈阴性,治疗有效时活性恢复,疾病复发时又下降。

(二)骨髓

增生明显活跃或极度活跃,以髓系细胞为主,粒:红比例可增至(10～30):1,中性中幼粒、晚幼粒及杆状核粒细胞明显增多。慢性期原始粒细胞小于 10%;嗜酸性、嗜碱性粒细胞增多;红系细胞相对减少;巨核细胞正常或增多,晚期减少。进展到加速期时原始细胞≥10%;急变期≥20%,或原始细胞＋早幼细胞≥50%。骨髓活检可见不同程度的纤维化。

(三)细胞遗传学及分子生物学改变

Ph 染色体是 CML 的重要标志。CML 加速及急变过程中,可出现额外染色体异常,如＋8、双 Ph 染色体、i(17q)、＋21 等,往往早于骨髓形态的进展,对病情演变有警示作用。Ph 染色体阴性而临床怀疑 CML 者,行荧光原位杂交技术(FISH)或反转录－聚合酶链式反应(RT-PCR)可发现 *BCR/ABL* 融合基因。实时定量 PCR(RQ-PCR)定量分析 *BCR/ABL* 融合基因,对微小残留病灶(MRD)的动态监测及治疗有指导作用。

(四)血液生化

血清及尿中尿酸浓度增高;血清维生素 B_{12} 浓度及维生素 B_{12} 结合力显著增加,与白血病细胞增多程度成正比;血清乳酸脱氢酶含量增高。

四、诊断和鉴别诊断

(一)诊断

根据脾肿大,NAP 积分偏低或零分,特征性血常规和骨髓象,Ph 染色体和(或)*BCR/ABL* 融合基因阳性可诊断。确诊后进行临床分期,WHO 标准如下。

1.慢性期(CP)

无临床症状或有低热、乏力、多汗、体重减轻和脾肿大等;外周血白细胞增多,以中性粒细胞为主,可见各阶段粒细胞,以晚幼粒和杆状核粒细胞为主,原始细胞小于 2%,嗜酸性和嗜碱性粒细胞增多,可有少量幼红细胞;骨髓增生活跃,以粒系为主,中晚幼粒和杆状核细胞增多,原始细胞小于 10%;Ph 染色体和(或)*BCR/ABL* 融合基因阳性。

2.加速期(AP)

具有下列之一或以上者:①外周血白细胞和(或)骨髓中原始细胞占有核细胞 10%～19%;②外周血嗜碱性粒细胞≥20%;③与治疗无关的持续性 PLT 减少($<100\times10^9/L$)或治

疗无效的持续性 PLT 增高($>1\,000\times10^9/\text{L}$);④治疗无效的进行性白细胞数增加和脾肿大;⑤细胞遗传学示有克隆性演变。

3.急变期(BP/BC)

具有下列之一或以上者:①外周血白细胞或骨髓中原始细胞占有核细胞≥20%;②有髓外浸润;③骨髓活检示原始细胞大量聚集或成簇。

(二)鉴别诊断

1.类白血病反应

常并发于严重感染、恶性肿瘤、创伤等疾病。血白细胞反应性增高,有时可见幼稚粒细胞,但该反应会随原发病的控制而消失。此外,脾肿大常不如 CML 显著,嗜酸性和嗜碱性粒细胞不增多,NAP 反应强阳性,Ph 染色体及 *BCR/ABL* 融合基因阴性。

2.骨髓纤维化(MF)

原发性 MF 脾脏可显著肿大;外周血白细胞增多,但多不超过 $30\times10^9/\text{L}$;且幼红细胞持续存在,泪滴状红细胞易见。NAP 阳性。半数患者 JAK2V617F 突变阳性。Ph 染色体及 *BCR/ABL* 融合基因阴性。

3.慢性粒—单核细胞白血病(CMML)

临床特点和骨髓象与 CML 类似,但具有单核细胞增多的特点,外周血单核细胞绝对值大于 $1\times10^9/\text{L}$。Ph 染色体及 *BCR/ABL* 融合基因阴性。

4.Ph 染色体阳性的其他白血病

2%急性髓系白血病(AML)、5%儿童急性淋巴细胞白血病(ALL)及 20%成人 ALL 中也可出现 Ph 染色体,注意鉴别。

5.其他原因引起的脾肿大

血吸虫病肝病、慢性疟疾、黑热病、肝硬化、脾功能亢进等均有脾肿大,但同时存在原发病的临床特点,血常规及骨髓象无 CML 改变,Ph 染色体及 *BCR/ABL* 融合基因阴性。

五、治疗

治疗着重于慢性期。初始目标为控制异常增高的白细胞,缓解相关症状及体征;而最终目标是力争达到血液学、细胞遗传学和分子生物学三个层次的缓解,避免疾病进展。

(一)一般治疗

慢性期时白细胞淤滞症并不多见,一般无须快速降低白细胞,因快速降低白细胞反而易致肿瘤溶解综合征。巨脾有明显压迫症状时可行局部放疗,但不能改变 CML 病程。

(二)甲磺酸伊马替尼(IM)

IM 为低分子量 2-苯胺嘧啶复合物,是一种酪氨酸激酶抑制剂(TKI)。其通过阻断 ATP 结合位点选择性抑制 BCR/ABL 蛋白的酪氨酸激酶活性,抑制细胞增殖并诱导其凋亡,是第一个用于 CML 的靶向药物,也是目前 CML 首选治疗药物。此外,IM 还可以抑制其他两种酪氨酸激酶,即血小板衍生生长因子受体(PDGFR)和 C-KIT。IM 治疗的 7 年无事件生存率(EFS)为 81%,总生存率(OS)为 86%,而 MCyR 和 CCyR 分别为 89%和 82%。IM 主要不良反应为早期白细胞和血小板减少,水肿、皮疹及肌肉挛痛等。慢性期、加速期、急变期的治疗剂量分别为 $400\ \text{mg/d}$、$600\ \text{mg/d}$、$600\sim800\ \text{mg/d}$。

随着临床开展的深入和时间的推移,IM 耐药逐步显现,其定义为:①3 个月后未获 CHR;②6 个月未获 MCyR 或 12 个月未获 CCyR;③先前获得的血液学或细胞遗传学缓解丧失。IM 耐药与激酶结构区基因点突变、BCR/ABL 基因扩增和表达增加、P 糖蛋白过度表达等有关。此时可予药物加量(最大剂量800 mg/d),或改用新型 TKI,或接受异基因造血干细胞移植(allo-HSCT)。

(三)化学治疗

1.羟基脲(HU)

为周期特异性抑制 DNA 合成的药物,起效快,持续时间短。常用剂量 3 g/d,分2 次口服,待白细胞减至 20×10^9/L 左右剂量减半,降至 10×10^9/L 时改为 0.5~1 g/d 维持治疗。治疗期间监测血常规以调节剂量。不良反应较少,较平稳地控制白细胞,但不改变细胞遗传学异常。目前多用于早期控制血常规或不能耐受 IM 的患者。

2.白消安(马利兰)

为烷化剂的一种,起效慢,后作用长。用药过量或敏感者小剂量应用会造成严重骨髓抑制,且恢复慢。现已少用。

3.其他

阿糖胞苷、高三尖杉酯碱、靛玉红、砷剂等。

(四)干扰素 α(IFN-α)

IFN-α 具有抗肿瘤细胞增殖、抗血管新生及细胞毒等作用。300 万~900 万 U/d,皮下或肌内注射,每周 3~7 次,持续数月至两年不等。起效慢,白细胞过多者宜在第 1~2 周并用 HU。CP 患者用药后约 70%获得血液学缓解,1/3 患者 Ph 染色体细胞减少。与小剂量阿糖胞苷联用可提高疗效。如治疗9~12 个月后仍无细胞遗传学缓解迹象,则需调整方案。

(五)新型 TKI

包括尼洛替尼、达沙替尼和博舒替尼等,特点如下:①较 IM 具有更强的细胞增殖、激酶活性的抑制作用;②对野生型和大部分突变型 BCR/ABL 细胞株均有作用,但对某些突变型(如 T315I)细胞株无效;③常见不良反应有骨髓抑制、胃肠道反应、皮疹、水钠潴留、胆红素升高等。目前主要用于对 IM 耐药或 IM 不能耐受的 CML 患者,临床经验仍然在积累中。

(六)allo-HSCT

allo-HSCT 是目前唯一可能治愈 CML 的方法,但在 TKI 问世后地位已经下降。CP 患者移植后 5 年生存率为 60%~80%。欧洲血液和骨髓移植组(EBMTG)认为患者年龄小于 20 岁、疾病在 12 个月内、CP1 期、非女供男受者及 HLA 全相合同胞供者是预后较好的因素。存在移植高风险的患者可先接受 IM 治疗,动态监测染色体和 BCR/ABL 融合基因,治疗无效时再行 allo-HSCT;IM 耐药且无 HLA 相合的同胞供体时,可予新型 TKI 短期试验(3 个月),无效者再行 allo-HSCT。

移植后密切监测 BCR/ABL 融合基因,若持续存在或水平上升,则高度提示复发可能。复发的主要治疗措施包括:①立即停用免疫抑制剂;②药物治疗,如加用 IM;③供体淋巴细胞输注(DLI);④二次移植。

(七)AP 和 BP 治疗

推荐首选 IM 600～800 mg/d,疾病控制后如有合适供体,应及早行 allo-HSCT。如存在 IM 耐药或无合适供体可按 AL 治疗,但患者多对治疗耐受差,缓解率低且缓解期短。

六、预后

CML 自然病程 3～5 年,经历较平稳的慢性期后会进展至加速期和急变期。治疗后中位数生存39～47 个月,个别可达 10～20 年,5 年 OS 25%～50%。预后相关因素有:①初诊时预后风险积分(Sokal 和Hasford积分系统);②治疗方式;③病程演变。

第四节　血友病

血友病是一组遗传性凝血功能障碍的出血性疾病,包括血友病甲,即因子Ⅷ缺乏症;血友病乙,即因子Ⅸ缺乏症;血友病丙,即因子Ⅺ缺乏症。其发病率为(5～10)/10 万,以血友病甲较为常见(占 80%～85%),血友病乙次之,血友病丙罕见。血友病甲和血友病乙为隐性遗传,由女性传递,男性发病。血友病丙为常染色体不完全性隐性遗传,男、女均可发病或传递疾病。因子Ⅷ、Ⅸ、Ⅺ缺乏均可使凝血过程第一阶段中的凝血活酶生成减少,引起血液凝固障碍,导致出血倾向。血友病甲和血友病乙大多在 2 岁时发病,也可在新生儿期即发病。血友病丙的出血症状一般较轻。

一、临床特点

(一)皮肤、黏膜出血

皮下组织、口腔、齿龈黏膜为出血好发部位。幼儿常见头部碰撞后出血和血肿。

(二)关节积血

这是血友病最常见的临床表现之一,多见于膝关节,其次为踝、髋、肘、肩关节等。①急性期:关节腔内及周围组织出血,引起局部红、肿、热、痛和功能障碍。②关节炎期:反复出血,血液不能完全被吸收,刺激关节组织,形成慢性炎症,滑膜增厚。③后期:关节纤维化、强硬、畸形,肌肉萎缩,骨质破坏,导致功能丧失。

(三)肌肉出血和血肿

重型血友病甲常发生创伤或活动过久后,多见于用力的肌群。

(四)创伤或手术后出血及其他部位出血

如鼻出血、咯血、呕血、黑便和血尿等,也可发生颅内出血,是最常见的致死原因之一。

二、治疗原则

(一)预防出血

减少和避免创伤出血。

(二)局部止血

对表面创伤、鼻腔或口腔出血可局部压迫止血,或用纤维蛋白泡沫、明胶海绵蘸组织凝血活酶或血凝酶敷于伤口处。

(三)替代疗法

(1)凝血因子Ⅷ制剂:凝血因子Ⅷ每12小时输注一次,每输入1 IU/kg可提高血浆凝血因子Ⅷ活性约2%;每24小时输注一次,每输入1 IU/kg可提高血浆凝血因子Ⅷ活性约1%。

(2)冷沉淀物:冷沉淀制剂含凝血因子Ⅷ和凝血因子ⅩⅢ各80~100 IU、纤维蛋白原250 mg及其他沉淀物,用于血友病甲和血管性血友病等的治疗。

(3)血凝酶原复合物:含有凝血因子Ⅱ、Ⅶ、Ⅸ、Ⅹ,可用于血友病乙的治疗。

(4)输血浆或新鲜全血。

(四)药物治疗

去氨加压素有提高血浆内因子Ⅷ活性和抗利尿作用,常用于治疗轻型血友病甲患者。此药能激活纤溶系统,故需与氨基己酸或氨甲环酸联用。

三、常用药物

(一)凝血因子

1.凝血因子Ⅷ

(1)其他名称:冻干人凝血因子Ⅷ,浓缩第八因子,抗血友病因子。

(2)药效学与药动学:在内源性血凝过程中,凝血因子Ⅷ作为辅助因子,在Ca^{2+}和磷脂存在下,与激活的凝血因子Ⅸ参与凝血因子Ⅹ激活血凝酶原,形成血凝酶,从而使凝血过程正常进行。输用每千克体重1 IU的人凝血因子Ⅷ,可使循环血液中的凝血因子Ⅷ水平增加2%~2.5%。注射10分钟后,凝血因子Ⅷ平均恢复率为$(2.1\pm0.3)\%/(IU \cdot kg)$,平均生物$t_{1/2}$为13小时,与从血浆中提纯的抗血友病因子(AHF)$t_{1/2}$相似。

(3)适应证:对缺乏人凝血因子Ⅷ所致的凝血功能障碍具有纠正作用,用于防治甲型血友病出血症状及这类患者的手术出血治疗。

(4)用法用量:本品专供静脉输注,用前应先以25~37 ℃灭菌注射用水或5%葡萄糖注射液按瓶签标示量注入瓶内,轻轻摇动,使制品完全溶解,然后用带有滤网装置的输血器进行静脉滴注,滴注速度一般以每分钟60滴左右为宜。制品溶解后应立即使用,并在1小时内输完,不得放置。给药剂量必须参照体重、是否存在抑制物、出血的严重程度等因素。所需凝血因子Ⅷ单位(IU)/次=0.5×患者体重(kg)×需提升的凝血因子Ⅷ活性水平(正常的%)。一般推荐剂量如下。①轻度至中度出血:单一剂量10~15 IU/kg,将凝血因子Ⅷ水平提高到正常人水平的20%~30%。②较严重出血或小手术:需将凝血因子Ⅷ水平提高到正常人水平的30%~50%,通常首次剂量15~25 IU/kg。如需要,每隔8~12小时给予维持剂量10~15 IU/kg。③大出血:危及生命的出血如口腔、泌尿道及中枢神经系统出血或重要器官如颈、喉、腹膜后、髂腰肌附近的出血,首次剂量40 IU/kg,然后每隔8~12小时给予维持剂量20~25 IU/kg。疗程需由医师决定。④手术:只有当凝血因子Ⅷ抑制物水平无异常增高时,方可考虑择期手术。手术开始时血液中因子Ⅷ浓度需达到正常水平的60%~120%。通常在术前按30~40 IU/kg给药。术后4天内因子Ⅷ最低应保持在正常人水平的60%,接下去的4天减至40%。

(5)不良反应:不良反应包括寒战、恶心、头晕或头痛,这些症状通常是暂时的。有可能发生变态反应。

(6)禁忌:对本品过敏者禁用。

(7)特别注意:①大量反复输入本品时,应注意出现变态反应、溶血反应及肺水肿的可能,有心脏病的患者尤应注意;②本品溶解后,一般为澄清略带乳光的溶液,允许微量细小蛋白颗粒存在,因此用于输注的输血器必须带有滤网装置,但如发现有大块不溶物时,则不可使用;③本品对于因缺乏凝血因子Ⅸ所致的乙型血友病,或因缺乏凝血因子Ⅺ所致的丙型血友病均无疗效,故在用前应确诊患者属于凝血因子Ⅷ缺乏,方可使用;④本品不得用于静脉外的注射途径;⑤本品一旦被溶解后应立即使用。未用完部分必须弃去。

2.人凝血酶原复合物

(1)其他名称:冻干人血凝酶原复合物,血凝酶原复合物。

(2)药效学与药动学:本品含有维生素K依赖的在肝脏合成的4种凝血因子Ⅱ、Ⅶ、Ⅸ、Ⅹ。维生素K缺乏和严重肝脏疾患均可造成这4种因子的缺乏,而上述任何一个因子的缺乏都可导致凝血障碍。输注本品能提高血液中凝血因子Ⅱ、Ⅶ、Ⅸ、Ⅹ的浓度。

(3)适应证:用于凝血因子Ⅱ、Ⅶ、Ⅸ、Ⅹ缺乏症,包括乙型血友病。

(4)用法用量:静脉滴注。使用剂量随因子缺乏程度而异,一般10~20血浆当量单位/千克,以后凝血因子Ⅶ缺乏者每隔6~8小时,凝血因子Ⅸ缺乏者每隔24小时,凝血因子Ⅱ和凝血因子Ⅹ缺乏者,每隔24~48小时,可减少或酌情减少剂量输用,一般用2~3天。出血量较大或大手术时可根据病情适当增加剂量。用前应先将本品和灭菌注射用水或5%葡萄糖注射液预温至20~25℃,按瓶签标示量注入预温的灭菌注射用水或5%葡萄糖注射液,轻轻转动直至本品完全溶解;用氯化钠注射液或5%葡萄糖注射液稀释成50~100 mL,然后用带有滤网装置的输血器进行静脉滴注。滴注速度开始要缓慢,15分钟后稍加快滴注速度,一般每瓶200血浆当量单位(PE)在30~60分钟滴完。

(5)不良反应:一般无不良反应,快速滴注时可引起发热、潮红、头痛等不良反应,减缓或停止滴注,上述症状即可消失。偶有大量输注导致弥散性血管内凝血、深静脉血栓、肺栓塞等。

(6)禁忌:在严格控制适应证的情况下,无已知禁忌证。

(7)特别注意:①除肝病出血患者外,一般在用药前应确诊患者是缺乏凝血因子Ⅱ、Ⅶ、Ⅸ、Ⅹ方能对症下药;②本品不得用于静脉外的注射途径;③瓶子破裂、超过有效期、溶解后出现摇不散沉淀等不可使用;④有血栓形成史患者接受外科手术时应权衡利弊,慎用本品;⑤滴注时,若发现弥散性血管内凝血或血栓的临床症状和体征,要立即终止使用,并用肝素拮抗;⑥不可与其他药物合用。

(二)抗利尿药:去氨加压素

(1)其他名称:的斯加压素,醋酸去氨加压素。

(2)药效学与药动学:血管升压素衍生物,具有较强的抗利尿作用及较弱的加压作用。其抗利尿作用/加压作用比是加压素的2 000~3 000倍,作用维持时间也较加压素长(可达6~24小时)。对神经垂体功能不足引起的中枢性尿崩症具有良好的抑制作用,可减少尿量,提高尿渗透压,降低血浆渗透压。血友病A患者缺乏FⅧ:C,血管性血友病患者vWF抗原缺乏(或结构异常)。本药可促进内皮细胞释放FⅧ:C,也可促进vWF释放而增加FⅧ:C的稳定性,使FⅧ:C活性升高,故可用于治疗血友病A和血管性血友病。本药经鼻、舌下、口腔或口服给药均能迅速吸收,皮下或肌内注射吸收迅速而完全。血药浓度达峰时间分别为口服 54～90 分钟,经鼻给药 30～240 分钟,皮下给药 87 分钟。经鼻给药的生物利用度为 10%～20%;口服给药后,大部分药物在胃肠道内被破坏,生物利用度仅为 0.5%,但能产生足够的抗利尿作用,达到临床治疗效果。经鼻给药后的血浆 $t_{1/2}$ 变化较大,为 24～240 分钟,平均 90 分钟;静脉注射本药 2～20 μg 后,血浆 $t_{1/2}$ 为 50～158 分钟,呈剂量依赖性。

(3)适应证:用于治疗血友病 A(F Ⅷ:C 缺乏症)、血管性血友病(vWD)。

(4)用法用量:静脉注射,一次 0.2～0.3 μg/kg,溶于 20 mL 生理盐水中缓慢注射。

(5)不良反应:①常见头痛、恶心、胃痛,还可见鼻充血、鼻出血、鼻炎、子宫绞痛、低血钾、变态反应;②偶见血压升高、发绀、心肌缺血、面部潮红、皮肤红斑、肿胀、烧灼感等,极少数患者可引起脑血管或冠状血管血栓形成、血小板减少等;③大剂量可见疲劳、短暂的血压降低、反射性心跳加快及眩晕;④此外,注射给药时,可致注射部位疼痛、肿胀。

(6)禁忌证:对本药过敏者,对防腐剂过敏者,B 型血管性血友病患者,习惯性或精神性烦渴症患者,心功能不全者,不稳定性心绞痛患者,因其他疾病需服利尿药的患者。

(7)特别注意:①慎用于电解质紊乱患者,颅内压易升高的患者,高血压性心血管病患者,冠状动脉疾病患者及婴儿;②用药期间需监测患者的尿量、渗透压和体重,必要时需监测血浆渗透压;用于治疗或控制出血时,需密切观察患者的血压;③辛伐他汀、吲哚美辛增强患者对本药的反应不影响本药作用持续时间;④与利尿药、三环类抗抑郁药、氯丙嗪、氯磺丙脲、氯贝丁酯和卡马西平等合用可增加水潴留或抗利尿作用,应避免合用;必须合用时,本药的剂量要从较小剂量开始,逐渐调整至最适剂量;⑤格列本脲可抑制本药效应。

(三)止血药

1.氨基己酸

(1)其他名称:6-氨基己酸,抗血纤溶酸,安命。

(2)药效学与药动学:本品是抗纤维蛋白溶解药。纤维蛋白原通过其分子结构中的赖氨酸结合部位特异性地与纤维蛋白结合,然后在激活物作用下变为纤溶酶,该酶能裂解纤维蛋白中精氨酸和赖氨酸肽链,形成纤维蛋白降解产物,使血凝块溶解。本品能定性阻抑纤溶酶原与纤维蛋白结合,防止其激活,从而抑制纤维蛋白溶解,高浓度(100 mg/L)则直接抑制纤溶酶活力,达到止血效果。本品分布于血管内外间隙,并迅速进入细胞、胎盘。本品在血中以游离状态存在,不与血浆蛋白结合,在体内维持时间短,不代谢,给药后 12 小时,有 40%～60% 以原形从尿中迅速排泄。$t_{1/2}$ 为 61～120 分钟。

(3)适应证:适用于预防及治疗血纤维蛋白溶解亢进引起的各种出血;弥散性血管内凝血(DIC)晚期,以防继发性纤溶亢进症;可作为血友病患者的辅助治疗。

(4)用法用量:静脉给药:每次 80～120 mg/kg,缓慢静脉注射或静脉滴注。

(5)不良反应:本药有一定的不良反应,剂量增大,不良反应增多,症状加重。①常见的不良反应为恶心、呕吐和腹泻,其次为眩晕、瘙痒、头晕、耳鸣、全身不适、鼻塞、皮疹、红斑、不泄精等。快速静脉注射可出现低血压、心动过速、心律失常,少数人可发生惊厥及心脏或肝脏损害。大剂量或疗程超过 4 周可产生肌痛、软弱、疲劳、肌红蛋白尿,甚至肾衰竭等,停药后可缓解并恢复。②本品从尿排泄快,尿浓度高,能抑制尿激酶的纤溶作用,可形成血凝块,阻塞尿路。

③易发生血栓和心、肝、肾功能损害。

（6）禁忌证：有血栓形成倾向或过去有血管栓塞者忌用。

（7）特别注意：①尿道手术后出血的患者慎用，肾功能不全者慎用；②本品排泄快，需持续给药，否则难以维持稳定的有效血浓度；③有报道认为本品与肝素并用可解决纤溶与DIC同时存在的矛盾，相反的意见则认为两者并用有拮抗作用，疗效不如单独应用肝素者；近来认为，两者的使用应按病情及化验检查结果决定，在DIC早期，血液呈高凝趋势，继发性纤溶尚未发生，不应使用抗纤溶药，DIC进入低凝期并有继发性纤溶时，肝素与抗纤溶药可考虑并用；④链激酶或尿激酶的作用可被氨基己酸对抗，故前者过量时也可使用氨基己酸对抗；⑤本品不能阻止小动脉出血，术中有活动性动脉出血，仍需结扎止血；⑥本品静脉注射过快可引起明显血压降低、心动过速和心律失常。

2.氨甲环酸

（1）其他名称：凝血酸，止血环酸，氨甲基环己酸。

（2）药效学与药动学：血液循环中存在各种纤溶酶（原）的天然拮抗物，如抗纤溶酶素等。正常情况时，血液中抗纤溶活性比纤溶活性高很多倍，所以不致发生纤溶性出血。但这些拮抗物不能阻滞已吸附在纤维蛋白网上的激活物（如尿激酶等）所激活而形成纤溶酶。纤溶酶是一种肽链内切酶，在中性环境中能裂解纤维蛋白（原）的精氨酸和赖氨酸肽链，形成纤维蛋白降解产物，并引起凝血块溶解出血。纤溶酶原通过其分子结构中的赖氨酸结合部位而特异性地吸附在纤维蛋白上，赖氨酸则可以竞争性地阻抑这种吸附作用，减少纤溶酶原的吸附率，从而减少纤溶酶原的激活程度，以减少出血。本品的化学结构与赖氨酸相似，因此也能竞争性阻抑纤溶酶原在纤维蛋白上吸附，从而防止其激活，保护纤维蛋白不被纤溶酶所降解和溶解，最终达到止血效果。本品尚能直接抑制纤溶酶活力，减少纤溶酶激活补体（C1）的作用，从而防止遗传性血管神经性水肿发生。静脉注射后能透过血脑屏障，脑脊液内药物浓度达有效药物浓度水平，可使脑脊液中纤维蛋白降解产物降低到给药前的50%左右。如静脉注射10 mg/kg，则血清抗纤溶活力可维持7～8小时，组织内可维持17小时。静脉注射量的90%于24小时内经肾排出。

（3）适应证：用于急性或慢性、局限性或全身性原发性纤维蛋白溶解亢进所致的各种出血。弥散性血管内凝血所致的继发性高纤溶状态，在未肝素化前，一般不用本品。血友病患者发生活动性出血，可联合应用本药。

（4）用法用量：静脉注射或滴注，一次0.25～0.5 g，一日0.75～2 g。静脉注射液以25%葡萄糖注射液稀释，静脉滴注液以5%～10%葡萄糖注射液稀释。

（5）不良反应：①偶有药物过量所致颅内血栓形成和出血；②可有腹泻、恶心及呕吐；③较少见的有经期不适；④由于本品可进入脑脊液，注射后可有视物模糊、头痛、头晕、疲乏等中枢神经系统症状，特别与注射速度有关，但很少见。

（6）禁忌证：对本品过敏者禁用。

（7）特别注意：①有血栓形成倾向者（如急性心肌梗死）慎用，血友病或肾盂实质病变发生大量血尿时慎用；②本品与其他凝血因子（如因子Ⅸ）等合用，应警惕血栓形成，一般认为在凝血因子使用后8小时再用本品较为妥当；③本品一般不单独用于弥散性血管内凝血所致的继发性纤溶性出血,以防进一步血栓形成,影响脏器功能,特别是急性肾衰竭时,如有必要,应在肝素化的基础上应用本品;④慢性肾功能不全时,本品用量应酌减,因给药后尿液中药物浓度常较高;⑤本品与青霉素或输注血液有配伍禁忌;⑥必须持续应用本品较久者,应作眼科检查监护(例如视力测验,视觉、视野和眼底检查)。

四、误区防范

血友病是一组遗传性出血性疾病,由于血浆中缺乏凝血因子Ⅷ和Ⅸ,导致凝血障碍而终身存在出血倾向。长期反复发生轻重不同的出血,不仅给患者生理和心理上带来极大的痛苦,甚至可以造成终身残疾或者死亡。目前,唯一有效的治疗方法就是替代治疗。但是若血友病防护知识宣教到位,预防、护理措施得当,患者早期得到安全、有效的药物治疗,则可以减少出血或避免出血的发生,降低患病率,改善患者的生存质量。因此如何做好血友病的护理,减少出血对血友病患者来说是很重要的。

(一)预防出血的护理

1.宣教

血友病的专业护士应对患者进行血友病护理的专业辅导,包括血友病的概念,血友病是怎样遗传来的,血友病出血时的症状、治疗方法、家庭治疗,血友病最重要的注意事项及适合的体育活动等。尤其要强调增强肌肉及关节体育锻炼的重要性,也要强调对所有血液制品的安全性的认识。还要传播有关肝炎的知识。血友病高质量的全面治疗通常包括在患者和家庭及血友病专业人员之间建立一种密切关系。同时,通过血友病的社会组织,获得来自其他血友病家庭的帮助也同样重要。

2.尽量消除出血的诱发因素

虽然血友病患者存在出血倾向,但一些诱发因素可以导致或加重患者出血,如过度劳累或跌、摔、碰、扭伤等外力引起身体局部或内脏出血;手术、拔牙、注射、针刺等治疗也可引起出血;饮食不当,如大量饮酒或食用有骨刺、粗糙、坚硬的食物及其他刺激性食物,引起口腔或消化道出血;鼻干舌燥、咽喉肿、牙龈炎等也会引发出血;儿童换牙出血。血友病患者要了解和认识这些诱发出血的因素,在工作、生活中注意排除,就可能减少和避免出血的发生。

3.不要隐瞒病情

隐瞒病情易导致延误治疗。在生活中,患者或患儿的亲人有必要向所在幼儿园、学校、工作单位说明病情、出血的处理及有关防护知识,以便家庭与之协同照顾、关注患者。患者及其家属要牢记,无论在何地、因何种疾病就医,都不要疏忽向诊治的医护人员说明自己存在血友病的实情,以提示选用安全、合理的诊疗方法,防止意外出血。以往有的患者知情而未及时说明,造成拔甲、开刀、针刺、注射引发出血,甚至危及生命,要引以为戒,高度重视。另外,对血友病患儿的家长需特别指出的是:患儿在每次出血后,家长不要过分责怪孩子,因为过分的责怪会导致患儿在出血时因惧怕批评而隐瞒病情,其后果不堪设想。

4.避免过度疲劳和外伤

对于血友病患儿的活动应有约束,不宜从事爬高、蹦跳、踢球、长跑等剧烈运动,力戒打架斗殴行为。生活起居规律,按时作息,保证充足的睡眠,即使节假日也不要因贪图快乐而熬夜劳神,以免过度疲劳而诱发出血。

5.禁用阿司匹林

在任何情况不要用阿司匹林或含有阿司匹林的药物。阿司匹林的化学名为乙酰水杨酸，这种药物可以阻止血小板聚集，阻止血凝块形成；损伤胃黏膜，引起出血。

6.预防治疗

预防治疗是预防血友病性关节病的最好治疗。对处于儿童期及青少年期的重型血友病患者，如果经济条件允许，预防治疗可以使其血液中的凝血因子Ⅷ或Ⅸ保持在稳定水平，阻止血友病性关节炎的发生。

(二)早期治疗

早期治疗可减轻出血对周围组织的压迫，防止组织破坏。迅速止血有利于快速恢复正常功能，且不发生长期并发症。早期治疗还可以减少凝血因子的用量。为了更形象地说明出血，我们把出血比喻为火灾。在火势比较小时，一桶水就可扑灭。如果让火势蔓延，需要更多的水才能将火扑灭。如果扑灭不及时，发生大面积的森林火灾，往往需要消防人员及专业设备，消耗大量水才能把火扑灭。这也使人们长时间处于危险境地。出血和火灾一样，当少量出血时早期及时治疗，很少量的凝血因子就能止血；如果让出血蔓延，则不容易止血且需要更多的治疗，而且会给患者造成长期的损害。在出血体征出现之前，血友病患者凭经验就可以知道出血的发生。血友病患者出血的先兆因人而异，一般为发热、发胀感觉。

(三)家庭治疗

在提倡早期治疗的同时，不能不提到家庭治疗。作为家庭治疗，早期输注凝血因子对控制出血非常有效。治疗开始越早越好。在家里治疗的出血较轻，每次出血使用的凝血因子量较小。家庭治疗在医疗卫生设施、人力和资金有限的中国非常重要，甚至更必要。血友病是伴随患者一生的疾病，自我注射也是血友病患者走向独立最重要的一步。一旦学会了家庭治疗，就会发现，出血将不会扰乱患者的日常生活，且为早期治疗赢得了时间，也节省了经费。多数重型及有些轻、中型血友病都可采用家庭治疗。而那些具有高滴度抑制物的患者以及一些静脉输注困难的婴幼儿则不适宜家庭治疗。是否适合家庭治疗，应由专业医师与患者及其家庭接触了解情况后作出决定。

家庭治疗对象的选择：家庭内有冰箱，所在地区供电正常，能保证冻干FⅧ、凝血酶原复合物有效保存。患者或亲属具备一定的文化知识，通过培训能正确理解和掌握家庭治疗的目的和方法。患者年龄一般在5周岁以上，血管条件较好，治疗时较配合。

家庭治疗实施的方法如下。①健康教育：向患者和亲属宣传家庭治疗的目的和意义，使之树立"我要学，我能行"的信心。把血友病的遗传特点、治疗护理、康复锻炼及相关内容以简明通俗的语言、图文并茂的形式编辑成《血友病防治手册》，患者人手一册，随时指导治疗及护理。②注射培训：一名护士全程陪伴患者（或亲属）指导注射的方法和技巧，直至能让其独立熟练地完成。同时在《血友病防治手册》内，配有自我注射程序图和相关的文字解释，通俗易懂，便于掌握。大多数患者（或亲属）通过3～5次培训即可独立完成静脉注射。家庭治疗的培训可以在血友病患儿还很小时就开始。随着患儿的成长，其父母及患儿就会知道哪一种出血需要治疗，熟知相应凝血因子制剂的配置及注射方法。在自信心增强的同时，患者会承担越来越多的实施治疗的直接责任。当他们准备充分后，就可以在家里注射凝血因子制剂。

第五节 多发性骨髓瘤

多发性骨髓瘤(MM)是浆细胞的恶性肿瘤。骨髓瘤细胞在骨髓内克隆性增殖,导致多发溶骨性破坏,引起骨折、骨痛、贫血、肾功能损害及反复感染等症状。血清出现单克隆免疫球蛋白(M 蛋白),正常的多克隆免疫球蛋白合成受抑制,尿内出现本－周蛋白。我国骨髓瘤发病率约为 1/10 万。发病年龄大多在 50~60 岁,男女发病比为 3:2。

一、病因和发病机制

病因尚不明确。已知环境因素、化学物质、电离辐射、病毒感染、慢性炎症和遗传倾向等可能与骨髓瘤发病有关。目前认为骨髓瘤细胞是后生发中心的 B 细胞来源的浆细胞肿瘤。淋巴因子中 IL-6 是促进 B 细胞分化为浆细胞的调节因子。IL-6 及其受体系统的异常表达是骨髓瘤细胞异常增殖以及导致溶骨病变和患者体液免疫抑制的最主要原因。研究还发现,所有的多发性骨髓瘤均有染色体数目和结构异常,而且新生血管形成是 MM 的重要特征,新生血管生成与疾病活动、骨髓浆细胞浸润和浆细胞增殖活性相关。

二、临床表现

(一)骨髓瘤细胞对骨骼和其他组织器官的浸润与破坏

1.骨骼破坏

骨髓瘤细胞浸润骨骼时可引起局部疼痛与肿块,多见于肋骨、锁骨、胸骨及颅骨。胸骨、肋骨、锁骨连接处串珠样结节为本病的特征。疼痛部位多在骶区,其次是胸廓和肢体。活动或扭伤后骤然剧痛者有自发性骨折的可能,多发生在肋骨、锁骨、下胸椎和上腰椎,多处肋骨或脊柱骨折可引起胸廓或脊柱畸形。单个骨骼损害称为孤立性骨髓瘤。

2.髓外浸润

70% 的患者有髓外骨髓瘤细胞浸润。①淋巴结、肝、脾、肾受累者占 40%~60%。②多发性骨髓瘤也可发展为浆细胞白血病,大多属 IgA 型,症状同其他急性白血病,外周血中浆细胞>$2.0×10^9$/L。③神经损害,以胸椎、腰椎破坏压迫脊髓所致截瘫较常见,其次为神经根受累。脑神经瘫痪较少见。如同时有多发性神经病变(P)、器官肿大(O)、内分泌病(E)、单株免疫球蛋白血症(M)和皮肤改变(S),称为 POEMS 综合征。④髓外骨髓瘤,如孤立性病变见于口腔及呼吸道等软组织中。

(二)血浆异常免疫球蛋白引起的表现

1.感染

感染是导致死亡的首位原因。正常多克隆免疫球蛋白减少及中性粒细胞减少,容易发生多种细菌及病毒感染,如上呼吸道感染、尿路感染,甚至败血症。病毒感染多见带状疱疹。

2.高黏滞综合征

骨髓瘤细胞分泌的大量异常单克隆免疫球蛋白使血浆黏滞性增高,引起血流缓慢、组织瘀血和缺氧,在中枢神经、视网膜和心血管系统最为显著,主要症状有头晕、眩晕、视物模糊、耳鸣、手足麻木、冠状动脉供血不足、肾功能损害等。

3.出血倾向

多见鼻出血、牙龈出血和皮肤紫癜。出血的机制：①异常免疫球蛋白包在血小板表面，影响血小板功能；②凝血障碍，异常球蛋白与纤维蛋白单体结合，影响纤维蛋白多聚化，干扰凝血因子；③血管壁因素，高球蛋白血症和淀粉样变对血管壁有损害。

4.淀粉样变性

少数患者，尤其是 IgD 型，可发生淀粉样变性，主要见于舌、心脏、骨骼肌、韧带、胃肠道、皮肤等，如果有冷球蛋白，则可引起雷诺现象。

(三)肾功能损害

由于单克隆免疫球蛋白轻链经肾小球滤过，沉积于肾小管，加以高钙血症、高黏滞血症、高尿酸血症、肾淀粉样变性等多种因素造成肾损害，可表现为蛋白尿、管型尿，重者可发生肾衰竭。

三、实验室及辅助检查

(一)血象

贫血为首见征象，多属于正常细胞性贫血，血片中红细胞排列成钱串状(缗钱状叠连)，红细胞沉降率明显增快。晚期有全血细胞减少，并可发现血中有大量骨髓瘤细胞。超过 $2.0 \times 10^9/L$ 者为浆细胞白血病。

(二)骨髓象

骨髓象对本病有确诊意义，主要有浆细胞系异常增生，通常占有核细胞数的 15%，并伴有质的改变。骨髓瘤细胞大小形态不一，成堆出现。细胞质呈灰蓝色，核内有 1～4 个核仁。胞质内可有少数嗜苯胺蓝颗粒，偶见嗜酸性球状包涵体或大小不等的空泡。核染色质稍疏松，有时凝集成大块。为了提高阳性率，最好选取骨压痛处或多部位穿刺。

(三)尿本-周蛋白

尿本-周蛋白对诊断有重要的参考意义，但并非本病所特有，还可见于慢性淋巴细胞白血病、恶性淋巴瘤、淀粉样变、巨球蛋白血症等。常用的加热检测准确性差，可采用浓缩尿标本经免疫电泳鉴定轻链类型，并测定含量。

(四)异常单克隆免疫球蛋白

由于血清异常球蛋白增多，清蛋白减少，出现清蛋白/球蛋白倒置，血清蛋白电泳出现单峰突起的 M 蛋白成分。免疫电泳可确定 M 蛋白的性质，根据 M 蛋白性质不同，将骨髓瘤分为不同类型。IgG 型最多见，IgA 型次之，轻链型再次之。IgD 型少见，IgE 型罕见，IgM 更罕见。1% 检测不到 M 蛋白，称非分泌型。

(五)其他

血钙、血磷测定，因骨质广泛破坏，出现高钙血症；晚期肾功能减退，血磷也可增高；其他血清 β_2 微球蛋白及血清乳酸脱氢酶活力，两者均高于正常。

(六)影像学检查

X 线检查有 3 种表现：①早期为骨质疏松，多见于脊柱、肋骨和盆骨；②典型病变为圆形、边缘清楚如凿孔样的多个大小不等的溶骨性损害，常见于颅骨、盆骨、股骨等处；③病理性骨折，常发生于肋骨、脊柱、胸骨等。

四、诊断和鉴别诊断

MM 诊断主要指标：①骨髓中浆细胞>30%；②组织活检证实为浆细胞瘤；③血清单克隆免疫球蛋白（M 蛋白）IgG>35 g/L，IgA>20 g/L，IgM>15 g/L，IgD>2 g/L，IgE>2 g/L，或尿中本-周蛋白>1 g/24 h。

次要指标：①骨髓中浆细胞 10%～30%；②血清中有 M 蛋白，但未达上述标准；③出现溶骨性病变；④其他正常的免疫球蛋白低于正常值的 50%。诊断 MM 至少要有 1 个主要指标和 1 个次要指标，或者至少包括次要指标①和②的 3 条次要指标。明确 MM 诊断后应根据固定免疫电泳的结果按 M 蛋白的种类进行分型。

本病需与骨转移癌、老年性骨质疏松、反应性单克隆免疫球蛋白增多症等鉴别。

五、治疗

（一）化疗

多采用联合化疗，初治病例常选用 MP 方案。如果 MP 方案治疗无效或缓解后又复发，可使用 VAD 方案或 M₃ 方案（表 3-6）。MP 方案对本病约 90% 有效，其中 40% 达疗效标准，中位存活期为 20～30 个月。M₃ 方案有效率为 80%，中位存活期为 48 个月。VAD 方案对复发者 45%～65% 有效。骨髓瘤化疗的疗效标准：以 M 蛋白减少 75% 以上或尿中本-周蛋白排出量减少 90%（24 小时尿本-周蛋白排出量大于 0.2 g），即认为治疗显著有效。

表 3-6 骨髓瘤常用联合治疗方案

方案	药物	一般剂量	用法	备注
MP	美法仑	10 mg/(m² · d)	口服，共 4 天	每 4～6 周重复 1 次至少 1 年
	泼尼松	2 mg/(kg · d)	口服，共 4 天	
VAD	长春新碱	0.4 mg/d	静脉滴注，共 4 天	每 4 周重复给药
	阿霉素	10 mg/d	静脉滴注，共 4 天	
	地塞米松	40 mg/d	口服，共 4 天	
M₃(VMCBP)	卡莫司汀	20 mg/m²	静脉注射，第 1 天	21 天为 1 个疗程，间歇 14 天，共 6 个疗程，泼尼松在第 3 个或第 4 个疗程逐渐停用
	环磷酰胺	400 mg/m²	静脉注射，第 1 天	
	美法仑	4 mg/(m² · d)	口服，第 1～7 天	
	泼尼松	40 mg/d	口服，第 1～7 天	
		20 mg/d	口服，第 8～14 天	
	长春新碱	2 mg/d	静脉注射，第 21 天	

（二）造血干细胞移植

异基因造血干细胞移植治疗本病完全缓解率可达 50%～60%，但是移植相关病死率较高。自体造血干细胞移植作为一线治疗措施，可显著提高完全缓解率和延长生存期，而移植相关病死率较低，但如何清除移植物中的骨髓瘤细胞尚需进一步研究。

（三）沙利度胺（反应停）

沙利度胺有抑制新生血管生长的作用，治疗 MM 取得了一定疗效。目前沙利度胺联合含有地塞米松的化疗方案应用，逐步成为被广泛采用的一线治疗方案。

(四)蛋白酶体抑制剂

1.硼替佐米

硼替佐米是第一个批准用于治疗 MM 和套细胞淋巴瘤的蛋白酶体抑制剂。虽然这种药物是骨髓瘤治疗用药中最有效的药物之一,在复发与难治的 MM 中有 40%~50% 的患者可以通过单药治疗达到缓解。近来一项超过 600 例患者的研究表明,即使在硼替佐米单药治疗效果不佳时加用地塞米松,也只有 54% 的患者可以达到缓解。硼替佐米作用于蛋白酶体,蛋白酶体降解细胞中泛素化的肽,这种活性是通过 6 个催化活性位点赋予的,其中 3 个活性位点形成了广泛表达的构体蛋白酶体,另外 3 个活性位点形成了相对由造血细胞表达的免疫蛋白酶体。尽管近来研究证实免疫蛋白酶体是一个有效的靶点,但大部分现有的蛋白酶体抑制剂特异性较小,对构体蛋白酶体和免疫蛋白酶体均发挥作用。新的蛋白酶体抑制剂可能在不久将进入临床。尽管最终效果均是抑制蛋白酶体,这些药物在化学性质和蛋白酶体特异性上各有不同,这可能会带来临床效果的不同。当前可以将这些药物分为 3 个结构组:含硼酸组(硼替佐米和 CEP18770),基于 β 内酯组和基于环氧化酮组。虽然一些新的蛋白酶体抑制剂或者与其紧密相关的类似物尚不能在临床上口服给药,研究人员正筛选可以口服的蛋白酶体抑制剂进行 I 期临床试验。

2.carfilzomib(PR-171)

属于蛋白酶体抑制剂的 carfilzomib 是一类新的化合物,称为肽酮环氧化物。这种药需要与 N 端苏氨酸残基结合,因此只限于与蛋白酶体结合。这种高度的选择机制消除了潜在的与其他细胞蛋白酶结合的靶点外活性。carfilzomib 是一种不可逆的抑制剂,蛋白酶体活性的恢复完全依赖于新的蛋白酶体合成。正常的细胞通过合成新的蛋白酶体来恢复蛋白酶体的功能,然而易感的肿瘤细胞发生凋亡。诱导凋亡所需的时间长短依肿瘤细胞的类型而定,而那些来自血液系统肿瘤的细胞对于此药物最为敏感。

(五)处理并发症

及时处理高钙血症及骨骼并发症,预防感染,纠正贫血,保护肾功能等。

六、预后

与本病预后有关的因素较多,包括临床分期、免疫球蛋白分型、浆细胞分化程度、β_2 微球蛋白、血清乳酸脱氢酶等。本病病程在不同患者之间差异较大,要综合分析多种因素进行判断。

第四章　内分泌科疾病

第一节　肥胖症

肥胖症指体内脂肪堆积过多和(或)分布异常、体重增加,是包括遗传和环境因素在内的多种因素相互作用所引起的慢性代谢性疾病。肥胖易发生在能量代谢异常的个体,机体摄入的热量大于其消耗的热量。肥胖尽管被等同于体重增加,但肌肉发达的人可过重却不伴脂肪增加,因此不应机械地按标准诊断肥胖,应按照肥胖的定义及其相关疾病发病率和死亡率的关联判定是否为肥胖症。

目前,肥胖症及其相关疾病在全世界呈日益流行的趋势,2005年世界卫生组织(WHO)发布报道,全球约有16亿成人超重,至少4亿成人肥胖。我国肥胖人群也逐渐增加。2002年中国居民营养与健康状况报道显示,我国成人超重率为22.8%,肥胖率为7.1%,估计超重和肥胖人数分别为2.0亿和6 000多万。儿童肥胖率已达8.1%。与1992年全国营养调查资料相比,成人超重率上升39%,肥胖率上升97%,其上升速度令人担心。我国人群超重和肥胖患病率总体来说北方高于南方,城市高于农村,经济发达地区高于经济不发达地区。超重和肥胖是心脑血管病、糖尿病、某些肿瘤和其他一些慢性疾病的重要危险因素。肥胖症可损害人的身心健康,使生活质量下降、预期寿命缩短,已经成为世界性的健康问题。

一、病因

肥胖症按发病机制可分为原发性肥胖和继发性肥胖。原发性肥胖也叫单纯性肥胖,指目前方法不能找到继发性因素的肥胖,又可分为体质性肥胖和过食性肥胖。前者发生的原因多与家族遗传有关,即家族中大多是肥胖者,尤其是父母双方都肥胖。这类人的物质代谢过程较慢,代谢率较低,物质的合成代谢超过了分解代谢,使能量聚集于体内,且脂肪细胞不断增生而导致肥胖。其特点是自幼肥胖,一般从半岁起至成年,食欲良好,脂肪分布均匀,并且与家族成员的肥胖形式大致相同。控制饮食及运动等减肥治疗效果欠佳。后者也叫获得性肥胖,是由于饮食过度,摄入的热量超过机体消耗的热量,多余的热量转化为脂肪,堆积到皮下和内脏,导致肥胖。与前者相比,获得性肥胖成年发病,以四肢肥胖为主,饮食及运动治疗效果较好。

继发性肥胖症是由于下丘脑—垂体性病变、皮质醇增多症等器质性疾病引起的肥胖。鉴别原发性肥胖症和继发性肥胖症非常重要,否则会延误病因诊断,造成严重后果。

神经中枢和内分泌系统通过影响能量摄取和消耗效应器官发挥对体重的双重调节作用。大脑,主要是下丘脑是调节能量平衡最主要的器官,各种影响食欲中枢的信号如神经传入(主要是迷走神经)、激素(瘦素、胰岛素、缩胆囊素等)和代谢产物(如葡萄糖、游离脂肪酸)等传入下丘脑中枢,影响各种下丘脑肽的表达和释放,通过神经—体液途径传出信号作用于效应器官,从而维持能量和体重平衡。

长期能量摄入大于能量消耗使脂肪合成增加而导致肥胖症,但是引起能量失衡的神经内分泌系统调节机制复杂,其具体机制尚不明确。肥胖症被认为是包括遗传和环境因素在内的多种因素相互作用的结果。

(一)环境因素

环境因素是过食性肥胖的决定因素,绝大部分肥胖患者由此所致。①饮食因素:能量和脂肪摄入过多,如不吃早饭或漏餐导致下一餐进食过多,害怕浪费而摄入过多的食物;进食行为不良,如经常性的暴饮暴食、夜间进餐,喜欢甜腻的零食,尤其是在看书、看电视等静坐状态下吃零食,进食过快使传入大脑摄食中枢的信号较晚而不能做出即时的反应,没有饱胀感而进食过多。②体力活动减少:如久坐、体育锻炼少、过多使用节省体力的交通工具等。③其他因素:研究表明,文化程度低的人易发生超重和肥胖,因为文化因素可以影响食物摄入量、食物构成、体育活动强度和形式。另外,胎儿期母体营养不良,或出生时低体重婴儿,在成年后饮食结构发生变化时,也容易发生肥胖症。

(二)遗传因素

遗传因素是体质性肥胖的重要因素,不是肥胖患者的主要原因。遗传性肥胖症是多基因疾病,因此目前尚无特别的突破。肥胖的发生存在遗传异质性,研究表明,双亲中一方有肥胖症,其子女肥胖发生率为50%,双亲中双方均有肥胖症,其子女肥胖发生率高达80%。

其他情况是遗传和环境因素相互作用的结果。在这部分病因中遗传因素起一定作用,但不具决定性,更多的是取决于饮食、体力活动、文化因素、社会心理因素等,因此肥胖是多基因、多环境因素共同作用所致的复杂性疾病。

二、病理生理

遗传和环境因素如何引起脂肪堆积过多的确切机制目前还不完全清楚。瘦素是脂肪组织分泌的一种蛋白激素,当脂肪细胞产生甘油三酯增加,脂肪细胞体积变大,引起瘦素分泌增加,进入下丘脑后与室旁核和弓状核上的受体结合,使下丘脑的阿片-促黑素细胞皮质素原合成增加,进而抑制食欲的关键性的神经肽 α-促黑素细胞激素(α-MSH)产生增加。α-MSH 刺激黑皮质素受体 4 而抑制食欲,同时使交感神经分泌儿茶酚胺增加,作用于脂肪细胞肾上腺素能受体,使脂肪细胞内线粒体解耦联蛋白的表达增加,进而消耗能量。反之,当脂肪细胞产生甘油三酯减少,脂肪细胞体积变小时,瘦素分泌较少,下丘脑弓状核上的神经肽 Y(NPY)合成增加,兴奋迷走神经,使胰岛素分泌增加,食欲亢进,脂肪蓄积。

激素在脂肪代谢过程中起重要的作用,如胰岛素和前列腺素 E_1 主要促进脂肪合成,而儿茶酚胺、胰高血糖素、甲状腺激素、生长激素、皮质醇等为促进脂肪分解、抑制其合成的激素。

因此,脂肪代谢受到复杂的神经-内分泌网络系统调控,当上述网络各环节出现障碍,都有可能引起脂肪积聚和肥胖症的发生。

肥胖症可引起一系列代谢紊乱。高胰岛素血症、胰岛素抵抗、血脂紊乱等促进糖尿病、动脉粥样硬化、冠心病的发生。肥胖症的患者由于体内大量脂肪堆积,体重增加,活动时消耗的能量及耗氧量均增加。尽管肥胖患者总摄氧量是增加的,但单位体表面积耗氧量则比非肥胖患者低。同时由于胸腹部脂肪较多,膈肌抬高,换气受限,故肥胖患者可出现 CO_2 潴留及缺氧。肥胖患者的循环血容量增加,心脏负荷增高,同时心肌内外脂肪沉着,容易发生心肌劳损。

三、临床表现

肥胖症可见于任何年龄,以中青年居多,60岁以上也不少见。肥胖症的病因不同,其临床表现也不同,继发性肥胖症除肥胖外还有原发病的特殊临床表现。男性脂肪分布以内脏和上腹部皮下为主,称腹型、苹果型或向心性肥胖;女性则以下腹部、臀部、股部皮下为主,称梨型或外周性肥胖,向心性肥胖者发生代谢综合征的危险性较大。

轻度肥胖症多无症状,中重度肥胖者活动时感觉气喘,行动困难,怕热多汗,下肢有轻重不等的水肿,有的患者日常生活如弯腰穿袜提鞋均感困难。主要临床体征有身材胖、浑圆,脸部上窄下宽,双下颏圆,颈粗短,肋间隙变窄,乳房增大,站立时腹部向前凸出而高于胸部平面。手指、足趾粗短,手背掌指关节骨突处皮肤凹陷,骨突不明显。明显肥胖者在下腹部两侧、大腿内外侧、臀部外侧可见细紫纹或白纹。肥胖者可伴随或合并其他疾病,具体表现如下。

(一)内分泌代谢异常

空腹及餐后血浆胰岛素可增加,出现高胰岛素血症和胰岛素抵抗,其程度和体重呈正相关。肥胖与2型糖尿病关系密切,有数据显示,与体重正常者相比,严重肥胖症发生2型糖尿病的风险在男性增加42倍,女性高达93倍。国际生命科学学会中国肥胖问题工作组综合24万人资料作的横断面分析认为,将体重指数(BMI)控制在24 kg/m^2以下,可防止人群中33%～37%发生糖尿病。患糖尿病的风险与腹部脂肪量、腰围及腰臀比正相关。肥胖是糖尿病的重要危险因素,80%的糖尿病患者伴有肥胖。肥胖者早晨空腹血皮质醇可增高,但午夜唾液皮质醇正常,24小时尿游离皮质醇一般也正常,昼夜节律存在,过夜或小剂量地塞米松抑制试验正常。女性常有闭经不孕、男性化、多毛等症状,可伴有多囊卵巢综合征,表现为不排卵,月经稀少,卵巢雄激素分泌过多。男性可有阳痿不育、类无睾症,血浆游离睾酮常下降而雌激素水平上升。

(二)肥胖低换气综合征

肥胖患者的胸壁、肺的顺应性较正常人下降,呼吸做功增加,CO_2生成增加,肺活量及功能残气量减少,体内大量脂肪堆积,增加了对胸壁和胸廓的压力,腹壁增厚,膈肌抬高,导致肺泡通气不足,换气功能下降,CO_2潴留,严重者可形成继发性红细胞增多症、肺动脉高压及肺心病。肥胖还可引起阻塞性睡眠呼吸暂停综合征,呼吸暂停原因大多为阻塞性,也有中枢性或混合性。患者睡眠时出现呼吸暂停,伴打鼾、嗜睡等症状,可随体重下降而减轻。

(三)心血管疾病

Framingham心脏研究表明,肥胖是心力衰竭、高血压、冠心病等心血管疾病的独立危险因素。我国流行病学资料显示,随着BMI的增加,人群血压水平、高血压患病率呈明显的上升趋势,在多数BMI分组中,男女性腰围(WC)与血压均值和高血压患病率间存在明显的线性相关关系。男女性不同BMI组及WC组高血压患病率分别为16.5%、14.1%(BMI<24 kg/m^2,男/女:WC<85/80 cm),29.8%、20.6%(BMI<24 kg/m^2,男/女:WC≥85/80 cm),57.5%、43.3%(BMI≥28 kg/m^2,男/女:WC≥85/80 cm)。肥胖者心排血量、外周血管阻力增加,心脏负担加重,血总胆固醇(TC)、低密度脂蛋白胆固醇(LDL-C)和甘油三酯(TG)升高而高密度脂蛋白胆固醇降低(HDLC),故易于发生冠心病、脑血管病及左心衰竭等。

（四）其他

肥胖是多种癌症的重要危险因素，男性肥胖与食管癌、胰腺癌、前列腺癌、结肠直肠癌，女性肥胖与胆囊癌、乳腺癌、宫颈癌、子宫内膜癌、卵巢癌的死亡率增加有关。肥胖者胆道胆汁分泌增加，胆汁中胆固醇过饱和，故胆石症的患病率增加。肥胖也增加麻醉和手术的风险性。肥胖者因长期负重引起关节结构异常，易患骨关节病。皮肤褶皱处易发生皮炎甚至擦烂，易发生黑棘皮病，表现为颈部、肘部、手足背侧皮肤褶皱处皮肤色素沉着、粗糙增厚，可随体重下降而减轻。

四、实验室检查

辅助检查有助于尽早明确原发性与继发性肥胖症及是否有并发症出现。可进行以下辅助检查。①血脂检查：常规的血脂检查包括总胆固醇、甘油三酯、低密度脂蛋白胆固醇、高密度脂蛋白胆固醇。②肝功能检查、B超检查：有助于了解有无脂肪肝、胆石症及肾上腺、甲状腺、胰腺、性腺肿瘤。③CT和磁共振检查：怀疑有垂体瘤等颅内肿瘤，肾上腺、胰腺等部位肿瘤时，可进行此项检查。④多导睡眠图监测：当严重肥胖伴发睡眠呼吸暂停综合征，要进行此项监测。⑤心电图、心脏活动平板试验、冠脉CT或造影检查：有助于明确有无心血管疾病。⑥内分泌功能检查：怀疑糖尿病或胰岛素瘤时可测定空腹血糖，进行口服葡萄糖耐量试验（OGTT）、C肽及胰岛素释放试验、糖化血红蛋白检查、饥饿试验等。考虑甲状腺功能减退症时需要测定血清 TSH、总 T_3、总 T_4、游离 T_3、游离 T_4。24 小时尿游离皮质醇测定和小剂量地塞米松抑制试验有助于鉴别单纯性肥胖和皮质醇增多症。有性功能低下者可测定血清睾酮、雌二醇、LH、FSH，进行 LHRH 兴奋试验有助于鉴别性腺功能低下的发病部位。

五、诊断与鉴别诊断

肥胖症的评估包括身体肥胖程度、体脂总量和脂肪分布。肥胖症临床表现没有特异性，诊断标准虽然不理想，但简单实用的指标是根据体重指数和腰围界限值与相关疾病的危险程度及大规模流行病学调查人群统计数据而制定。

（一）BMI

通过 BMI 测量身体肥胖的程度，主要反映全身性肥胖水平，简单易测量，不受性别影响，但在具体应用时有局限性，在不同个体同一 BMI 值并不总是代表相同的脂肪含量或肥胖程度。虽然 BMI 不是金标准，但目前仍是全球认可的判断肥胖简便、可操作性强的首选指标。

美国内分泌医师协会（AACE）提出肥胖诊断定义应从"以 BMI 为中心"转变为"以肥胖相关并发症为中心"。将所有人群分为 5 个阶段：①正常体重（BMI＜25 kg/m²，某些种族人群中 BMI＜23 kg/m²）；②超重（BMI 25～29.9 kg/m²，无肥胖相关并发症）；③肥胖 0 级（BMI≥30 kg/m²，无肥胖相关并发症）；④肥胖 1 级（BMI≥25 kg/m²，至少存在 1 种轻度至中度肥胖相关并发症）；⑤肥胖 2 级（BMI≥25 kg/m²，至少存在 1 种重度肥胖相关并发症）。在某些种族人群中超重、肥胖 1 级和肥胖 2 级中的 BMI 可调整为 23～25 kg/m²，但腰围增加。

（二）腰围

腰围这个指标简单可靠，是反映脂肪总量和脂肪分布最重要的简易临床指标，可间接反映腹内脂肪情况。受试者站立位，双足分开 25～30 cm，体重均匀分配，在正常呼气末测定髂前上棘和第 12 肋下缘连线中点的围长，读数应精确到 mm。以腰围为基础判断成年人向心性肥胖的标准见表 4-1。

表 4-1　以腰围为基础判断成年人向心性肥胖的标准(cm)

性别	WHO(1997 年)	亚太地区(2005 年)	中国人群(2003 年)
男性	>94	≥90	≥85
女性	>80	≥80	≥80

(三)其他诊断指标

CT 或 MRI 测量皮下脂肪厚度或内脏脂肪面积,是评估体内脂肪分布最准确的方法。用 CT 或 MRI 扫描腹部第 4～5 腰椎间水平面计算内脏面积时,一般以腹内脂肪面积≥100 cm² 作为判定腹内脂肪增多的切点。超声可测量腹内脂肪厚度。另外,还可以采用身体密度测量法、生物电阻抗测定法、双能 X 线(DEXA)吸收法测定体脂总量等。但这些仪器设备比较昂贵或技术性强,因此不用作常规检查,常用于科研。

(四)原发性与继发性肥胖症的鉴别

原发性与继发性肥胖症的区别非常重要,否则容易漏诊或误诊为继发性肥胖症,延误肥胖的病因治疗,影响预后。首先,详细询问病史以分析引起肥胖的原因,如肥胖发生的时间、长胖的速度、有无肥胖家族史,以及近期有无外伤、手术史、是否使用过引起肥胖的药物、是否生活方式发生改变等。原发性患者一般缓慢长胖(除女性分娩后长胖外),如短时间内迅速长胖应多考虑继发性肥胖症。同时要注意询问有无伴随或合并相关疾病的病史,如皮质醇增多症表现为高血压、满月脸、水牛背、月经较少、闭经;甲状腺功能减退症常有怕冷、少汗、嗜睡、水肿;糖尿病可出现口干、多饮及多尿等。在体格检查方面,要测量血压、身高、体重,观察体形、皮肤颜色、脂肪分布、有无水肿及紫纹,观察第二性征发育,必要时应进行视力、视野检查等。

(五)并发症与伴发病的筛查

原发性肥胖症对身体的危害除了肥胖本身引起的内分泌代谢等疾病外,肥胖常导致或伴发其他疾病,这些疾病常为肥胖患者死亡的原因,如高血压、糖尿病、血脂紊乱、高尿酸血症与痛风、脂肪性肝病、胆石症、阻塞性呼吸睡眠暂停综合征、心脑血管病、慢性骨关节炎及肿瘤等。应依据病史及体征等相关线索分别进行相应的筛查。继发性肥胖症原因繁多,除了按照原发性肥胖症筛查肥胖共有的并发症与伴发症外,还须按照不同疾病进行相应的筛查。

六、治疗

肥胖症的治疗原则是以行为、饮食及运动等生活方式干预为主的综合治疗,强调个体化,必要时辅以药物或手术治疗,各种并发症及伴随病应给予相应处理,从而减少糖尿病、心脑血管病及各种并发症的发生。继发性肥胖症应针对病因给予相应的治疗。

(一)行为治疗

对患者进行教育,提高患者对肥胖本身及各种并发症或伴随疾病风险性的认识,树立自信,改变不良的生活习惯,建立正确的生活方式,如具有节食意识,每餐达到七分饱;避免暴饮暴食;细嚼慢咽有助于减少进食量,长期坚持饮食控制和体育锻炼,这些是肥胖症治疗的基础。

(二)饮食治疗

根据活动强度、年龄、标准体重及身体健康状况计算每天所需要的热量,制订个体化的饮食方案,鼓励摄入低能量、低脂肪、适量蛋白质、碳水化合物和盐、富含微量元素和维生素的膳食,摄入量持续低于机体的消耗量以达到减轻体重的目的。为使体重缓慢地降低到目标水平,最好使其每天膳食中的热量比原来日常水平减少约 1/3,即女性为 1 000～1 200 kcal/d,男性1 200～1 600 kcal/d,这样有望每周能降低体重 0.5 kg;避免较长时间用极低热量膳食(即能量总摄入低于每天 800 kcal 的膳食),可能导致明显的酮症和微量营养素缺乏等;注意饮食的能量密度(能量密度指一定体积的膳食所产生的能量),即选择体积较大而所含能量相对低一些的食物,蔬菜和水果的体积大而能量密度较低,又富含人体必需的维生素和矿物质,以蔬菜和水果替代部分其他食物能给人以饱腹感而不致摄入过多能量;饮食的结构要合理,蛋白质、碳水化合物和脂肪提供的能量比,应分别占总能量的 15%～20%、60%～65% 和 25% 左右(动物性蛋白质应占总蛋白质的 1/3,动物性脂肪摄入量不超过总热量的 10%)。少食煎炸食品、零食等,限制甜食和盐,适当增加膳食纤维,补充适量的维生素和微量元素。

饮食治疗常见的误区之一是极低热量饮食(VLCD),长期 VLCD 使脂肪过度提供热量,对以葡萄糖供能为主的大脑和心肌代谢会带来不利影响,甚至发生心肌损伤致心源性猝死;同时肝肾代谢负荷过重,因肥胖常伴脂肪性肝病,也常伴高血压甚至肥胖性肾病,因此长时间可能加重肝肾损害。误区之二是不进食或极少进食碳水化合物,后果与 VLCD 相似。误区之三是不进食动物脂肪,因为相当部分必需脂肪酸需要动物脂肪提供,因而没有动物脂肪摄入会造成脂肪酸代谢失衡。由此可见,合理的热量与合理的饮食措施才是科学的治疗,不能采用极端的方法。误区之四是仅饮食治疗,不与运动配合。肥胖伴胰岛素抵抗,要改善胰岛素抵抗除了减少热量外,必须配合运动,否则减轻胰岛素抵抗的作用不明显。

(三)运动治疗

要与饮食治疗同时进行,提倡有氧运动,并有大肌肉群(如股四头肌、肱二头肌等)参与的运动,如走路、骑车、打球、跳舞、游泳、划船、慢跑等。创造尽量多活动的机会,多行走少静坐,宜选择中等强度的运动,一般要求每周进行 3～5 天,每天 30～45 分钟的运动。运动方式和运动量应适合患者具体情况,注意循序渐进,量力而行并持之以恒。各种形式的运动方式对不同患者应有选择性,最重要的是心血管安全性和关节保护,即应评估所选运动方式对心血管和关节的影响,其次是运动本身的风险评估。

(四)药物治疗

减肥药是饮食、运动治疗的辅助手段,应在医师指导下应用。根据《中国成人超重和肥胖预防控制指南(试用)》,药物减重的适应证如下:①食欲旺盛,餐前饥饿难忍,每餐进食量较多;②合并高血糖、高血压、血脂异常和脂肪肝;③合并负重关节疼痛;④肥胖引起呼吸困难或有阻塞性睡眠呼吸暂停综合征;⑤BMI≥24 kg/m² 有上述并发症情况,或 BMI≥28 kg/m²,不论是否有并发症,经过 3～6 个月单纯饮食和增加活动量处理仍不能减重 5%,甚至体重仍有上升趋势者,可考虑用药辅助治疗。下列情况不宜应用减重药物:①儿童;②孕妇、乳母;③对该类药物有不良反应;④正在服用其他选择性血清素再摄取抑制剂者。

迄今为止,全球著名的美国和欧洲药监部门批准且在我国上市销售的减肥药极少。奥利司他因抑制脂肪吸收,用药后发生脂肪泻且自发从肛门溢出,弄脏裤子,严重影响生活质量,加之会发生致命性肝损害,因此国外生产商已主动撤市,停止销售。

但一些大型临床研究发现,二甲双胍有确切的减重作用。美国肥胖学会已将二甲双胍和阿卡波糖作为减肥药。二甲双胍作为减重药物,其疗效呈剂量依赖关系,在安全的前提下用量每天应在 2 000~2 500 mg。另一种对部分患者有减重作用的药物是 α 葡萄糖苷酶抑制剂——阿卡波糖。减重机制不明,可能与减少肠道糖类吸收及改变肠道菌群及激素等有关。阿卡波糖 300 mg/d 的减重疗效优于二甲双胍 1 500 mg/d。

现已发现,二甲双胍联合阿卡波糖减重效果更明显。将两者单用或合用作为一线减肥药的循证医学证据较充分,在需要药物辅助控制体重的患者可试用这两种药物,特别是二甲双胍,也是可以考虑的一种选择。近年新研发已上市的降糖药胰高血糖素样肽-1 受体激动药艾塞那肽和利拉鲁肽(也称胰高血糖素样肽-1 类似物)已被证明有确切的减重疗效,但尚未获准用于治疗不伴糖尿病的肥胖症。该类药物有望成为减重药,在知情同意的情况下也可考虑试用。

(五)手术治疗

研究表明,肥胖患者减重后可改善其血糖、血脂、血压及伴发的睡眠呼吸暂停等状况,改善生活质量,但是通过改变生活方式和(或)药物治疗很难达到明显的效果,尤其是重度肥胖患者难以坚持长期治疗,而且目前获批准且市售的减肥药物非常少。有数据显示,肥胖患者施行减重手术后分别随访 2 年和 10 年,与对照组相比,糖尿病和其他伴随疾病显著改善,糖尿病的发病率也明显下降。手术治疗应该在具备资质的医疗单位进行,需要有经验的内分泌专业医师、营养师及胃肠外科医师等多学科的合作,患者与医方必须进行充分的沟通,医方必须向患者讲明手术可能发生的近期和远期风险,正确评估患者的效益风险十分重要。国外多数学术机构推荐手术治疗不伴糖尿病的肥胖症患者 BMI≥40 kg/m²,IDF 推荐伴 2 型糖尿病的肥胖患者 BMI≥35 kg/m²(亚洲人为≥32.5 kg/m²),经药物及改变生活方式等措施治疗后糖尿病及其他并发症难以控制者考虑减重手术治疗。《中国肥胖病外科治疗指南(2007)》建议有以下①~③之一者,同时具备④~⑦情况的,可考虑行外科手术治疗。①确认出现与单纯脂肪过剩相关的代谢紊乱综合征,如 2 型糖尿病、心血管疾病、脂肪肝、脂代谢紊乱、睡眠呼吸暂停综合征等,且预测减重手术可以有效治疗。②腰围:男≥90 cm,女≥80 cm;血脂紊乱:甘油三酯≥1.70 mmol/L;和(或)空腹高密度脂蛋白胆固醇:男性<0.9 mmol/L,女性<1.0 mmol/L。③连续 5 年以上稳定或稳定增加的体重,BMI≥32 kg/m²(应指患者正常情况下有确认记录的体重及当时的身高所计算的系数,而如怀孕后 2 年内等特殊情况不应作为挑选依据)。④年龄16~65 岁。⑤经非手术治疗疗效不佳或不能耐受者。⑥无酒精或药物依赖性,无严重的精神障碍、智力障碍。⑦患者了解减肥手术术式,理解和接受手术潜在的并发症风险,理解术后生活方式、饮食习惯改变对术后恢复的重要性并有承受能力,能积极配合术后随访,但国内相当多的内分泌代谢医师认为此指南标准太低且循证医学证据不够充分。根据减轻体重的原理不同,手术方式分限制摄入、减少吸收或两者兼有三类。目前,共有 5 种治疗肥胖症的手术方法得到临床验证,即可调节胃绑带术、垂直绑带式胃减容术和袖状胃切除术(限制摄入)、胃短路术(限制摄入和减少吸收)、胆胰旷置术与十二指肠转位术(减少吸收)。手术有一定效果,部分患者获得长期疗效,但手术可能并发吸收不良、贫血、管道狭窄等,有一定危险性,因此手术治疗后需终身随访。

(六)并发症、伴发病及病因治疗

肥胖者有并发症与伴发病时应进行相应的治疗,继发性肥胖症应针对不同的病因给予相应的治疗。

七、预后

肥胖症可称为一种慢性疾病,该疾病可明显增加患者的死亡率,增加致残率,同时影响生活质量。肥胖症与心血管疾病及某些类型肿瘤的死亡明显相关,尤其在肥胖程度相对严重的患者中。欧洲的研究认为超重和肥胖是造成大约80%的2型糖尿病,35%的缺血性心脏病和55%的高血压的原因,每年会引起超过100万人死亡。美国的研究发现,肥胖所造成的死亡甚至超过吸烟、酒精和贫困。如果肥胖患病率持续增加,肥胖可能很快将取代吸烟成为美国可预防死亡的首要原因。

对肥胖患者进行干预,可明显改善肥胖相关的并发症。减重的获益常与体重减轻的程度相关。体重在原有基础上仅减轻5%时,就可因减重获益。减重也可以减少肥胖症患者发生新的肥胖相关并发症的风险。合并2型糖尿病的肥胖症患者,减重可改善患者的胰岛素敏感性及血糖控制。减重也可以降低肥胖患者的甘油三酯、总胆固醇、低密度脂蛋白胆固醇水平且升高高密度胆固醇水平。在不限制盐摄入的情况下,减重即可同时降低肥胖患者的收缩压及舒张压。减重也可以改善肥胖患者的肺功能、阻塞性睡眠呼吸暂停和其他的肥胖相关低通气综合征等。减重是否可降低死亡率尚存在争议。近期的干预性研究表明,通过减重手术可提高肥胖患者的长期生存。

在存在心力衰竭等心血管疾病的患者中是否积极干预体重是有争议的,因有为数不少的研究发现同样患心血管疾病的肥胖患者较比他们瘦的患者临床预后更好,这称为"肥胖悖论"。尽管如此,目前仍然推荐对存在心血管疾病的肥胖患者进行体重干预,尤其是严重肥胖的患者。

第二节　糖尿病

一、病因、发病机制和自然史

糖尿病的病因和发病机制较复杂,至今未完全阐明。不同类型其病因不尽相同,即使在同一类型中也存在着异质性。总的来说,遗传因素及环境因素共同参与发病。胰岛素由胰岛β细胞合成和分泌,经血液循环到达体内各组织器官的靶细胞,与特异受体结合并引发细胞内物质代谢效应,此过程中任何一个环节发生异常均可导致糖尿病。

T2DM在自然进程中,不论其病因如何,都会经历几个阶段:患者已存在糖尿病相关的病理生理改变(如胰岛素抵抗、胰岛β细胞功能缺陷)相当长时间,但糖耐量仍正常。随病情进展首先出现糖调节受损(IGR),包括空腹血糖受损(IFG)和糖耐量减低(IGT),两者可分别或同时存在;IGR代表了正常葡萄糖稳态和糖尿病高血糖之间的中间代谢状态,是最重要的T2DM高危人群,其中IGT预测发展为糖尿病有更高的敏感性,每年有1.5%～10.0%的IGT患者进展为T2DM;并且在大多数情况下,IGR是糖尿病自然病程中的一部分,最后进展成糖尿病。糖尿病早期,部分患者可通过饮食控制、运动、减肥等使血糖得到控制,多数患者则需在此基础上使用口服降糖药使血糖达理想控制,但不需要用胰岛素治疗;随病情进展,β细胞分泌胰岛素功能进行性下降,患者需应用胰岛素帮助控制高血糖,但不依赖外源胰岛素维持生命;随胰岛细胞破坏进一步加重,至胰岛β细胞功能完全衰竭时,则需要外源胰岛素维持生命。由于部分 T2DM 患者发病隐匿,至发现时β细胞功能已严重损害,血糖很高,这类患者即需应用胰岛素帮助控制高血糖。

（一）T1DM

T1DM 绝大多数是自身免疫性疾病,遗传因素和环境因素共同参与其发病。某些外界因素（如病毒感染、化学毒物和饮食等）作用于有遗传易感性的个体,激活 T 细胞介导的一系列自身免疫反应,引起选择性胰岛β细胞破坏和功能衰竭,体内胰岛素分泌不足进行性加重,最终导致糖尿病。

1.遗传因素

在同卵双生子中 T1DM 同病率达 30%～40%,提示遗传因素在 T1DM 发病中起重要作用。T1DM 遗传易感性涉及多个基因,包括 HLA 基因和非 HLA 基因,现尚未被完全识别。已知位于 6 号染色体短臂的 HLA 基因为主效基因,其他为次效基因。HLA-Ⅰ、HLA-Ⅱ类分子参与 CD4$^+$T 细胞及 CD8$^+$ 杀伤 T 细胞的免疫耐受,从而参与了 T1DM 的发病。

总而言之,T1DM 存在着遗传异质性,遗传背景不同的亚型其病因及临床表现不尽相同。

2.环境因素

（1）病毒感染:据报道与 T1DM 发病有关的病毒包括风疹病毒、腮腺炎病毒、柯萨奇病毒、心肌炎病毒和巨细胞病毒等。病毒感染可直接损伤β细胞,迅速、大量破坏β细胞或使细胞发生慢性损伤、数量逐渐减少。病毒感染还可损伤β细胞而暴露其抗原成分,从而触发自身免疫反应,现认为这是病毒感染导致β细胞损伤的主要机制。最近,基于 T1DM 动物模型的研究发现胃肠道中微生物失衡也可能与该病的发生有关。

（2）化学毒物和饮食因素:链脲佐菌素和四氧嘧啶糖尿病动物模型及灭鼠剂吡甲硝苯脲所造成的人类糖尿病属于非免疫介导性β细胞破坏（急性损伤）或免疫介导性β细胞破坏（小剂量、慢性损伤）。而过早接触牛奶或谷类蛋白,引起 T1DM 发病机会增大,可能与肠道免疫失衡有关。

3.自身免疫

许多证据支持 T1DM 为自身免疫性疾病。①遗传易感性与 HLA 区域密切相关,而 HLA 区域与免疫调节及自身免疫性疾病的发生有密切关系。②常伴发其他自身免疫性疾病,如桥本甲状腺炎、Addison 病等。③早期病理改变为胰岛炎,表现为淋巴细胞浸润。④已发现近 90%新诊断的 T1DM 患者血清中存在针对β细胞的单株抗体。⑤动物研究表明,免疫抑制治疗可预防小剂量链脲佐菌素所致动物糖尿病。

（1）体液免疫:已发现 90%新诊断的 T1DM 患者血清中存在针对β细胞的抗体,比较重要的有多株胰岛细胞抗体（ICA）、胰岛素抗体（IAA）、谷氨酸脱羧酶抗体（GADA）、蛋白质酪氨酸磷酸酶样蛋白抗体、锌转运体 8 抗体等。胰岛细胞自身抗体检测可预测 T1DM 的发病及确定高危人群,并可协助糖尿病分型及指导治疗。

(2)细胞免疫:目前认为细胞免疫异常在 T1DM 发病中起更重要作用。细胞免疫失调表现为致病性和保护性 T 细胞比例失衡及其所分泌的细胞因子或其他递质相互作用紊乱,一般认为发病经历 3 个阶段:①免疫系统被激活;②免疫细胞释放各种细胞因子;③在激活的 T 细胞和各种细胞因子的作用下,胰岛 β 细胞受到直接或间接的高度特异性的自身免疫性攻击,导致胰岛炎和 β 细胞破坏。

(二)T2DM

T2DM 是由遗传因素及环境因素共同作用而形成的多基因遗传性复杂病,是一组异质性疾病。目前对 T2DM 的病因和发病机制仍然认识不足,但环境因素扮演着重要角色。

1.遗传因素与环境因素

同卵双生子中 T2DM 的同病率接近 100%,但起病和病情进程则受环境因素的影响而变异甚大。其遗传特点:①参与发病的基因很多,分别影响糖代谢有关过程中的某个中间环节;②每个基因参与发病的程度不等,大多数为次效基因,可能有个别为主效基因;③每个基因只是赋予个体某种程度的易感性,并不足以致病,也不一定是致病所必需;④多基因异常的总效应形成遗传易感性。现有资料显示遗传因素主要影响 β 细胞功能。

环境因素包括增龄、现代生活方式、营养过剩、体力活动不足、子宫内环境,以及应激、化学毒物等。在遗传因素和上述环境因素共同作用下所引起的肥胖,特别是中心性肥胖,与胰岛素抵抗和 T2DM 的发生密切相关。近几十年糖尿病发病率的急剧增高难以用遗传因素解释,以营养过剩和运动减少为主要参与因素的生活方式改变起着更为重要的作用。

2.胰岛素抵抗和 β 细胞功能缺陷

β 细胞功能缺陷导致不同程度的胰岛素缺乏和组织(特别是骨骼肌和肝脏)胰岛素抵抗是 T2DM 发病的两个主要环节。不同个体其胰岛素抵抗和胰岛素分泌缺陷在发病中的重要性不同,同一患者在疾病进程中两者的相对重要性也可能发生变化。在存在胰岛素抵抗的情况下,如果 β 细胞能代偿性增加胰岛素分泌,则可维持血糖正常;当 β 细胞功能无法代偿胰岛素抵抗时,就会发生 T2DM。

(1)胰岛素抵抗:胰岛素降低血糖的主要机制包括抑制肝脏产生葡萄糖,刺激内脏组织(如肝脏)对葡萄糖的摄取,以及促进外周组织(骨骼肌、脂肪)对葡萄糖的利用。胰岛素抵抗指胰岛素作用的靶器官(主要是肝脏、肌肉和脂肪组织)对胰岛素作用的敏感性降低。

胰岛素抵抗是 T2DM 的重要特征,现认为可能是多数 T2DM 发病的始发因素,且产生胰岛素抵抗的遗传背景也会影响 β 细胞对胰岛素抵抗的代偿能力。但胰岛素抵抗的发生机制至今尚未阐明,目前主要有脂质超载和炎症两种论点。脂质过度负荷增多致血液循环中游离脂肪酸(FFA)及其代谢产物水平增高及在非脂肪细胞(主要是肌细胞、肝细胞、胰岛 β 细胞)内沉积,抑制胰岛素信号转导;增大的脂肪细胞吸引巨噬细胞,分泌炎症性信号分子(如 TNF-α、抵抗素、IL-6 等),通过 Jun 氨基端激酶阻断骨骼肌内的胰岛素信号转导。

(2)β 细胞功能缺陷:β 细胞功能缺陷在 T2DM 的发病中起关键作用,β 细胞对胰岛素抵抗的失代偿是导致 T2DM 发病的最后环节。现已证明从糖耐量正常到 IGT 到 T2DM 的进程中,β 细胞功能呈进行性下降,T2DM 诊断时其 β 细胞功能已降低约 50%。

T2DM β 细胞功能缺陷主要表现如下。①胰岛素分泌量的缺陷:T2DM 早期空腹胰岛素水平正常或升高,葡萄糖刺激后胰岛素分泌代偿性增多(但相对于血糖水平而言胰岛素分泌仍是不足的);随着疾病的进展和空腹血糖浓度增高,基础胰岛素分泌不再增加,甚至逐渐降低,而葡萄糖刺激后胰岛素分泌缺陷更明显。患者一般先出现对葡萄糖刺激反应缺陷,对非葡萄糖的刺激(如氨基酸、胰高糖素、化学药物等)尚有反应;至疾病后期胰岛β细胞衰竭时,则对葡萄糖和非葡萄糖的刺激反应均丧失。②胰岛素分泌模式异常:静脉注射葡萄糖后(IVGTT或高糖钳夹试验)第一时相胰岛素分泌减弱或消失;口服葡萄糖胰岛素释放试验中早时相胰岛素分泌延迟、减弱或消失;疾病早期第二时相(或晚时相)胰岛素分泌呈代偿性升高及峰值后移,当病情进一步发展则第二时相(或晚时相)胰岛素分泌也渐减;且对葡萄糖和非葡萄糖刺激反应均减退。③胰岛素脉冲式分泌缺陷:正常胰岛素呈脉冲式分泌,涵盖基础和餐时状态;T2DM胰岛素分泌谱紊乱,正常间隔脉冲消失,出现高频脉冲及昼夜节律紊乱;在DM的发生发展过程中,胰岛素脉冲式分泌异常可能比糖刺激的第一时相胰岛素分泌异常更早出现。④胰岛素质量缺陷:胰岛素原与胰岛素的比例增加,胰岛素原的生物活性仅约为胰岛素的15%。

3.胰岛α细胞功能异常和胰高糖素样多肽-1(GLP-1)分泌缺陷

近年研究发现,与正常糖耐量者比较,T2DM患者血GLP-1浓度降低,尤其进餐后更为明显。但目前尚不清楚这种现象是高血糖的诱发因素或是继发于高血糖。

GLP-1由肠道L细胞分泌,主要生物作用包括刺激β细胞葡萄糖介导的胰岛素合成和分泌、抑制胰高糖素。其他生物学效应包括延缓胃内容物排空、抑制食欲及摄食、促进β细胞增殖和减少凋亡、改善血管内皮功能和保护心脏功能等。GLP-1在体内迅速被DPP-Ⅳ降解而失去生物活性,其血浆半衰期不足2分钟。

已知胰岛中α细胞分泌胰高糖素在保持血糖稳态中起重要作用。正常情况下,进餐后血糖升高刺激早时相胰岛素分泌和GLP-1分泌,进而抑制α细胞分泌胰高糖素,从而使肝糖输出减少,防止出现餐后高血糖。研究发现,T2DM患者由于β细胞数量明显减少,α细胞数量无明显改变,致α/β细胞比例显著增加。另外T2DM患者普遍存在α细胞功能紊乱,主要表现为α细胞对葡萄糖敏感性下降(即需要更高的血糖浓度才能实现对胰高糖素分泌的抑制作用),T2DM患者负荷后GLP-1的释放曲线低于正常个体,从而导致胰高糖素水平升高,肝糖原输出增加。通过提高内源性GLP-1水平或补充外源GLP-1后,可观察到GLP-1以葡萄糖依赖方式促进T2DM的胰岛素分泌和抑制胰高血糖素分泌,并可恢复α细胞对葡萄糖的敏感性。

胰岛α细胞功能异常和GLP-1分泌缺陷可能在T2DM发病中也起重要作用。

4.T2DM的自然史

T2DM早期存在胰岛素抵抗而β细胞可代偿性增加胰岛素分泌时,血糖可维持正常。当β细胞无法分泌足够的胰岛素以代偿胰岛素抵抗时,则会进展为IGR和糖尿病。IGR和糖尿病早期不需胰岛素治疗的阶段较长,部分患者可通过生活方式干预使血糖得到控制,多数患者则需在此基础上使用口服降糖药使血糖达理想控制。随着β细胞分泌胰岛素功能进行性下降,患者需应用胰岛素控制高血糖,但不依赖外源胰岛素维持生命。但随着病情进展,相当一部分患者需用胰岛素控制血糖或维持生命。

二、分型

糖尿病的分型是依据对糖尿病的临床表现、病理生理及病因的认识而建立的综合分型。目前国际上通用的是 WHO 糖尿病专家委员会提出的分型标准。

(一)T1DM

该型又分免疫介导性(1A 型)和特发性(1B 型)。前者占绝大多数,为自身免疫性疾病,可能是有遗传易感性的个体在某些外在环境因素的作用下,机体发生了针对胰岛 β 细胞的自身免疫,导致胰岛 β 细胞破坏,胰岛素分泌减少。血中可发现针对胰岛 β 细胞的特异性抗体。后者发病临床表现与 1A 型相似,但无自身免疫证据。

(二)T2DM

其发病虽然与遗传因素有一定的关系,但环境因素,尤其生活方式起着主导作用。大部分发病从以胰岛素抵抗为主伴胰岛素进行性分泌不足,进展到以胰岛素分泌不足为主伴胰岛素抵抗。

(三)其他特殊类型糖尿病

其他特殊类型糖尿病病因学相对明确。

1.胰岛 β 细胞功能基因缺陷

青年人中的成年发病型糖尿病(MODY)、线粒体基因突变糖尿病及其他。

2.胰岛素作用基因缺陷

A 型胰岛素抵抗、妖精貌综合征、拉布森-门登霍尔综合征、脂肪萎缩型糖尿病等。

3.胰腺疾病和胰腺外伤或手术切除

胰腺炎、创伤、胰腺切除术、胰腺肿瘤、胰腺囊性纤维化病、血色病、纤维钙化性胰腺病等。

4.内分泌疾病

肢端肥大症、库欣综合征、胰高糖素瘤、嗜铬细胞瘤、甲状腺功能亢进症、生长抑素瘤、醛固酮瘤及其他。

5.药物或化学品所致糖尿病

Vacor(N-3 吡啶甲基 N-P 硝基苯尿素)、喷他脒、烟酸、糖皮质激素、甲状腺激素、二氮嗪、β 肾上腺素能激动药、噻嗪类利尿剂、苯妥英钠、α 干扰素等。

6.感染

先天性风疹、巨细胞病毒感染及其他。

7.不常见的免疫介导性糖尿病

僵人综合征、抗胰岛素受体抗体等。

8.其他与糖尿病相关的遗传综合征

唐氏综合征、克兰费尔特综合征、特纳综合征、亨廷顿舞蹈病、劳-穆-比综合征、强直性肌营养不良、卟啉病、普拉德-威利综合征等。

(四)妊娠糖尿病(GDM)

GDM 指妊娠期间发生的糖尿病。不包括孕前已诊断或已患糖尿病的患者,后者称为糖尿病合并妊娠。

糖尿病患者中 T2DM 最多见,占 90%～95%。T1DM 在亚洲较少见,但在某些国家和地区则发病率较高。我国 T1DM 占糖尿病的比例<5%。

三、临床表现

(一)基本临床表现

血糖升高后因渗透性利尿引起多尿,继而口渴多饮;外周组织对葡萄糖利用障碍,脂肪分解增多,蛋白质代谢负平衡,渐见乏力、消瘦,儿童生长发育受阻,患者常有易饥、多食。故糖尿病的临床表现常被描述为"三多一少",即多尿、多饮、多食和体重减轻。可有皮肤瘙痒,尤其外阴瘙痒。血糖升高较快时可使眼房水、晶体渗透压改变而引起屈光改变致视物模糊。部分患者无任何症状,仅于健康检查或因各种疾病就诊化验时发现高血糖。

(二)常见类型糖尿病的临床特点

1.T1DM

(1)免疫介导性 T1DM(1A 型):诊断时临床表现变化很大,可以是轻度非特异性症状、典型"三多一少"症状或昏迷。多数青少年患者起病较急,症状较明显;如未及时诊断治疗,可出现糖尿病酮症酸中毒。多数 T1DM 患者起病初期都需要胰岛素治疗,使代谢恢复正常,但此后可能有持续数周至数月不等时间需要的胰岛素剂量很小或不需要胰岛素,即所谓"蜜月期"现象,这是由于 β 细胞功能得到部分恢复。某些成年患者,起病缓慢,早期临床表现不明显,经历一段或长或短的不需胰岛素治疗的阶段,称为"成人隐匿性自身免疫糖尿病(LADA)"。尽管起病急缓不一,一般较快进展到糖尿病需依赖外源胰岛素控制血糖。这类患者很少肥胖,但肥胖不排除本病可能性。多数 1A 型患者血浆基础胰岛素水平低于正常,葡萄糖刺激后胰岛素分泌曲线低平。胰岛 β 细胞自身抗体或呈阳性。

(2)特发性 T1DM(1B 型):通常急性起病,β 细胞功能明显减退甚至衰竭,临床上表现为糖尿病酮症甚至酮症酸中毒。β 细胞自身抗体检查阴性。病因未明。诊断时需排除单基因突变糖尿病。

2.T2DM

流行病学调查显示,在我国糖尿病患者中,T2DM 占 90% 以上。多见于成人,常在 40 岁以后起病,但也可发生于青少年。多数起病隐匿,症状相对较轻,半数以上无任何症状。不少患者因慢性并发症、伴发病或仅于健康检查时发现。很少自发性发生 DKA,但在应激、严重感染、中断治疗等诱因下也可发生 DKA。T2DM 常有家族史,临床上与肥胖症、血脂异常、脂肪肝、高血压、冠心病等疾病常同时或先后发生,并常伴有高胰岛素血症,目前认为这些均与胰岛素抵抗有关,称为代谢综合征。由于诊断时所处的病程阶段不同,其 β 细胞功能表现差异较大,有的早期患者进食后胰岛素分泌高峰延迟,餐后 3~5 小时血浆胰岛素水平不适当地升高,引起反应性低血糖,可成为这些患者的首发临床表现。

3.某些特殊类型糖尿病

(1)青年人中的成年发病型糖尿病:是一组高度异质性的单基因遗传病。主要临床特征:①有三代或以上家族发病史,且符合常染色体显性遗传规律;②先证者发病年龄<25 岁;③无酮症倾向。

(2)线粒体基因突变糖尿病:①母系遗传;②发病早,β 细胞功能逐渐减退,自身抗体阴性;③身材多消瘦;④常伴神经性耳聋或其他神经肌肉表现。

(3)糖皮质激素所致糖尿病:部分患者应用糖皮质激素后可诱发或加重糖尿病,常与剂量和使用时间相关。多数患者停用糖皮质激素后糖代谢可恢复正常。不管以往有否糖尿病,使用糖皮质激素时均应监测血糖,及时调整降糖方案,首选胰岛素控制高血糖。

4.妊娠糖尿病

妊娠糖尿病通常在妊娠中末期出现,此时与妊娠相关的胰岛素拮抗激素的分泌也达高峰。一般只有轻度无症状性血糖增高,但由于血糖轻度增高对胎儿发育可能有不利影响,因此妊娠期间应重视筛查。对所有孕妇,特别是妊娠糖尿病高风险的妇女(妊娠糖尿病个人史、肥胖、尿糖阳性,或有糖尿病家族史者),最好在怀孕前进行筛查,若 FPG＞7.0 mmol/L、随机血糖＞11.1 mmol/L或 HbA1c＞6.5％则可确诊为显性糖尿病。

所有既往无糖尿病的孕妇应在妊娠 24～28 周时进行 OGTT。针对妊娠糖尿病的诊断方法和标准一直存在争议。就诊断方法而言,分为一步法及两步法。一步法是妊娠 24～28 周行75 g OGTT;若 FPG≥5.1 mmol/L,服糖后 1 小时血糖≥10.0 mmol/L、2 小时≥8.5 mmol/L,不再检测 3 小时血糖;血糖值超过上述任一指标即可诊断为妊娠糖尿病。两步法是妊娠 24～28周先做50 g OGTT 初步筛查,即口服 50 g 葡萄糖,1 小时后抽血化验血糖,血糖水平≥7.8 mmol/L 为异常;异常者需进一步行 100 g OGTT 确诊,分别测定 FPG 及负荷后 1 小时、2 小时和 3 小时血糖水平,两项或两项以上异常即可确诊为妊娠糖尿病。

一步法简单易行,对该法诊断的妊娠糖尿病进行治疗可能会改善母婴结局,但鉴于OGTT 变异度较大,且根据现有一步法的诊断标准可大幅度增加妊娠糖尿病的患病率,由此增加的经济负担,以及诊断的妊娠糖尿病进行干预所带来的母婴益处尚需要更多的临床研究证实。故目前不同组织对一步法及两步法的推荐态度有所不同。NIH 及美国妇产科医师学会推荐两步法,国际糖尿病与妊娠研究组及世界卫生组织则支持采用一步法,而既往支持一步法的美国糖尿病协会(ADA)2014 年发表声明称两种方法都可以选用,美国预防医学工作组、美国家庭医师协会和内分泌学会则并未就选择哪种方法做明确推荐。

对妊娠糖尿病和"糖尿病合并妊娠"均需积极有效处理,以降低围产期疾病相关的患病率和病死率。妊娠糖尿病妇女分娩后血糖一般可恢复正常,但未来发生 T2DM 的风险显著增加。此外,由于某些妊娠糖尿病患者孕前可能已经存在未被诊断的各种类型的糖尿病,故妊娠糖尿病患者应在产后6～12 周使用非妊娠 OGTT 标准筛查糖尿病,并长期追踪观察。

四、实验室检查

(一)糖代谢异常严重程度或控制程度的检查

1.尿糖测定

大多采用葡萄糖氧化酶法,测定的是尿葡萄糖,尿糖阳性是诊断糖尿病的重要线索。但尿糖阳性只是提示血糖值超过肾糖阈(大约 10 mmol/L),因而尿糖阴性不能排除糖尿病可能。并发肾脏病变时,肾糖阈升高,虽然血糖升高,但尿糖阴性。肾糖阈降低时,虽然血糖正常,尿糖可为阳性。

2.血糖测定和 OGTT

血糖升高是诊断糖尿病的主要依据,也是判断糖尿病病情和控制情况的主要指标。血糖值反映的是瞬间血糖状态,常用葡萄糖氧化酶法测定。抽取静脉血或毛细血管血,可用血浆、血清或全血。如血细胞比容正常,血浆、血清血糖比全血血糖高 15％。诊断糖尿病时必须用静脉血浆测定血糖,治疗过程中随访血糖控制情况可用便携式血糖计测定末梢血糖。

当血糖高于正常范围而又未达到诊断糖尿病标准时,须进行 OGTT。OGTT 应在无摄入任何热量8小时后,清晨空腹进行,成人口服 75 g 无水葡萄糖,溶于 250～300 mL 水中,5～10分钟内饮完,空腹及开始饮葡萄糖水后 2 小时测静脉血浆葡萄糖。儿童服糖量按每千克体重1.75 g 计算,总量不超过 75 g。

如下因素可影响 OGTT 结果的准确性:试验前连续 3 天膳食中糖类摄入过少、长期卧床或极少活动、应激情况、应用药物(如噻嗪类利尿剂、β 受体阻滞药、糖皮质激素等)、吸烟等。因此急性疾病或应激情况时不宜行 OGTT;试验过程中,受试者不喝茶及咖啡、不吸烟、不做剧烈运动;试验前 3 天内摄入足量碳水化合物;试验前 3～7 天停用可能影响的药物。

3.糖化血红蛋白和糖化血浆清蛋白测定

糖化血红蛋白是葡萄糖或其他糖与血红蛋白的氨基发生非酶催化反应(一种不可逆的蛋白糖化反应)的产物,其量与血糖浓度呈正相关。糖化血红蛋白有 a、b、c 3 种,以糖化血红蛋白c 最为重要。正常人糖化血红蛋白 c 占血红蛋白总量的 3%～6%,不同实验室之间其参考值有一定差异。血糖控制不良者糖化血红蛋白c 升高,并与血糖升高的程度和持续时间相关。由于红细胞在血液循环中的寿命约为 120 天,因此糖化血红蛋白 c 反映患者近 8～12 周平均血糖水平,为评价糖尿病长期血糖控制水平的主要监测指标之一。需要注意糖化血红蛋白c受检测方法、有无贫血和血红蛋白异常疾病、红细胞转换速度、年龄等因素的影响。另外,糖化血红蛋白c 不能反映瞬时血糖水平及血糖波动情况,也不能确定是否发生过低血糖。

血浆蛋白(主要为清蛋白)同样可与葡萄糖发生非酶催化的糖化反应而形成果糖胺,其形成的量也与血糖浓度和持续时间相关,正常值为 1.7～2.8 mmol/L。由于清蛋白在血中半衰期为 19 天,故果糖胺反映患者近 2～3 周平均血糖水平,为糖尿病患者近期病情监测的指标。

(二)胰岛 β 细胞功能检查

1.胰岛素释放试验

正常人空腹基础血浆胰岛素为 35～145 pmol/L(5～20 mU/L),口服 75 g 无水葡萄糖(或 100 g 标准面粉制作的馒头)后,血浆胰岛素在 30～60 分钟上升至高峰,峰值为基础值的5～10 倍,3～4 小时恢复到基础水平。本试验反映基础和葡萄糖介导的胰岛素释放功能。胰岛素测定受血清中胰岛素抗体和外源性胰岛素的干扰。

2.C 肽释放试验

C 肽释放试验方法同上。正常人空腹基础值不小于 400 pmol/L,高峰时间同上,峰值为基础值的 5～6 倍,反映基础和葡萄糖介导的胰岛素释放功能。C 肽测定不受血清中的胰岛素抗体和外源性胰岛素的影响。

3.其他检测

静脉注射葡萄糖－胰岛素释放试验和高糖钳夹试验可了解胰岛素释放第一时相;胰高糖素－C 肽刺激试验和精氨酸刺激试验可了解非糖介导的胰岛素分泌功能等,可根据患者的具体情况和检查目的而选用。

(三)其他检查

1.血脂水平检测

胆固醇,尤其是 LDL-C 在动脉粥样硬化发生和发展中发挥着关键作用。糖尿病患者发生动脉粥样硬化的危险度明显增高,故要严密监测血脂,并结合年龄、性别、吸烟与否、血压水平及有无血管病变等确定个体化血脂治疗方案及达标标准。

2.足底压力检测

有条件者可行足底压力分析,以指导糖尿病足患者的足部护理及对足矫形器的监测。

3.有关病因和发病机制的检查

GADA、ICA、IAA 及 IA-2A 的联合检测;胰岛素敏感性检查;基因分析等。

五、诊断与鉴别诊断

大多数早期 T2DM 患者并无明显症状,故容易漏诊和误诊。在临床工作中要善于发现糖尿病,尽可能早期诊断和治疗。糖尿病诊断以血糖升高为依据,血糖的正常值和糖代谢异常的诊断切点是依据血糖值与糖尿病特异性并发症(如视网膜病变)发生风险的关系来确定。应注意如单纯检查空腹血糖,糖尿病漏诊率高,应加测餐后血糖,必要时进行 OGTT。

(一)诊断线索

有多食、多饮、多尿及体重减轻("三多一少")症状者;以糖尿病各种急慢性并发症或伴发病首诊就诊者,如原因不明的酸中毒、失水、昏迷、休克;反复发作的皮肤疖或痈、真菌性阴道炎等;手足麻木、视物模糊等。高危人群:有糖调节受损史[IFG 和(或)IGT];年龄≥45 岁;超重或肥胖;T2DM 的一级亲属;有巨大儿生产史或妊娠糖尿病史等。

(二)诊断标准

我国目前采用国际上通用 WHO 糖尿病专家委员会提出的诊断和分类标准(表 4-2、表 4-3),要点如下。

表 4-2 糖尿病诊断标准

诊断标准	静脉血浆葡萄糖水平(mmol/L)
糖尿病症状+随机血糖	≥11.1
空腹血糖(FPG)	≥7.0
OGTT 2 小时血糖	≥11.1

注:需再测一次予以证实,诊断才能成立。随机血糖指不考虑上次用餐时间,一天中任意时间的血糖,不能用来诊断 IFG 或 IGT。

表 4-3 糖代谢状态分类

糖代谢分类	静脉血浆葡萄糖水平(mmol/L)	
	空腹血糖(FPG)	糖负荷后 2 小时血糖水平
正常血糖(NGR)	<6.1	<7.8
空腹血糖受损(IFG)	6.1~6.9	<7.8
糖耐量减低(IGT)	<7.0	7.8~11.0
糖尿病(DM)	≥7.0	≥11.1

注:2003 年 11 月国际糖尿病专家委员会建议将 IFG 的界限值修订为 5.6~6.9 mmol/L。

(1)糖尿病诊断是基于空腹(FPG)、任意时间或 OGTT 中 2 小时血糖值。空腹指至少 8 小时内无任何热量摄入;任意时间指一天内任何时间,无论上一次进餐时间及食物摄入量。糖尿病症状指多尿、烦渴多饮和难于解释的体重减轻。FPG 3.9~6.0 mmol/L(70~108 mg/dL)为正常;6.1～6.9 mmol/L(110～125 mg/dL)为 IFG;≥7.0 mmol/L(126 mg/dL)应考虑糖尿病。OGTT 中 2 小时血糖值<7.7 mmol/L(139 mg/dL)为正常糖耐量;7.8～11.0 mmol/L(140～199 mg/dL)为 IGT;≥11.1 mmol/L(200 mg/dL)应考虑糖尿病。

（2）糖尿病的临床诊断推荐采用葡萄糖氧化酶法测定静脉血浆葡萄糖。

（3）对于无糖尿病症状,仅一次血糖值达到糖尿病诊断标准者,必须在另一天复查核实而确定诊断;如复查结果未达到糖尿病诊断标准,应定期复查。IFG 或 IGT 的诊断应根据 3 个月内的两次 OGTT 结果,用其平均值来判断。严重疾病(急性严重感染、创伤)或其他应激情况下,可因拮抗胰岛素的激素(如儿茶酚胺、皮质醇等)分泌增多而发生应激性高血糖。但这种代谢紊乱常为暂时性和自限性,因此在应激因素消失前,不能据此时血糖水平诊断糖尿病,必须在应激消除后复查才能明确其糖代谢状况。

（4）儿童糖尿病诊断标准与成人相同。

（5）孕期首次产前检查时,使用普通糖尿病诊断标准筛查孕前未诊断的 T2DM,如达到糖尿病诊断标准即可判断孕前就患有糖尿病。如初次检查结果正常,则在孕 24～28 周筛查有无 GDM。

（6）近年对应用糖化血红蛋白作为糖尿病诊断指标的国内外研究很多,并得到广泛关注。糖化血红蛋白是评价长期血糖控制的金标准。流行病学和循证医学研究证明糖化血红蛋白能稳定和可靠地反映患者的预后,且糖化血红蛋白具有检测变异小、更稳定、可采用与DCCT/UKPDS一致的方法并进行标化、无须空腹或定时采血且受应激等急性状态影响小等优点。ADA 已经把糖化血红蛋白≥6.5% 作为糖尿病的诊断标准,WHO 也建议在条件成熟的地方采用糖化血红蛋白作为诊断糖尿病的指标。然而由于我国有关糖化血红蛋白诊断糖尿病的相关资料尚不足,而且我国尚缺乏糖化血红蛋白检测方法的标准化,包括测定仪器和测定方法的质量控制存在着明显的地区差异,故目前在我国尚不推荐采用糖化血红蛋白诊断糖尿病。

（三）鉴别诊断

注意鉴别其他原因所致尿糖阳性。肾性糖尿因肾糖阈降低所致,尿糖阳性,但血糖及OGTT 正常。某些非葡萄糖的糖尿如果糖、乳糖、半乳糖尿,用班氏试剂(硫酸铜)检测呈阳性反应,用葡萄糖氧化酶试剂检测呈阴性反应。

甲状腺功能亢进症、胃空肠吻合术后,因碳水化合物在肠道吸收快,可引起进食后 0.5～1 小时血糖过高,出现糖尿,但 FPG 和餐后 2 小时血糖正常。严重弥漫性肝病患者,葡萄糖转化为肝糖原功能减弱,肝糖原贮存减少,进食后 0.5～1 小时血糖过高,出现糖尿,但 FPG 偏低,餐后 2～3 小时血糖正常或低于正常。急性应激状态时,胰岛素拮抗激素(如肾上腺素、ACTH、肾上腺皮质激素和生长激素)分泌增加,可使糖耐量减低,出现一过性血糖升高、尿糖阳性,应激过后可恢复正常。

（四）分型诊断

最重要的是鉴别 T1DM 和 T2DM,由于两者缺乏明确的生化或遗传学标志,主要根据临床特点和发展过程,从发病年龄、起病急缓、症状轻重、体重、有否酮症酸中毒倾向、是否依赖外源胰岛素维持生命等方面,结合胰岛 β 细胞自身抗体和 β 细胞功能检查结果而进行临床综合分析判断。一般来说,T1DM 发病年龄轻,起病急,症状较重,明显消瘦,有酮症倾向,需要胰岛素治疗。但两者的区别都是相对的,临床单靠血糖水平不能区分 T1DM 还是 T2DM,有些患者诊断初期可能同时具有 T1DM 和 T2DM 的特点,如这些人发病年龄较小但进展慢,一般不胖,胰岛素分泌功能降低但尚未达容易发生酮症的程度,其中相当部分患者使用口服降糖药即可达良好血糖控制,这些患者确实暂时很难明确归为 T1DM 或 T2DM。这时可先做一个临时性分型,用于指导治疗。然后依据对治疗的初始反应和 β 细胞功能的动态变化再重新评估和分型。随着疾病的进展,诊断会越来越明确。从发病机制角度来讲,胰岛 β 细胞自身抗体是诊断 T1DM 的特异指标。

MODY 和线粒体基因突变糖尿病有一定临床特点,但确诊有赖于基因分析。

许多内分泌疾病,如肢端肥大症(或巨人症)、库欣综合征、嗜铬细胞瘤可分泌生长激素、皮质醇、儿茶酚胺,抵抗胰岛素而引起继发性糖尿病。还要注意药物影响和其他特殊类型糖尿病。

(五)并发症和伴发病的诊断

对糖尿病的各种并发症及经常伴随出现的肥胖、高血压、血脂异常等也须进行相应检查和诊断以便及时治疗。

T1DM 应根据体征和症状考虑自身免疫性甲状腺疾病、系统性红斑狼疮等的筛查。

六、治疗

由于糖尿病的病因和发病机制尚未完全阐明,目前仍缺乏病因治疗。

糖尿病治疗的近期目标是通过控制高血糖和相关代谢紊乱以消除糖尿病症状和防止出现急性严重代谢紊乱;远期目标是通过良好的代谢控制达到预防和(或)延缓糖尿病慢性并发症的发生和发展,维持良好健康和学习、劳动能力,提高患者的生活质量,降低病死率和延长寿命,保障儿童患者的正常生长发育。

近年循证医学的发展促进了糖尿病治疗观念的进步,糖尿病的控制已从传统意义上的治疗转变为系统管理,最好的管理模式是以患者为中心的团队式管理,团队主要成员包括全科和专科医师、糖尿病教员、营养师、运动康复师、糖尿病患者及其家属等,并建立定期随访和评估系统。

近年临床研究证实:使新诊断的糖尿病患者达到良好血糖控制可延缓糖尿病微血管病变的发生、发展;早期有效控制血糖可能对大血管有较长期的保护作用(代谢记忆效应);全面控制 T2DM 的危险因素可明显降低大血管和微血管病变的发生风险和死亡风险。早期良好控制血糖尚可保护 β 细胞功能及改善胰岛素敏感性。故糖尿病管理须遵循早期和长期、积极而理性、综合治疗和全面达标、治疗措施个体化等原则。IDF 提出糖尿病综合管理 5 个要点(有"五驾马车"之称):糖尿病教育,医学营养治疗,运动治疗,血糖监测和药物治疗。

已有证据显示,将 HbA1c 降至 7% 左右或以下可显著减少糖尿病微血管并发症;如在诊断糖尿病后早期降低 HbA1c,可以减少慢性大血管病变风险。应对血糖控制的风险与获益、可行性和社会因素等进行综合评估,为患者制订合理的个体化 HbA1c 控制目标。对于大多数非妊娠成人,HbA1c 的合理控制目标为<7%。有学者建议,对于某些患者(如病程短、预期寿命长、无明显的 CVD 等),在无明显低血糖或其他不良反应的前提下,可考虑更严格的

HbA1c 目标(如 HbA1c 6.0%～6.5%)。而对于有严重低血糖病史,预期寿命有限,有显著的微血管或大血管并发症,或有严重的并发症,糖尿病病程长,并且尽管进行了糖尿病自我管理教育、合适的血糖监测、接受有效剂量的多种降糖药物包括胰岛素治疗仍然很难达标的患者,应采用较为宽松的 HbA1c 目标(如 HbA1c 7.5%～8%,或甚至更高)。即糖尿病患者血糖控制目标应该遵循个体化的原则。

(一)糖尿病健康教育

糖尿病健康教育是重要的基础管理措施之一。每位糖尿病患者一旦诊断即应规范接受糖尿病教育,目标是使患者充分认识糖尿病并掌握糖尿病的自我管理能力。健康教育被公认是决定糖尿病管理成败的关键。良好的健康教育可充分调动患者的主观能动性,积极配合治疗,有利于疾病控制达标,防止各种并发症的发生和发展,降低医疗费用和负担,使患者和国家均受益。健康教育包括糖尿病防治专业人员的培训,医务人员的继续医学教育,患者及其家属和公众的卫生保健教育。应对患者和家属耐心宣教,使其认识到糖尿病是终身疾病,治疗需持之以恒,充分认识自身的行为和自我管理能力是糖尿病能否成功控制的关键。同时促进患者治疗性生活方式改变,定期辅导并应将其纳入治疗方案,让患者了解糖尿病的基础知识和治疗控制要求,学会自我血糖监测,掌握医学营养治疗的具体措施和体育锻炼的具体要求,使用降血糖药物的注意事项,学会胰岛素注射技术,从而在医务人员指导下长期坚持合理治疗并达标,坚持随访,按需要调整治疗方案。同时,糖尿病健康教育应涉及社会心理问题,因为良好情感状态与糖尿病治疗效果密切相关。劝诫患者戒烟和戒烈性酒,讲求个人卫生,预防各种感染。

(二)医学营养治疗

医学营养治疗是糖尿病基础管理措施,是综合管理的重要组成部分。对医学营养治疗的依从性是决定患者能否达到理想代谢控制的关键影响因素。其主要目标是纠正代谢紊乱、达到良好的代谢控制、减少 CVD 的危险因素、提供最佳营养以改善患者健康状况、减缓 β 细胞功能障碍的进展。总的原则是确定合理的总能量摄入,合理、均衡地分配各种营养物质,恢复并维持理想体重。

1.计算总热量

首先按患者性别、年龄和身高查表或用简易公式计算理想体重[理想体重(kg)=身高(cm)-105],然后根据理想体重和工作性质,参照原来生活习惯等,计算每天所需总热量。成年人休息状态下每天每千克理想体重给予热量 25～30 kcal,轻体力劳动 30～35 kcal,中度体力劳动 35～40 kcal,重体力劳动 40 kcal 以上。儿童、孕妇、乳母、营养不良及伴有消耗性疾病者应酌情增加,肥胖者酌减,使体重逐渐恢复至理想体重的±5%左右。

2.膳食搭配

膳食中碳水化合物所提供的能量应占饮食总热量的 50%～60%。不同种类碳水化合物引起血糖增高的速度和程度有很大不同,可用食物血糖指数(GI)来衡量。GI 指进食恒量的食物(含 50 g 碳水化合物)后,2～3 小时的血糖曲线下面积相比空腹时的增幅除以进食 50 g 葡萄糖后的相应增幅。GI≤55% 为低 GI 食物,55%～70% 为中 GI 食物,GI≥70% 为高 GI 食物。低 GI 食物有利于血糖控制和控制体重。应限制含糖饮料摄入,可适量摄入糖醇和非营养性甜味剂。肾功能正常的糖尿病个体,推荐蛋白质的摄入量占供能比的 10%～15%,成人每天每千克理想体重 0.8～1.2 g;孕妇、乳母、营养不良或伴消耗性疾病者增至 1.5～2.0 g;伴有糖尿病肾病而肾功能正常者应限制至 0.8 g,血尿素氮已升高者应限制在 0.6 g 以下。蛋白质应至少有 1/3 来自动物蛋白质,以保证必需氨基酸的供给。膳食中由脂肪提供的能量不超过总热量的 30％,其中饱和脂肪酸不应超过总热量的 7％;食物中胆固醇摄入量应 $<$ 300 mg/d。

此外,各种富含食用纤维的食品可延缓食物吸收,降低餐后血糖高峰,有利于改善糖、脂代谢紊乱,并促进胃肠蠕动,防止便秘。提倡食用绿叶蔬菜、豆类、块根类、粗谷物、含糖成分低的水果等。

3.糖尿病的营养补充治疗

没有明确的证据显示糖尿病患者维生素或矿物质的补充是有益的(如果没有缺乏)。不建议常规补充抗氧化剂如维生素 E、维生素 C 和胡萝卜素,因为缺乏有效性和长期安全性的证据。目前的证据不支持糖尿病患者补充 ω-3(EPA 和 DHA)预防或治疗心血管事件的建议。没有足够的证据支持糖尿病患者常规应用微量元素如铬、镁和维生素 D 以改善血糖控制。没有足够的证据支持应用肉桂或其他中草药/补充剂治疗糖尿病。

4.饮酒

成年糖尿病患者如果想饮酒,每天饮酒量应适度(成年女性每天饮酒的酒精量≤15 g,成年男性≤25 g)。饮酒或许使糖尿病患者发生迟发低血糖的风险增加,尤其是应用胰岛素或促胰岛素分泌剂的患者。教育并保证让患者知晓如何识别和治疗迟发低血糖。

5.钠摄入

普通人群减少钠摄入,每天<2 300 mg 的建议对糖尿病患者也是合适的。对糖尿病合并高血压的患者,应考虑进一步减少钠的摄入。

6.合理分配

确定每天饮食总热量和糖类、蛋白质、脂肪的组成后,按每克糖类、蛋白质产热 4 kcal,每克脂肪产热 9 kcal,将热量换算为食品后制订食谱,并根据生活习惯、病情和配合药物治疗需要进行安排。可按每天三餐分配为 1/5、2/5、2/5 或 1/3、1/3、1/3。

以上仅是原则估算,在治疗过程中要根据患者的具体情况进行调整。如肥胖患者在治疗措施适当的前提下,体重不下降,应进一步减少饮食总热量;体形消瘦的患者,经治疗体重已恢复,其饮食方案也应适当调整,避免体重继续增加。

(三)运动治疗

体育运动在糖尿病患者的管理中占重要地位,尤其对肥胖的 T2DM 患者,运动可增加胰岛素敏感性,有助于控制血糖和体重。根据年龄、性别、体力、病情、有无并发症及既往运动情况等不同条件,在医师指导下开展有规律的合适运动,循序渐进,并长期坚持。建议糖尿病患者每周至少进行 150 分钟的中等强度的有氧体力活动(50％～70％最大心率),每周运动时间应该分布在 3 天以上,运动间隔时间一般不超过 2 天。若无禁忌证,应该鼓励 T2DM 患者每周至少进行2次阻力性肌肉运动。如果患者觉得达到所推荐的运动量和时间有困难,应鼓励他们尽可能进行适当的体育运动。运动前、中、后要监测血糖。运动量大或激烈运动时应建议患者调整食物及药物,以免发生低血糖。T1DM 患者为避免血糖波动过大,体育锻炼宜在餐后进行,运动量不宜过大,持续时间不宜过长。血糖>14 mmol/L,有明显的低血糖症状或者血糖波动较大,有糖尿病急性并发症和心、眼、脑、肾等严重慢性并发症者暂不适宜运动。

(四)病情监测

糖尿病病情监测包括血糖监测、其他 CVD 危险因素和并发症监测。

血糖监测基本指标包括空腹血糖、餐后血糖和 HbA1c。HbA1c 是评价长期血糖控制的金指标,也是指导临床调整治疗方案的重要依据之一,推荐糖尿病患者开始治疗时每 3 个月检测1 次 HbA1c,血糖达标后每年至少监测 2 次。也可用糖化血清蛋白来评价近 2～3 周的血糖控制情况。建议患者应用便携式血糖计进行自我监测血糖(SMBG),以了解血糖的控制水平和波动情况,指导调整治疗方案。自我血糖监测适用于所有糖尿病患者,尤其对妊娠糖尿病和胰岛素治疗的糖尿病患者更应加强自我血糖监测。SMBG 的方案、频率和时间安排应根据患者的病情、治疗目标和治疗方案决定。

患者每次就诊时均应测量血压。每年至少 1 次全面了解血脂及心、肾、神经、眼底等情况,以便尽早发现问题并给予相应处理。

(五)高血糖的药物治疗

1.口服降糖药物

高血糖的药物治疗多基于 2 型糖尿病的两个主要病理生理改变——胰岛素抵抗和胰岛素分泌受损。口服降糖药物根据作用效果的不同,可以分为促胰岛素分泌剂(磺脲类、格列奈类、DPP-Ⅳ抑制剂)和非促胰岛素分泌剂(双胍类、噻唑烷二酮类、α糖苷酶抑制剂)。磺脲类药物、格列奈类药物直接刺激胰岛素分泌;DPP-Ⅳ抑制剂通过减少体内 GLP-1 的分解而增加 GLP-1,促进胰岛素的分泌;噻唑烷二酮类药物可改善胰岛素抵抗;双胍类药物主要减少肝脏葡萄糖的输出;α糖苷酶抑制剂主要延缓碳水化合物在肠道内的吸收。

(1)二甲双胍:目前临床上使用的双胍类药物主要是盐酸二甲双胍。双胍类药物主要药理作用是通过减少肝脏葡萄糖的输出和改善外周胰岛素抵抗而降低血糖。许多国家和国际组织制定的糖尿病指南中推荐二甲双胍作为 2 型糖尿病患者控制高血糖的一线用药和联合用药中的基础用药。临床试验显示,二甲双胍可以使 HbA1c 下降 1‰～2‰并可使体重下降。单独使用二甲双胍类药物不导致低血糖,但二甲双胍与胰岛素或促胰岛素分泌剂联合使用时可增加低血糖发生的危险性。二甲双胍的主要不良反应为胃肠道反应。双胍类药物罕见的严重不良反应是诱发乳酸酸中毒。因此,双胍类药物禁用于肾功能不全[血肌酐水平男性>1.5 mg/dL,女性>1.4 mg/dL或肾小球滤过率<60 mL/(min·1.73 m²)]、肝功能不全、严重感染、缺氧或接受大手术的患者。在做造影检查使用碘化造影剂时,应暂时停用二甲双胍。

(2)磺脲类药物:磺脲类药物属于促胰岛素分泌剂,主要药理作用是通过刺激胰岛 β 细胞分泌胰岛素,增加体内的胰岛素水平而降低血糖。临床试验显示,磺脲类药物可以使 HbA1c 降低 1‰～2‰,是目前许多国家和国际组织制定的糖尿病指南中推荐的控制 2 型糖尿病患者高血糖的主要用药。目前在我国上市的磺脲类药物主要为格列苯脲、格列齐特、格列吡嗪和格列喹酮。磺脲类药物如果使用不当可以导致低血糖,特别是在老年患者和肝、肾功能不全者,磺脲类药物还可以导致体重增加。有肾功能轻度不全的患者,宜选择格列喹酮。患者依从性差时,建议服用每天 1 次的磺脲类药物。

(3)噻唑烷二酮类药物:噻唑烷二酮类药物主要通过增加靶细胞对胰岛素作用的敏感性而降低血糖。目前在我国上市的噻唑烷二酮类药物主要有罗格列酮和吡格列酮。临床试验显示,噻唑烷二酮类药物可以使 HbA1c 下降 1%～1.5%。噻唑烷二酮类药物单独使用时不导致低血糖,但与胰岛素或促胰岛素分泌剂联合使用时可增加发生低血糖的风险。体重增加和水肿是噻唑烷二酮类药物的常见不良反应,这种不良反应在与胰岛素联合使用时表现得更加明显。噻唑烷二酮类药物的使用还与骨折和心力衰竭风险增加相关。在有心力衰竭(纽约心力衰竭分级Ⅱ以上)的患者、有活动性肝病或转氨酶增高超过正常上限2.5倍的患者,以及有严重骨质疏松和骨折病史的患者中应禁用本类药物。

(4)格列奈类药物:为非磺脲类的胰岛素促泌剂,我国上市的有瑞格列奈、那格列奈和米格列奈。本类药物主要通过刺激胰岛素的早期分泌而降低餐后血糖,具有吸收快、起效快和作用时间短的特点,可降低 HbA1c 0.3%～1.5%。此类药物需在餐前即刻服用,可单独使用或与其他降糖药物联合应用(磺脲类除外)。格列奈类药物的常见不良反应是低血糖和体重增加,但低血糖的发生频率和程度较磺脲类药物轻。

(5)α糖苷酶抑制剂:α糖苷酶抑制剂通过抑制碳水化合物在小肠上部的吸收而降低餐后血糖,适用于以碳水化合物为主要食物成分和餐后血糖升高的患者。国内上市的 α糖苷酶抑制剂有阿卡波糖、伏格列波糖和米格列醇。α糖苷酶抑制剂可使 HbA1c 下降 0.5%～0.8%,不增加体重,并且有使体重下降的趋势,可与磺脲类、双胍类、噻唑烷二酮类或胰岛素合用。α糖苷酶抑制剂的常见不良反应为胃肠道反应。服药时从小剂量开始,逐渐加量是减少不良反应的有效方法。单独服用本类药物通常不会发生低血糖;合用 α糖苷酶抑制剂的患者如果出现低血糖,治疗时需使用葡萄糖、牛奶或蜂蜜,而食用蔗糖或淀粉类食物纠正低血糖的效果差。

(6)二肽基肽酶-Ⅳ抑制剂(DPP-Ⅳ抑制剂):DPP-Ⅳ抑制剂通过抑制二肽基肽酶-Ⅳ而减少 GLP-1 在体内的失活,增加 GLP-1 在体内的水平。GLP-1 以葡萄糖浓度依赖的方式增强胰岛素分泌,抑制胰高血糖素分泌。目前国内上市的 DPP-Ⅳ抑制剂为西格列汀。在包括中国2型糖尿病患者在内的临床试验显示 DPP-Ⅳ抑制剂可降低 HbA1c 0.5%～1.0%。DPP-Ⅳ抑制剂单独使用不增加低血糖发生的风险,不增加体重。目前在我国上市的西格列汀在有肾功能不全的患者中使用时应注意减少药物剂量。

(7)GLP-1 受体激动药:GLP-1 受体激动药通过激动 GLP-1 受体而发挥降低血糖的作用。GLP-1 受体激动药以葡萄糖浓度依赖的方式增强胰岛素分泌、抑制胰高血糖素分泌并能延缓胃排空和通过中枢性的抑制食欲而减少进食量。目前国内上市的 GLP-1 受体激动药为艾塞那肽,需皮下注射。在包括中国2型糖尿病患者在内的临床试验显示 GLP-1 受体激动药可以使 HbA1c 降低 0.5%～1%。GLP-1 受体激动药可以单独使用或与其他口服降糖药物联合使用。GLP-1 受体激动药有显著的体重降低作用,单独使用无明显导致低血糖发生的风险。GLP-1 受体激动药的常见胃肠道不良反应,如恶心,程度多为轻到中度,主要见于刚开始治疗时,随治疗时间延长逐渐减少。

2.胰岛素治疗

胰岛素治疗是控制高血糖的重要手段。1型糖尿病患者需依赖胰岛素维持生命,也必须使用胰岛素控制高血糖。2型糖尿病患者虽然不需要胰岛素来维持生命,但由于口服降糖药的失效或出现口服药物使用的禁忌证时,仍需要使用胰岛素控制高血糖,以减少糖尿病急、慢性并发症发生的危险。在某些时候,尤其是病程较长时,胰岛素治疗可能会变成最佳甚至是必需的保持血糖控制的措施。

开始胰岛素治疗后应该继续坚持饮食控制和运动,并加强对患者的宣教,鼓励和指导患者进行自我血糖监测,以便于胰岛素剂量调整和预防低血糖发生。所有开始胰岛素治疗的患者都应该接受低血糖危险因素、症状和自救措施的教育。

胰岛素的治疗方案应该模拟生理性胰岛素分泌的模式,包括基础胰岛素和餐时胰岛素两部分的补充。胰岛素根据其来源和化学结构可分为动物胰岛素、人胰岛素和胰岛素类似物。胰岛素根据其作用特点可分为超短效胰岛素类似物、常规(短效)胰岛素、中效胰岛素、长效胰岛素(包括长效胰岛素类似物)和预混胰岛素(包括预混胰岛素类似物)。临床试验证明,胰岛素类似物与人胰岛素相比控制血糖的能力相似,但在模拟生理性胰岛素分泌和减少低血糖发生的危险性方面胰岛素类似物优于人胰岛素。

(1)胰岛素的起始治疗。①1型糖尿病患者在发病时就需要胰岛素治疗,而且需终身胰岛素替代治疗。②2型糖尿病患者在生活方式和口服降糖药联合治疗的基础上,如果血糖仍然未达到控制目标,即可开始口服药物和胰岛素的联合治疗。一般经过较大剂量多种口服药物联合治疗后 HbA1c 仍>7%时,就可以考虑启动胰岛素治疗。③对新发病并与1型糖尿病鉴别困难的消瘦的糖尿病患者,应该把胰岛素作为一线治疗药物。④在糖尿病病程中(包括新诊断的2型糖尿病患者),出现无明显诱因的体重下降时,应该尽早使用胰岛素治疗。⑤根据患者的具体情况,可选用基础胰岛素或预混胰岛素起始胰岛素治疗。

胰岛素的起始治疗中基础胰岛素的使用。①基础胰岛素包括中效人胰岛素和长效胰岛素类似物。当仅使用基础胰岛素治疗时,不必停用胰岛素促分泌剂。②使用方法:继续口服降糖药物治疗,联合中效或长效胰岛素睡前注射。起始剂量为 0.2 U/kg 体重。根据患者空腹血糖水平调整胰岛素用量,通常每3~5天调整一次,根据血糖水平每次调整1~4 U 直至空腹血糖达标。如3个月后空腹血糖控制理想但 HbA1c 不达标,应考虑调整胰岛素治疗方案。

胰岛素的起始治疗中预混胰岛素的使用。①预混胰岛素包括预混人胰岛素和预混胰岛素类似物。根据患者的血糖水平,可选择每天1~2次的注射方案。当使用每天2次注射方案时,应停用胰岛素促泌剂。②使用方法包括以下2种。每天1次预混胰岛素:起始的胰岛素剂量一般为每天 0.2 U/kg,晚餐前注射。根据患者空腹血糖水平调整胰岛素用量,通常每3~5天调整一次,根据血糖的水平每次调整1~4 U 直至空腹血糖达标。每天两次预混胰岛素:起始的胰岛素剂量一般为每天 0.4~0.6 U/kg,按1:1的比例分配到早餐前和晚餐前。根据空腹血糖、早餐后血糖和晚餐前后血糖分别调整早餐前和晚餐前的胰岛素用量,每3~5天调整一次,根据血糖水平每次调整的剂量为1~4 U,直到血糖达标。1型糖尿病在蜜月期阶段,可以短期使用预混胰岛素每天2~3次注射。

(2)胰岛素的强化治疗。采用多次皮下注射的方法。①在上述胰岛素起始治疗的基础上,经过充分的剂量调整,如患者的血糖水平仍未达标或出现反复的低血糖,需进一步优化治疗方案。可以采用餐时+基础胰岛素或每天3次预混胰岛素类似物进行胰岛素强化治疗。②使用方法包括以下 2 种。餐时＋基础胰岛素：根据睡前和三餐前血糖的水平分别调整睡前和三餐前的胰岛素用量，每 3～5 天调整一次，根据血糖水平每次调整的剂量为 1～4 U，直到血糖达标。每天 3 次预混胰岛素类似物：根据睡前和三餐前血糖水平进行胰岛素剂量调整，每 3～5 天调整一次，直到血糖达标。

持续皮下胰岛素输注（CSII）。①是胰岛素强化治疗的一种形式，更接近生理性胰岛素分泌模式，在控制血糖方面优于多次皮下注射且低血糖发生的风险小。②需要胰岛素泵来实施治疗。③主要适用人群：1 型糖尿病患者；计划受孕和已妊娠的糖尿病妇女；需要胰岛素强化治疗的 2 型糖尿病患者。

特殊情况下胰岛素的应用。对于血糖较高的初发 2 型糖尿病患者，由于口服药物很难使血糖得到满意的控制，而高血糖毒性的迅速缓解可以部分减轻胰岛素抵抗和逆转 β 细胞功能，故新诊断的 2 型糖尿病伴有明显高血糖时可以使用胰岛素强化治疗。方案可以选择各种胰岛素强化治疗方案，如多次皮下注射、胰岛素泵注射等。应注意加强血糖的监测，及时调整胰岛素剂量，使各点血糖在最短时间接近正常，同时尽量减少低血糖的发生。

胰岛素注射装置：可以根据个人需要和经济状况选择使用胰岛素注射笔（胰岛素笔或者特充装置）、胰岛素注射器或胰岛素泵。

（六）T2DM 高血糖的管理策略和治疗流程

应依据患者病情特点结合其经济、文化水平，以及对治疗的依从性，医疗条件等多种因素，制订个体化的治疗方案，且强调跟踪随访，根据病情变化调整治疗方案，力求达到安全平稳降糖、长期达标。

生活方式干预是 T2DM 的基础治疗措施，应该贯穿于糖尿病治疗的始终。如果单纯生活方式干预血糖不能达标，应开始药物治疗。选择降糖药物应考虑有效性、安全性及费用。首选二甲双胍，且如果没有禁忌证，其应一直保留在治疗方案中；不适合二甲双胍治疗者可选择其他种类药物。如单独使用二甲双胍治疗血糖未达标，可加用其他种类的降糖药物。基线 HbA1c 很高的患者（如≥9.0％），也可直接开始两种口服降糖药联合，或胰岛素治疗。两种口服药联合治疗而血糖仍不达标者，可加用胰岛素治疗（每天 1 次基础胰岛素或每天 1～2 次预混胰岛素）或采用 3 种口服药联合治疗。如血糖仍不达标，则应将治疗方案调整为多次胰岛素治疗或 CSII。

在选择治疗药物时也可根据患者的血糖特点，如空腹血糖高时可选用双胍类、磺脲类和中长效胰岛素；餐后血糖升高为主时可选用格列奈类和（或）α-糖苷酶抑制剂、短效及超短效胰岛素；DPP-Ⅳ 抑制剂及 GLP-1 受体激动剂在降低餐后血糖同时可降低空腹血糖，并且低血糖风险小。

（七）手术治疗

近年证实减重手术可明显改善肥胖 T2DM 患者的血糖控制，甚至可使部分糖尿病患者"缓解"，术后 2～5 年的 T2DM 缓解率可达 60％～80％。故近年 IDF 和 ADA 已将减重手术（代谢手术）推荐为肥胖 T2DM 的可选择治疗方法之一，我国也已开展这方面的治疗。2013 版《中国 2 型糖尿病防治指南》提出减重手术治疗的适应证：BMI＞32 kg/m² 为可选适应证，28～32 kg/m² 且合并糖尿病、其他心血管疾病为慎选适应证。但目前各国有关手术治疗的 BMI 切点不同,应规范手术的适应证,权衡利弊,避免手术扩大化和降低手术长短期并发症发生的风险,并加强手术前后对患者的管理。目前还不适合大规模推广。

(八)胰腺移植和胰岛细胞移植

单独胰腺移植或胰肾联合移植可解除对胰岛素的依赖,改善生活质量。治疗对象主要为T1DM患者,目前尚局限于伴终末期肾病的T1DM患者;或经胰岛素强化治疗仍难达到控制目标,且反复发生严重代谢紊乱者。然而,由于移植后发生的免疫排斥反应,往往会导致移植失败,故必须长期应用免疫抑制剂。

同种异体胰岛移植可使部分T1DM患者血糖水平维持正常达数年,但供体来源的短缺和需要长期应用免疫抑制剂限制了该方案在临床上的广泛推广。且移植后患者体内功能性胰岛细胞的存活无法长期维持,移植后随访5年的患者中不依赖胰岛素治疗的比率低于10%。近年还发现采用造血干细胞或间充质干细胞治疗糖尿病具有潜在的应用价值,但此治疗方法目前尚处于临床前研究阶段。

(九)糖尿病慢性并发症的防治原则

糖尿病慢性并发症是患者致残、致死的主要原因,强调早期防治。T1DM病程≥5年者及所有T2DM患者确诊后应每年进行慢性并发症筛查。现有证据显示,仅严格控制血糖对预防和延缓T2DM患者,特别是那些长病程、已发生CVD或伴有多个心血管危险因子患者慢性并发症的发生发展的作用有限,所以应早期和积极全面控制CVD危险因素。

在糖尿病合并高血压患者的血压目标值方面各指南有所不同。JNC8将60岁以下糖尿病高血压患者的血压目标值设定为<18.7/12.0 kPa(140/90 mmHg)。2013年和2014年美国糖尿病学会(ADA)糖尿病诊疗指南将糖尿病患者的血压目标值设定为<18.7/10.7 kPa(140/80 mmHg),而欧洲心脏病学会(ESC)和欧洲糖尿病学会(EASD)联合发布的《2013糖尿病、糖尿病前期和心血管疾病指南》则将这些目标值设定为<18.7/11.3 kPa(140/85 mmHg),《2013年中国2型糖尿病防治指南》在这一指标上与ADA指南保持一致。血压≥18.7/12.0 kPa(140/90 mmHg)者,除接受生活方式治疗外,还应立即接受药物治疗,并及时调整药物剂量使血压达标。糖尿病合并高血压患者的药物治疗方案应包括一种血管紧张素转化酶(ACE)抑制剂或血管紧张素受体阻滞药(ARB)。如果一类药物不能耐受,应该用另一类药物代替。避免ACEI和ARB联用。为使血压控制达标,常需联用多种药物(最大剂量的2种或多种药物)。如果已经应用ACE抑制剂、ARB类或利尿剂,应监测血肌酐,估计肾小球滤过率和血钾水平。糖尿病并慢性高血压的孕妇,为了母亲长期健康和减少胎儿发育损害,建议血压目标值为14.7～17.2/8.7～10.5 kPa(110～129/65～79 mmHg)。妊娠期间,ACE抑制剂和ARB类均属禁忌。

治疗和管理血脂异常的目的是预防心血管终点事件的发生。LDL-C是首要的治疗靶标,如果不能检测LDL-C,那么总胆固醇应作为治疗的靶标。其他如non-HDL-C和Apo B也可作为次要的治疗和管理靶标。

心血管风险增加的T1DM及T2DM患者(10年风险>10%),考虑阿司匹林一级预防治疗(剂量75～162 mg/d)。这包括大部分年龄>50岁男性或年龄>60岁女性,并至少合并一项其他主要危险因素(CVD家族史、高血压、吸烟、血脂异常或蛋白尿)。CVD低危的成年糖尿病患者(10 年 CVD 风险<5％,如年龄<50 岁男性或年龄<60 岁女性且无其他主要 CVD 危险因素者)不应推荐使用阿司匹林预防 CVD,因为出血的潜在不良反应可能抵消了其潜在益处。

严格的血糖控制可预防或延缓 T1DM 和 T2DM 蛋白尿的发生和进展。已有微量清蛋白尿而血压正常的早期肾病患者应用 ACEI 或 ARB 也可延缓肾病的进展。一旦进展至临床糖尿病肾病期,治疗的重点是矫正高血压和减慢 GFR 下降速度。ACEI 或 ARB 除可降低血压外,还可减轻蛋白尿和使 GFR 下降延缓。糖尿病肾病(Ⅳ期)饮食蛋白量为每天每千克体重 0.8 g,以优质动物蛋白为主;GFR 进一步下降后减至 0.6 g 并加用复方 α-酮酸。尽早使用促红细胞生成素纠正贫血,治疗维生素 D−钙磷失平衡可明显改善进展期患者的生活质量和预后。糖尿病肾病肾衰竭者需透析或移植治疗。

综合眼科检查包括散瞳后眼底检查、彩色眼底照相,必要时行荧光造影检查。有任何程度黄斑水肿、严重 NPDR 或任何 PDR 的患者,应该立即转诊给有治疗糖尿病视网膜病变丰富经验的眼科医师。高危 PDR、临床明显的黄斑水肿和部分严重 NPDR 患者,进行激光光凝治疗可以降低失明的危险。糖尿病黄斑水肿是抗血管内皮生长因子(VEGF)治疗的指征。由于阿司匹林不增加视网膜出血的风险且有心脏保护作用,视网膜病变的存在不是阿司匹林治疗的禁忌证。重度 NPDR 应尽早接受视网膜光凝治疗。PDR 患者存在威胁视力情况时(如玻璃体积血不吸收、视网膜前出现纤维增殖、黄斑水肿或视网膜脱离等)应尽早行玻璃体切割手术,争取尽可能保存视力。

所有 T2DM 确诊时和 T1DM 确诊 5 年后应该使用简单的临床检测手段(如 10 g 尼龙丝、音叉振动觉检查等)筛查糖尿病周围神经病变,只有当临床表现不典型时才需要进行电生理学检查。此后至少每年检查一次。除非临床特征不典型,一般不需要进行电生理学检查或转诊给神经病学专家。目前糖尿病周围神经病变尚缺乏有效治疗方法,早期严格控制血糖并保持血糖稳定是防治糖尿病神经病变最重要和有效的方法。其他如甲钴胺、α-硫辛酸、前列腺素类似物、醛糖还原酶抑制剂、神经营养因子等有一定的改善症状和促进神经修复的作用。对痛性糖尿病神经病变可选用抗惊厥药(卡马西平、普瑞巴林和加巴喷丁等)、选择性 5-羟色胺和去甲肾上腺素再摄取抑制剂(度洛西汀)、三环类抗抑郁药物(阿米替林、丙米嗪)减轻神经病变相关的特定症状,改善患者的生活质量。

对所有糖尿病患者每年进行全面的足部检查,以确定溃疡和截肢的危险因素。足部检查应该包括视诊,评估足动脉搏动,保护性感觉丢失的检查(10 g 单尼龙丝＋以下任何一项检查:128 Hz音叉检查振动觉,针刺感,踝反射或振动觉阈值)。对所有糖尿病患者都应给予糖尿病足自我保护的教育并提供一般的足部自我管理教育。对于足溃疡及高危足患者,尤其有足溃疡或截肢病史者,推荐多学科管理。吸烟、有 LOPS、畸形或既往有下肢并发症者,应该转诊给足病专家进行持续性预防治疗和终身监护。首次筛查外周动脉病变时,应该包括跛行的病史并评估足动脉搏动。明显跛行或踝肱指数异常者,应该进行进一步的血管评估。对高危足应防止外伤、感染,积极治疗血管和神经病变。对已发生足部溃疡者要鉴别溃疡的性质,给予规范化处理,以降低截肢率和医疗费用。对高足压患者的治疗,除根据引起足压增高的原因给予相应处理外,国外的临床经验已证明,治疗性鞋或鞋垫使压力负荷重新分配,有预防足溃疡发生的作用,尤其是对曾发生过足溃疡和有足畸形的患者效果更好。

所有糖尿病患者应行心理和社会状态评估和随访,及时发现和处理抑郁、焦虑、饮食紊乱和认知功能损害等。

(十)糖尿病合并妊娠及 GDM 的管理

糖尿病合并妊娠及妊娠糖尿病均与先兆子痫、大于胎龄儿、剖宫产及肩难产等母婴并发症有关,故整个妊娠期糖尿病控制对确保母婴安全至关重要。由于胎儿发生先天性畸形危险性最大的时期是停经 9 周前及受孕 7 周内,因而糖尿病妇女应在接受胰岛素治疗使血糖控制达标后才受孕。受孕前应进行全面检查,由糖尿病医师和妇产科医师共同评估是否合适妊娠。尽早对妊娠糖尿病进行诊断,确诊后即按诊疗常规进行管理。医学营养治疗原则与非妊娠患者相同,务使孕妇体重正常增长。应选用胰岛素控制血糖。虽然国外有文献报道二甲双胍和格列本脲应用于妊娠期患者有效、安全,但我国目前尚未批准任何口服降糖药用于妊娠期高血糖的治疗。密切监测血糖,妊娠糖尿病患者妊娠期血糖应控制在餐前及餐后 2 小时血糖值分别≤5.3 mmol/L、6.7 mmol/L,特殊情况下可测餐后 1 小时血糖(≤7.8 mmol/L);夜间血糖不低于 3.3 mmol/L;妊娠期 HbA1c 宜<5.5%。糖尿病合并妊娠患者妊娠期血糖控制应达到下述目标:妊娠早期血糖控制勿过于严格,以防低血糖发生;妊娠期餐前、夜间血糖及 FPG 宜控制在 3.3~5.6 mmol/L,餐后峰值血糖 5.6~7.1 mmol/L,HbA1c<6.0%。无论妊娠糖尿病或糖尿病合并妊娠,经过饮食和运动管理,妊娠期血糖达不到上述标准时,应及时加用胰岛素进一步控制血糖。

密切监测胎儿情况和孕妇的血压、肾功能、眼底等。计划怀孕或已经怀孕的女性糖尿病患者应该进行综合性眼科检查,综合评价糖尿病视网膜病发生和(或)发展风险。妊娠前 3 个月应进行眼科检查,随后整个妊娠期间和产后 1 年密切随访。根据胎儿和母亲的具体情况,选择分娩时间和方式。产后注意对新生儿低血糖症的预防和处理。妊娠糖尿病患者应在产后 6~12 周用 OGTT 及非妊娠糖尿病诊断标准筛查是否有永久性糖尿病,如果血糖正常,应至少每 3 年进行一次糖尿病筛查。

(十一)围术期管理

糖尿病与手术应激之间有复杂的相互影响:糖尿病血管并发症可明显增加手术风险,糖尿病患者更易发生感染及伤口愈合延迟;而手术应激可显著升高血糖,甚至诱发糖尿病急性并发症,增加术后病死率。择期手术前应尽量将空腹血糖控制<7.8 mmol/L 及餐后血糖<10 mmol/L;接受大、中型手术者术前改为胰岛素治疗,并对可能影响手术预后的糖尿病并发症进行全面评估。需急诊手术而又存在酸碱、水电解质平衡紊乱者应及时纠正。术中、术后密切监测血糖,围术期患者血糖控制在 8.0~10.0 mmol/L 较安全。

(十二)免疫接种

年龄≥6 个月的糖尿病患者每年都要接种流感疫苗。所有≥2 岁的糖尿病患者须接种肺炎球菌多糖疫苗。年龄>65 岁的患者如果接种时间超过 5 年者需再接种一次。再接种指征还包括肾病综合征、慢性肾脏疾病及其他免疫功能低下状态,如移植术后。年龄在 19~59 岁的糖尿病患者如未曾接种乙肝疫苗,应该接种。年龄≥60 岁的糖尿病患者如未曾接种乙肝疫苗,也可以考虑接种。

第三节　原发性醛固酮增多症

醛固酮增多症分为原发性和继发性两大类。原发性醛固酮增多症(以下简称原醛症)指肾上腺皮质自主性分泌过多醛固酮,病因多数为单侧肾上腺腺瘤,较少为双侧肾上腺皮质增生。继发性醛固酮增多症的病因在于肾上腺皮质以外的因素,如血容量减少或肾脏缺血等原因引起肾素－血管紧张素系统活动增强,导致继发性醛固酮分泌增多。

一、病因与发病机制

(一)醛固酮瘤

醛固酮瘤也叫 Conn 综合征,占原醛症的 35%,以单侧肾上腺腺瘤最多见,双侧或多发性腺瘤较少,本病患者可为一侧腺瘤伴对侧增生。腺瘤直径多为 $1\sim2$ cm,有完整包膜,切面呈金黄色,腺瘤同侧和对侧肾上腺组织可以正常、增生或伴结节形成,也可发生萎缩。醛固酮瘤的成因不明,患者血浆醛固酮浓度与血浆 ACTH 的昼夜节律平行,而对血浆肾素的变化无明显反应。在醛固酮腺瘤中,有一种特殊类型,称为肾素反应性腺瘤,此种腺瘤在立位动态试验中的反应不同于一般醛固酮腺瘤,而与特发性增生型原醛症相同,即站立位所引起的血浆肾素变化使血醛固酮明显升高。

(二)特发性醛固酮增多症(特醛症)

近年来国内外文献报道的特醛症有增多趋势,约占本病的 60%。特醛症患者肾上腺病变为双侧球状带细胞增生,有时可伴有结节。低血钾较轻,血浆肾素活性不如醛固酮瘤患者那么低,立位时稍见升高。肾上腺全切除不能治愈特醛症的高血压,而醛固酮瘤切除后血压可很快降至正常。特醛症病因不明,发病机制可能是由某种肾上腺外的可兴奋醛固酮分泌的因子所引起。另一种看法认为,特醛症是患者对血管紧张素 II 敏感性增高的结果。有一种特殊类型,称为原发性增生,其病理变化为双侧性肾上腺结节样增生,在病理生理上却不同于伴肾上腺增生的特醛症而类似腺瘤,对兴奋肾素－血管紧张素系统的试验及抑制性试验均无反应。

(三)糖皮质激素可抑制性醛固酮增多症

糖皮质激素可抑制性醛固酮增多症是一种特殊类型的原醛症,较罕见,约占 1%。有显著的家族发病倾向,可能为常染色体显形遗传,肾上腺呈大、小结节性增生,血浆醛固酮浓度与血浆 ACTH 的昼夜节律平行,用生理替代性的糖皮质激素数周后可使醛固酮分泌量、血压、血钾恢复正常。从分子生物学研究方面有学者认为,其与醛固酮合成酶基因的异位表达有关,导致产生一种 11β-羟化酶-醛固酮合成酶嵌合体。正常时醛固酮合成酶在肾上腺小球状带表达,11β-羟化酶在束状带表达,后者受 ACTH 兴奋性调控。上述嵌合型基因的形成导致醛固酮合成酶在束状带异位表达,并受 ACTH 调控。

(四)肾上腺癌

肾上腺癌引起原醛症者少见。肿瘤在组织学上与腺瘤的区别是在整个肿瘤内有特征性的厚壁血管。癌组织除分泌大量醛固酮外,往往还分泌其他激素,造成混合性征群。患者血醛固酮可异常增高,而且对立卧位、ACTH 兴奋均无反应。癌的体积甚大,直径常超过 6 cm。

(五)异位醛固酮分泌腺瘤或癌

很罕见,可发生在肾、肾上腺的其余部分或卵巢。

二、临床表现与并发症

(一)高血压

高血压为最常出现的症状,一般不呈恶性演进,少数可表现为恶性进展,随着病情进展,血压渐高,大多数在 22.7/16.0 kPa(170/100 mmHg)左右,高时可达 28.0/17.3 kPa(210/130 mmHg)。

(二)钾耗损

大量醛固酮作用于肾远曲小管,使钠重吸收和钾排泄增加,钾从尿中丢失,尿钾增高,血清钾下降。低血钾可引起以下临床表现:①肌无力及周期性瘫痪,血钾越低,肌肉受累越重;②心律失常,可为期前收缩或阵发性心动过速,严重时可出现心室颤动;③尿多、夜尿多、烦渴,由于长期严重缺钾,肾小管空泡变性使肾浓缩功能障碍造成。

(三)碱中毒

细胞内大量钾离子丢失后,钠、氢离子从细胞内排出的能力下降,导致细胞内钠、氢离子增加,细胞内 pH 下降;细胞外液氢离子减少,pH 升高,出现代谢性碱血症。细胞外液碱中毒时,游离钙减少,可出现肢体麻木及手足搐搦。

(四)其他

儿童患者有生长发育障碍,与长期缺钾等代谢紊乱有关。缺钾时胰岛素释放减少、作用减弱,可出现糖耐量减低。糖皮质激素可抑制性醛固酮增多症患者多数有家族史,常在青少年时发病,有明显的遗传倾向,儿童期发病则影响其生长发育。

三、诊断与鉴别诊断

原醛症患者醛固酮分泌过多可造成肾小管对钠离子的重吸收和钾离子排出的增加,引起水钠潴留及低血钾。血尿醛固酮测定值增高是本病的特征性表现和诊断的关键指标,但多种因素会影响其测定值,因此血肾素、血管紧张素Ⅱ测定,螺内酯试验、低钠试验、高钠试验等可用于辅助诊断。

(一)诊断

1.血(尿)钠、血(尿)钾、血气分析

(1)大多数患者出现低血钾、高尿钾、高血钠,血钾多为 2～3 mmol/L,严重者更低,可低至1.5 mmol/L 以下,低血钾多呈持续性,血钾<3.5 mmol/L,尿钾>25 mmol/L,血钾<3 mmol/L,尿钾>20 mmol/L,提示尿路失钾;血钠一般在正常高限或略高于正常。

(2)碱血症:血 pH 和二氧化碳结合力正常或高于正常。持续性或间歇性低钾血症,血钠在正常范围上界或稍高,血 pH 轻度升高,尿 pH 中性或偏碱。尿钾增多,经常超过25 mmol/24 h(胃肠道丢失钾所致低钾血症者,尿钾均低于15 mmol/24 h),肾脏浓缩功能减退,夜尿多>750 mL。唾液 Na^+/K^+ 比率<1,如<0.4,则有醛固酮增多症的诊断意义(健康人唾液 Na^+/K^+ 比率>1)。

2.血肾素、血管紧张素Ⅱ测定

(1)测定方法:放射免疫法、高效液相-荧光检测法、酶联免疫吸附法。

(2)标本:血浆。首先在清晨静卧 4 小时后采血,测定基础值。继而患者立位 4 小时,并肌内注射呋塞米 20 mg,测血肾素活性和血管紧张素Ⅱ水平。肘静脉取血5 mL,拔出针头后注入酶抑制剂抗凝管中(采血管应有盖或塞),将管口封好后上下颠倒数次,混匀后即刻放入冰水浴中或 4 ℃冰箱中 1～2 小时,取出后4 ℃离心,分离血浆。

(3)参考值和参考范围。①肾素活性。普通饮食:卧位肾素活性为 0.05～0.79 μg/(L·h);立位肾素活性为 1.95～3.99 μg/(L·h)。低钠饮食:卧位肾素活性为 0.70～5.96 μg/(L·h);立位肾素活性为1.13～8.10 μg/(L·h)。②血管紧张素Ⅱ。普通饮食:卧位时血管紧张素Ⅱ参考值为 15～97 pg/mL;立位时血管紧张素Ⅱ参考值为 19～115 pg/mL。低钠饮食:卧位时血管紧张素Ⅱ参考值为 36～104 pg/mL;立位时血管紧张素Ⅱ参考值为 45～240 pg/mL。

(4)临床诊断价值与评价。①醛固酮/肾素活性是目前最可靠的原醛症筛查实验室指标。目前大多数学者提出用血浆醛固酮与肾素活性的比值来鉴别原醛症或原发性高血压,如 PAC(ng/dL)/PRA[ng/(mL·h)]>25,高度提示原醛症的可能;而 PAC/PRA>35,则可确诊原醛症。如果同时满足 PAC/PRA>30 且 PAC>20 ng/dL,其诊断原醛症的灵敏性为90%,特异性为91%。但是腺瘤患者醛固酮分泌也具有波动性,因此计算 PAC/PRA 比值时,最好采用立位 2 小时测定值,其诊断符合率较卧位值高。②患者清晨静卧 4 小时后测 PRA 和血管紧张素Ⅱ水平均明显低于正常范围。立位 4 小时后测血 PRA 和血管紧张素Ⅱ水平,两者均无显著升高。健康人两者均显著升高。③原醛症患者血浆醛固酮水平增高而 PRA、血管紧张素Ⅱ均降低,在低钠饮食、利尿剂及站立体位等因素刺激下,PRA 也可无明显升高。④药物影响。β受体阻滞药、血管扩张药、利尿剂及甾体激素、甘草、甲基多巴、可乐定、利血平等药物均影响体内肾素水平,一般要在停药 2 周后测定 PRA。若用利血平等代谢缓慢的药物,则应在停药3周后测定 PRA。不宜停药的患者可改服胍乙啶等降压药。⑤肾素分泌呈周期性变化,高钠饮食时 PRA 分泌减少,低钠饮食时 PRA 分泌增多;同一体位时早晨分泌量最多,中午至下午分泌量最少;肾素的分泌随年龄增加而减少;成年女性卵泡期最少,黄体期最多,并随年龄增加分泌量减少。

3.血醛固酮、24 小时尿醛固酮测定

(1)测定方法:放射免疫法。

(2)标本:血清、血浆;24 小时尿液,留取 24 小时尿液,内加浓盐酸 10 mL 防腐。

(3)参考范围:①血液醛固酮参考范围如下。卧位:男(218.8±94.2)pmol/L,女(254.8±110.8)pmol/L。立位:男(537.4±177.3)pmol/L,女(631.6±246.5)pmol/L。②24 小时尿醛固酮参考范围如下。正常钠饮食:6～25 μg/24 h。低钠饮食:17～44 μg/24 h。高钠饮食:0～6 μg/24 h。

(4)临床诊断价值与评价。①血浆中醛固酮含量存在昼夜节律性分泌,一般晨起之前血浆中醛固酮水平最高。原醛症表现为血浆醛固酮明显增高,增生型原醛症患者立位时醛固酮明显增加。说明增生型患者醛固酮对肾素-血管紧张素反应增强,而醛固酮瘤者立位时增加不明显,甚至下降。原醛症患者血、尿醛固酮均明显增高,可为参考值的 2～4 倍。②部分原醛症与原发性高血压患者的血浆醛固酮浓度有重叠,因此,仅用 PAC 作为筛选试验具有局限性。③继发性醛固酮增多症如肾性高血压、Bartter 综合征、充血性心力衰竭、肾病综合征、肝硬化腹水和肾素瘤等均可引起继发性醛固酮增多,与原醛症鉴别有赖于血浆肾素活性和血管紧张素水平的测定。④24小时尿醛固酮:醛固酮降解后的主要产物为四氢醛固酮,均从尿中排出,其水平分别与卧位、立位血醛固酮及卧位、立位醛固酮/肾素活性比值有较好的相关性。

4.18-羟皮质酮

(1)检测方法:放射免疫分析,高效液相色谱。

(2)标本:血清(浆)或24小时尿液。

(3)18-羟皮质酮参考范围如下。①血浆:115~550 ng/L。②尿液:1.5~6.5 μg/24 h。

(4)临床诊断价值与评价:18-羟皮质酮为盐皮质激素,其分泌功能受ACTH和肾素—血管紧张素系统双重调节,生物效应主要为潴钠排钾。该结果对鉴别原醛症病理类型有重要价值。腺瘤型原醛症患者血浆18-羟皮质酮较增生型原醛高。上午立位4小时,腺瘤型患者血浆18-羟皮质酮明显下降,而增生型患者明显上升。原醛症患者的血浆18-羟皮质酮水平升高,醛固酮腺瘤患者可见浓度>1 000 ng/L,特发性醛固酮增多症患者仅为550~1 100 ng/L。

5.18-羟皮质醇

(1)测定方法:放射免疫分析,高效液相色谱。

(2)标本:血清或血浆。

(3)18-羟皮质醇参考范围如下。成人普通饮食:36~168 ng/L。钠钾平衡饮食(上午8时):36~105 ng/L。

(4)临床诊断价值与评价:普遍认为,18-羟皮质醇来源于肾上腺。研究发现,体外18-羟皮质醇与糖皮质激素和盐皮质激素受体的亲和力约为0.1%,18-羟皮质醇本身无生理活性。国外关于原醛症的研究发现,血浆18-羟皮质醇水平在糖皮质激素可抑制性醛固酮增多症患者中可升高至正常值的20~40倍,腺瘤患者升高2~10倍;尿液的含量在GSH患者可升高5~10倍,腺瘤可升高1.5~4倍;而特发性醛固酮增多症的水平与正常值相重叠。原醛症三种亚型的18-羟皮质醇水平无明显重叠,因此18-羟皮质醇的测定有助于原醛症亚型之间的鉴别诊断,在原醛症的诊断和鉴别诊断中具有比较重要的意义。手术前后18-羟皮质醇的变化也为原醛症腺瘤患者的手术治疗效果提供了一个较好的随访指标。另外,作为一种简便、快速的方法,18-羟皮质醇的测定有望成为在高血压人群中大规模筛选原醛症腺瘤和GSH患者的指标,以期早期诊断和治疗这类疾病。

6.18-氧皮质醇

(1)测定方法:放射免疫法。

(2)标本:血浆。

(3)18-氧皮质醇参考范围如下。普食:36~168 ng/L。成人(上午8时)钠钾平衡饮食:36~105 ng/L。

(4)临床诊断价值与评价:皮质激素可抑制性醛固酮增多症,一种常染色体显性病,糖皮质激素可抑制醛固酮分泌,18-氧皮质醇明显增多。

(二)鉴别诊断

原醛症主要需和以下一些可引起高血压和低血钾的疾病相鉴别。

1.原发性高血压因某种原因发生低血钾

原发性高血压因某种原因发生低血钾常见的病因是为降血压应用排钾利尿剂,引起尿钾丧失而未补钾或补钾量不足。需停药 1 个月并补钾,随后再观察药物影响是否清除。

2.伴高血压、低血钾的继发性醛固酮增多症

(1)因肾血管、肾实质性病变引起的肾性高血压,急进型恶性高血压致肾脏缺血而引起伴有高血压的继发性醛固酮增多症,其大部分患者也可有低血钾。一般来说,此种患者高血压病程进展较快,眼底改变较明显,肾动脉狭窄时腹部可听到血管杂音,恶性高血压者常有心、脑、肾并发症,测定血浆醛固酮及肾素水平均增高。

(2)分泌肾素的肿瘤,因肾脏存在分泌肾素的肿瘤而致高肾素性醛固酮增多症,多见于青年人,高血压、低血钾甚为严重,血浆肾素活性极高。测定血浆醛固酮水平及肾素活性、行肾脏影像学检查等可确诊。

3.非醛固酮所致盐皮质激素过多综合征

患者呈高血压、低血钾性碱中毒,肾素-血管紧张素系统受抑制,但血、尿醛固酮不高,反而降低。

4.利德尔综合征

利德尔综合征为一种常染色体显性遗传性家族性疾病,表现为肾脏潴钠过多综合征,是因肾小管离子转运异常所致。临床表现为高血压、低血钾、碱中毒、尿钾排泄增多,但醛固酮分泌正常或稍低于正常,口服醛固酮拮抗剂螺内酯不能纠正低钾血症,仅有肾小管钠离子转运抑制剂氨苯蝶啶才可使尿排钠增加,排钾减少,血压恢复正常,故可用上述两种药物的治疗效果来进行鉴别。

四、治疗

(一)饮食治疗

低盐饮食。

(二)手术治疗

肾上腺肿瘤患者应做病侧肾上腺切除术,术前应给予短期低钠饮食和螺内酯治疗,以纠正高血压和低血钾的临床症状,增加手术的安全性和有助于术后肾素-血管紧张素-醛固酮轴的功能恢复。

(三)药物治疗

1.螺内酯

螺内酯为醛固酮的拮抗剂,并有轻度的类固醇合成酶抑制作用,用于特发性醛固酮增多症。开始剂量:$250\ mg/(m^2 \cdot d)$,分 3~4 次口服,血压和电解质正常后减至维持量。主要不良反应为高血钾、低血钠、消化道症状和男性乳房发育、女性月经紊乱等。少数有皮疹、嗜睡及运动失调。

2.卡托普利

卡托普利为血管紧张素转化酶抑制剂,主要用于治疗特发性醛固酮增多症。一般剂量:开始量每天1 mg/kg,最大量每天 6 mg/kg,分 3 次服用。

3.氨苯蝶啶

氨苯蝶啶为钠转运抑制剂,可抑制肾远曲小管对钠的重吸收,阻抑肾小管排钾,引起钠利尿,尿钾排出减少。常用剂量:$2~4\ mg/(kg \cdot d)$,分 2 次服。主要不良反应是高血钾,偶见眩

晕,变态反应,长期服用偶可导致肾结石。

4.硝苯地平

硝苯地平为钙通道阻滞药,可阻断血管紧张素 Ⅱ 促进细胞外钙离子进入细胞内的作用,故可减少醛固酮的合成。一般剂量:0.1～0.2 mg/kg,每天 3 次。

5.地塞米松

地塞米松主要用于地塞米松可抑制性醛固酮增多症。剂量:每次 50 μg/kg,每天 3 次,最大量不超过 2 mg/d,服药 10～15 天即可见效,减量维持,需长期服用。多数患者需同时补充盐和小量降压药。

第五章 风湿免疫科疾病

第一节 干燥综合征

干燥综合征(SS)是一种以侵犯泪腺和唾液腺等外分泌腺,以高度淋巴细胞浸润为特征的弥漫性结缔组织病。最常见的表现是口、眼干燥症,且常伴有内脏损害而出现多种临床表现。本病分为原发性和继发性两类,后者指与某肯定的弥漫性结缔组织病(如类风湿关节炎、系统性红斑狼疮、系统性硬化症等)并存的干燥综合征。本节主要叙述原发性干燥综合征(pSS)。pSS 在我国的患病率为 0.29%～0.77%,以女性多发(男女发病比例约为1：9),发病年龄集中于 30～60 岁,而老年人群的患病率可高达 4%。随着临床医师对 pSS 认识的不断提高,以及我国人口的老龄化,pSS 的发病率和患病率均呈上升趋势。

一、病因与发病机制

(一)病因

pSS 的病因至今不清,一般认为是感染因素、遗传背景、内分泌因素等多种病因相互作用的结果。某些病毒如 EB 病毒、丙型肝炎病毒、HIV 等可能与本病的发生和延续有一定关系。病毒通过分子模拟交叉,感染过程中使易感人群或其组织隐藏抗原暴露而成为自身抗原,诱发自身免疫病。而流行病学调查显示 pSS 具有明显的家族聚集倾向,该病患者的亲属易发生自身免疫性疾病,但在基因检测调查中尚未发现公认的 HLA 易感基因。

(二)发病机制

pSS 免疫功能紊乱为其发病及病变延续的主要基础,确切的原因不明。由于唾液腺组织的导管上皮细胞起了抗原递呈细胞的作用,细胞识别后,通过细胞因子促使 T、B 细胞增殖,使后者分化为浆细胞,产生大量免疫球蛋白及自身抗体,同时 NK 细胞功能下降,导致机体细胞免疫和体液免疫的异常反应,进一步通过各种细胞因子和炎症介质造成组织损伤。

二、病理和病理生理

本病主要累及由柱状上皮细胞构成的外分泌腺体。以唾液腺和泪腺的病变为代表,表现为腺体间质有大量淋巴细胞浸润并形成淋巴滤泡样结构,腺体导管的上皮细胞增生和肥大,腺体导管管腔扩张和狭窄等,小唾液腺的上皮细胞则有破坏和萎缩,功能受到严重损害。类似病变涉及其他外分泌腺体,如皮肤、呼吸道黏膜、胃肠道黏膜、阴道黏膜以及内脏器官具有外分泌腺体结构的组织包括肾小管、胆小管、胰腺管等。血管受损也是本病的一个基本病变,如白细胞型或淋巴细胞型血管炎、急性坏死性血管炎和闭塞性血管炎等。上述两种病变尤其是外分泌腺体炎症是造成本病特殊临床表现的基础。

三、临床表现

pSS 多起病缓慢、隐匿,临床表现多种多样,但最终均会出现外分泌腺损伤和功能障碍。

(一)局部表现

1.口干燥症

因唾液腺病变而引起下述症状。①70%～80%患者诉有口干,严重者因口腔黏膜、牙齿和舌发黏以致在讲话时需频频饮水,进食固体食物时必须伴流质送下等。②猖獗性龋齿,即出现多个难以控制发展的龋齿,表现为牙齿逐渐变黑继而小片状脱落,最终只留残根,见于约 50%的患者,是本病的特征之一。③成人腮腺炎,40%的患者唾液腺对称性肿大且反复发作,累及单侧或双侧,10 天左右可自行消退,少有持续性肿大。对部分有腮腺持续性肿大者,应警惕有恶性淋巴瘤的可能。④舌可表现为舌痛,舌面干裂,舌乳头萎缩而光滑,口腔可出现溃疡或继发感染。

2.干燥性角结膜炎

因泪腺分泌的黏蛋白减少而出现眼干涩、异物感、少泪等症状,甚至哭时无泪,部分患者有眼睑反复化脓性感染、结膜炎、角膜炎等,严重者可致角膜溃疡,甚至穿孔、失明。

3.其他浅表部位表现

如鼻、硬腭、气管及其分支、消化道黏膜、阴道黏膜的外分泌腺体均可受累,使其分泌减少而出现相应症状。

(二)系统表现

除口眼干燥表现外,患者还可出现全身症状,如乏力、低热等。约有 2/3 患者出现外分泌腺体外的系统损害。

1.皮肤表现

约 1/4 患者有不同皮疹,病理基础为局部血管受损。特征性表现为紫癜样皮疹,多见于下肢,为米粒大小、边界清楚的红丘疹,压之不退色,分批出现,每批持续时间约为 10 天,可自行消退而遗有褐色色素沉着。还可有荨麻疹样皮疹、结节红斑等。

2.骨骼肌肉表现

70%～80%的患者有关节痛,10%发生关节炎,但关节破坏非本病的特点。肌炎见于约5%的患者,可有肌无力、肌酶谱升高和肌电图改变。

3.肾表现

据国内报道有 30%～50%患者有肾损害,其中 35%为远端肾小管受累,引起Ⅰ型肾小管酸中毒,表现为低血钾性周期性瘫痪、肾性软骨病、肾钙化、肾结石、肾性尿崩症。通过氯化铵负荷试验可见到约 50%患者有亚临床型肾小管性酸中毒。近端肾小管损害较少见。部分患者的肾小球损害较明显,出现大量蛋白尿、低清蛋白血症甚至肾功能不全。

4.肺表现

呼吸系统损害主要为肺功能异常,约 50%患者有肺泡炎症,部分患者发生肺间质纤维化。临床上,大部分患者无症状,重者出现干咳、气短,少数患者可因呼吸衰竭而死亡。

5.消化系统表现

胃肠道可因其黏膜层的外分泌腺体病变而出现萎缩性胃炎、胃酸减少、慢性腹泻等非特异性症状。肝脏损害见于约 25%的患者,临床上可无相关症状或出现肝功能损害等不同表现。肝脏病理以肝内小胆管壁及其周围淋巴细胞浸润、界板破坏等慢性活动性肝炎的改变较为突出。另有部分患者可并发免疫性肝病,其中以原发性胆汁性肝硬化多见。慢性胰腺炎也非罕见。

6.神经系统表现

10%患者可因血管炎累及神经系统,以周围神经损害为多见,主要损伤三叉神经及其他感觉纤维,也可累及运动神经。中枢神经发病率低,多为暂时性功能障碍。

7.血液系统表现

本病可出现白细胞减少和(或)血小板减少,严重者可有出血现象。本病出现淋巴瘤显著高于正常人群,发病率要比正常人高44倍,因此在SS患者出现淋巴组织增生时应警惕恶变的可能。

四、实验室和辅助检查

(一)血清学检查

1.自身抗体

本病患者血清中可检测到多种自身抗体。抗核抗体(ANA)的阳性率为50%~80%,以抗SSA和抗SSB抗体为主,两者阳性率分别为70%和40%,尤其是后者有较高的诊断特异性。70%~90%类风湿因子阳性,5%~10%分别出现抗RNP抗体和抗着丝点抗体。约20%的患者出现抗心磷脂抗体。

2.高球蛋白血症

90%以上的患者有高丙球蛋白血症,其特点是多克隆性且滴度高,可引起临床紫癜、红细胞沉降率快等症状。少数患者出现巨球蛋白血症或单克隆性高丙球蛋白血症,出现这些情况须警惕淋巴瘤的可能。

(二)口腔科检查

1.唾液流率

唾液流率作为评价口干燥症的敏感指标之一,是指非刺激情况下,在一定时间内受检者舌下口底唾液积聚的总量(UWS)。SS的阳性标准为UWS≤1 mL/10 min。

2.腮腺造影或核素显像

腮腺造影是在腮腺导管内注入造影剂(40%碘油)后观察各级导管的影像。SS患者各级导管不规则、僵硬,有不同程度的狭窄和扩张,碘液可淤积于末端导管腺体呈点球状。腮腺核素显像是静脉注射放射性核素锝(^{99m}Tc)后,观察腮腺、颌下腺显影。SS患者存在唾液腺摄取及排泌的功能障碍,因而出现异常的显像。

3.唇腺活检

唾液腺病理用于诊断SS具有较高的敏感性和特异性,其灶性淋巴细胞浸润是目前诊断SS必备的指标之一。由于小唾液腺如唇、硬腭、鼻黏膜等处的腺体与腮腺、颌下腺相似,且操作简易、损伤性小,因此临床上通常以小唾液腺,尤其是唇腺活检来反映主要唾液腺的病理情况。SS患者可见成簇的淋巴细胞、浆细胞浸润,腺泡组织内淋巴细胞聚集数在50个以上记为1个病灶,若在4 mm²唇黏膜组织内能见到1个以上的病灶即为阳性。此外,病理还可见到腺泡萎缩、导管狭窄等。

（三）眼科检查

1.泪液流率

泪液流率即 Schirmer 检查，是指不使用眼部麻醉剂的情况下，在一定时间内泪液浸湿滤纸的长度，临床上通常以此来反映泪腺分泌泪液的能力。SS 患者的阳性标准为 Schirmer≤5 mm/5 min。

2.泪膜破碎时间

泪膜破碎时间即 BUT，指不眨眼情况下泪膜发生破裂的时间，临床上通常以此来反映泪膜的不稳定性。SS 患者泪膜容易破裂，泪膜破碎时间明显缩短，阳性标准为 BUT≤10 秒。

3.角结膜染色

角结膜染色即眼表染色，是指由于泪液质或者量发生异常，角膜和结膜会发生损伤，而通过某些染色剂能够进行检测。目前观察角膜损伤用荧光素钠，观察结膜损伤用孟加拉红或丽丝胺绿。眼表染色达到一定严重程度时可提示 SS 的诊断。

（四）其他检查

目前对于唾液腺形态和功能的评价还有超声、CT、MRI 等影像学检查。而心电图、超声心动图检查用于心脏评估，肺功能、肺部高分辨率 CT 检查用于肺脏评估，超声、CT 检查乃至病理活检用于消化系统的评估等都已逐渐得到临床医师的重视。

五、分类诊断标准

（一）口腔症状

下述 3 项中有 1 项或 1 项以上。

(1)口干持续 3 个月以上。

(2)成年后腮腺反复肿大或持续肿大。

(3)吞咽干性食物需要用水帮助。

（二）眼部症状

下述 3 项中有 1 项或 1 项以上。

(1)感到不能忍受的眼干持续 3 个月以上。

(2)有反复眼部磨砂感。

(3)每日需用人工泪液 3 次或以上。

（三）眼部特征

下述检查任意 1 项或 1 项以上阳性。

(1)Schirmer Ⅰ试验(+)(≤5 mm/5 min)。

(2)角膜染色(+)(≥4 van Bijsterveld 计分法)。

（四）组织学检查

唇腺病理示淋巴细胞灶≥1(4 mm² 组织内至少有 50 个淋巴细胞聚集于唇腺间质为 1 个病灶)。

（五）唾液腺受损

下述检查任意 1 项或 1 项以上阳性。

(1)唾液流率(+)(≤1.5 mL/15 min)。

(2)腮腺造影(＋)。

(3)唾液腺放射性核素检查(＋)。

(六)自身抗体

抗 SSA 抗体/抗 SSB 抗体(＋)。

上述条目的具体判定标准如下。

(1)原发性干燥综合征:无任何潜在疾病情况下,根据下述两条标准诊断。①符合上述 5 条中的 4 条或 4 条以上,但组织学检查和自身抗体需至少有一项阳性。②条目(三)、(四)、(五)、(六)4 条中任意 3 条阳性。

(2)继发性干燥综合征:患者有潜在的疾病(如结缔组织病),符合条目(一)、(二)中任意 1 条,同时符合条目(三)、(四)、(五)中任意 2 条。明确诊断需除外:头颈面部放疗史、丙型肝炎病毒感染、艾滋病、淋巴瘤、结节病、移植物抗宿主病、抗乙酰胆碱药的应用(如阿托品、山莨菪碱、溴丙胺太林、颠茄等)。

六、鉴别诊断

鉴于本病易于误诊为类风湿关节炎、系统性红斑狼疮、混合性结缔组织病、慢性肝炎、肺纤维化、肾小管性酸中毒、过敏性紫癜等,因此对一些以系统损害为早期或重要表现者应考虑到有本病的可能性,进行相关检查以期得到早期正确的诊断。继发性 SS 的症状往往不严重,且被另一结缔组织病临床症状所覆盖。

另外,本病还需要与口眼干燥症鉴别。临床上口干还可见于内分泌疾病(如糖尿病、甲状腺功能减退症、尿崩症等)、特殊感染(如 HIV、丙肝病毒等)、特殊药物(如糖皮质激素、抗焦虑药物、利尿药等)、特殊治疗(如头颈手术或放疗等)、吸烟、张口呼吸等情况;而眼干则可见于蒸发过快(如佩戴隐形眼镜、甲亢眼病、重症肌无力等),或其他导致泪液分泌减少的疾病(如病毒感染)。

七、治疗

目前本病尚无根治方法,主要是替代和对症治疗。治疗目的是预防因长期口、眼干燥造成局部损伤,密切随诊观察病情变化,防治本病的系统损害。

(一)一般治疗

1.人工唾液以及人工泪液

改善口干和眼干症状相当困难,最基本的手段就是采用近似唾液和泪液的制剂进行替代治疗。

2.刺激唾液和泪腺的功能

近来新方法是口服乙酰胆碱类似物。

(1)毛果芸香碱:每天剂量为 10～20 mg,分 4 次,根据病情可酌情加量,其最常见的不良反应是出汗增加和胃肠不耐受,可以通过减少剂量来控制。

(2)新药西维美林可特异性地刺激 M3 受体,促进泪腺和唾液腺水流分泌增加,有效地解决口干和眼干,因此选择性刺激 M3 受体成为治疗 SS 的新选择。但是 SS 造成外分泌腺损伤严重者对此类治疗效果不佳。

3.其他

对症处理还包括非甾类抗炎药减轻肌肉、关节症状。对于低血钾性周期性瘫痪则应静脉补钾,有的患者需终身口服补钾,以防低血钾再次发生。

(二)免疫抑制治疗

对于出现系统损害的患者,应给予糖皮质激素、免疫抑制剂等治疗。

1.糖皮质激素及免疫抑制剂

合并有神经系统损害、肾小球肾炎、间质性肺炎、肝损害、血细胞降低、球蛋白明显增高、肌炎等要考虑用糖皮质激素,根据情况决定激素的用量,泼尼松 $10\sim60$ mg/d。同时也可联合使用免疫抑制剂,用药原则与系统性红斑狼疮基本相同。常用的药物有甲氨蝶呤(每周 $7.5\sim15$ mg)、羟基氯喹[$5\sim7$ mg $(/\text{kg} \cdot \text{d})$]、硫唑嘌呤、环磷酰胺、来氟米特等。

2.生物制剂

肿瘤坏死因子(TNF)α拮抗剂英夫利昔单抗和依那西普对 pSS 的疗效并不肯定,而 B 淋巴细胞靶向治疗,主要是抗 CD20 单克隆抗体——利妥昔单抗对 pSS 的治疗前景值得期待。

3.其他

高球蛋白血症和近期出现或加重的肾小管酸中毒可进行血浆置换。干细胞移植也在试行之中,其疗效有待进一步观察。

八、预后

本病预后较好,有内脏损害者经恰当治疗后大多可以控制病情。如治疗不及时,也可恶化甚至危及生命。病变仅局限于唾液腺、泪腺、皮肤黏膜外分泌腺体者预后好。内脏损害中出现进行性肺纤维化、中枢神经病变、肾功能不全、恶性淋巴瘤者预后较差;其余有系统损害者,经恰当治疗大部分都能使病情缓解,甚至康复到正常生活。

第二节 多发性肌炎和皮肌炎

多发性肌炎(PM)和皮肌炎(DM)均为累及横纹肌的特发性炎症性肌病。临床上以对称性近端肌无力为主要表现,DM 尚有特征性皮疹。病理上以横纹肌肌纤维变性和间质炎症为特点。作为系统性疾病,PM/DM 常累及多脏器,伴发肿瘤和其他结缔组织病。

PM/DM 患病率为 $(0.5\sim8.4)/10$ 万,成人男女发病比为 $1:2$,发病高峰分布在 $10\sim15$ 岁和 $45\sim60$ 岁两个时期。伴发恶性肿瘤者的平均年龄约为 60 岁,合并其他结缔组织病的患者平均年龄为 35 岁。儿童期发病以 DM 为主,男女比例接近。

一、病因与发病机制

1.PM/DM 的病因

PM/DM 的病因或诱因尚不清楚,但推测病毒感染可能是重要因素,其证据如下。

(1)不同肌炎特异性自身抗体(MSAs)的肌炎存在发病季节的不同,如抗合成酶综合征多于前半年发病,而抗扰信号识别颗粒(SRP)抗体阳性的肌炎多于后半年发病,提示可能与感染因素相关。

（2）某些微小 RNA 病毒可作为底物与合成酶反应。

（3）大肠埃希菌的组氨酰 tRNA 合成酶、肌蛋白、脑心肌炎病毒（一种微小 RNA 病毒）的衣壳蛋白之间存在氨基酸序列的同源性，而脑心肌炎病毒可以诱发小鼠发生肌炎；尽管大肠埃希菌的组氨酰 tRNA 合成酶与人类（Jo-1）不完全一致，但病毒或病毒－酶复合体可能通过分子模拟机制，引起自身免疫反应。

（4）某些病毒，如柯萨奇病毒 A9 可引起肌炎症状，在儿童 DM 中，该病毒滴度较正常对照升高。柯萨奇病毒 B1 可引起新生 Swiss 小鼠发生肌炎，2 周后，病毒滴度无法检测，但肌炎持续存在达 70 天以上。裸鼠或无胸腺小鼠感染柯萨奇病毒 B1 后，却可清除病毒，不发生肌炎，说明 T 细胞在本病中的特殊作用。

（5）脑心肌炎病毒诱导成年 BALB/c 小鼠的 PM 模型，呈病毒剂量依赖，且不同表型有不同易感性。

2.PM/DM 的发病机制

PM/DM 的确切发病机制还不清楚，普遍认为 PM/DM 属于自身免疫病范畴，其证据如下。

（1）包括肌炎特异性自身抗体（MSAs）在内的一系列自身抗体的检出。

（2）常与其他自身免疫病合并。

（3）骨骼肌抗原免疫动物可发生炎性肌病。

（4）PM/DM 患者外周血淋巴细胞呈肌毒性，并呈现其他免疫学异常。

（5）激素等免疫抑制治疗有效。其中 MSAs 可分为 3 类：即抗合成酶抗体，抗非合成酶细胞质（SRP）抗体和抗核抗原（Mi2）的抗体。抗合成酶抗体中，抗组氨酰 tRNA 合成酶抗体，即抗 Jo-1 抗体，最具代表性。不同 MSAs 与 PM/DM 的临床表现类型密切相关，如抗合成酶抗体阳性的肌炎容易合并肺间质病变等，被称为抗合成酶综合征。

总之，目前认为 PM/DM 是由免疫介导的，在特定的遗传易感性背景下，由环境因素触发而发病，以横纹肌为主要靶组织，可以多系统受累的自身免疫性弥漫性结缔组织病。

二、病理

PM/DM 的组织病理学改变主要表现为以下 3 个方面。①肌肉炎性浸润为特征性表现。炎性细胞多为淋巴细胞、巨噬细胞和浆细胞，浸润位于间质、血管周围。②肌纤维变性、坏死、被吞噬。初期轻度改变可见个别肌纤维肿胀，呈灶性透明变性或颗粒变性。在进行性病变中肌纤维可呈玻璃样、颗粒状和空泡变性，甚至坏死。③可见肌细胞再生及胶原结缔组织增生。再生的肌细胞胞质嗜碱，核大呈空泡样，核仁明显。慢性患者可见纤维大小不等，间质纤维化。发生于肌束边缘的肌纤维直径变小的束周萎缩为 DM 特征性改变之一。

DM 的病理改变为表皮角化增厚，真皮血管增生，淋巴细胞浸润，真皮浅层水肿，后期表皮萎缩变薄、胶原纤维沉积等。直接免疫荧光检查在皮损处的真皮表皮交界处可见不连续的灶性免疫球蛋白和补体沉积。上述皮肤病理改变为非特异性。

三、临床表现

（一）肌肉病变

骨骼肌受累为本病特征。起病多隐袭，受累肌群包括四肢近端肌肉、颈部屈肌、脊柱旁肌肉、咽部肌肉、呼吸肌等,面肌与眼外肌受累极为少见。肌无力是主要表现,患者下蹲、起立、平卧位抬头、翻身、正坐,重症患者发音、吞咽以及呼吸均感困难。部分患者肢体远端肌肉也可受累。体检见肌力减低,25%患者肌肉有压痛。晚期可出现肌萎缩。罕见的暴发型表现为横纹肌溶解,肌红蛋白尿,急性肾衰竭。

(二)皮肤改变

DM 可出现特异性皮肤表现:①上眼睑和眶周可有特殊的水肿性淡紫色斑(又称"向阳性皮疹");②四肢关节的伸侧面可见红斑性鳞屑性疹,称为戈特隆征。其他表现还有肩背部、颈部、前胸领口"V"字区弥漫性红斑,分别称为"披肩"征和"V"字征,常伴光敏感。此外,甲周红斑、雷诺现象也可见。

(三)肺部病变

5%～10%患者出现肺间质病变。表现为干咳、呼吸困难,易继发感染。查体可闻及肺底捻发音,血气分析示低氧血症,严重者出现呼吸衰竭,病情可呈进行性发展,预后很差。X 线检查显示磨毛玻璃状、结节状和网格状改变。肺功能示限制性通气障碍。其他表现还有肺门影增大、肺不张、胸膜增厚、胸腔积液、肺动脉高压等。

(四)其他

严重患者有心肌受累,表现为心电图 ST-T 改变,充血性心力衰竭,严重心律失常者少见。因再生的骨骼肌纤维可释放肌酸酶同工酶 MB(CK-MB),该同工酶的升高并不意味着心肌受累,可结合更为特异的心肌肌钙蛋白以资鉴别。消化道也可受累,钡餐可见食管扩张,蠕动差,钡剂通过缓慢以及梨状窝钡潴留。胃肠道血管炎多见于儿童 DM。

发热、体重减轻、关节痛/关节炎并不少见,由于肌肉挛缩可引起关节畸形。

四、实验室和辅助检查

PM/DM 的实验室改变有红细胞沉降率增快,有时有轻度贫血和白细胞升高,γ 球蛋白和免疫球蛋白的增高等。此外还可有尿肌酸、肌红蛋白异常,但临床应用不多。

(一)肌酶谱检查

95%～99%患者有肌肉来源的酶活性增高,包括肌酸激酶(CK)、天冬氨酸氨基转移酶(AST)、丙氨酸氨基转移酶(ALT)、乳酸脱氢酶(LDH)、缩醛酶(ALD)等,其中 CK 最为敏感。CK 主要存在于骨骼肌、心肌、脑组织的细胞质中,相应的 CK 有 3 种同工酶,其中 CK-MM 主要存在于骨骼肌。CK 的作用是催化肌酸向磷酸肌酸的转化,因后者含高能磷酸键,在肌肉收缩时可提供直接的能量来源。CK 主要通过肾脏清除。临床上多以 CK 的高低推断肌炎的轻重、病情的进展和治疗的反应,但常有临床表现与 CK 水平不一致、不平行的情况,如:①起病极早期与晚期肌肉萎缩明显者;②老年 PM/DM;③存在 CK 活性的循环抑制物。上述 3 种情况可有临床显著的肌无力表现,而 CK 无明显升高。反之,患者肌力正常或接近正常,肌活检提示无明显肌纤维变性坏死表现,但可能由于存在肌细胞膜"渗漏"现象,可伴有 CK 明显升高。有研究提示,CK 相对低水平升高的肌炎预后不良。

(二)肌电图(EMG)

EMG 检查示肌源性损害。典型表现为低波幅,短程多相波(棘波),可有插入性激惹增强,出现正锐波,自发性纤颤波,以及自发性杂乱高频放电。但有10%～15%患者 EMG 无明显异常。本病晚期可出现神经源性损害,呈神经源性和肌源性的混合相。

(三)肌活检

部位多选肱二头肌、股四头肌。活检应注意避开 EMG 针刺部位,以免出现假阳性。

(四)自身抗体检查

MSAs 对肌炎特异性好,但敏感性不足。可出现类风湿因子、抗核抗体及抗肌肉成分的抗体,如肌红蛋白、肌球蛋白、肌钙蛋白、原肌球蛋白抗体等,但均不特异。

(五)肌肉磁共振成像(MRI)检查

在 T_2 加权像和脂肪抑制序列(STIR)可显示受累肌肉炎症/水肿导致的高信号改变,敏感性较高,并有助于引导肌活检,提高阳性率。

五、诊断和鉴别诊断

(一)诊断

1.PM/DM 诊断标准

(1)肢带肌(肩胛带、骨盆带、四肢近端肌肉)和颈前屈肌呈对称性无力,可伴有吞咽困难和呼吸肌无力。

(2)肌肉活检显示有横纹肌纤维变性、坏死、被吞噬、再生以及单核细胞浸润。

(3)血清肌酶谱增高。

(4)EMG 有肌源性损害。

符合以上 4 项标准可确诊 PM;符合前 3 项标准,且满足皮肤特征性皮疹,则可诊断 DM。

2.抗合成酶综合征和 MSAs 相关综合征

抗合成酶综合征是指 PM/DM 有抗 Jo-1 或其他抗合成酶抗体阳性,合并间质性肺病、发热、关节炎、雷诺现象,“技工手”的临床综合征。其中“技工手”是指手指侧面或掌面粗糙、脱屑的外观表现。该综合征及其他 MSAs 相关综合征与相应的肌炎特异性自身抗体之间的内在联系尚有待进一步研究。

3.无肌炎的皮肌炎

DM 中有 10% 表现为无肌炎的皮肌炎,即有戈特隆征等 DM 典型皮肤改变,而无肌炎的临床和(或)亚临床表现。其中部分患者始终无肌炎出现。“无肌炎的皮肌炎”究竟是不是 DM 的一个独立的临床表现型,或仅为 DM 过渡性表现尚有争议。

(二)鉴别诊断

PM/DM 的有关鉴别诊断,主要要求回答 3 个问题:①有无肌无力的客观证据? 有助于与风湿性多肌痛、纤维肌痛综合征等有疲乏、肌痛症状的疾病相鉴别;②有无肌炎? 有助于与神经源性疾病、神经肌肉接头疾病和非炎性的肌源性疾病等一大组疾病相鉴别;③是否为 PM/DM? 这 3 个问题有助于和其他炎性肌病,如包涵体肌炎鉴别。

1.包涵体肌炎

包涵体肌炎(IBM)属于炎性肌病,其病理特征为光镜下肌纤维内见线状空泡,肌质内和(或)核内可见包涵体;电镜下可见直径 $10 \sim 25$ nm 的丝状包涵体,本病也因此而得名。IBM 多发生于中年以上人群,男性多见。起病隐袭,进展缓慢。肌无力表现可累及近端和远端肌肉,可呈不对称性,无肌痛,CK 正常或呈低水平升高。少见肺脏、关节累及,ANA 偶可阳性,无 MSA 出现。EMG 表现为肌源性损害或合并神经源性损害。IBM 的临床表现,甚至早期组织病理学改变,常与 PM 无法区分,而对激素及免疫抑制治疗的低反应性是其特点之一。因此,出现治疗抵抗的肌炎应重新审视,进一步除外 IBM 的可能。

2.恶性肿瘤相关 DM/PM

40 岁以上 DM/PM 患者合并肿瘤的发生率为 10%～20%,DM 较 PM 更易与肿瘤相关。肿瘤可于 DM/PM 之前、同时或之后发生。当肌炎呈不典型性如有肌无力等临床表现,但反复查肌酶正常,或 EMG 正常,或肌活检不典型,或呈激素抵抗,需结合年龄及性别,其他临床表现和危险因素,积极除外合并肿瘤之可能。

3.其他结缔组织病伴发的 PM/DM

炎性肌病的表现可以出现于硬皮病、系统性红斑狼疮、混合结缔组织病、干燥综合征。有时仅有肌无力的症状,无肌酶或 EMG 异常。PM 偶见于类风湿关节炎、成人斯蒂尔病、韦格纳肉芽肿和结节性多动脉炎。在系统性血管炎中,肌无力症状更多与动脉炎和周围神经受累相关,而不是肌肉本身的免疫性炎症。风湿科常用药物,如糖皮质激素、青霉胺、氯喹、秋水仙碱等也可引起肌病,停药后可缓解,也应鉴别。

4.神经系统疾病

运动神经元病中的进行性脊肌萎缩症、肌萎缩侧索硬化症等因累及脊髓前角细胞可引起缓慢进展的肌肉无力、萎缩,但其受累肌肉的模式与 PM 不同,多从远端向近端延伸,常伴肌束颤动,肌萎缩较早出现。进行性延髓性瘫痪有后组脑神经运动核及皮质脑干束受累,可出现吞咽困难,但均有上运动神经元受累表现,肌电图呈明显的神经源性损害。

肌肉神经接头疾病中,重症肌无力为针对突触后膜乙酰胆碱受体的自身免疫性疾病,最常见眼外肌累及,而 PM 几无眼外肌受累报道。其晨轻暮重的表现、疲劳试验、新斯的明或依酚氯铵试验,血清抗乙酰胆碱受体(AChR)抗体测定,以及 EMG 重复电刺激试验可资鉴别。肌无力综合征(Eaton-Lambert 综合征)发病机制为神经末梢乙酰胆碱释放障碍,大多伴发肿瘤或自身免疫性疾病如系统性红斑狼疮、弥漫性甲状腺肿(Graves 病),也有肢体近端肌无力,其 EMG 以高频重复电刺激波幅逆增为特征。

5.其他

非炎性肌病中,遗传性肌营养不良症常有阳性家族史。多于儿童期发病,近端肌肉萎缩明显,多伴腓肠肌等假性肥大现象。甲状腺功能亢进和减退均可并发肌病,甲状腺功能减退性肌病尤可出现 CK 的明显增高,其具体机制不清楚,可能与 CK 清除障碍有关,应予鉴别。其他如线粒体肌病、糖原累积病等代谢性肌病也须鉴别。

六、治疗

(一)一般性治疗

支持疗法、对症处理、功能锻炼等不容忽视。有呼吸肌、吞咽肌受累的 PM/DM,呼吸道护理、必要时机械通气,胃肠道或静脉营养支持,维持水电解质及酸碱平衡,防治感染、抗生素合理使用等均至关重要。

(二)首选糖皮质激素治疗

一般认为开始剂量泼尼松 1～2 mg/(kg·d),严重者可用甲泼尼龙 200 mg 以上静脉冲击治疗,病情控制后逐渐减量。自开始用药到病情最大限度改善需 1～6 个月,减药过快,常可出现病情复发。疗程一般不应少于 2 年。糖皮质激素除可改善肌无力外,对伴随的间质性肺病、关节炎、吞咽困难均有效。

(三)细胞毒性药物的使用

细胞毒性药物常与糖皮质激素联合治疗,有助于控制疾病,还能减少激素用量。常用药物为甲氨蝶呤(MTX,每周 10～25 mg)和硫唑嘌呤[AZA,2 mg/(kg·d)]。两者均须定期观察血常规和肝功能情况。

PM/DM 治疗中的激素抵抗,是指激素大剂量[1～2 mg/(kg·d)]、长疗程使用(大于 1 个月),仍不能改善症状和使肌酶正常化的情况。临床多以联合使用细胞毒性药物强化治疗。对难治性 PM/DM,即有激素抵抗且联用一种细胞毒性药物(MTX 或 AZA)仍无效,则可联合使用 MTX＋AZA,或在前述一个细胞毒性药物基础上加用环孢素[CsA,3 mg/(kg·d)]。对呈激素抵抗的合并肺间质病变的患者,还可考虑使用环磷酰胺冲击治疗。

(四)大剂量静脉注射丙种球蛋白

丙种球蛋白静脉注射治疗 DM/PM 疗效肯定,尤其对改善重症 DM/PM 的呼吸肌、吞咽肌受累症状有效。不良反应少见,偶有发热、头痛、呼吸急促、血管收缩症状、白细胞减少表现,但对有心功能、肾功能不全,高凝状态或有深静脉血栓形成应慎用。

(五)其他药物

羟氯喹(0.2～0.4 g/d)对 DM 皮损有一定疗效,须注意其视网膜毒性。

七、预后

在糖皮质激素、细胞毒性药物及其他治疗手段得到广泛应用后,本病的预后已得到明显改观。但 PM/DM 的 5 年与 10 年存活率仍为 70%～80% 和 60%。多数 PM/DM 患者呈慢性经过,2～3 年后逐渐趋向恢复,也可缓解与复发交替,一般认为病程超过 7 年者,很少死于本病。提示预后不良的主要因素有:全身性肌无力,有呼吸肌受累、吞咽困难;肺脏、心脏等重要脏器受累;发病年龄大、合并恶性肿瘤和激素抵抗。

第三节　系统性硬化症

一、概述

系统性硬化症(SSc),曾称硬皮病、进行性系统性硬化症,是一种病因和发病机制尚不明确的全身性结缔组织病,呈慢性经过,病程长,临床表现各异。特征性病变是小血管功能、结构异常,局限性或弥漫性皮肤、内脏纤维化,免疫系统激活和自身免疫。

此病呈散发特征,分布广,可见于世界所有地区和种族,与季节、地理无关。确切的发病率和患病率尚不清楚,有研究表明,系统性硬化病的年发病率为 9～19 人/100 万人,患病率约为 19～75 人/10 万人。因系统性硬化病误诊率、漏诊率高,而且报告针对的是就诊人群,所以其实际患病率可能高出报告数字。基于群体的调查研究表明,患病率大概在 286 人/100 万人。

SSc 任何年龄都可发病,发病高峰年龄为 30～50 岁。女性多见,女性发病率大约为男性的 3～4 倍,育龄妇女为发病高峰人群,儿童相对少见。

二、病因和发病机制

系统性硬化症的确切病因不明。有文献报道与以下因素有关,但尚未在机制上阐明。

1.遗传因素

系统性硬化症的遗传比较复杂。双胞胎儿的共同患病率约为 5%,这在单卵双生儿和双卵双生儿之间是相似的。有系统性硬化家族病史的人容易发生此类疾病,一级亲属也更易发现抗核抗体阳性,因此阳性家族史仍然是很强的危险因素,证实了遗传在疾病易感性中的重要作用。

与其他结缔组织疾病相比,HLA 与 SSc 的相关性要弱些。目前发现相关的基因有 $HLA-DRl/DR2/DR3/DR5/A1$ 等,个别基因可能与特定的 SSc 亚型有关。当前 SSc 基因研究集中于候补基因的多态性现象,有报道称相关基因的单核苷酸多态性与免疫、炎症、血管功能和结缔组织稳态有关。

2.病毒

感染人类巨细胞病毒或其他病毒是潜在的触发因素。许多文献报道在系统性硬化症患者的血清中检测到了抗人类巨细胞病毒抗体,这些抗体识别的是巨细胞病毒的 UL83 和 UL94 蛋白质表位。系统性硬化症患者中存在的抗拓扑异构酶 I 抗体与巨细胞病毒衍生蛋白有交叉反应,证实了巨细胞病毒感染和 SSc 之间存在分子拟态机制。细胞培养实验中 UL94 抗体使内皮凋亡和纤维化,说明抗病毒抗体可能在组织损伤中发挥直接作用。巨细胞病毒还可以刺激人类皮肤成纤维细胞合成多种细胞因子,促进纤维化。小病毒 B19 在系统性硬化症的患者中也有描述。

3.环境、药物、放射线

特定环境和职业,以及应用某些药物也是潜在的触发因素。接触二氧化硅、聚氯乙烯、三氯乙烯和有机溶剂的人更易患 SSc。无对照的研究还报道了杀虫剂,染发剂,工业烟尘与 SSc 的相关性。

引起 SSc 样疾病的药物包括博来霉素、喷他佐辛和可卡因等。食欲抑制剂苯氟拉明与肺动脉高压相关。有报道称硅胶隆乳术与系统性硬化症发病有关,但大型流行病学研究并未确定两者之间的相关性。恶性肿瘤的放疗会引起 SSc 的新发病,并使患有 SSc 的患者病情恶化。

4.性激素

育龄妇女患病率明显高于男性,提示发病可能与性激素有关。

5.其他

精神创伤、劳累、寒冷等因素在 SSc 的发生、发展过程中,也起到一定作用。

SSc 的发病机制很复杂,动物模型复制出的只是部分病理变化和临床表现。一个完整的发病机制的认识应包括 SSc 的 3 个重要特征:血管损伤破坏、自身免疫激活、间质与血管纤维化。3 个部分复杂且动态的相互影响是 SSc 组织损伤起始、放大、持续进展的原因。

血管的损伤破坏被认为是 SSc 的起始病变。血管受累出现早且普遍,与疾病结局有关。血管损伤引起内皮细胞活化与功能障碍,使内皮源性血管扩张因子(NO、降钙素基因相关肽、前列环素)生成和应答缺陷,血管收缩和舒张因子平衡被打破,血流受损,缺血再灌注后的氧化应激又加剧了血管损伤,形成恶性循环。血小板暴露于内皮下组织而活化,激活纤溶蛋白级联反应,血栓形成,堵塞血管也是致病因素。最近的研究还指出外周循环中内皮祖细胞数量减少及其分化为成熟内皮细胞能力受损,影响血管修复,这在发病过程中也起了一定作用。

在 SSc 发病早期,先天免疫和后天免疫均活化,而且自身免疫非常显著。活化的 CD4、CD8 T 淋巴细胞、单核巨噬细胞、B 淋巴细胞、嗜酸性粒细胞、自然杀伤细胞存在于病变皮肤、肺脏和其他受累器官的血管周围。特别是活化的 T 细胞数量明显增多,推测其可能在组织损伤中起直接作用。以上免疫细胞可分泌多种细胞因子、自身抗体,引起血管内皮细胞损伤和活化,刺激成纤维细胞合成胶原增多。

目前所有的证据显示,胶原和其他基质成分的堆积是一个继发过程。现在主要的研究问题是确定不同细胞因子和生长因子与 SSc 的相关性,以及它们的作用机制(表 5-1)。

表 5-1　SSc 纤维化病理过程中涉及的信号分子

分子	起源细胞	在 SSc 的水平
TGF-β	炎性细胞、血小板、巨噬细胞、成纤维细胞	升高
PDGF	血小板、巨噬细胞、成纤维细胞、内皮细胞	升高
CTGF/CCN2	成纤维细胞	升高
胰岛素样生长因子 1	成纤维细胞	升高
IL-4,IL-13	Th2 淋巴细胞、肥大细胞	升高
IL-6	巨噬细胞、成纤维细胞、B/T 淋巴细胞	升高
MCP-1,MCP-3	中性粒细胞、上皮细胞、内皮细胞、成纤维细胞	升高
成纤维细胞生长因子	成纤维细胞	升高
ET-1	内皮细胞	升高
5-羟色胺	血小板	升高

注:以上最重要的可能是 TGF-β,它可以刺激成纤维细胞增殖、迁移、黏附;可以诱导间充质细胞合成胶原;抑制基质降解金属蛋白酶的产生。

三、临床表现及分型

(一)皮肤症状

(1)皮肤增厚及纤维化:皮肤增厚硬化是 SSc 的重要特征。局限性皮肤硬化的患者,皮肤变化局限于手和面部,个别蔓延至颈部和前臂。病情进展可出现不同变化,有些表现为皮肤水肿,尤其在手指表现明显;有些表现为皮肤萎缩,手指绷紧,皮下组织减少,手指缺血并发溃疡和瘢痕。

弥漫性皮肤硬化患者的病变要相对一致。首先出现的典型症状是软组织水肿,易发生在手、腕和下肢。而后皮肤真皮纤维化、增厚,最后硬化,硬化进展迅速,可累及躯干,在严重病例可累及上臂和大腿。

皮肤的病变往往经历 3 个阶段:早期、确诊期和晚期。早期诊断困难,当患者手和足部肿胀,晨起最明显时应高度怀疑本病。水肿挤压神经可出现症状,例如腕管综合征。随后,迅速进展,掌指关节的邻近皮肤出现坚硬、紧张、紧绷,与深部组织粘连,限制了关节的活动,此时可以确诊为 SSc。此阶段皮肤粗糙、干燥、色素沉着。晚期皮肤则出现萎缩,表皮变薄,毛发停止生长,汗腺受损,皮肤皱褶消失。

内脏受累的相对危险性与皮肤累及速度、进程和范围密切相关。因此测量皮肤受累情况是评估患者内脏受累的好方法。有许多评分系统可以量化皮肤硬化,应用最广的是 Rodnan 皮肤厚度积分系统,是 17 个部位的皮肤临床触诊的定性等级量表。在此量表中,0 为正常皮肤,1 为可疑增厚,2 为明确增厚但与深部组织无粘连,3 为明显增厚并与深部组织粘连。17 个部位是指面部、前胸、腹部、左右上臂、左右前臂、左右手掌、左右手指、左右大腿、左右小腿、左右足。其他评价皮肤进展的方法还在考察,例如利用高频超声等。

(2)缺血性溃疡:是局限性和弥漫性 SSc 的常见并发症。溃疡发生可引起疼痛和功能障碍,常见于指尖、指褶皱、关节表面的伸肌、皮下钙质沉着等部位。

(3)表皮毛细血管扩张:在局限性和弥漫性 SSc 的患者中都可出现,但更常见于局限性 SSc,尤其常见于亚型 CREST 综合征。毛细血管扩张在手掌和嘴唇最明显,典型的为椭圆形外观,并且随着时间推移数量增多,是血管累及部位增多的表现。尽管先前毛细血管扩张看作是局限性 SSc 的标志,但是在弥漫性 SSc 晚期广泛的皮肤和黏膜血管受累,也会出现血管扩张。甲褶毛细血管异常主要表现在血管袢,包括袢的扩张和新生血管形成,是疾病进展的依据。

(二)血管病变

(1)雷诺现象:当遇寒冷或情绪激动时,手指或脚趾顺序性出现皮肤苍白、变紫、潮红,同时伴有疼痛麻木,称为雷诺现象。在人群中常见,影响了相当数量的正常人。雷诺现象的成人患病率在世界范围内为 3%～10%,在年轻女性为 20%。患病率根据气候,患者肤色、种族、从事振动操作的职业而变化。雷诺现象在临床上分为两类:原发性雷诺现象,病因不明,可能与寒冷损伤,聚氯乙烯和应用振动仪器有关;继发性雷诺现象,指继发于其他明确疾病者,如 SSc、混合性结缔组织病、干燥综合征、系统性红斑狼疮等。继发性雷诺现象往往有以下特点:①儿童或大于 45 岁的成年人发病;②症状严重,且全年发生;③指端溃疡。此种溃疡在原发性雷诺现象罕见;④症状不对称。

尽管雷诺现象可以在很多结缔组织病中出现,但在 SSc 中普遍存在。SSc 患者雷诺现象可以比其他症状早出现若干年,特别是在局限性硬皮病患者。区别雷诺现象是原发性的还是硬皮病的首发症状很重要,可以从以下方面辨别:甲褶毛细血管的结构是否存在异常,指腹是否存在营养改变、瘢痕或角质栓塞,是否存在抗核抗体。

自身抗体和甲褶毛细血管镜检查共同阳性可以确诊 90% 以上的 SSc 患者。有雷诺现象的人群中只有 15% 的有其中一项或者两项阳性。当只有孤立的雷诺现象,两项全是阴性不会发展为结缔组织病。

(2)大血管累及:是内脏并发症的重要原因,如肾脏疾病、肠道受累。有研究证实脑和肾脏循环中存在血流异常,而且最易受累的血管是尺动脉。

(三)系统表现

1.消化系统表现

不管是局限性还是弥漫性 SSc,消化系统是最易累及的系统,而且每个部位都可能受累,也是死亡的重要原因。

（1）口腔部：临床表现是嘴唇变薄；口周皮肤紧张，出现放射性皱褶，张口困难；口腔黏膜干燥、硬化；舌肌萎缩，舌不能伸出口外；牙周疾患，龋齿，牙齿脱落。

（2）食管：食管蠕动异常和括约肌功能障碍，并继发食管反流在 SSc 患者中普遍存在。早期临床症状比较轻微，患者可能有夜间胸骨后不适或疼痛。随着时间的迁移，慢性胃食管反流的并发症如吞咽困难、食管狭窄和 Barrett 食管将会出现。

（3）胃：胃经常被累及，可有胃轻瘫，患者胃排空延迟，导致饱胀和呕吐。"西瓜胃"又被称为胃窦血管曲张，损伤后可有间断出血，是 SSc 患者慢性贫血的原因。

（4）小肠：小肠蠕动异常和细菌过度繁殖可导致反复发作的腹泻和腹胀，严重时伴有吸收不良，体重减轻，营养不良和恶液质。重症患者可出现慢性假性肠梗阻，影像学上可有"硬币堆集征"。在进展性肠病变的患者偶见肠壁囊样积气，气体胀入肠壁，或胀入腹腔，表现很像肠管破裂。

（5）大肠：大肠受累后蠕动异常，常见症状是便秘，偶可见乙状结肠扭转。

（6）直肠及肛门：直肠弛缓、动力不足是早期症状。晚期常见症状是括约肌功能障碍，大便失禁。

（7）肝脏及胰腺：肝脏病变不常见，但是原发性胆汁性肝硬化的出现往往与局限性 SSc 有关，预后比单发的原发性胆汁性肝硬化好。胰腺外分泌不全与吸收不良和腹泻有关。

2.关节与骨骼肌表现

（1）关节：非特异性关节疼痛和晨僵是 SSc 典型症状，与 SSc 纤维化进展累及肌腱、筋膜、韧带、关节囊有关，并可出现关节摩擦音，多见于手指、腕、膝、踝等四肢关节。晚期这些组织挛缩，造成关节僵直，多固定在屈曲畸形位置。临床上明显的关节炎少见，但也有部分患者发展成侵蚀性关节病。

（2）骨骼肌病变：不同程度的骨骼肌受累在 SSc 都可见到。尽管肌无力和肌萎缩可以继发于关节挛缩或慢性疾病，但是有 20％的 SSc 患者发展成真正的肌病，肌酸磷酸激酶升高，肌电图异常。

（3）骨 X 线检查可发现骨质疏松，骨破坏和骨萎缩，与肠吸收功能受损、废用和灌注减少有关。病程较长的患者可发生指端吸收和指端骨质溶解。

3.心脏表现

SSc 患者心脏受累比较常见，是影响存活率的重要因素。心肌和心包都可受累，但是心包因为积液的出现更容易检测到。大量的心包积液并不常见，SSc 患者的心包积液常与肺动脉高压和硬皮病肾危象合并出现。

心脏受累可出现多种症状如舒张功能障碍，肌钙蛋白 T 释放增多，节律异常。MRI 是检测心肌纤维化、收缩或舒张异常的有效工具。

4.肺部表现

间质性肺病早就被看作是常见且最显著的 SSc 并发症，肺动脉高压最近才被认识。尽管两种并发症被看作是各自发病，但常一起出现。

（1）间质性肺病：间质性肺病隐匿进展，一般都会发展成肺纤维化。肺的纤维化是不可逆的,因此早期诊断至关重要。常见的始发症状是气喘和干咳,特别是在劳累时。体格检查常发现肺基底部有湿啰音。放射学特征是网状阴影,对称,在基底部最明显。胸部 X 线片对肺泡炎和早期肺纤维化并不敏感,多用于排除感染或误吸。

SSc 间质性肺病患者有轻微症状时胸部 X 线片是正常的,肺功能试验相对敏感的多,早期就存在弥散功能降低。高分辨率 CT 也是有价值的检测早期肺纤维化的方法。

(2)肺动脉高压:静息状态下平均肺动脉压力超过 25 mmHg,运动后超过 30 mmHg,且无左心衰竭的证据,称为肺动脉高压。局限性和弥漫性 SSc 患者都可出现肺动脉高压,是死亡的主要原因。SSc 相关的肺动脉高压预后比原发性肺动脉高压差,可能和两者的病理机制不同有关。

肺动脉高压在早期无症状,始发症状包括劳力性呼吸困难、乏力。SSc 患者定期进行肺功能检测,心脏超声、高分辨率 CT、心电图检查有助于早期确诊肺动脉高压。气体弥散功能降低提示肺动脉高压,是最敏感的异常指标。

(3)其他的肺部并发症包括吸入性肺炎、胸膜病、自发性气胸、药物所致肺炎、肺尘埃沉着症(尘肺)、支气管扩张、胸膜炎、胸腔积液、肺癌等。

5.肾脏受累

血管痉挛和损伤引起的内脏受累中,肾脏是最明确且最严重的。血管病变在肺动脉高压患者进展缓慢,而在硬皮病肾病中进展迅速,可能是因为体循环血压高于肺循环血压。

(1)硬皮病肾危象:硬皮病肾危象发生在 10%～15% 的弥漫性 SSc 患者,在局限性 SSc 患者很少见,只有 1%～2%。许多病例发生在该病发病的 12 个月内,而且 1/4 的硬皮病肾危象患者,肾脏出现症状时才确诊 SSc。典型的患者表现为急进性高血压和肾功进行性恶化,表现为剧烈头痛、恶心、呕吐、视力下降、抽搐、癫痫发作、意识模糊甚至昏迷。终末器官损害可导致全身性发作的脑病和一过性肺水肿。微血管病性溶血性贫血常见,也可出现弥漫性血管内凝血和血小板减少。

(2)其他形式的肾脏受累:其他的肾脏并发症也可发生,如高血压、蛋白尿、氮质血症,尤其是重叠狼疮性肾炎时。

6.其他症状

(1)神经系统症状:在弥漫性 SSc 患者早期,正中神经受压是常见症状。孤立或多发的脑神经受累也会发生,往往与特定的自身抗体有关,例如抗 Ul-RNP。还可有对称性周围神经病变,合并血管炎时,更易出现。

(2)干燥症状:系统性硬化患者常出现眼干、口干症状。

(3)抑郁:是常见的伴随症状,特别是有面容损毁者。

(4)性功能减退:在 SSc 患者比较常见,特别是在男性患者,可因海绵体动脉纤维化导致阳痿。

(5)甲状腺功能低下:与甲状腺纤维化或自身免疫性甲状腺炎有关。

(6)妊娠:受孕率低于正常,出现自发性流产、早产及低体重儿的比率均高于正常人群。妊娠不会加重系统性硬皮病的病情,但可加重反流性食管炎和心脏症状。

(四)SSc 分型

根据受累范围及临床特点的不同,SSc 分为以下 4 型。

(1)局限型 SSc:特点为皮肤病变局限于手指、前臂远端和膝部,可有颜面和颈部受累,内脏病变出现较晚。CREST 综合征是手指软组织钙化、雷诺现象、食管运动障碍、指端硬化及毛细血管扩张,是局限型的一种特殊亚型。抗着丝点抗体(ACA)阳性率高,病情轻,进展慢,病程长,预后好。

(2)弥漫型 SSc:特点为对称性广泛性皮肤纤维化,除累及肢体远端和近端、面部和颈部外,尚累及胸部和腹部皮肤。本型病情进展快,多伴有内脏病变(肺、心脏、胃肠道或肾脏)损伤,抗拓扑异构酶-1 抗体(Scl-70)阳性率高,抗 ACA 抗体少见,预后较差。

(3)重叠型 SSc:特点为弥漫型或局限型系统性硬化病伴有另一种或一种以上的其他结缔组织病。

(4)无硬皮型 SSc:特点为雷诺现象和明显的内脏受累,伴有 SSc 的血清学表现,但是没有皮肤受累。

四、辅助检查

1.一般检查

部分患者可有贫血,常见的是增生低下性贫血、缺铁性贫血、巨幼红细胞性贫血。患者可有嗜酸性粒细胞增多,血小板升高。不少患者有低滴度的冷球蛋白血症。肾脏受累时可有蛋白尿、血尿、白细胞尿和各种管型尿。血肌酐、尿素氮升高,肌酐清除率下降。患者红细胞沉降率可正常或轻度增快,但 C 反应蛋白一般正常。血白蛋白降低,球蛋白增高。

2.免疫学检查

(1)约 30% 病例类风湿因子阳性。

(2)以 Hep-2 做底物检测 ANA,阳性率达 95%,核型为斑点型和核仁型。抗拓扑异构酶-1 抗体(Scl-70)为弥漫型 SSc 的标记性抗体,它以拓扑异构酶-1 为靶抗原,见于 20%～40% 的 SSc 患者。在临床上抗拓扑异构酶-1 抗体被认为与弥漫性皮肤硬化、肺纤维化、指(趾)关节畸形、远端骨质溶解有关,但此抗体的出现可使钙沉积减少。抗着丝点抗体(ACA)多见于局限型 SSc,尤其在 CREST 综合征较多见。此抗体阳性易出现钙沉积、毛细血管扩张、指溃疡、原发性胆汁性肝硬化,而肺纤维化和肾受累的发生率减少。虽然 UIRNP 为混合性结缔组织病较特异的抗体,但也见于 5%～10% 的 SSc 患者中,并与肌炎、关节炎的发生率有关。抗 PM-Scl 抗体也可称作抗 PM-1 抗体,在 SSc 患者中的阳性率只有 3%,此抗体阳性者,多有多发性肌炎或皮肌炎或系统性硬化的部分表现。抗内皮细胞抗体(AECA)阳性者有雷诺现象、肌炎、毛细血管扩张和显著的指端局部缺血等的高发倾向。抗 SSA 抗体有时出现,抗双链 DNA 抗体阳性少见。近年发现的新抗体是抗成纤维细胞抗体,这种抗体能与成纤维细胞上的 Fc 受体结合,活化成纤维细胞促使其产生胶原纤维,并能诱导培养的成纤维细胞进入炎症前基因型。

(3)其他:50% 的患者可有循环免疫复合物增高,补体 C3、C4 降低。辅助 T 细胞(CD4$^+$)数量增多,抑制 T 细胞(CD8$^+$)数量减少。

3.甲褶检查

甲褶毛细血管显微镜下显示毛细血管袢扩张与正常血管消失。

4.影像学检查

X线和高分辨率CT是检测肺部疾病的主要手段。钡餐检查可显示食管、胃肠道蠕动减弱或消失,小肠扩张,结肠袋可呈球形改变。

5.病理活检

小动脉与微血管的非炎性增生、闭塞,胶原增殖与纤维化是SSc受累组织和器官的病理特征。血管损伤多发生在纤维化之前,且最具特征性的改变是小动脉和中动脉的内膜增生,血管炎和血管壁免疫复合物沉积比较少见。在疾病的晚期,表现为广泛的纤维素沉积和血管周围纤维化。小动脉和中动脉血管床的广泛增殖和闭塞是各型SSc标志性的病理变化。

在SSc患者,各器官间质和血管的纤维化表现为玻璃样变胶原结缔组织的累积,可直接导致它们功能失偿和衰竭。其中受影响较大的是皮肤、肺脏、消化道、肾脏、心脏和甲状腺等组织。

(1)皮肤:皮肤纤维化是SSc最具特征性的表现。SSc早期皮肤活检显示皮肤深层血管周围有T淋巴细胞和单核细胞浸润,肥大细胞和嗜酸性粒细胞较少见到。随着疾病进展,皮肤进行性萎缩,真皮变薄,钉突消失。

(2)肺脏:在疾病早期肺泡壁可见淋巴细胞、浆细胞、巨噬细胞和嗜酸性粒细胞的片块状浸润。随着疾病进展,肺间质的纤维化和血管损伤占主导地位。纤维化的特征是胶原和其他结缔组织蛋白沉积于肺间质。组织学显示大多数是一种非特异性的肺间质炎,表现为炎症比较缓和,纤维化均匀分布,并伴有Ⅱ型肺细胞增生。

(3)消化道:特征性的病理变化可以发生在消化道的任一水平,从口腔到直肠的任何部位。最易受累的是食管,食管黏膜下层、肌层都可发生纤维化和血管损伤。1/3的SSc患者发展成Barrett食管,并发生化生。

(4)肾脏:在肾脏,血管损伤占主要地位,肾小球肾炎比较罕见。SSc患者发生肾危象时的组织病理学变化与恶性高血压相似,血管损伤主要是在小叶间和弓状动脉,内膜增生明显,伴中层纤维素样坏死。血管壁可见免疫球蛋白和补体C3沉积,但炎性细胞少见。血管腔狭窄造成的慢性缺血使肾小球萎缩并发生其他缺血性改变,如肾小管细胞平展并退化。

(5)心脏:80%的SSc患者心脏受累。心包积液比较常见,纤维化和缩窄性心包炎偶尔可见。比较特异的病理学发现是心肌收缩带坏死。没有临床证实心脏受累的患者已经出现了明显的间质炎和血管周围纤维化。

(6)其他:其他系统也可受累。甲状腺纤维化比较多见,常有甲状腺功能异常,并出现抗甲状腺抗体。唾液腺和泪腺纤维化可引起或伴随干燥综合征。滑膜活检也显示存在纤维化,并且小动脉发生特征性病理变化。

五、诊断标准

SSc的诊断是建立在临床表现基础上的,如皮肤变硬、雷诺现象、内脏受累,并且被实验室检查支持,如特异性抗核抗体出现。美国风湿病学会(ACR)的一项多中心研究提出了SSc的初步分类标准,该标准的敏感性为91%,特异性为99%。

1.主要标准

近端皮肤硬化,即掌指和跖趾关节近端皮肤的对称性增厚、绷紧、肿胀和硬化。这类变化可同时累及四肢、面部、颈部和躯干。

2.次要标准

(1)指端硬化:硬皮改变局限于手指。

(2)指尖凹陷性瘢痕,指腹消失(缺血所致)。

(3)双肺基底部纤维化:胸部 X 线片示双肺呈条索状、网状或结节状密度增高影,以肺基底部最为明显,可呈弥漫性斑点或"蜂窝"肺。肺部改变应除外其他肺部疾病所致。

凡具备一个主要标准或两个次要标准即可诊断为 SSc。确定 SSc 诊断后,再根据皮肤损害的范围分布和其他临床特点,进一步划分为弥漫型、局限型等亚型。分类标准主要是为了临床的研究中区分 SSc 与其他结缔组织病,而不是诊断。轻型患者或在疾病早期应用这个标准很难做出诊断。

CREST 综合征是局限型 SSc 的一种特殊类型,具备五大特征性表现中的三条或三条以上,再加上抗着丝点抗体阳性,可以确定诊断。

六、鉴别诊断

1.混合性结缔组织病

患者除有雷诺现象、食管蠕动功能异常等 SSc 的部分表现外,还有系统性红斑狼疮、皮肌炎或多发性肌炎等的部分混合表现,包括面、手非凹陷性水肿,手指呈腊肠状肿胀,发热,非破坏性多关节炎,肌无力或肌痛等症状。抗 UIRNP 的抗体可呈高滴度阳性。以上特点有助于与 SSc 鉴别。

2.局部硬皮病

特点为见于四肢的界限清楚的斑片状或条状硬皮改变,累及皮肤和深部组织,无内脏和血清学改变。

3.以手指和手的皮肤增厚为特点的疾病

如博来霉素引起的硬皮病、淀粉样变、糖尿病指端硬化等。

4.以全身皮肤增厚为特点的疾病

Buschke 成人硬肿症、嗜酸性细胞性筋膜炎、喷他佐辛引起的硬皮病、人类移植物抗宿主病、迟发性皮肤卟啉症、硬化性黏液水肿等。

5.以相似内脏受累为特点的疾病

如原发性肺动脉高压、胶原性结肠炎、浸润性心肌病、特发性肺纤维化。

6.以血管功能不全为特点的疾病

如原发性雷诺现象、其他自身免疫性风湿病、冷球蛋白血症、系统性血管炎、血栓闭塞性脉管炎。

SSc 标志性的自身抗体在硬皮病样疾病中不存在,这是重要的区别点。

七、治疗

尽管在治疗 SSc 内脏并发症上取得了很大的进步,但是目前对 SSc 并没有特效药物,不能改变其自然进程。治疗的目的仍然是改善生存率,预防内脏器官受累,停止或减缓皮肤、内脏器官受累进程。因此,早期诊断和早期治疗有重要意义。由于疾病的复杂性、异质性,及对其认识不足,造成治疗方式的选择和效果评价非常困难。目前对 SSc 的治疗主要针对免疫异常、血管异常和纤维化病变 3 个方面。治疗方案个体化,并进行长期随访是必要的。

(一)免疫调节治疗

(1)免疫抑制剂:免疫抑制剂在疾病早期应用是有效的,特别是存在炎症时。用于治疗 SSc 的免疫抑制剂有多种,但是除了环磷酰胺,其他还没有被随机的临床试验证实有效。最近的两个随机双盲、安慰剂对照试验不仅证实了环磷酰胺的有效性,而且证实对伴有的肺间质炎效果良好。

(2)糖皮质激素:小剂量的糖皮质激素(泼尼松≤5 mg/d)可以有效控制 SSc 早期的炎症症状。常与免疫抑制剂合用,用于伴有肺纤维化的 SSc 患者。有报道称环磷酰胺与糖皮质激素联合应用可改善呼吸困难,对皮肤、关节和肾脏病变有一定疗效,还可减少糖皮质激素剂量。应避免长期应用糖皮质激素,因为它不能阻止疾病的进展,而且可能诱发肾脏危象。糖皮质激素还适用于伴有肌炎、浆膜炎、皮肤水肿、难治性关节炎和腱鞘炎的患者。应用同时每日检测高风险患者的血压。

(3)其他:免疫抑制的其他方法包括应用抗胸腺细胞球蛋白或抗 CD25 单克隆抗体。霉酚酸酯在弥漫性皮肤硬化的应用逐渐增多,最近的研究表明霉酚酸酯有良好的耐受性,对 SSc 相关的肺纤维化也有较好疗效。最初认为抗纤维化的药物也可以发挥抑制免疫的作用,例如青霉胺和 IFN-γ。

(二)抗纤维化治疗

纤维化一旦出现,则难以治疗,因此有学者主张尽可能在早期采用抗纤维化治疗。对于局限型硬皮病,如不出现内脏损害,可不用抗纤维化治疗。目前常用的结缔组织形成抑制剂如下。

1.D-青霉胺

一方面能抑制新胶原的生物合成,另一方面具有免疫抑制作用。青霉胺适用于伴有弥漫性皮肤损害的患者。宜从小剂量开始,逐渐加量,用药 6~12 个月后,皮肤可能会变软,肾危象和进行性肺受累的频率可能会减低。药物不良反应常见,部分患者因此而停药。常见的不良反应有骨髓抑制、肾脏损害、发热、厌食、恶心、呕吐、口腔溃疡、味觉异常、皮疹。用药期间应每月行血、尿常规检查。

2.秋水仙碱

通过影响胶原代谢起作用。用量为每日 0.5~1.5 mg,连服 3 个月至数年,对皮肤硬化、雷诺现象及食管改变均有一定疗效。常见的不良反应有腹痛、腹泻、脱发、恶心、呕吐等。用药期间如腹泻明显可减量或给予半乳糖苷酶。

3.IFN-γ

对早期弥漫性硬皮病的皮肤损害有效,但是对血管有明显的损害,可以诱发肾危象和加重雷诺现象,进一步应用受到了限制。

(三)血管病变的治疗

由于雷诺现象常是硬皮病的先兆,且小血管异常是各型 SSc 的共同特征,并且是死亡的重要原因,因此主张控制或减少血管痉挛,扩张血管,降低血黏度,改善微循环。

1.一般治疗

戒烟，以免引起血管痉挛。避免使用能加重病情的药物，如普萘洛尔。手足保暖，避免冷水刺激。多穿衣以防因躯干受寒冷刺激而引起的反射性效应。进行上臂的旋转运动以促进血液循环。

2.药物治疗

(1)外用血管扩张剂：如硝酸甘油贴片。

(2)口服血管扩张剂：①钙通道阻滞药，如硝苯地平、尼莫地平；②血管紧张素Ⅱ受体拮抗剂，如氯沙坦；③α-肾上腺素受体阻断剂，如哌唑嗪；④血管紧张素转化酶抑制剂(ACEI)，如卡托普利、依那普利，可预防弥漫性硬皮病患者出现高血压性肾危象；⑤内皮素受体阻断剂，如波生坦。

(3)其他药物：保护受损内皮细胞，抑制血小板聚集及血小板释放介质是有益的。在临床随机试验中证实有效，改变血管病变进程的药物有 5-羟色胺拮抗剂(氟西汀)、双嘧达莫(潘生丁)和阿司匹林。

最近报道，阿伐他汀可以有效调节 SSc 患者内皮细胞前体的数量。可应用的其他药物还有抗氧化剂、维生素等。

3.手术治疗

交感神经节切除术。外科干预适用于单个手指缺血或难治性的手指缺血性溃疡。

(四)各脏器受累的治疗

1.肾脏病变

SSc 患者最具特征性的肾脏表现是急性或亚急性高血压性肾危象。改善肾危象预后的重要方法是早期常规足量应用 ACEI。剂量也可逐日增加，使收缩压 24 小时内降低 $10 \sim 20 \, mmHg$。糖皮质激素联合环孢霉素 A 也是治疗硬皮病肾危象的常用药物。

在欧洲，持续给予患者小剂量的前列环素，其作用是帮助控制血压和改善肾脏血供、内皮细胞功能，减少炎症反应和促纤维化因子的产生。如发生尿毒症，可采用血液透析、腹膜透析或肾移植治疗。

2.肺部病变

SSc 相关肺间质病的治疗主要是应用糖皮质激素或环磷酰胺或两者联合，口服或间断静脉滴注。在特发性肺纤维化，最近的临床试验应用依那西普、IFN-γ、乙酰半胱氨酸、吡非尼酮治疗有一定效果，但还需要进一步评估。

目前在美国有 3 种药物用于治疗 PAH：持续静脉滴注依前列醇；持续皮下输注前列环素类似物；口服内皮素受体拮抗剂波生坦。此治疗方法特别适用于 PAH 肺功能Ⅲ、Ⅳ级患者。抗凝剂、螺内酯(安体舒通)、吸氧等支持疗法对改善症状也有益处。肺移植治疗是间质性肺病和肺动脉高压末期最有效的方法。

3.胃肠道病变

对有反流性食管炎患者，避免大量进食和餐后平卧，抬高床头可减少反流。服用组胺 H_2 受体拮抗剂如雷尼替丁、法莫替丁等有效。饭后可服用硫糖铝保护胃黏膜。有些患者需要增加胃肠动力药，如多潘立酮。顽固性吞咽困难提示食管下端狭窄，需行机械扩张。对小肠病变的治疗包括应用抗生素,如红霉素。便秘最好应用软化粪便和增加粪便容积的药物。营养不良者应积极补充蛋白质、维生素和微量元素。

4.心脏病变

虽然已有实验证实硝苯地平和双嘧达莫(潘生丁)可以改善心肌灌注异常,但仍缺乏临床有效的证据。血管紧张素Ⅱ受体抑制剂用于治疗心肌并发症。非甾类抗炎药和糖皮质激素对症状性心包炎有效。

5.关节、肌肉病变

非甾类抗炎药对于关节痛和肌痛一般都有效,有些患者需要加用小剂量糖皮质激素。对于炎性肌病,可单用糖皮质激素或与硫唑嘌呤等合用。症状缓解后可促使患者积极进行有效的物理治疗,可以改善关节活动受限和肌肉萎缩。

6.皮肤

皮肤应少接触水,使用润肤剂保持润泽。目前对皮下钙质沉积没有有效的治疗方法。常采用外科方法清除局部沉积,但易复发。如皮肤局部出现溃疡,要预防感染。

7.指端溃疡

治疗指端溃疡有多种方法。滴注前列环素可以使缺血性溃疡愈合并减少复发性溃疡的形成。内皮素受体抑制剂减少新溃疡的出现,但是对已经形成的溃疡效果不明显。

(五)其他治疗

免疫抑制剂与自身造血干细胞联合治疗可能会是更有希望的治疗方法。目前已有应用造血干细胞治疗 SSc 的报道,展现了其可能性。干细胞移植与免疫抑制剂对比的随机临床实验也正在进行,但是因其价格昂贵与潜在的并发症,甚至导致患者死亡,干细胞移植可能更适用于弥漫性皮肤硬化合并其他严重疾病的患者。

(六)中医中药治疗

如丹参注射液、阳和汤加减治疗。

八、预后

系统性硬化症的预后与其临床分型、内脏受损及病程有关。部分轻型病例可自发缓解,皮肤硬化限于手部的预后较佳。对弥漫型患者而言,预后则不佳,虽然病情缓慢发展,但最终会出现内脏病变,死亡率和致残率直接与内脏受累的广泛度和严重程度有关。患者常见死因为继发性感染,肺、心或肾衰竭。CREST 综合征患者,可长期局限而不发展,预后良好。但当出现内脏累及,血管病变,造成肺动脉高压,出现胆汁性肝硬化,则预后不良。最近的数据显示SSc 的 5 年存活率>80%,但伴有严重肺动脉高压的 2 年存活率低于 50%。

虽然系统性硬化症有许多支持治疗,但没有一种可以改善疾病的自然进程。部分原因是由于缺乏设计合理的药物临床研究。

第四节　强直性脊柱炎

一、概述

强直性脊柱炎（AS）是一种慢性进行性疾病，主要侵犯骶髂关节，脊柱骨突，脊柱旁软组织及外周关节，并可伴发关节外表现。严重者可发生脊柱畸形和关节强直。

AS 的患病率各国报道不一，如美国为 0.13％～0.22％，日本为 0.05％～0.2％，我国为 0.26％。以往认为本病男性多见，男女发病比为 10.6：1；现报道男女发病比为（2～3）：1，只不过女性发病较缓慢及病情较轻。发病年龄通常在 13～31 岁，30 岁以后及 8 岁以前发病者少见。AS 的病理性标志和早期表现之一为骶髂关节炎。脊柱受累到晚期的典型表现为竹节状脊柱。外周关节的滑膜炎在组织学上与类风湿关节炎难以区别。肌腱末端病为本病的特征之一。因主动脉根部局灶性中层坏死可引起主动脉环状扩张，以及主动脉瓣膜尖缩短变厚，从而导致主动脉瓣关闭不全。

二、AS 的病因及发病机制

AS 的病因未明。流行病学调查发现，基因和环境因素在本病的发生中发挥作用。已证实，AS 的发病和 HLA-B27（下称 B27）密切相关，并有明显家族发病倾向。正常人群的 B27 阳性率因种族和地区不同差别很大，如欧洲的白种人为 4％～13％，我国为 2％～7％，可是 AS 患者的 B27 阳性率在我国患者达 91％。另有资料显示，AS 的患病率在普通人群为 0.1％，在 AS 患者的家系中为 4％，在 B27 阳性的 AS 患者的一级亲属中高达 11％～25％，这提示 B27 阳性者或有 AS 家族史者患 AS 的危险性增加。但是，大约 80％的 B27 阳性者并不发生 AS，以及大约 10％的 AS 患者为 B27 阴性，这提示还有其他因素参与发病，如肠道细菌及肠道炎症。

三、病史特点

AS 发病隐袭。腰背部或骶髂部疼痛和（或）僵硬是最常见的症状，疾病早期疼痛多在一侧呈间断性，数月后疼痛多在双侧呈持续性。随病情进展由腰椎向胸颈部脊椎发展，则出现相应部位疼痛、活动受限或脊柱畸形。据报道，我国患者中大约 45％的患者是从外周关节炎开始发病。24％～75％的 AS 患者在病初或病程中出现外周关节病变，以膝、髋、踝和肩关节居多，肘、手和足小关节偶有受累。非对称性、少数关节或单关节，及下肢大关节的关节炎为本病外周关节炎的特征。我国患者除髋关节外，膝和其他关节的关节炎或关节痛多为暂时性，极少或几乎不引起关节破坏和残疾。髋关节受累占 38％～66％，表现为局部疼痛，活动受限，屈曲挛缩及关节强直，其中大多数为双侧，而且 94％的髋部症状起于发病后前 5 年内。发病年龄小，及以外周关节起病者易发生髋关节病变。

AS 的全身表现轻微，少数重症者有发热、疲倦、消瘦、贫血或其他器官受累。跖底筋膜炎、跟腱炎和其他部位的肌腱末端病在本病常见。1/4 的患者在病程中发生眼色素膜炎，单侧或双侧交替，一般可自行缓解，反复发作可致视力障碍。神经系统症状来自压迫性脊神经炎或坐骨神经痛、椎骨骨折或不全脱位以及马尾综合征,后者可引起阳痿、夜间尿失禁、膀胱和直肠感觉迟钝、踝反射消失。极少数患者出现肺上叶纤维化,有时伴有空洞形成而被误诊为结核,也可因并发真菌感染而使病情加剧。主动脉瓣闭锁不全及传导障碍见于 3.5%～10%的患者。AS 可并发 IgA 肾病和淀粉样变性。

四、辅助检查

AS 活动期患者可见红细胞沉降率增快、C 反应蛋白增高及轻度贫血。类风湿因子阴性和免疫球蛋白轻度升高。虽然 AS 患者 HLA-B27 阳性率达 90%左右,但无诊断特异性,因为正常人也有 HLA-B27 阳性。HLA-B27 阴性患者只要临床表现和影像学检查符合诊断标准,也不能排除 AS 可能。

X 线检查表现具有诊断意义。AS 最早的变化发生在骶髂关节。该处的 X 线片显示软骨下骨缘模糊,骨质糜烂,关节间隙模糊,骨密度增高及关节融合。通常按 X 线片骶髂关节炎的病变程度分为 5 级:0 级为正常,Ⅰ级可疑,Ⅱ级有轻度骶髂关节炎,Ⅲ级有中度骶髂关节炎,Ⅳ级为关节融合强直。脊柱的 X 线片表现有椎体骨质疏松和方形变,椎小关节模糊,椎旁韧带钙化以及骨桥形成。晚期广泛而严重的骨化性骨桥表现称为“竹节样脊柱”。耻骨联合、坐骨结节和肌腱附着点(如跟骨)的骨质糜烂,伴邻近骨质的反应性硬化及绒毛状改变,可出现新骨形成。对于临床可疑病例,而 X 线片尚未显示明确或Ⅱ级以上的双侧骶髂关节炎改变者,应该采用 CT 检查。该技术的优点在于假阳性少。但是,由于骶髂关节解剖学的上部为韧带,因其附着引起影像学上的关节间隙不规则和增宽,给判断带来困难。另外,类似于关节间隙狭窄和糜烂的骶髂关节髂骨部分的软骨下老化是一种自然现象,不应该视为异常。磁共振成像技术(MRI)对了解软骨病变优于 CT,可用于 AS 的早期诊断。

五、诊断依据

AS 诊断的最好线索是患者的症状、关节体征和关节外表现及家族史。AS 最常见和特征性的早期主诉为下腰背发僵和疼痛。由于腰背痛是普通人群中极为常见的一种症状,但大多数为机械性非炎性背痛,而本病则为炎性疼痛。以下 5 项有助于脊柱炎引起的炎性背痛和其他原因引起的非炎性背痛的鉴别:①背部不适发生在 40 岁以前;②缓慢发病;③症状持续至少3 个月;④背痛伴晨僵;⑤背部不适在活动后减轻或消失。以上 5 项有 4 项符合则支持炎性背痛。

1.纽约标准

有 X 线片证实的双侧或单侧骶髂关节炎(按前述 0～Ⅳ级分级),并分别附加以下临床表现的 1 条或 2 条,即:①腰椎在前屈、侧屈和后伸的 3 个方向运动均受限;②腰背痛史或现有症状;③胸廓扩展范围小于 2.5 cm。根据以上三点,诊断肯定的 AS 要求有:X 线片证实的Ⅲ～Ⅳ级双侧骶髂关节炎,并附加上述临床表现中的至少 1 条;或者 X 线片证实的Ⅲ～Ⅳ级单侧骶髂关节炎或Ⅱ级双侧骶髂关节炎,并分别附加上述临床表现的 1 条或 2 条。

2.修订的纽约标准

(1)下腰背痛的病程至少持续 3 个月,疼痛随活动改善,但休息不减轻。

(2)腰椎在前后和侧屈方向活动受限。

(3)胸廓扩展范围小于同年龄和同性别的正常值。

（4）双侧骶髂关节炎Ⅱ～Ⅳ级，或单侧骶髂关节炎Ⅲ～Ⅳ级。

如果患者具备（4）并分别附加（1）～（3）条中的任何1条可确诊为AS。

3.欧洲脊柱关节病研究组标准

炎性脊柱痛或非对称性以下肢关节为主的滑膜炎，并附加以下项目中的任何一项：①阳性家族史；②银屑病；③炎性肠病；④关节炎前1个月内的尿道炎、宫颈炎或急性腹泻；⑤双侧臀部交替疼痛；⑥肌腱末端病；⑦骶髂关节炎。

六、鉴别诊断

1.类风湿关节炎（RA）

AS与RA的主要区别如下。

（1）AS在男性多发而RA女性居多。

（2）AS无一例外有骶髂关节受累，RA则很少有骶髂关节病变。

（3）AS为全脊柱自下而上的受累，RA只侵犯颈椎。

（4）外周关节炎在AS为少数关节、非对称性，且以下肢关节为主；在RA则为多关节、对称性和四肢大小关节均可发病。

（5）AS无RA可见的类风湿结节。

（6）AS的RF阴性，而RA的阳性率占60%～95%。

（7）AS以HLA-B27阳性居多，而RA则与HLA-DR4相关。AS与RA发生在同一患者的概率为1/（10万～20万）。

2.椎间盘突出

椎间盘突出是引起炎性腰背痛的常见原因之一。该病限于脊柱，无疲劳感、消瘦、发热等全身表现，所有实验室检查包括红细胞沉降率均正常。它和AS的主要区别可通过CT、MRI或椎管造影检查而进行。

3.结核

对于单侧骶髂关节病变要注意与结核或其他感染性关节炎相鉴别。

4.弥漫性特发性骨肥厚（DISH）综合征

该病多见于50岁以上男性，患者也有脊椎痛、僵硬感以及逐渐加重的脊柱运动受限。其临床表现和X线所见常与AS相似。但是，该病X线检查可见韧带钙化，常累及颈椎和低位胸椎，经常可见连接至少四节椎体前外侧的流注形钙化与骨化，而骶髂关节和脊椎骨突关节无侵蚀，晨起僵硬感不加重，红细胞沉降率正常及HLA-B27阴性。根据以上特点可将该病和AS区别开。

5.髂骨致密性骨炎

本病多见于青年女性，主要表现为慢性腰骶部疼痛和发僵。临床检查除腰部肌肉紧张外无其他异常。诊断主要依靠X线前后位平片，其典型表现为在髂骨沿骶髂关节之中下2/3部位有明显的骨硬化区，呈三角形者尖端向上，密度均匀，不侵犯骶髂关节面，无关节狭窄或糜烂，故不同于AS。

6.其他

AS是血清阴性脊柱关节病的原型，在诊断时需与骶髂关节炎相关的其他脊柱关节病如银屑病关节炎、肠病性关节炎或赖特综合征等相鉴别。

七、治疗

AS 尚无根治方法,但是患者如能及时诊断及合理治疗,可以达到控制症状并改善预后目的。应通过非药物、药物和手术等综合治疗,缓解疼痛和僵硬,控制或减轻炎症,保持良好的姿势,防止脊柱或关节变形,以及必要时矫正畸形关节,以达到改善和提高患者生活质量的目的。

1.非药物治疗

(1)对患者及其家属进行疾病知识的教育是整个治疗计划不可缺少的部分,有助于患者主动与医师合作参与治疗过程。同时还应关注患者的社会心理需要。

(2)劝导患者要谨慎而不间断地进行体育锻炼,以取得和维持脊柱关节的最好位置,增强椎旁肌肉力量和增加肺活量,其重要性不亚于药物治疗。

(3)站立时应尽量保持挺胸、收腹和双眼平视前方的姿势。坐位也应保持胸部直立。应卧硬板床,多取仰卧位,避免促进屈曲畸形的体位。宜睡低枕,一旦出现上胸椎或颈椎受累应停用枕头。

(4)减少或避免引起持续性疼痛的体力活动,定期测量身高。通过身高记录可发现早期脊柱弯曲的证据。

(5)可选择必要的物理治疗。

2.药物治疗

(1)非甾类抗炎药:这类药物可迅速改善患者腰背部疼痛和僵硬感,减轻关节肿胀、疼痛及增加关节活动范围,无论对早期或晚期 AS 患者的症状治疗都是首选的。抗炎药种类繁多,但对 AS 的疗效大致相当。可选药物包括:吲哚美辛 25 mg,每日 3 次;双氯芬酸,每日总剂量为 75～150 mg;萘丁美酮 1 000 mg,每晚 1 次;美洛昔康 7.5 mg,每日 2 次;依托度酸 400 mg,每日 1 次;塞来昔布 200 mg,每日 2 次等。

非甾类抗炎药的不良反应中较多的是胃肠道不适,少数可引起溃疡;其他较少见的有头痛、头晕,肝、肾损伤,血细胞减少,水肿,高血压及过敏反应等。医师应针对每例患者的具体情况选用一种抗炎药物。同时使用 2 种或 2 种以上的抗炎药不仅不会增加疗效,反而会增加药物不良反应,甚至带来严重后果。抗炎药物通常需要使用 2 个月左右,待症状完全控制后减少剂量,以最小有效量巩固一段时间,再考虑停药,过快停药容易引起症状反复。如一种药物治疗 2～4 周疗效不明显,应改用其他不同类别的抗炎药。在用药过程中应始终注意监测药物不良反应并及时调整。

(2)柳氮磺吡啶:本品可改善 AS 的关节疼痛、肿胀和僵硬感,并可降低血清 IgA 水平及其他实验室活动性指标,特别适用于改善 AS 患者的外周关节炎,并对本病并发的前色素膜炎有预防复发和减轻病变的作用。本药对 AS 的中轴关节病变的治疗作用及改善疾病预后的作用均缺乏证据。通常推荐用量为每日 2.0 g,分 2～3 次口服,剂量增至 3.0 g/d,疗效虽可增加,但不良反应也明显增多。本品起效较慢,通常在用药后 4～6 周。为了增加患者的耐受性,一般以 0.25 g,每日 3 次开始,以后每周递增 0.25 g,直至 1.0 g,每日 2 次,维持 1～3 年。本药的不良反应包括消化系统症状,皮疹,血细胞减少,头痛,头晕以及男性精子减少及形态异常(停药可恢复)。磺胺过敏者禁用。

（3）甲氨蝶呤:活动性 AS 患者经柳氮磺吡啶和非甾类抗炎药治疗无效时,可采用甲氨蝶呤。本药仅对外周关节炎、腰背痛、僵硬感、虹膜炎、红细胞沉降率、C 反应蛋白水平有改善作用,而对中轴关节的放射线病变无改善证据。通常以甲氨蝶呤 7.5～15 mg,口服,每周 1 次,个别重症者可酌情增加剂量,疗程半年至 3 年不等。同时,可并用 1 种抗炎药。尽管小剂量甲氨蝶呤有不良反应较少的优点,但仍应注意包括胃肠道不适、肝损伤、肺间质炎症和纤维化、血细胞减少、脱发、头痛及头晕等,故在用药前后应定期复查血常规、肝肾功能及其他有关项目。

（4）糖皮质激素:对其他治疗不能控制的下腰痛,在 CT 指导下行皮质类固醇骶髂关节注射,部分患者可改善症状,疗效可持续 3 个月左右。本病伴发的长期单关节（如膝）积液,可行长效皮质激素关节腔注射,间隔 3～4 周重复一次,一般不超过 2～3 次。糖皮质激素口服治疗不能阻止本病的发展,不建议长期使用。

（5）其他药物:一些难治性 AS 患者应用沙利度胺后,临床症状、红细胞沉降率、C 反应蛋白均明显改善。初始剂量 50 mg/d,每 10 天递增 50 mg,至 200～300 mg/d 维持。本药的不良反应有嗜睡,口渴,血细胞下降,肝酶增高,镜下血尿及指端麻刺感等。因此对选用此种药物者应做严密观察,每 2～4 周查血常规、肝肾功能。对长期用药者应定期做神经系统检查,以便及时发现可能出现的外周神经炎。

3.生物制剂

目前已将抗肿瘤坏死因子 α 用于治疗活动性或对抗炎药治疗无效的 AS,包括英夫利昔单抗、依那西普、阿达木单抗等。英夫利昔单抗是抗肿瘤坏死因子的单克隆抗体,其用法为:3～5 mg/kg,静脉滴注,间隔 2～8 周重复 1 次,通常使用 3～6 次,治疗后患者的外周关节炎、肌腱末端炎以及 C 反应蛋白均可得到明显改善,但其长期疗效及对中轴关节 X 线病变的影响如何尚待观察。本品的不良反应有感染、严重过敏反应及狼疮样病变等。

依那西普是一种重组的人可溶性肿瘤坏死因子受体融合蛋白,能可逆性地与 TNFα 结合,竞争性抑制 TNFα 与 TNF 受体位点的结合,目前已用于治疗活动性 AS。以本品 25 mg,皮下注射,每周 2 次,连用 3～6 个月,80％的患者病情可获改善。主要不良反应为感染。

4.外科治疗

髋关节受累引起的关节间隙狭窄、强直和畸形是本病致残的主要原因,人工全髋关节置换术可有效改善患者的关节功能和生活质量。

八、预后

本病在临床上表现的轻重程度差异较大,有的患者病情反复持续进展,有的长期处于相对静止状态,可以正常工作和生活。但是,发病年龄较小,髋关节受累较早,反复发作虹膜睫状体炎和继发性淀粉样变性,诊断延迟,治疗不及时和不合理,以及不坚持长期功能锻炼者预后差。总之,AS 是一种慢性进展性疾病,应在专科医师指导下长期随诊。

第五节　骨关节炎

一、概述

骨关节炎（OA）是一种以关节软骨的变性、破坏及骨质增生为特征的慢性关节病,是最常见的一种关节病,呈世界性分布。本病在中年以后多发,但不能忽视年轻发病者,女性比男性多见。国内的初步调查显示,骨关节炎的总患病率约为 15％,40 岁人群的患病率为 10％～17％,60 岁以上则达 50％,而在 75 岁以上人群中,80％患有骨关节炎。该病的最终致残率为53％。临床上以关节肿痛、骨质增生及活动受限最为常见。骨关节炎的发病无地域及种族差异。年龄、肥胖、炎症、创伤及遗传因素可能与本病的发生有关。

二、病因及发病机制

骨关节炎的病因目前尚不清楚,可能与以下因素有关:年龄、骨关节损伤和过度使用、肥胖、遗传、雌激素水平、骨内压升高等,其发病可能为多因素作用的结果。在创伤、代谢及遗传等多因素影响下,损伤的软骨细胞释放溶酶体酶和胶原酶等,使软骨基质降解,胶原蛋白网络断裂和蛋白聚糖降解。随后合成代谢加速,DNA 合成增多,新细胞增殖,蛋白聚糖、透明质酸酶和胶原蛋白合成加速,但新合成的基质异常,从而影响了软骨的生物学稳定性和对生物力学的适应性,新合成的软骨也很快被降解和破坏。

尽管蛋白聚糖合成代谢加速,但实际上合成速度远赶不上分解速度,组织中蛋白聚糖浓度仍持续下降或丧失。当侵蚀进展到骨髓时,组织的修复较为有效,由纤维软骨和透明软骨混合形成新的软骨,但新软骨缺乏正常软骨的生物学特点,故实际上仍未修复。原有的软骨和新生的软骨在降解过程中,产生的颗粒和降解产物进入滑膜衬里,引起细胞吞噬反应,导致滑膜炎和渗出。滑膜产生的炎性因子反过来又加速了软骨的破坏。如此反复循环,降解作用超过细胞修复的能力,最后软骨完全消失,骨质裸露,出现 OA 的晚期改变。

三、病史特点

（一）一般临床表现

骨关节炎是一种慢性、进展性的关节病变,主要表现为受累关节的疼痛、肿胀、晨僵,关节积液及骨性肥大,可伴有活动时的骨擦音、功能障碍或畸形。其具体表现如下。

1.关节疼痛及压痛

本病最常见的表现是关节局部的疼痛和压痛,负重关节及双手最易受累。一般早期为轻度或中度间断性隐痛,休息时好转,活动后加重,随病情进展可出现持续性疼痛,或导致活动受限。关节局部可有压痛,在伴有关节肿胀时尤为明显。

2.关节肿胀

早期为关节周围的局限性肿胀,但随病情进展可有关节弥漫性肿胀、滑囊增厚或伴关节积液。后期可在关节周围触及骨赘。

3.关节晨僵

患者可出现晨起时关节僵硬及黏着感,经活动后可缓解。本病的晨僵时间较短,一般持续5～15分钟,很少超过半小时,可有短暂的关节胶化,即关节从静止到活动有一段不灵活的时间,如久坐后站立行走,需站立片刻并缓慢活动一会儿才能迈步等。

4.关节摩擦音

主要见于膝关节的骨关节炎。由于软骨破坏,关节表面粗糙,出现关节活动时骨摩擦音(感)、捻发感,或伴有关节局部疼痛。

5.关节畸形

在手、足和膝关节可以触及无症状的骨凸出物,如 Heberden 结节、Bouchard 结节、蛇形手、方形手。

6.关节不稳及活动受限

关节附近肌腱和韧带破坏或关节炎症病变,骨赘形成及关节内游离体可导致关节活动受限,致使持物、行走和下蹲困难。还可出现关节不稳定,活动受限。

(二)不同部位骨关节炎临床表现

1.手

以远端指间关节受累最为常见,表现为关节伸侧面的两侧骨性膨大,称赫伯登结节。而近端指间关节伸侧出现者则称为布夏尔结节。可伴有结节局部的轻度红肿、疼痛和压痛。第一腕掌关节受累后,其基底部的骨质增生可出现方形手畸形,而手指关节增生及侧向半脱位可致蛇样畸形。

2.膝关节

膝关节受累在临床上最为常见,危险因素有肥胖、膝外伤和半月板切除。主要表现为膝关节疼痛,活动后加重,休息后缓解。严重病例可出现膝内翻或膝外翻畸形。

3.髋关节

髋关节受累多表现为局部间断性钝痛,随病情发展可呈持续性疼痛。部分患者的疼痛可以放射到腹股沟、大腿内侧及臀部。髋关节运动障碍多在内旋和外展位,随后可出现内收、外旋和伸展受限。

4.脊柱

颈椎受累比较常见。可有椎体、椎间盘以及后突关节的增生和骨赘,引起局部疼痛和僵硬感,压迫局部血管和神经时可出现相应的放射痛和神经症状。颈椎受累压迫椎-基底动脉,引起脑供血不足的症状。腰椎骨质增生导致椎管狭窄时可出现间歇性跛行以及马尾综合征。

5.足

跖趾关节常有受累,除了出现局部的疼痛、压痛和骨性肥大外,还可以出现足大趾外翻等畸形。

(三)特殊类型骨关节炎临床表现

1.原发性全身性骨关节炎

以远端指间关节、近端指间关节和第一腕掌关节为好发部位。膝、髋、跖趾关节和脊柱也可受累。症状呈发作性,可有受累关节积液、发热等表现。可根据临床和流行病学将其分为两类:①结节型,以远端指间关节受累为主,女性多见,有家族聚集现象;②非结节型,以近端指间关节受累为主,性别和家族聚集特点不明显,但常反复出现外周关节炎。重症患者可有红细胞沉降率增快及C反应蛋白增高等。

2.侵蚀性炎症性骨关节炎

常见于绝经后的女性,主要累及远端及近端指间关节和腕掌关节。有家族倾向性及反复急性发作的特点。受累的关节出现疼痛和触痛,最终导致关节的畸形和强直。患者的滑膜检查可见明显的增生性滑膜炎,并可见免疫复合物沉积和血管翳生成;X线检查可见明显的骨赘生成和软骨下骨硬化,晚期可见明显的骨侵蚀和关节骨性强直。

3.弥漫性特发性骨质增生症(DISH)

好发于中老年男性。病变累及整个脊柱,呈弥漫性骨质增生,脊柱韧带广泛增生骨化及其邻近的骨皮质增生,但是椎小关节和椎间盘保持完整。一般无明显症状,少数患者可有肩背痛、发僵、手指麻木或腰痛等症状,病变严重时会出现椎管狭窄的相应表现。X线片可见特征性椎体前纵及后纵韧带钙化,以下胸段为著,一般连续4个或4个椎体以上,可伴广泛骨质增生。

四、辅助检查

OA患者血常规、蛋白电泳、免疫复合物及血清补体等指标一般在正常范围。伴有滑膜炎的患者可出现C反应蛋白和红细胞沉降率轻度升高。类风湿因子及抗核抗体阴性。继发性骨关节炎的患者可出现原发病的实验室检查异常。出现滑膜炎者可有关节积液,一般关节液透明,淡黄色,黏稠度正常或略降低,黏蛋白凝固良好。

骨关节炎的X线特点为:早期软骨变形,X线平片可能显示不出;中后期的X线表现为非对称性关节间隙变窄,软骨下骨硬化和囊性变,关节边缘的骨质增生和骨赘形成,关节内游离体,关节变形及半脱位。这些变化是骨关节炎诊断的重要依据。在骨质改变方面,磁共振成像检查和X线平片均能显示骨关节炎病变,但前者更清晰。在骨关节炎骨质未出现病变之前,磁共振成像检查可以显示关节软骨、韧带、半月板及关节腔积液等病变情况,如关节软骨病变,膝交叉韧带松弛变细,半月板变性、撕裂,滑囊和纤维囊病变等。

五、诊断

根据患者的临床表现、体征和影像学等辅助检查,骨关节炎的诊断并不困难。目前,国内多采用美国风湿病学会的诊断标准(表5-2～表5-4)。

表5-2 手骨关节炎分类标准(临床标准)

1.近一个月大多数时间有手痛,发酸,发僵
2.10个指间关节中,骨性膨大关节≥2个
3.掌指关节肿胀≤2个
4.远端指间关节骨性膨大>2个
5.10个指间关节中,畸形关节≥1个
满足1+2+3+4条或1+2+3+5条可诊断手骨关节炎

注:10个指间关节为双侧第二、第三远端及近端指间关节,双侧第一腕掌关节。

表 5-3　膝骨关节炎分类标准

临床标准
　　　　1.近一个月大多数时间有膝痛
　　　　2.有骨摩擦音
　　　　3.晨僵≤30 分钟
　　　　4.年龄≥38 岁
　　　　5.有骨性膨大
满足 1＋2＋3＋4 条,或 1＋2＋5 条或 1＋4＋5 条者可诊断膝骨关节炎
临床＋放射学标准
　　　　1.近一个月大多数时间有膝痛
　　　　2.X 线片显示骨赘形成
　　　　3.关节液检查符合骨关节炎
　　　　4.年龄≥40 岁
　　　　5.晨僵≤30 分钟
　　　　6.有骨摩擦音
满足 1＋2 条或 1＋3＋5＋6 条,或 1＋4＋5＋6 条者可诊断膝骨关节炎

表 5-4　髋骨关节炎分类标准

临床＋放射学标准
　　　　1.近一个月大多数时间髋痛
　　　　2.红细胞沉降率≤20 mm/h
　　　　3.X 线片显示骨赘形成
　　　　4.X 线片显示髋关节间隙狭窄
满足 1＋2＋3 条或 1＋2＋4 条或 1＋3＋4 条者可诊断髋骨关节炎

六、鉴别诊断

典型的骨关节炎诊断比较简单,年龄偏大的患者出现关节疼痛,休息后缓解,晨僵短暂,特异性关节变粗,有摩擦音;X 线检查表现为关节间隙变窄,软骨下骨硬化和骨囊肿及骨赘形成,在排除其他关节疾病以后,可考虑为骨关节炎。但对于不典型骨关节炎则需和类风湿关节炎、强直性脊柱炎、痛风和感染性关节炎等相鉴别。

1.类风湿关节炎

多见于生育期女性,以掌指关节、腕关节和近端指间关节受累为主,也可累及膝、踝、肘及肩关节,多关节受累,呈对称性,表现为关节疼痛、压痛、肿胀及活动受限,极少累及远端指间关节。晨僵时间较长,多大于 1 小时,有皮下结节,类风湿因子阳性,抗 CCP 抗体阳性,滑液检查示炎性滑液表现。X 线检查示软组织肿胀、骨质稀疏,关节间隙狭窄、囊性变、半脱位和强直。以上表现有助于类风湿关节炎的诊断。

2.强直性脊柱炎

好发于青年男性,主要表现为腰背疼痛、酸痛、僵硬,久坐或久卧后症状加重,活动后减轻。

可伴有下肢不对称性大关节炎症,伴有关节外表现,包括眼炎、口腔溃疡、心脏损害等。HLA-B27 多为阳性,X 线检查示脊柱及骶髂关节损害,以上表现支持强直性脊柱炎的诊断。

3.痛风

男性多见,表现为发作性关节红、肿、热、痛,疼痛剧烈,多于午夜发作,往往于 24 小时内达到高峰。受累关节以下肢关节为主,常见于第一跖趾关节,也可累及足背、踝及膝关节,具有自限性。血尿酸水平常升高,久病患者 X 线检查在受累关节处可见穿凿样损害。

4.感染性关节炎

可见于任何年龄,多为单关节损害,受累关节红、肿、热、痛,常有关节积液,关节液白细胞计数升高,以中性粒细胞居多,部分呈脓性改变,关节液培养有微生物生长。可伴有全身症状,如发热、外周血白细胞总数明显升高,以中性粒细胞为主。在鉴别困难时,可行关节液检查,以资鉴别。

七、治疗

治疗的目的在于缓解疼痛、阻止和延缓疾病的发展及保护关节功能。治疗方案应依据每个患者的病情而定。

(一)一般治疗

(1)患者教育:使患者了解本病的治疗原则、锻炼方法,以及药物的用法和不良反应等。

(2)物理治疗:包括热疗、水疗、经皮神经电刺激疗法、针灸、按摩和推拿、牵引等,均有助于减轻疼痛和缓解关节僵直。

(3)减轻关节负荷,保护关节功能:受累关节应避免过度负荷,膝或髋关节受累患者应避免长久站立、跪位和蹲位。可利用手杖、步行器等协助活动,肥胖患者应减轻体重。肌肉的协调运动和肌力增强可减轻关节疼痛症状。因此患者应注意加强关节周围肌肉的力量性锻炼,并设计锻炼项目以维持关节活动范围。

(二)药物治疗

主要可分为控制症状的药物、改善病情的药物及软骨保护剂(表 5-5)。

表 5-5　骨关节炎患者的药物治疗

口服	其他止痛剂
对乙酰氨基酚	盐酸曲马多
关节软骨保护剂	
硫酸氨基葡萄糖	糖皮质激素
NSAIDs	透明质酸钠
选择性 COX-2 抑制剂	局部外用药治疗
非选择性 NSAID＋米索前列醇或质子	双氯酚酸钠乳胶剂
泵抑制剂	依托芬那酯霜

1.控制症状的药物

(1)非甾类抗炎药(NSAID):NSAID 是最常用的一类骨关节炎治疗药物,其作用在于减轻疼痛及肿胀,改善关节的活动。主要的药物包括双氯芬酸等,如果患者发生 NSAID 相关胃肠道疾病的危险性较高,则塞来昔布及美洛昔康等选择性环氧化酶-2 抑制剂更为适用。药物剂量应个体化,同时注意对老年患者合并的其他疾病影响。

(2)其他止痛剂:对乙酰氨基酚对骨关节炎有良好的止痛作用,费用低,在国外仍广泛使用,而国内的应用相对较少。每日剂量最多不超过 4 000 mg。若上述方法仍不能有效缓解症状,可予以曲马多治疗。该药为一种弱阿片类药物,耐受性较好而成瘾性小,平均剂量每日200~300 mg,但应注意不良反应。

(3)局部治疗:包括局部外用 NSAID 药物及关节腔内注射治疗。糖皮质激素可缓解疼痛、减少渗出,效果可持续数周至数月,但仅适用于关节腔注射治疗,在同一关节不应反复注射,一年内注射次数应少于 4 次。

关节腔内注射透明质酸类制剂(欣维可、其胜及施沛特等)对减轻关节疼痛、增加关节活动度、保护软骨有效,治疗效果可持续数月,适用于常规治疗效果不佳或不能耐受者。

2.改善病情药物及软骨保护剂

此类药物具有降低基质金属蛋白酶、胶原酶等的活性作用,既可抗炎、止痛,又可保护关节软骨,有延缓骨关节炎发展的作用,一般起效较慢。主要的药物包括硫酸氨基葡萄糖、葡糖胺聚糖、S-腺苷蛋氨酸及多西环素等。双醋瑞因也可明显改善患者症状,保护软骨,改善病程。

骨关节炎的软骨损伤可能与氧自由基的作用有关,近几年来的研究发现,维生素 C、维生素 D、维生素 E 可能主要通过其抗氧化机制而有益于骨关节炎的治疗。

(三)外科治疗

对于经内科治疗无明显疗效,病变严重及关节功能明显障碍的患者可以考虑外科治疗。

(1)关节镜手术:对有明显关节疼痛,并对止痛剂、关节内糖皮质激素注射治疗效果不理想的患者,可关节内给予以大量灌洗来清除纤维素、软骨残渣及其他杂质,以减轻患者的症状。还可通过关节镜去除软骨碎片。

(2)整形外科手术:截骨术可改善关节力线平衡,有效缓解患者的髋关节或膝关节疼痛。对 60 岁以上、正规药物治疗反应不佳的进展性骨关节炎患者可予以关节置换,由此可显著减轻疼痛症状,改善关节功能。

此外,新的治疗方法如软骨移植及自体软骨细胞移植等有可能用于骨关节炎的治疗,但尚需进一步临床研究。

八、预后及预防

大多数 OA 患者预后良好,只有极少数患者呈严重的进行性关节损害。由于病因不清,尚难以从根本上对本病进行预防。预防措施主要是减少或消除危险因素,如通过纠正先天性或获得性解剖异常或功能障碍、减少职业性或运动性关节损伤、节制饮食避免肥胖等措施来减轻关节过度的机械应力。

第六节　痛　风

一、概念

痛风是嘌呤代谢异常导致的疾病。急性痛风关节炎是现代门诊、急诊较常见的疾病,它以高尿酸血症为特征,病因多数是尿酸排泄减少(占病例的 90%),少数是尿酸生成过多。血液中过多的尿酸结晶可沉淀在关节、软组织及肾脏产生相应的临床症状,即痛风关节炎、痛风石及痛风肾病。痛风过去多发于中老年男性,也可见于绝经期妇女。随着人民生活水平的提高、饮食结构发生变化,痛风关节炎的出现有年轻化趋势,20～30岁发病的患者已不罕见。绝经前妇女出现痛风关节炎多有家族史。痛风关节炎与饮食无度和酒精中毒高度相关。约半数痛风患者超过理想体重或肥胖,3/4患者伴高脂血症,特别是高甘油三酯血症。高蛋白饮食可增加尿酸合成。酗酒影响较饮食更为明显,因为乙醇代谢使血乳酸浓度增高,乳酸可抑制肾脏对尿酸的排泄作用。另外,乙醇能促进腺嘌呤核苷酸转化而使尿酸增高。饥饿使血浆乙酰乙酸和β-羟丁酸水平增加导致高尿酸血症。所以如果有饥饿、摄入大量乙醇,加之高嘌呤、高蛋白膳食则引起尿酸水平迅速升高,就会造成急性痛风关节炎发作。此外,局部损伤、穿鞋紧、走路多、过度疲劳、感染及外科手术都可为急性痛风关节炎的诱因。临床上可将痛风分为无症状高尿酸血症、急性痛风关节炎及慢性痛风关节炎三期。

二、诊断

1.无症状高尿酸血症

当体液pH在7.4时,尿酸最高溶解度为6.4 mg/dL,更高的浓度就会形成过饱和状态,以尿酸盐形式沉积在关节软骨、滑膜和其他组织。当血尿酸＞7 mg/dL时即可诊断高尿酸血症。

2.急性痛风关节炎

急性发作的单关节尤其是第一跖趾关节及踝关节的红、肿、热、痛就必须考虑是否是急性痛风关节炎。它是尿酸钠微结晶引起的炎症反应,以受累关节突发的疼痛和肿胀为普遍特征,48～72小时达高峰,其疼痛的剧烈程度在一些人甚至不能忍受被子的重量和他人走动引起的振动。痛风急性发作累及的关节依出现多寡次序为:足趾(76%)、踝(50%)、膝(32%)、手指(25%)、腕(10%)、肘(10%)和肩关节。突发第一跖趾关节红、肿、热、痛同时伴有高尿酸血症就可以诊断急性痛风关节炎。有急性单关节炎,并在该关节穿刺抽出的关节液中发现白细胞内有单尿酸钠结晶也能诊断急性痛风关节炎。极少数痛风累及多关节会给诊断带来一定困难。急性痛风关节炎发作持续数天至数周可自行缓解,仅炎症皮肤区色泽变黯,而无任何症状,进入所谓间歇期。历时数月(62%)、数年(16%)至十余年(4%)后复发,极少数患者长期追踪终身未复发。

3.慢性痛风关节炎

多数痛风关节炎患者越发越频,无症状间隔期逐渐缩短,受累关节也越来越多,最终发展为慢性痛风关节炎。长期过度沉积在关节内的尿酸钠微结晶侵蚀骨质,使关节周围软组织纤维化,出现异物样结节(痛风石)。结节由软变硬、由小变大,使关节发生僵直畸形,容易磨损破溃形成瘘管,有白色糊状物排出,可见尿酸钠结晶。瘘管周围组织呈慢性炎性肉芽肿不易愈合,已钙化和纤维化的结节不能变小或消失。

一般血尿酸9 mg/dL以上的患者85%有痛风石,其发生的典型部位在耳轮,也常见于跖趾、指、腕、膝、肘等处,个别出现在鼻软骨、舌、声带、眼睑、主动脉和心瓣膜。

另外值得一提的是痛风和肾脏病变互为因果:一方面有慢性肾脏病变的人肾脏排尿酸功能下降,导致高尿酸血症,继而引发痛风;另一方面慢性痛风患者1/3有肾脏损害,可表现为单侧或双侧腰痛、轻度水肿、中度高血压、间歇或持续蛋白尿、尿比重低和夜尿增多,晚期可出现尿素氮升高、肌酐清除率下降,最终发展成为尿毒症。

三、鉴别诊断

1.感染性疾病(化脓性关节炎及蜂窝织炎)

乏力、发热、白细胞增多、红细胞沉降率和C反应蛋白升高可见于细菌感染性疾病,也可见于急性痛风性关节炎,但只有痛风关节的关节液中可见白细胞内有单尿酸钠结晶。因此关节液的检查、血尿酸的测定及病史的准确度对鉴别两种疾病至关重要。

2.假性痛风关节炎

由焦磷酸钙双水化结晶沉积关节引起。与急性痛风关节炎的相同点是:多见于老人,易在凌晨急性发作,疼痛较重,3～10天可自愈。

3.羟磷灰石沉积症

该病与痛风的不同点是多见于老年女性,肩、膝、髋、脊椎关节为常发部位,发作时间较长,血尿酸不高,X线检查可见骨质钙化。

4.类固醇结晶关节炎

该病与痛风的不同点是多见于女性,发作在曾被用皮质激素注射封闭的关节,病程较长,关节液内可见方形结晶,血尿酸不高,X线检查可见病变部位钙化。

四、治疗

治疗目的是及时控制痛风关节炎的急性发作,治疗高尿酸血症,减少关节炎复发,预防尿酸盐沉淀和导致的关节破坏、肾脏损害。

(一)一般处理

急性发作期应制动病变关节,嘱患者低嘌呤饮食(避免进食动物内脏以及蛤、蟹等海味),严格戒酒,多饮水,使日尿量超过2 000 mL以上增加尿酸的排泄,饮苏打水,使尿pH在6.2～6.8以增加尿酸在尿液中的溶解度,停服抑制尿酸排泄的药(利尿剂、小剂量阿司匹林等)。发表在新英格兰医学杂志的美国哈佛医学院的一项研究证实,经常饮用牛奶及多食奶制品者,患痛风的风险较一般人群低。研究人员对47 150位男性志愿者进行为期12年的研究发现,每天饮1大杯牛奶(250 mL),患痛风的风险减低21%,同时进低脂饮食患痛风的风险减半。

(二)药物治疗

1.非甾类抗炎药

由于短期应用非甾类抗炎药不良反应少,该药常被选用于急性痛风关节炎。关节疼痛会在12～24小时减轻。但口服药剂量应大,连续用2～8天。如吲哚美辛的用法:50 mg口服,每6小时1次,连服2天,继之50 mg每8小时1次,连服2天,再改为25 mg每8小时1次,连服2～3天。不推荐使用长效非甾类抗炎药治疗急性痛风关节炎。选择性COX -2抑制剂治疗痛风尚无客观评价,但应该是有效的。

2.糖皮质激素

当应用非甾类抗炎药有禁忌证时,可选用糖皮质激素。关节腔内注射糖皮质激素可使病变关节的疼痛迅速缓解。也可以给患者口服泼尼松40～ 60 mg,每日1次,直至关节肿痛缓解,然后迅速撤药。

3.秋水仙碱

相对于短期用非甾类抗炎药的止痛效果和耐受程度,秋水仙碱由于有胃肠道毒性,并不常用于治疗急性痛风关节炎。但对于那些应用非甾类抗炎药和糖皮质激素有禁忌和不耐受的急性痛风患者,应用秋水仙碱6～12小时也可使关节肿痛减轻。

(1)口服给药:口服药剂量通常与胃肠道不良反应严重程度有关。可以 0.5～0.6 mg 每 1～2 小时 1 次或 1～1.2 mg 每 2 小时 1 次,直至关节肿痛减轻,胃肠道不良反应出现。每 24 小时 6 mg 也可达到相同疗效。对老人和有肝肾功能异常的患者,应下调用药剂量。在首剂给药后,24 小时维持用药量不应超过 1.2 mg。另外,口服秋水仙碱 0.5～0.6 mg,每日 1～2 次,可预防急性痛风关节炎发作。

(2)静脉给药:静脉用秋水仙碱疗效迅速且胃肠道不良反应少,但可产生严重的骨髓抑制,因而很少应用。可将秋水仙碱 2 mg 溶于 10～20 mL 生理盐水缓慢静脉推注,时间在 3～5 分钟及以上。

4.别嘌呤醇

它是黄嘌呤氧化酶抑制剂,该酶是嘌呤代谢的最后一步,催化黄嘌呤生成尿酸。别嘌呤醇能减少痛风发作频率,降低严重程度,但仅作为预防和急性痛风缓解期用药,不在急性期使用。别嘌呤醇的应用指征是痛风反复急性发作和慢性痛风石形成。初用别嘌呤醇可引起痛风急性发作,此时并用秋水仙碱可预防诱发痛风。别嘌呤醇用药量应逐渐增加,由 100 mg/d 开始,1 周后加至 200 mg/d,第 3 周 300 mg/d。有肾功能异常者,应视其肌酐清除率酌减用药量。当 Cr 1.2～2 mg/dL 时,最大用药量为 200 mg/d;当 Cr> 2 mg/dL 时,最大用药量为 100 mg/d。少数患者会出现对别嘌呤醇不耐受,表现为皮疹、血液异常和胃肠道症状,若出现应停药。

5.利加利仙

主要通过抑制近端肾小管对尿酸的重吸收而促进尿酸排泄。低嘌呤饮食 5 天后测 24 小时尿尿酸在 600 mg 以下是加用利加利仙的指征。为防止尿酸经肾脏大量排出时引起的肾损害及形成肾结石,应从小剂量用起,25 mg/d,7～10 天后加至 50 mg/d,最大剂量为 100 mg/d。少数患者服药后有胃肠道反应,极少数患者有皮疹、发热、肾绞痛及诱导痛风急性发作,若发生应停药。

近年来有很多流行病学研究报道显示,血清尿酸水平与多种心血管疾病有关,包括高血压、代谢综合征、冠状动脉疾病、脑血管疾病、血管性痴呆、先兆子痫和肾脏疾病。降低血尿酸水平具有辅助降压作用,并可降低心脑血管疾病的发生率和死亡率。

外科疾病篇

第六章　普通外科疾病

第一节　甲状腺功能亢进症

甲状腺功能亢进症简称甲亢,也称甲状腺毒症,是指由于各种原因导致的甲状腺呈高功能状态,引起甲状腺激素分泌增多,造成机体各系统兴奋性增高,以代谢亢进为主要表现的临床综合征。

一、病因及发病机制

有研究表明,甲亢是在遗传基础上,因感染、精神创伤等应激因素而诱发,属于抑制性T淋巴细胞功能缺陷所导致的一种器官特异性自身免疫病,与自身免疫性甲状腺炎等同属自身免疫性甲状腺疾病。妊娠、碘化物过多、锂盐治疗等因素也可能诱发甲亢。

(一)遗传因素

甲亢的发病与遗传显著相关,并与一定的 HLA 类型有关,家族中有甲亢病史者,其发病率明显高于无遗传病史者。本病发病与人白细胞抗原(HLA 二类抗原)有关。中国人发病与HLA-B46 明显相关。

(二)自身免疫

弥漫性甲状腺肿(Graves 病,GD)时免疫耐受、识别和调节功能减退,抗原特异性或非特异性抑制性 T 淋巴细胞(Ts 细胞)功能缺陷,机体不能控制针对自身组织的免疫反应,减弱了Ts 细胞对辅助性T淋巴细胞(Th 细胞)的抑制,特异 B 淋巴细胞在特异 Th 细胞辅助下,产生特异性免疫球蛋白(自身抗体)。甲状腺自身组织抗原或抗原成分主要有促甲状腺激素(TSH)、TSH 受体、甲状腺球蛋白(Tg)、甲状腺过氧化物酶(TPO)及 Na^+/I^- 同向转运蛋白等。Graves 病患者血清中可检出甲状腺特异性抗体,即 TSH 受体抗体(TRAb)。TRAb 分为甲状腺兴奋性抗体(TSAb)和 TSH 阻滞性抗体(TBAb)。TSAb 与 TSH 受体结合后,主要通过腺苷酸环化酶-cAMP 和磷脂酰肌醇-Ca^{2+} 两个级联反应途径产生与 TSH 一样的生物学效应,T_3、T_4 合成和分泌增加导致 Graves 病。Graves 病浸润性突眼主要与细胞免疫有关。血循环中针对甲状腺滤泡上皮细胞抗原的 T 细胞识别球后成纤维细胞或眼外肌细胞上的抗原,浸润眶部。被激活的 T 细胞与局部成纤维细胞或眼肌细胞表达免疫调节蛋白,增强眶部结缔组织的自身免疫反应,刺激成纤维细胞增殖,分泌大量的糖胺聚糖聚积于球后,引起水肿。

(三)环境因素

病毒或细菌感染、应激反应、皮质醇升高、性腺激素等方面的变化,可改变抑制性或辅助性T 淋巴细胞的功能,增强免疫反应,诱发甲亢发病。

(四)其他

妊娠、碘化物过多、锂盐治疗等因素可能激发 Graves 病的免疫反应。长期服用含碘药物如胺碘酮者可引起碘蓄积,导致甲亢。

二、病理生理

当甲状腺分泌过多的甲状腺激素时,甲状腺激素可以促进磷酸化,主要通过刺激细胞膜的 Na^+-K^+-ATP 酶(即 Na^+-K^+ 泵),后者在维持细胞内外的 Na^+-K^+ 梯度的过程中需要大量能量以促进 Na^+ 的主动转移,以致 ATP 水解增多,从而促进线粒体氧化磷酸化反应,结果氧耗和产热均增加。甲状腺激素的作用虽然是多方面的,但主要体现在促进蛋白质合成,促进产热作用,以及与儿茶酚胺具有相互促进作用,从而影响各种代谢和脏器的功能。如甲状腺激素能增加基础代谢率,加速多种营养物质、肌肉的消耗。甲状腺激素和儿茶酚胺的协同作用加强,使神经系统、心血管和胃肠道等脏器的兴奋性增加,导致交感神经兴奋性增加,患者出现怕热多汗、心率增快、胃肠蠕动加快及手颤和肌颤等。此外,由于甲亢的发生与自身免疫反应有关,部分患者可出现不同程度的突眼。

三、分类

(一)甲状腺性甲亢

由于甲状腺本身的病变所致的甲状腺功能亢进。有甲亢症状,血 T_3、T_4、FT_3、FT_4 升高,TSH 降低。

1.弥漫性甲状腺肿伴甲亢

弥漫性甲状腺肿伴甲亢又称 Graves 病,弥漫性甲状腺肿大伴甲状腺功能亢进,本病发生的家庭聚集现象非常明显,与同卵双胎间的关系显著一致,与人类白细胞抗原显著相关,并且感染、应激和性腺激素等变化均可成为诱因。精神因素是一个常见的诱因,强烈的突发的精神刺激可使肾上腺皮质激素急剧升高,改变抑制性或辅助性 T 淋巴细胞的功能,增强免疫功能,发生甲亢。患者可出现典型的甲亢症状,伴有甲状腺弥漫性肿大,部分伴有突眼,患者体内的 TSH 受体抗体(TRAb)、甲状腺刺激性抗体(TSAb)阳性。

2.甲状腺自主性高功能腺瘤

原因未明,甲状腺结节可呈多个或单个,起病缓慢,无突眼。甲状腺扫描呈热结节,且不受 TSH 调节,故系自主性功能亢进,结节外甲状腺组织摄碘功能因垂体分泌 TSH 功能受甲状腺激素所抑制而减低,甚至消失。

3.多结节性甲状腺肿伴甲亢(毒性多结节性甲状腺肿)

病因不明。常于甲状腺呈结节性肿大多年后出现甲亢,甲状腺结节具有结构上的异质性和功能上的自主性,开始时甲状腺功能处于正常状态,随着甲状腺结节的病程延长,自主功能的程度逐渐增加,使病情从功能正常逐渐发展至功能亢进,发生甲亢。患者有甲亢症状,但部分患者症状较轻,甲状腺超声检查示甲状腺呈结节样改变,甲状腺扫描特点为摄碘功能呈不均匀分布,并不浓集于结节。

4.慢性淋巴细胞性甲状腺炎伴甲亢

慢性淋巴细胞性甲状腺炎伴甲亢又称桥本甲亢,其发病原因可能是在自身免疫性甲状腺炎的情况下,由于病变对甲状腺腺体的破坏,使甲状腺激素的释放增多,同时也可能存在有兴奋甲状腺受体抗体的作用,刺激腺体组织,使甲状腺激素分泌增多。患者的甲亢症状较轻,甲状腺质地韧,血中的抗体 TgAb、TPOAb 升高。

5.甲状腺癌伴甲亢

因甲状腺内功能自主性病灶产生过多甲状腺激素而引起甲亢。甲状腺肿大呈不规则性,质地硬,表面不光滑,可有结节,癌肿有转移者可出现甲状腺周围的淋巴结肿大。甲状腺B超、CT及甲状腺扫描可示癌肿的改变,检测血甲状腺球蛋白、降钙素(CT)及CEA等肿瘤指标有助于诊断。

(二)垂体性甲亢

少见,由于垂体瘤分泌TSH过多而致甲亢。血TSH升高,使T_3、T_4、FT_3、FT_4升高。

(三)异位TSH综合征

异位TSH综合征是因甲状腺外的肿瘤如肺、胃、肠、胰、绒毛膜等脏器的恶性肿瘤分泌TSH或类TSH物质,而促使甲状腺分泌甲状腺激素增多。

(四)绒毛膜促性腺激素相关性甲亢

如绒毛膜上皮癌、葡萄胎、侵蚀性葡萄胎、多胎妊娠等。卵巢皮样肿瘤中的毒性腺瘤可致甲亢,绒毛膜促性腺激素分泌增多也可致甲亢。

(五)碘甲亢

由于各种原因摄入过多的甲状腺激素而引起甲亢。服用含碘药物和制剂等,如应用胺碘酮控制心律失常,可使血中的甲状腺激素水平升高;在治疗甲亢过程中加用的甲状腺激素量过大,导致甲亢病情反复;甲状腺功能减退症在应用甲状腺激素治疗的过程中,服用甲状腺素时间过长,未及时调整剂量或服用量过大,可致血中甲状腺激素水平升高,部分患者出现甲亢症状。

四、病理

(一)甲状腺肿大

甲状腺多呈不同程度的弥漫性肿大,病程长者可呈结节状,质地软或韧,甲状腺内血管增生、充血,滤泡增生明显,细胞核可有分裂象,高尔基体肥大,线粒体增多。

(二)浸润性突眼

浸润性突眼者的球后组织中常有脂肪浸润,纤维组织增生,黏多糖和糖胺聚糖沉积,透明质酸增多,可见淋巴细胞和浆细胞浸润。眼肌纤维增粗,肌纤维透明变性,肌细胞内黏多糖增多。

(三)胫前黏液性水肿

病变部位见黏蛋白样透明质酸沉积,伴肥大细胞、吞噬细胞和内质网粗大的成纤维细胞浸润。

(四)其他

骨骼肌、心肌可有类似眼肌的改变,久病者可有肝内脂肪浸润、坏死。少数患者可伴有骨质疏松。

五、临床表现

甲亢的临床表现可轻可重,有的表现为典型甲亢,有的为亚临床甲亢,有的甲亢患者长期得不到诊治,待发生甲状腺危象后才急症入院。甲亢多见于女性,男女发病比为1:(4～6),以20～40岁为多,但儿童及老年人均可发病。

(一)症状

典型的表现为甲状腺毒症以及各系统代谢亢进。

1.高代谢综合征

典型的甲亢症状主要为高代谢综合征,由于甲状腺激素分泌增多导致交感神经兴奋性增高,新陈代谢亢进,患者出现乏力、怕热多汗,尤其在夏季,重症患者会大汗淋漓。患者经常有饥饿感,进食多反而体重减轻。

2.精神神经系统表现

患者烦躁易怒,有的出现性情改变,记忆力减退,睡眠差、失眠多梦,还可出现手颤或肌颤。

3.心血管系统表现

甲亢时高水平的甲状腺激素使患者出现心动过速、心悸气短,血压升高,头晕、胸闷等,剧烈活动后症状明显。

4.消化系统表现

由于肠蠕动增快,患者出现大便次数增加、稀便,严重者出现腹泻,黄疸,肝功能损害。有的患者既往便秘,患甲亢后便秘消失,大便每天1次,这也是大便次数增多的表现,应注意鉴别。

5.肌肉骨骼系统表现

主要表现为甲状腺毒症周期性瘫痪,好发于20~40岁的亚洲男性甲亢患者,也可能为甲亢首发的明显的症状,以此就诊而诊断甲亢。有低钾血症,主要累及下肢,出现肌无力,多在清晨起床时不能站立、跌倒,双下肢瘫痪,几十分钟至几小时后可恢复,有的反复发作。甲亢时少数患者还可出现甲亢性肌病、重症肌无力,胫前黏液性水肿,属于自身免疫性疾病。

6.生殖系统表现

女性患者常有月经减少或闭经,有的到妇产科就诊而发现为甲亢。男性常有阳痿。

7.造血系统表现

外周循环血中淋巴细胞比例增加,白细胞总数及粒细胞占比降低,偶有血小板计数减少。

(二)体征

查体可见皮肤温暖潮湿,少数患者出现低热。收缩压可升高,脉压增大,出现颈动脉搏动、水冲脉等周围血管征。可有手颤或舌颤,病情重者出现全身肌颤。部分患者有不同程度的甲状腺肿大及突眼。

1.眼征

部分患者出现突眼,出现上眼睑挛缩,睑裂增宽,眼球运动异常。当突眼度<19 mm者为非浸润性突眼,突眼度>19 mm者为浸润性突眼。并可出现不同程度的眼征。

(1)Stellwag征:瞬目减少,两眼炯炯发亮。

(2)Von Graefe征:双眼向下看时,由于上眼睑不能随眼球下落,呈现白色巩膜。

(3)Joffroy征:眼球向上看时,前额皮肤不能皱起。

(4)Mobius征:双眼看近物时,眼球辐辏不良。

突眼严重者可出现眼内异物感,眼胀痛,畏光流泪,睡眠时眼睑不能闭合,导致角膜炎、复视、斜视等。

2.甲状腺肿

多数患者有不同程度的甲状腺肿大,尤其是在年轻患者,多呈弥漫性、对称性肿大,质地软,无压痛;久病者质地较韧,还可出现结节。桥本甲亢者的甲状腺质地韧;甲状腺癌者甲状腺质地硬,且伴有结节,边缘不规整,甲状腺周围可触及肿大的淋巴结。明显甲亢患者的甲状腺左右叶上下极可触及震颤,闻及血管杂音。

3.心脏体征

甲亢时心率快,第一心音亢进,少数患者,尤其是老年患者可出现房性心律失常或心房颤动。久病患者可出现心浊音界扩大,心尖区闻及收缩期杂音。

4.其他体征

有肠鸣音活跃或亢进;少数患者有胫前黏液性水肿,在双侧胫骨前皮肤呈非凹陷性水肿,皮肤增粗、增厚。有肌病者出现肌无力、肌腱反射减弱。

六、实验室检查

(一)甲状腺功能测定

1.总甲状腺激素测定

总甲状腺激素(TT_3、TT_4)仅能代表血中的总甲状腺激素水平,受甲状腺素结合球蛋白(TBG)的影响,在典型甲亢时可明显升高;在亚临床甲亢时可以表现升高不明显。临床有影响 TBG 的因素(如妊娠、服用雌激素、肝病、肾病、低蛋白血症、使用糖皮质激素等)存在时,应测定游离甲状腺激素。

2.游离甲状腺激素测定

游离甲状腺激素(FT_3、FT_4)不受 TBG 影响,较 TT_3、TT_4 测定能更准确地反映甲状腺的功能状态,是诊断甲亢的敏感指标。甲亢时明显升高,在亚临床甲亢时可有轻度升高,或在正常高限。

3.反 T_3 测定

反 T_3(r-T_3)是 T_4 在外周组织的降解产物,其浓度的变化与 T_3、T_4 维持一定比例,尤其与 T_4 一致,是反映甲状腺功能的一项指标。在甲亢及复发的早期,仅有 r-T_3 的升高。

(二)超敏 TSH(sTSH)测定

超敏 TSH 测定采用免疫放射分析法(IRMA)。甲亢时 sTSH 降低。采用免疫放射分析法测定 TSH 优于放射免疫法,其灵敏度为 $0.1\sim0.2$ mU/L,能测定出低于正常的值。近年来,采用免疫化学发光法(ICMA)测定,其灵敏度更高,sTSH 成为筛查甲状腺性甲亢的一线指标。甲状腺性甲亢时 TSH 通常<0.1 mU/L,由于其灵敏度高,在甲状腺激素水平正常或在正常高限时,TSH 水平已经有改变,sTSH 是诊断甲状腺性甲亢、亚临床甲亢的敏感指标。但是在垂体性甲亢时 sTSH 不降低或升高。

(三)甲状腺自身抗体测定

促甲状腺激素受体抗体(TRAb)包括甲状腺刺激抗体(TSAb)和甲状腺刺激阻断抗体(TSBAb)。

1.TRAb

应用放射受体法测定,是鉴别甲亢病因、诊断 Graves 病的指标之一。因 TRAb 中包括

TSAb 和 TSBAb 两种抗体,而检测到的 TRAb 仅能有针对地反映 TSH 受体的自身抗体存在,不能反映这种抗体的功能。但是当 Graves 病 TSAb 升高时,TRAb 也升高。

2.TSAb

TSAb 是 Graves 病的致病性抗体,该抗体阳性提示甲亢的病因是 Graves 病,是诊断 Graves 病的重要指标之一。Graves 病时 TSAb 升高,反映了这种抗体不仅与 TSH 受体结合,而且产生了对甲状腺细胞的刺激功能。阳性率在 $80\% \sim 100\%$,对 Graves 病,尤其是早期甲亢有诊断意义,并且对判断病情活动、是否复发有意义,是甲亢治疗后停药的重要指标。TSAb 可以通过胎盘导致新生儿甲亢,所以对新生儿甲亢有预测作用。

(四)甲状腺球蛋白抗体(TgAb)和甲状腺过氧化物酶抗体(TPOAb)测定

这两种抗体升高提示为自身免疫性甲状腺病。在桥本病时这两种抗体升高。甲亢患者这两种抗体升高时,提示桥本甲亢。如这两种抗体长期持续阳性,提示患者有进展为自身免疫性甲减的可能。

(五)甲状腺球蛋白和降钙素测定

对于甲亢合并有甲状腺结节,甲状腺 B 超疑有甲状腺结节恶变者需测定,升高提示甲状腺结节有恶变的可能,需进一步检查。在甲状腺癌术后的患者甲状腺球蛋白升高,提示有癌肿复发的可能。血降钙素升高提示应排除甲状腺髓样癌。

(六)甲状腺摄[131]I 率测定

[131]I 摄取率是诊断甲亢的传统方法,甲亢时甲状腺摄[131]I 率升高,且高峰前移,3 小时摄[131]I 率$>25\%$,24 小时$>45\%$。做甲状腺摄[131]I 率时应禁食含碘的食物和药物,孕妇和哺乳期妇女禁用此项检查。目前由于甲状腺激素及 sTSH 测定技术的开展,大多数甲亢患者不需再做甲状腺摄[131]I 率,但是在诊断亚急性甲状腺炎时甲状腺摄[131]I 率测定具有重要的诊断意义。亚急性甲状腺炎伴甲亢时测定甲状腺激素水平升高但甲状腺摄[131]I 率降低,是诊断亚急性甲状腺炎的特征性指标。

(七)甲状腺超声检查

可明确甲状腺肿大的性质,是弥漫性肿大,还是结节性肿大,还可明确甲状腺内有无肿瘤、出血、囊肿等情况。

(八)甲状腺核素静态显像

对甲状腺肿大呈多结节或单结节,或甲状腺有压痛疑诊为甲状腺炎等情况,可进行甲状腺核素静态显像,明确甲状腺结节是凉结节还是热结节,对高功能腺瘤的诊断有帮助。根据甲状腺摄取锝的情况,还可判断是否有桥本甲状腺炎、亚急性甲状腺炎的可能。甲状腺核素静态显像有助于胸骨后甲状腺肿的诊断,还对明确甲状腺结节的性质有一定的诊断价值。

(九)甲状腺 CT 或 MRI 检查

有助于甲状腺肿、异位甲状腺、甲状腺结节和甲状腺癌的诊断,还可明确突眼的原因、球后病变的性质,评估眼外肌受累的情况。

(十)血常规检查

周围血循环中淋巴细胞绝对值和百分比及单核细胞增多,但白细胞总数偏低。血小板寿命较短,可显示轻度贫血。

（十一）血生化检查

甲亢时可有血糖的轻度升高,有的患者处于糖耐量异常阶段,少数患者出现低血钾、肝功能异常及电解质紊乱。

七、诊断和鉴别诊断

（一）诊断

典型病例经详细询问病史,依靠临床表现即可拟诊。不典型病例、小儿、老人及亚临床甲亢患者,往往症状不明显,易被漏诊或误诊。

1.临床甲亢的诊断

具有以下表现时,应考虑诊断为甲亢。

（1）具有高代谢的症状,并具有相关的体征,如体重减轻、乏力、怕热出汗、低热、大便次数增多、手抖和肌颤、心动过速等。

（2）甲状腺呈不同程度的肿大,部分患者伴有甲状腺结节,少数患者无甲状腺肿大。

（3）甲状腺功能测定示 T_3、T_4、FT_3、FT_4、r-T_3 升高。甲状腺性甲亢时 TSH 降低（一般＜0.1 mU/L）;下丘脑、垂体性甲亢时 TSH 升高。

2.Graves 病的诊断标准

（1）有临床甲亢的症状和体征。

（2）甲状腺呈弥漫性肿大,少数病例可无甲状腺肿大。

（3）测定甲状腺激素水平升高,TSH 降低。

（4）部分患者有不同程度的眼球突出和浸润性眼征。

（5）部分患者有胫前黏液性水肿。

（6）甲状腺 TSH 受体抗体（TRAb 或 TSAb）阳性。

以上标准中,前 3 项为诊断必备条件,后 3 项为诊断辅助条件。

3.其他类型甲亢

除了有甲亢的临床表现和甲状腺激素升高外,各种类型的甲亢具有其特点。

（1）桥本甲亢:甲状腺质地韧,TgAb、TPOAb 可明显升高。也有少数桥本甲状腺炎患者在早期因炎症破坏甲状腺滤泡,甲状腺激素漏出而呈一过性甲亢,称为桥本假性甲亢或桥本一过性甲状腺毒症。此类患者虽然有甲亢的症状,TT_3、TT_4 升高,但是甲状腺[131]I 摄取率降低,甲亢症状通常在短期内消失,甲状腺穿刺活检呈典型的桥本甲状腺炎的病理改变。

（2）高功能腺瘤:触诊发现甲状腺的单一结节,甲状腺核素静态显像有显著特征,显示"热结节"。

（3）结节性甲状腺肿伴甲亢:甲状腺肿大伴多结节,也可以表现为 T_3 型甲亢,如果具有有功能的结节,甲状腺核素静态显像可呈"热结节",周围和对侧甲状腺组织受抑制或者不显像。

（4）甲状腺癌伴甲亢:甲状腺质地韧而偏硬,可触及单一结节或多结节,且与周围组织有粘连,或伴有周围及颈部淋巴结肿大。有的查血降钙素升高,提示有甲状腺髓样癌的可能。甲状腺针吸活检有助于明确诊断。

在甲亢症状不典型或根据甲状腺功能结果不能确诊者,可做 TRH 兴奋试验:静脉应用 TRH 200 μg 后,TSH 不受 TRH 兴奋,提示为甲状腺性甲亢。还可做 T_3 抑制试验:试验前先做甲状腺摄[131]I率,然后服 T₃片 20 μg,每天 3 次,共服 7 天,服药后的甲状腺摄[131]I率较服药前降低 50% 以下考虑甲亢,>50% 者排除甲亢。

(二)鉴别诊断

1.甲状腺炎伴甲亢

(1)亚急性甲状腺炎伴甲亢:是在病毒等感染后发生了甲状腺炎,使甲状腺滤泡破坏,释放出甲状腺激素,出现一过性甲亢。患者出现发热、咽痛等上呼吸道感染的症状,甲状腺疼痛伴有局部压痛,检测甲状腺功能可升高,但甲状腺吸碘率降低,这是亚急性甲状腺炎伴甲亢的一个典型表现。在甲状腺毒症期过后可有一过性甲减,然后甲状腺功能逐渐恢复正常。

(2)安静型甲状腺炎:是自身免疫性甲状腺炎的一个亚型,甲状腺肿大不伴疼痛,大部分患者要经历一个由甲状腺毒症至甲减的过程,然后甲状腺功能恢复正常。

2.服用过多甲状腺激素所致甲亢

有服用过多甲状腺激素的病史,甲状腺可无肿大,测定甲状腺激素水平升高。通过测定甲状腺球蛋白可进行鉴别,外源甲状腺激素引起的甲状腺毒症甲状腺球蛋白水平很低或测不出,而甲状腺炎时甲状腺球蛋白水平明显升高。

3.神经官能症

此症患者多有精神受刺激史,睡眠差、多梦,重者失眠,可有精神障碍。由于长期睡眠少、食欲缺乏,可引起消化不良、体重减轻、消瘦,这些表现易与甲亢的症状相混淆,应及时检测甲状腺功能明确诊断。

4.嗜铬细胞瘤

由于肿瘤分泌肾上腺素、去甲肾上腺素增多,引起高代谢综合征如出汗、手抖、消瘦、乏力等,还可出现心动过速、神经精神症状,有时酷似甲亢,但嗜铬细胞瘤的主要表现为高血压,血压可呈阵发性升高,或呈持续性高血压阵发性加重,而无甲状腺肿及突眼。测甲状腺功能正常,血和尿儿茶酚胺升高,肾上腺影像学检查可以显示肾上腺肿瘤,以此可进行鉴别。

5.症状的鉴别

(1)消瘦:引起消瘦的原因很多,如恶性肿瘤、结核病、糖尿病、嗜铬细胞瘤等,应鉴别。

(2)低热:常见的伴有低热的疾病有结核病、恶性肿瘤晚期、风湿病、慢性感染等。

(3)腹泻:常见于溃疡性结肠炎、慢性肠炎、肠道激惹综合征等疾病。

(4)心律失常:应与冠心病、风湿性心脏病、高血压性心脏病、心肌病、肺心病等相鉴别。

6.体征的鉴别

(1)脉压增大:应与高血压、主动脉瓣关闭不全、贫血等鉴别。

(2)突眼:单侧突眼应排除眶内肿瘤,双侧突眼应与肺心病等疾病相鉴别。

(3)甲状腺肿:应与单纯性甲状腺肿、结节性甲状腺肿、桥本甲状腺炎、甲状腺肿瘤等相鉴别。

八、治疗

包括一般治疗、抗甲状腺药物及辅助药物治疗、放射性[131]I治疗及手术治疗。应根据患者的具体情况,选用适当的治疗方案。

(一)一般治疗

应给予适当休息。饮食要补充足够热量和营养,包括糖、蛋白质和B族维生素等。精神紧张、不安或失眠者,可给予安定类镇静剂。禁食含碘食物如海带、紫菜等。

(二)药物治疗

1.抗甲状腺药物治疗

(1)适应证:①病情轻、甲状腺轻中度肿大的甲亢患者;②年龄在20岁以下,妇女妊娠期、年迈体弱或合并严重心、肝、肾等疾病而不宜手术者;③重症甲亢、甲状腺危象的治疗;④甲亢的术前准备;⑤甲状腺次全切除后复发而不宜用^{131}I治疗者;⑥作为放射性^{131}I治疗前的辅助治疗;⑦经放射性^{131}I治疗后甲亢复发者。

(2)常用药物有以下2种:①硫脲类,甲硫氧嘧啶(MTU)及丙硫氧嘧啶(PTU);②咪唑类,甲巯咪唑(MM)、卡比马唑(CMZ)。这些抗甲状腺药物都能抑制甲状腺素的合成,抑制甲状腺过氧化物酶活性,抑制碘化物形成活性碘,影响酪氨酸残基碘化,抑制碘化酪氨酸耦联形成碘甲状腺原氨酸;抗甲状腺药物还可抑制免疫球蛋白的生成,使甲状腺中淋巴细胞减少,TSAb下降。PTU还在外周组织抑制脱碘酶从而阻抑T_4向T_3的转换,所以在重症甲亢及甲状腺危象时首选应用。

(3)剂量与疗程:长程治疗分初治期、减量期及维持量期,按病情轻重决定剂量。

1)初治期:MTU或PTU 300~450 mg/d或MM、CMZ 30~40 mg/d,分2~3次口服,妊娠期甲亢患者以选择PTU为宜。服药至症状减轻后酌情减量至常规剂量。初治期治疗至症状缓解或T_3、T_4、FT_3、FT_4、$r\text{-}T_3$恢复正常或接近正常时即可减量,进入减量期。

2)减量期:根据病情及症状控制情况每2~4周减量1次。MTU或PTU每次减50~100 mg,MM或CMZ每次减5~10 mg。待症状完全消除、体征明显好转后根据甲状腺激素水平调整用药剂量,逐渐减量至最小维持量。

3)维持量期:经逐渐减少药物剂量后,患者的病情比较稳定,药物剂量服用较长时间调整很小,此时则进入维持量期,MTU或PTU 50~100 mg/d,MM或CMZ 5~10 mg/d,如此治疗至甲状腺功能较长期稳定在正常水平,以至停药。

疗程中除非有较严重反应,一般不宜中断,并定期随访。

(4)不良反应及处理。

1)粒细胞计数减少:是常见的不良反应,发生率较高,所以在治疗过程中应经常检测血常规,如白细胞计数低于3.0×10^9/L或中性粒细胞计数低于1.5×10^9/L则应考虑停药,并应加强观察,试用升白细胞药物如维生素B_4、鲨肝醇、利血生等,必要时给予泼尼松30 mg/d口服。粒细胞缺乏伴发热、咽痛、皮疹时,须即停药抢救,应用重组人粒细胞集落刺激因子(GRAN),使白细胞上升后再继续用药或改用另一种抗甲状腺药物,或改用其他治疗方案。

2)药疹:较常见,可用抗组胺药控制,不必停药,但应严密观察,如皮疹加重,则应立即停药,以免发生剥脱性皮炎。

3)中毒性肝病:其发生率为0.1%~0.2%,多在用药后3周左右发生,表现为变态反应性肝炎,转氨酶升高。用药所致的肝功能损害应与甲亢本身所致的转氨酶升高相鉴别,所以在应用抗甲状腺药物前应先检测肝功能,以区别肝功能损害是否为抗甲状腺药物所致。还有罕见的 MM 导致的胆汁淤积性肝病,在停药后可逐渐恢复正常。如出现重症肝炎,应立即停药抢救。

4)血管炎:罕见,由抗甲状腺药物引起的药物性狼疮,查抗中性粒细胞胞浆抗体(ANCA)阳性。多见于中年女性患者,表现为急性肾功能异常、关节炎、皮肤溃疡、血管炎性皮疹等。停药后多数患者可恢复,少数严重病例需要应用大剂量糖皮质激素、免疫抑制剂或血液透析治疗。

(5)停药指征:甲亢经用药物治疗完全缓解后何时停药,应考虑以下指标。甲亢的症状消失,突眼、甲状腺肿等体征得到缓解;检测甲状腺功能已多次正常,T_3、T_4、FT_3、FT_4、r-T_3 等长期稳定在正常范围;sTSH 恢复正常且稳定;TSAb 下降至正常。

(6)甲亢复发:复发主要指甲亢经药物治疗后病情完全缓解,在停药后又有复发者。复发主要发生在停药后的第 1～2 年,3 年后复发率降低。甲亢复发后要寻找复发的诱因,以控制诱因,并可继续药物治疗。对药物治疗有不良反应,或不能坚持服药者,应考虑改用放射性[131]I 治疗或手术等其他治疗。

达到以上指标后再停药,停药后复发率低。

2.其他药物治疗

(1)碘剂:能抑制甲状腺激素从甲状腺释放,减少甲状腺充血,但作用属暂时性。于给药后 2～3 周症状逐渐减轻,但以后又可使甲亢症状加重,并影响抗甲状腺药物的疗效。所以仅适用于:①甲状腺手术前的准备;②甲状腺危象的治疗;③甲亢患者接受急诊外科手术。碘剂通常与抗甲状腺药物同时应用。控制甲亢的碘剂量大约为 6 mg/d,或复方碘溶液(Lugol 液)3～5 滴口服,每天 3 次。

(2)普萘洛尔:不仅作为 β 受体阻滞药用于甲亢初治期(每次 10～20 mg,每天 3～4 次),而且还有阻抑 T_4 转换成 T_3 的作用,近期改善症状疗效显著。此药可与碘剂等合用于术前准备,也可用于[131]I 治疗前后及甲状腺危象时。哮喘患者禁用,可用阿替洛尔、美托洛尔。

(3)碳酸锂:可以抑制甲状腺激素分泌。但是与碘剂不同,不干扰甲状腺对放射性碘的摄取,主要用于对抗甲状腺药物和碘剂均过敏者,由于不良反应大,仅适于临时、短期应用控制甲亢。300～500 mg,每8 小时 1 次。

(4)促进白细胞增生药:主要用于有白细胞计数减少的甲亢患者,常用的有以下 4 种。①维生素 B_4:是核酸的组成成分,参与 RNA 和 DNA 的合成,能促进白细胞的增生。口服每次 10～20 mg,每天 3 次。②鲨肝醇:有促进白细胞增生及抗放射作用,口服每次 50 mg,每天 3 次。③利血生:为半胱氨酸的衍生物,能促进骨髓内粒细胞的生长和成熟,刺激白细胞及血小板增生,每次 20 mg 口服,每天 3 次。④重组人粒细胞集落刺激因子:主要刺激粒细胞系造血祖细胞的增殖、分化、成熟与释放。作用迅速,一般用于白细胞计数少于 3.0×10^9/L 时。此时应停用抗甲状腺药物,每天 75 μg 皮下注射,有变态反应者禁用。应用促进白细胞增生药应定期监测血象。

(5)甲状腺激素:甲亢治疗过程中加用甲状腺素主要为预防药物性甲减,甲状腺激素可反馈抑制 TSH 的分泌,防止甲状腺肿大和突眼,一般在抗甲状腺药物减量阶段应用。治疗中如症状缓解而甲状腺肿或突眼反而加重时,抗甲状腺药物可酌情减量,并可加用甲状腺片 40～

60 mg/d或 L-T₄ 12.5～50 μg/d,以后根据患者的具体病情决定抗甲状腺药物和甲状腺素的剂量。有的患者在加用甲状腺素后突眼和甲状腺肿得到缓解,而有些患者则在甲状腺素用量过大后会出现心悸、出汗、甲亢症状加重等,此时需停用甲状腺素,调整抗甲状腺药物剂量。

(三)放射性¹³¹I治疗

放射性¹³¹I能被甲状腺高度摄取,¹³¹I释放出 β 射线对甲状腺有毁损效应,使甲状腺滤泡上皮破坏而减少甲状腺素的分泌,同时还可抑制甲状腺内淋巴细胞的抗体生成,达到治疗甲亢的目的。

1.适应证

(1)成人 Graves 甲亢伴甲状腺肿大Ⅱ度以上。

(2)应用抗甲状腺药治疗失败或复发或对药物过敏者。

(3)甲亢手术治疗后复发者。

(4)伴有甲亢性心脏病或伴其他病因的心脏病的甲亢患者。

(5)甲亢合并白细胞计数减少或全血细胞计数减少者。

(6)老年甲亢。

(7)甲亢合并糖尿病。

(8)毒性多结节性甲状腺肿。

(9)自主功能性甲状腺结节合并甲亢。

2.相对适应证

(1)青少年和儿童甲亢,应用抗甲状腺药物治疗失败或复发,而不适宜手术者。

(2)甲亢合并肝、肾等脏器功能损害。

(3)轻度和稳定期的中度浸润性突眼的甲亢患者。

3.禁忌证

妊娠及哺乳期妇女,严重心、肝、肾衰竭者,肺结核患者,重症浸润性突眼及甲状腺危象等患者禁用。

4.并发症

主要的并发症为甲减,早期由于腺体破坏,后期由于自身免疫反应所致。一般在治疗后第1年的发生率为 4%～5%,以后每年递增 1%～2%。另外,可有放射性甲状腺炎等并发症。

5.注意事项

青少年甲亢患者在甲亢初治时,尽量不首先选用放射性¹³¹I治疗,防止导致永久性甲减。

由于采用放射性¹³¹I治疗较采用药物治疗简单、方便,减少了长期服药的麻烦,近年来采用放射性¹³¹I治疗的患者明显增多,治疗较安全,疗效明显。重症甲亢患者在行放射性¹³¹I治疗前需用抗甲状腺药物治疗,控制甲亢,防止在放射性¹³¹I治疗未显效前发生甲状腺危象。

(四)手术治疗

实行甲状腺次全切除术可使甲亢的治愈率达到 70%左右。

1.适应证

(1)中重度甲亢,长期服药效果不佳。

(2)停药后复发,或不能坚持长期服药,甲状腺明显肿大者。

（3）甲状腺巨大有压迫症状者。

（4）胸骨后甲状腺肿伴甲亢者。

（5）多结节性甲状腺肿伴甲亢者。

（6）疑似与甲状腺癌并存者。

（7）儿童、青少年甲亢应用抗甲状腺药物治疗失败或效果差者。

2.禁忌证

伴有重症突眼的 Graves 病患者,严重心、肝、肾衰竭不能耐受手术者,妊娠早期及晚期以及轻症患者禁忌手术治疗。

3.术前准备

进行手术前必须用抗甲状腺药物充分治疗至症状控制,心率在 80 次/分钟左右,T_3、T_4、FT_3、FT_4、$r-T_3$ 在正常范围。手术前 2 周开始加服复方碘溶液,每次 3～5 滴,每天 1～3 次,术前 1～2 天停药。

4.并发症

（1）永久性甲减:由于手术损伤、Graves 病本身的自身免疫性损伤所致。

（2）甲状旁腺功能减退:手术中甲状旁腺部分损伤或供应血管损伤可导致一过性甲状旁腺功能减退,以后可逐渐恢复;如为甲状旁腺误切或大部分损伤,则可导致永久性甲状旁腺功能减退。

（3）喉返神经损伤:单侧损伤表现为发音困难、声音嘶哑;双侧损伤可出现气道阻塞,需要紧急处理。

（4）手术创口出血、感染。

（5）甲状腺危象:多由于术前准备不充分所致。术后短时间内出现甲亢症状加重,还可出现肺水肿、心功能不全、休克等,需立即抢救。

九、甲亢特殊的临床类型及诊治

甲亢时还有一些特殊的临床表现和类型,应予以重视,根据病情选择合理的治疗方案。

（一）甲状腺危象

甲状腺危象也称甲亢危象,是甲亢急性加重的临床综合征。

1.常见的诱因

（1）甲状腺危象多发生在甲亢未得到及时治疗的患者,尤其是在夏季、高温作业等,患者出汗多,脱水重。

（2）重症甲亢患者,未经药物治疗控制甲亢病情就进行放射性 [131]I 治疗,在放射性碘治疗后,放射性 [131]I 还未发挥作用、未控制过高的甲状腺激素水平而发生甲状腺危象。

（3）在感染、劳累、应激、急性胃肠炎、脱水、严重精神创伤等诱因情况下发生甲状腺危象。

（4）严重的躯体疾病,如充血性心力衰竭、低血糖症、败血症、脑血管意外、急腹症或重度创伤等。

（5）口服过量的甲状腺激素制剂。

（6）甲亢患者未做充分的术前准备,未应用足够的抗甲状腺药物治疗,甲状腺功能仍明显升高时就行甲状腺手术者,手术时使已合成的甲状腺激素释放到血循环中,使血中的甲状腺激素水平进一步升高,在术后短时间内就发生甲状腺危象,多见于老年人。近年来由于对甲亢的深入认识,大多数需要行手术治疗的甲亢患者,在术前都做了充分准备,已很少有此种现象发生。

2.发病机制

甲状腺危象的发生与血中的甲状腺激素水平明显升高有重要关系。甲亢时血中的甲状腺激素水平明显升高,其中 FT_3、FT_4 的升高速度比其浓度的升高更为重要,短期内具有生物活性的游离甲状腺激素水平升高是导致甲状腺危象发生的重要因素。甲亢时内环境发生紊乱,机体对甲状腺激素的耐受性下降,高水平甲状腺激素的作用更加明显。过多的甲状腺激素使肾上腺素能受体数目增加,使肾上腺素能神经兴奋性增高,导致儿茶酚胺的反应性增强,进一步刺激了甲状腺激素的合成和释放,表现出过高的甲状腺激素在各系统的作用。

3.临床表现

原有的甲亢症状加重,并且伴有高热,体温>39 ℃,心率>140 次/分,血压可升高或降低。患者神情紧张,烦躁不安,呼吸急促,大汗淋漓,全身乏力,出现全身肌颤、手颤,并伴有恶心、呕吐、腹泻,体重较前明显减轻。部分患者出现心律失常如心房纤颤、频繁期前收缩等。由于短时间内甲状腺激素的迅速升高,使心率明显增快,多数患者,尤其是年龄较大的患者都伴有不同程度的心功能不全,双肺闻及湿啰音或满布干湿啰音,出现心源性哮喘、肺水肿、急性左心衰竭的表现。甲状腺危象患者如未得到及时诊断和治疗,在短时间内会出现血容量减少、血压下降、休克,甚至昏迷。如不及时抢救,死亡率高。

4.诊断

根据患者既往的甲亢病史及就诊时的临床表现,诊断一般不难。甲状腺激素水平明显升高,甲状腺性甲亢时 TSH 明显降低,白细胞总数及中性粒细胞占比常升高。

但是对于无甲亢诊治史的患者,诊断甲状腺危象主要根据临床表现。根据临床表现考虑为甲状腺危象时,可以抽血送检进行甲状腺功能、血常规等必要的检查。但是在危重患者,可能没有时间等待甲状腺功能的结果,应立即进行输液、吸氧、用药等抢救措施,抓住抢救时机,挽救患者的生命。

甲状腺危象时的甲状腺功能测定示甲状腺激素水平明显升高,但病情轻重与血甲状腺激素浓度无平行关系,所以仅根据甲状腺激素水平不能判断是否存在甲状腺危象,诊断主要依靠临床表现。

5.治疗

甲亢患者病情加重,一旦发生危象则急需抢救。

(1)抑制甲状腺激素合成:是治疗甲状腺危象的重要抢救措施。首选 PTU,能抑制 T_4、T_3 合成和由 T_4 转化为 T_3。首次剂量 600 mg 口服或经胃管注入。如无 PTU 时可用等量 MM 60 mg。继用 PTU 每次 200 mg 或 MM 每次 20 mg,每天口服 3 次,待症状控制后减量至常用治疗量。

(2)抑制甲状腺激素释放:病情严重者在服用 PTU 1 小时后使用碘剂,复方碘溶液 5 滴,每6 小时 1 次;或用碘化钠 0.5～1.0 g,加入 500 mL 液体中静脉滴注,第一个 24 小时可用 1～3 g,要避光静脉滴注。

(3)降低周围组织对甲状腺激素的反应:选用肾上腺素能阻滞药,如无心功能不全和哮喘,可用大剂量普萘洛尔 20～30 mg,每 6～8 小时口服 1 次,或 1 mg 经稀释后缓慢静脉注射,视需要可间断给予 3～5 次,但应从小剂量开始,监测心率并注意窦房结功能,防止心率过慢。发生心功能不全者停用,及时监测心率及血压。

(4)拮抗应激:应用糖皮质激素能抑制甲状腺激素的释放,降低周围组织对甲状腺激素的反应,并增强机体的应激能力。可给予氢化可的松 50～100 mg 加入液体中静脉滴注,每 6～8 小时 1 次;或用地塞米松 5 mg 加入液体中静脉滴注,每天 2～3 次。

(5)液体疗法:甲状腺危象时患者出现高热、出汗多、呕吐、腹泻等,使体液量丢失过多,造成脱水,甚至血压低,所以在应用抗甲状腺药物进行治疗的同时,需立即给予补液。可以先给予 5%葡萄糖盐水静脉滴注,根据患者失水的程度及心功能的情况决定补液量。如果有尿,无肾功能不全,可以给予 10%氯化钾加入液体中静脉滴注。测定血电解质,纠正低钠、低钾血症等。有低血糖者,可以应用 10%葡萄糖注射液静脉滴注,也可将 50%葡萄糖注射液 40～60 mL 加入等渗液体中静脉滴注。开通静脉通道,有利于静脉滴注糖皮质激素、碘剂等。静脉滴注碘剂时需配制成 3‰浓度,避光静脉滴注。

(6)对症治疗:高热者可给予物理降温或药物降温,试用异丙嗪、哌替啶各 50 mg 静脉滴注,供氧,同时监护心、肾等功能。甲状腺危象时多数患者有不同程度的心功能不全,在给予抗甲状腺药物治疗的同时,急性左心衰竭时需高流量吸氧,根据病情选择急救药如哌替啶(25～50 mg)或吗啡(5 mg)静脉应用;急性肺水肿可选用快速利尿剂如呋塞米 20～40 mg 或血管扩张剂等,注意改善微循环。防治感染,由感染诱发者,需针对感染的类型选择有效的抗菌药物。监测血电解质及血气,纠正电解质、酸碱平衡紊乱。及时处各种并发症。

6.甲状腺危象的预防

甲状腺危象一旦发生,死亡率较高。尤其在老年人,伴有高血压、冠心病、心肾功能不全的患者,其死亡率更高,所以关键在于预防。防止甲状腺危象发生的预防措施有以下 6 种。

(1)出现心悸、烦躁、怕热多汗、食欲亢进、消瘦乏力等症状时,应及时就诊,得到早期诊治。

(2)已经诊断为甲亢的患者,应在专业医师指导下进行规律的有效治疗,尽早控制病情。

(3)应用口服抗甲状腺药物治疗的甲亢患者,应按时服药和随诊,不能随意停药,防止甲亢复发,导致甲状腺危象的发生。

(4)甲亢患者在发生感染、创伤、施行手术、应激等情况时,要及时监控甲亢病情,根据病情程度调整用药,防止危象发生。

(5)在炎热天气、高温作业、长途旅行等情况时,注意水分的补充,防止脱水,并合理用药控制甲亢。

(6)甲亢手术治疗前应用抗甲状腺药物做好术前准备;重症甲亢行放射性[131]I 治疗前先用抗甲状腺药物控制病情。

(二)甲状腺毒症性心脏病

1.发病机制

甲状腺毒症时甲状腺激素分泌增多,对心脏有 3 个作用:①增强心脏 β 受体对儿茶酚胺的敏感性;②直接作用于心肌收缩蛋白,增强心肌的正性肌力作用;③继发于甲状腺激素的外周血管扩张,阻力下降,心脏输出量代偿性增加。上述作用导致心动过速、心脏排出量增加、心房纤颤和心力衰竭。多见于长期甲亢未得到很好控制的患者或老年甲亢患者。

2.临床表现

除典型的甲亢表现外,可以出现心界扩大、心脏杂音,有的出现心律失常,以心房纤颤、房性期前收缩为常见。甲亢长期得不到控制者,心律失常不易纠正,易发生甲亢性心肌病,心肌损害,心力衰竭。

心力衰竭分为两种类型:一类是心动过速和心脏排出量增加导致的心力衰竭,主要发生在年轻甲亢患者。此类心力衰竭非心脏泵衰竭所致,而是由于心脏高排出量后失代偿引起,称为"高心脏排出量型心力衰竭"。常随甲亢控制,心力衰竭恢复。另一类是诱发和加重已有或潜在的缺血性心脏病发生的心力衰竭,多发生在老年患者。此类心力衰竭是心脏泵衰竭。心房纤颤也是影响心脏功能的因素之一。甲亢患者中 10％～15％发生心房纤颤。甲亢患者发生心力衰竭时,30％～50％与心房纤颤并存。

3.治疗

(1)应用抗甲状腺药物治疗:立即给予足量抗甲状腺药物,控制甲状腺功能至正常。

(2)^{131}I 治疗:经抗甲状腺药物控制甲状腺毒症症状后,尽早给予放射性^{131}I破坏甲状腺组织,控制甲亢,防止高甲状腺激素对心脏的进一步影响。为防止放射性损伤后引起的一过性高甲状腺激素血症加重心脏病变,给予^{131}I的同时可给予 β 受体阻滞药保护心脏;^{131}I治疗后 2 周恢复抗甲状腺药物治疗,等待^{131}I发挥作用。^{131}I治疗后要监测甲状腺功能,如甲状腺激素水平仍高于正常,要应用抗甲状腺药物治疗,严格控制甲状腺功能在正常范围。如果发生^{131}I治疗后甲减,应用尽量小剂量的 L-T$_4$控制血清 TSH 在正常范围,避免过量。

(3)β 受体阻滞药:普萘洛尔可以控制心动过速,减少心脏耗氧,适用于心率快、交感神经兴奋性增强的患者。

(4)心房颤动的治疗:对于甲亢伴有快速心房颤动者,给予 β 受体阻滞药可有助于控制心率,减少心肌耗氧,如应用美托洛尔 25～50 mg,每天 1～2 次,也可应用抗心律失常药物如普罗帕酮等。对于有心力衰竭的慢性心房颤动,也可应用小剂量的洋地黄制剂,如地高辛 0.125～0.25 mg/d,减慢心率,纠正心功能。

(5)心力衰竭的治疗:处理甲亢合并的充血性心力衰竭的措施与未合并甲亢者相同,但是纠正的难度加大。给予吸氧,减少回心血量,肺水肿者需用呋塞米 20～40 mg,或应用血管扩张剂酚妥拉明等。在减少外周阻力的情况下,可应用洋地黄制剂,纠正心力衰竭。

(三)淡漠型甲亢

多见于老年患者。起病隐匿,临床症状较轻,无明显眼征和甲状腺肿。表现为表情淡漠、嗜睡、反应迟钝等,不易诊断。但大部分患者有心悸头晕、体重减轻、消瘦乏力,还可有腹泻、厌食,可伴有心房颤动、肌病等。所以在老年人,短时期内出现不明原因的消瘦,由便秘转成稀便,近期出现心房颤动,由良好睡眠到睡眠差等,应考虑有甲亢的可能。根据甲状腺功能,判断甲亢的病情轻重,决定抗甲状腺药物的剂量。

(四)T$_3$型甲状腺毒症

多见于结节性甲状腺肿、自主高功能性腺瘤、淡漠型甲亢或缺碘地区的甲亢患者。由于甲亢时 T$_3$ 和 T$_4$ 生成的比例失调,T$_3$ 产生量过多所致。症状较轻,可能仅有乏力、心悸、大便次数增多等表现,也可能有部分甲亢症状,但是大多数体重无明显减轻。查 TT_3、FT_3 升高,而 TT_4、FT_4 正常。甲状腺摄^{131}I 率正常或偏高,但不受外源性 T_3 抑制。治疗此型甲亢时,抗甲状腺药物的剂量应适当减少,治疗疗程可能不如 Graves 病长,需根据病情及时调整药量,防止发生甲减。

(五)亚临床甲亢

多见于甲亢早期,或发生在结节性甲状腺肿、甲状腺毒性腺瘤早期。可无明显甲亢症状,测定 T_3、T_4、FT_3、FT_4 在正常高限或高于正常,TSH 降低。根据 TSH 降低的程度,划分为:①TSH 部分抑制,血清 TSH 在 0.1~0.4 mU/L;②TSH 完全抑制,血清 TSH<0.1 mU/L。遇到有不典型甲亢症状的患者,及时查甲状腺功能,还可测定 TRAb,可以早期诊断亚临床甲亢,防止发展为临床甲亢。

诊断亚临床甲亢时需排除其他原因引起的 TSH 降低,如下丘脑-垂体疾病、非甲状腺疾病、外源性甲状腺激素替代治疗等情况。早期诊断甲亢治疗相对容易,仅需要应用口服抗甲状腺药物就可控制,应用剂量较小,疗程较短。

(六)妊娠与甲亢

1.妊娠一过性甲状腺毒症

甲状腺毒症在妊娠妇女的发生率是 2%~3%。本病发生与人绒毛膜促性腺激素(HCG)的浓度增高有关。HCG 与 TSH 有相同的 α 亚单位、相似的 β 亚单位和受体亚单位,所以 HCG 对甲状腺细胞 TSH 受体有轻度的刺激作用。本症血清 TSH 水平减低、FT_4 或 FT_3 增高。

临床表现为甲亢症状,妊娠期的体重增加可掩盖甲亢所致的体重减轻,同时还由于妊娠期的生理性高代谢综合征、高雌激素血症所致的 TBG、T_3、T_4 升高,给甲亢的诊断带来困难。如果患者有心悸、乏力、四肢近端消瘦,体重不随妊娠月份而相应增加,应疑诊甲亢,做甲状腺功能检查明确诊断。病情的程度与血清 HCG 水平增高程度相关,但是无突眼,甲状腺自身抗体阴性。严重病例出现剧烈恶心、呕吐,体重下降 5% 以上,严重时出现脱水和酮症,也称为妊娠剧吐一过性甲亢。多数病例仅需对症治疗,严重病例需要短时间应用抗甲状腺药物治疗。

2.妊娠 Graves 病的诊断

妊娠期具有生理性甲状腺素分泌增多的阶段,可出现甲状腺肿和相应的高代谢综合征,由于甲状腺激素结合球蛋白升高,血 TT_3、TT_4 也可相应升高,与 Graves 病相似,对于甲亢的诊断相对困难。此时需结合以下征象考虑为 Graves 病:①有心悸,出汗多,手颤,大便次数增多,体重不随妊娠月份而相应增加,四肢近端消瘦,乏力等症状;②查体示甲状腺肿大,甲状腺区闻及血管杂音,或有不同程度的突眼,有肌震颤等;③甲状腺功能示 FT_3、FT_4 升高,TSH 降低;④血清 TRAb 或 TSAb 升高。

3.甲亢与妊娠的关系

未控制的甲亢使妊娠妇女流产、早产、先兆子痫、胎盘早剥等病症的发生率增高,早产儿、胎儿宫内生长迟缓、足月小样儿等的危险性升高。母体的甲状腺刺激抗体(TSAb)可以通过胎盘刺激胎儿的甲状腺引起胎儿或新生儿甲亢。所以,如果患者甲亢未控制,建议不要妊娠;如果患者正在接受抗甲状腺药物(ATD)治疗,血清 TT_3 或 FT_3、TT_4 或 FT_4 达到正常范围,停

ATD 后可以怀孕;如果患者为妊娠期间发现甲亢,或在妊娠前患甲亢已控制良好而在妊娠期间甲亢复发者,在告知妊娠及胎儿可能存在的风险后,如患者选择继续妊娠,则首选抗甲状腺药物如 PTU 治疗;病情不能控制并有手术指征者,可考虑在妊娠 4~6 个月期间手术治疗。妊娠期间应监测胎儿发育。有效地控制甲亢可以减少高甲状腺激素对胎儿的影响。

4. 妊娠期的 ATD 治疗

一过性甲亢患者有的仅需对症治疗,有明显的甲亢表现、血甲状腺激素水平明显升高者需要应用抗甲状腺药物治疗。因为 PTU 与血浆蛋白结合比例高,胎盘通过率低于 MM,PTU 通过胎盘的量仅是 MM 的 1/4,另外 MM 所致的皮肤发育不全较 PTU 多见,所以治疗妊娠期甲亢优先选择 PTU,MM 可作为二线药物。ATD 治疗妊娠期甲亢的目标是使用最小有效剂量的 ATD,在尽可能短的时间内达到和维持血清 FT_4 在正常值的上限,避免 ATD 通过胎盘影响胎儿的脑发育。起始剂量 PTU 50~100 mg,每天 3 次口服,监测甲状腺功能,及时减少药物剂量。治疗初期每 2~3 周检查甲状腺功能,以后延长至 3~4 周。血清 FT_4 达到正常后数周 TSH 水平仍可处于抑制状态,因此 TSH 水平不能作为治疗时的监测指标。根据甲状腺激素水平的控制,逐渐减少 ATD 剂量,而不主张合并应用 L-T_4 同时增加 ATD 的剂量。如果 ATD 治疗效果不佳,或对 ATD 过敏,或者甲状腺肿大明显,需要大剂量 ATD 才能控制甲亢时可以考虑手术治疗。手术时机一般选择在妊娠 4~6 个月,不适宜在妊娠早期或晚期行手术治疗,因为容易引起流产或早产。β 受体阻滞药如普萘洛尔与自发性流产有关,还可能引起胎儿宫内生长迟缓、产程延长、新生儿心动过缓等并发症,故应慎用或不用。

5. 哺乳期的 ATD 治疗

近 20 年的研究表明,哺乳期 ATD 的应用对于后代是安全的,哺乳期使用 PTU 150 mg/d 或 MM 10 mg/d 对婴儿脑发育没有明显影响,但是应当监测婴儿的甲状腺功能。哺乳期应用 ATD 进行治疗的母亲,其后代未发现有粒细胞减少、肝功能损害等并发症。MM 的乳汁排泌量是 PTU 的 7 倍,所以哺乳期治疗甲亢,PTU 应当作为首选。

6. 妊娠期和哺乳期妇女禁用 [131]I 治疗甲亢

育龄妇女在行 [131]I 治疗前一定要确定未孕。如果选择 [131]I 治疗,治疗后的 6 个月内应当避免怀孕。

(七)新生儿甲亢

本病的患病率为 1‰~2‰。一项 230 例 Graves 病妊娠报道,新生儿甲亢的发生率是 5.6%。Graves 病母亲的 TSAb 可以通过胎盘到达胎儿,引起新生儿甲亢。TRAb 的滴度超过 30% 或 TSAb 明显升高时容易发生本病。有的母亲其甲亢已经得到控制,但是由于血循环中 TSAb 存在,依然可以引起新生儿甲亢。妊娠 25~30 周时胎儿的胎音 >160 次/分提示本病。新生儿甲亢一般在出生后数天发作,表现为易激惹,皮肤潮红,高血压,体重增加缓慢,甲状腺肿大,突眼,心动过速,黄疸,心力衰竭。诊断依赖新生儿血清 TT_4、FT_4、TT_3 的增高。新生儿甲亢呈一过性,随着抗体消失,疾病自发性缓解,临床病程一般在 3~12 周。

新生儿甲亢一经诊断,需要用 ATD 治疗,目的是尽快降低新生儿循环血内的甲状腺激素浓度。PTU 5~10 mg/(kg·d) 或 MM 0.5~1.0 mg/(kg·d)。如心率过快,可应用普萘洛尔 1~2 mg/d,减慢心率和缓解症状。根据病情调整 ATD 剂量。

(八)胫前黏液性水肿

在甲亢中不多见。少数甲亢患者在双胫骨前出现皮肤增厚、变粗、水肿,可有大小不等的斑块或结节,与 Graves 病同属于自身免疫性疾病。随着应用抗甲状腺药物治疗控制甲亢,水肿可逐渐消失,仅少数可留有皮肤粗厚。

(九)Graves 眼病(GO)

患者出现突眼,眼部肿痛,畏光流泪,并可出现复视或斜视,严重者出现眼球活动受限,眼睑闭合不全,角膜外露可发生角膜溃疡。GO 可与甲亢同时发生,也可在甲亢之后,有的患者合并亚临床甲亢。仅有少数患者有突眼而甲状腺功能正常,称为甲状腺功能正常的 GO。

十、甲亢的个体化治疗方案选择

(一)新发病的甲亢

对新发病者,要根据年龄、有无突眼、甲状腺肿大程度以及病情轻重来选择治疗方案。

1.年轻、未婚的轻中度甲亢患者

初诊甲亢时,多采用口服抗甲状腺药物治疗。因为应用口服药物可以根据病情轻重变化及时调整剂量,使甲亢逐渐控制以至停药。治疗时间不太长者,一般不导致甲减。如果采用放射性^{131}I 治疗,甲亢可以治愈,但是如果剂量不当,有导致甲减的可能,以后需要长期补充甲状腺激素。在需要生育时还要考虑甲状腺激素补充的问题,并需要长期监测甲状腺功能。

口服 ATD 治疗时应防止服药时间过长而未调整剂量,发生甲状腺功能减退,使突眼及甲状腺肿加重。长程治疗对轻中度患者的缓解率约为 60%,短程治疗的缓解率约为 40%。

2.已婚、已育的甲亢患者

初诊甲亢时,根据患者的具体情况选择治疗方案。Graves 病患者,尤其是条件受限制,不能经常到医院复诊及检查者,或不能坚持长期服药及监测甲状腺功能等指标者,非桥本甲亢、无重症浸润性突眼、无碘过敏者,可以选择放射性^{131}I 治疗。

病情中度或轻症者,可以选择应用口服抗甲状腺药物治疗,因为有些甲亢患者,尤其是桥本甲亢患者,用药短时间内甲状腺功能就恢复正常,如选择应用放射性^{131}I 治疗,可能在较小剂量时就可能出现甲减。开始可服用 MTU 或 PTU 每天 6 片,待症状减轻后逐渐减量。伴有明显突眼的患者,初始治疗宜先选用口服抗甲状腺药物,经用药物突眼有所减轻,如不能坚持长期服药,或有抗甲状腺药物所致白细胞计数减少或肝功能损害者,可以再选择放射性^{131}I 治疗。甲状腺明显肿大有压迫症状,或有甲状腺高功能腺瘤,或有甲状腺结节伴甲亢者,可以在应用抗甲状腺药物治疗控制甲亢后行手术治疗。

3.重症甲亢患者

需要先应用抗甲状腺药物控制甲亢病情,待病情缓解后可以继续口服药物治疗,也可以根据病情选择放射性^{131}I 治疗。口服药宜选择 PTU,因其药物起效快,控制症状作用明显。剂量为每天 8~12 片,个别重症或甲状腺危象前期患者初始药物剂量可达每天 12~15 片。

4.桥本甲亢患者

桥本甲亢表现为甲状腺质地韧,血中 TgA、TPOAb 明显升高。初发甲亢时血甲状腺激素水平也可明显升高,但是应用 ATD 治疗后,在较短时间(如 1~3 个月)甲状腺功能可逐渐恢复正常,有的甚至出现甲减,所以初治时以选择 ATD 口服为宜,尽量在初治时不首选放射

性[131]I治疗,防止出现永久性甲减。在应用 ATD 期间,应严密监测病情及甲状腺功能,及时调整药物剂量,防止用药过量。

(二)甲亢复发

对于应用口服 ATD 或放射性[131]I 或手术治疗后甲亢复发的患者,应根据复发时病情的轻重及患者目前的状况选择治疗方案。

1.应用口服抗甲状腺药物治疗后甲亢复发

多为 Graves 病患者。经过系统、足够疗程治疗后又复发、无严重突眼者,可以考虑应用放射性[131]I 治疗。如果未实行系统治疗,治疗不规律,桥本甲亢可以继续应用口服药治疗。Graves 病无严重突眼者,建议应用放射性[131]I 治疗;伴有严重突眼者,建议继续应用口服药治疗。甲状腺肿大明显的复发甲亢,在应用抗甲状腺药物治疗、甲亢控制后,可以考虑手术治疗,或直接应用放射性[131]I 治疗。

2.应用放射性[131]I 治疗后甲亢复发

应用过 1 次放射性[131]I 治疗后甲亢复发,说明当时放射性[131]I 的量偏小一些,放射性[131]I 治疗后甲亢复发,最好不要急于进行第 2 次放射性[131]I 治疗,因为两次的放射性[131]I 的量累积可以导致甲减,应先用口服药物治疗。根据治疗所需的药物剂量和疗程,可以判断出病情的轻重以及是否需要进行第 2 次放射性[131]I 治疗。有些患者甲亢复发应用很短时间的抗甲状腺药物治疗,甲状腺功能即可恢复正常,这种患者如果应用第 2 次放射性[131]I 治疗,势必导致甲减;而有些患者应用口服药病情仍有波动,且在短时间内不能减量,治疗疗程长,有的停药后又复发,这些患者可以进行第 2 次放射性[131]I 治疗。

3.甲亢经手术治疗后复发

初诊甲亢经手术治疗后甲亢复发,多数为 Graves 病患者,宜先给予口服抗甲状腺药物治疗,大部分患者的甲亢可以控制并逐渐治愈,因为手术后甲状腺的总体积减小,多数患者复发后呈现轻度甲亢,较少出现重症甲亢,在应用药物治疗后即可控制病情。部分患者的病情重,应用口服药物甲亢难以控制,或出现甲状腺结节(经诊断无癌变征象),如无禁忌证,需应用放射性[131]I 治疗,尽量争取既控制甲亢,又不引起甲减的效果。

4.应用口服抗甲状腺药物甲亢反复复发

此类患者并不少见。多数因为长年服药不能坚持,时服时停,病程长了缺乏对疾病的重视,导致甲亢多年不愈。对于这些患者,无严重突眼、无放射性[131]I 治疗禁忌证,应选择放射性[131]I 治疗,控制甲亢,防止多年甲亢所致的并发症发生,如甲亢性心脏病、严重突眼等。如甲状腺明显肿大且有压迫症状,可以先应用抗甲状腺药物治疗,然后行手术治疗。

第二节　甲状腺功能减退症

甲状腺功能减退症(简称甲减)是指由于不同原因引起的甲状腺激素合成、分泌或生物效应不足所致的机体代谢减低的综合征。各种年龄均可发生,以女性居多。按起病年龄分三型,起病于胎儿或新生儿者,称呆小病;起病于儿童者,称幼年型甲减;起病于成年者,称成年型甲减。病情严重时均可出现黏液性水肿,引发昏迷者称黏液水肿昏迷。

甲减可以发生在各个年龄,从刚出生的新生儿至老年人都可发生甲减,以老年为多见。随着诊断技术的发展和普及,大多数的医院都可测得甲状腺激素,近年来甲减的检出率明显升高,使大部分的患者能早期得到诊断和治疗,避免了甲减重症病例的出现。在非缺碘地区,甲减患病率0.3%～1.0%,60岁以上可达2%,新生儿甲减患病率1∶3 000～1∶7 000。甲减在男女都可发病,但女性多见,男女发病比例为1∶(4～5),临床甲减的患病率男性约为0.1%,女性约为1.9%。而亚临床甲减的患病率增高,男性约为2.7%,女性约为7.1%。

一、病因及发病机制

引起甲减的原因很多,不同原因引起的甲减因地域和环境因素(饮食中碘含量,致甲状腺肿物质,遗传及年龄等)不同而有差别。

(一)原发性(甲状腺性)甲状腺功能减退

原发性甲状腺功能减退较多见,约占甲减的96%,是由甲状腺本身的病变所引起,常见病因有以下12种。

1.慢性淋巴细胞性甲状腺炎

慢性淋巴细胞性甲状腺炎又称桥本甲状腺炎、桥本病,是引起甲减的常见原因,占原发性甲减的大多数。由于甲状腺呈慢性自身免疫性甲状腺炎,随着病情进展,甲状腺滤泡的功能逐渐减退,导致甲减。

2.甲亢治疗后甲减

甲亢长期应用抗甲状腺药物治疗,抑制了甲状腺的功能,部分患者在甲亢治愈后逐渐出现甲状腺功能减退。

3.甲亢应用放射性碘治疗

甲亢行放射性碘治疗,最常见的并发症就是甲减,尤其是桥本甲亢患者应用放射性碘治疗,甲减的发生率更高。放射性碘破坏了甲状腺组织,使甲状腺的储备功能减低,随着应用放射性碘治疗后每年甲减的发生率在递增。

4.甲状腺手术

由于甲状腺结节、腺瘤或甲状腺癌行甲状腺手术治疗后,部分患者发生甲减,尤其是甲状腺癌的患者,甲状腺手术将甲状腺大部分甚至全部切除,术后需终身服用甲状腺素替代治疗。

5.颈部经放射线照射后

由于某些肿瘤如淋巴瘤行颈部放射线外照射治疗后,造成甲状腺滤泡破坏,也可发生甲减。

6.甲状腺肿

患有地方性甲状腺肿,发病有地域性、人群聚集性,有流行病学特征,人们的食物中含碘量低,每天摄碘量<25 μg,呈地方性碘缺乏,并常有家族性。甲状腺肿大明显,甲状腺功能多减退。散发性甲状腺肿可由于甲状腺发育不全或缺如所致,自身免疫性疾病或服用过量抗甲状腺药物所致,也可因甲状腺激素合成酶系异常,引起甲状腺摄碘功能障碍、酪氨酸碘化和碘化酪氨酸耦联缺陷或甲状腺球蛋白合成和水解异常等所致。少数高碘地区也可发生甲状腺肿和甲减,据统计,每天摄入碘化物超过6 mg者易发生。

7.药物诱发

某些药物如锂盐、硫脲类、磺胺类、对氨基水杨酸钠、过氯酸盐、硫氰酸盐等可诱发甲减。

8.甲状腺先天发育异常

多有家族倾向,甲状腺激素合成障碍为常染色体隐性遗传,占先天性甲状腺功能减退的25%～30%。

9.产后甲状腺炎或无痛性甲状腺炎

产后出现甲状腺部位疼痛,甲状腺滤泡破坏,导致甲状腺功能减退。

10.致甲状腺肿物质

如含单价阴离子(SCN^-、ClO_4^-、NO_3^-)的盐类和含 SCN^- 前体的食物可抑制甲状腺摄碘,引起甲状腺肿和甲减。长期大量食用白菜、芜菁、甘蓝、木薯等也可致甲状腺肿大。

11.激素合成障碍性甲减

分为:①甲状腺球蛋白合成和分解异常;②甲状腺浓聚碘功能障碍;③甲状腺碘有机化障碍;④碘化酪氨酸脱碘酶缺乏;⑤碘化酪氨酸耦联缺陷。

12.甲状腺癌破坏甲状腺组织

导致甲状腺功能障碍。

(二)继发性(垂体性)甲状腺功能减退

继发性甲状腺功能减退较少见,是由垂体疾病使 TSH 分泌减少所致。

1.垂体肿瘤

成人的病因多由于垂体部位的肿瘤较大,压迫了分泌 TSH 的细胞,使 TSH 分泌受阻,引起垂体性甲减。儿童的病因多源于颅咽管瘤。

2.垂体手术或放疗后

垂体瘤经手术切除或放疗后,可引起垂体功能减退,不仅有甲状腺功能减退,还会导致促性腺激素、促肾上腺皮质激素分泌减少,导致腺垂体功能减退。

3.席汉综合征

席汉综合征是由 100 多年前席汉(Sheehan)发现的一种临床综合征。多由于孕妇产后发生大出血,休克时间过长,引起供应垂体血供的血管发生血栓,使垂体细胞缺血、缺氧,最终导致腺垂体发生坏死,出现腺垂体功能减退,垂体分泌促性腺激素、促甲状腺激素、促肾上腺皮质激素均降低,出现各靶腺功能减退。

4.垂体卒中

垂体卒中是垂体肿瘤突发瘤内出血、梗死、坏死,致瘤体膨大引起的急性神经内分泌病变。垂体腺瘤为垂体卒中最常见的原因,在垂体腺瘤基础上出现的垂体卒中多起病急骤,常有头痛、呕吐、视野缺损、动眼神经麻痹、蝶鞍扩大等表现,可称为垂体腺瘤急性出血综合征。垂体卒中压迫垂体组织细胞,可引起腺垂体功能减退。

(三)三发性(下丘脑性)甲状腺功能减退

三发性甲状腺功能减退罕见,由于下丘脑产生 TRH 减少,使垂体 TSH 的分泌减少而引起甲减,如鞍上肿瘤及先天性 TRH 缺乏等。

(四)甲状腺激素抵抗综合征

核受体缺乏、T_3 或 T_4 受体的结合障碍以及受体后缺陷等,可使甲状腺激素在外周组织实现生物效应障碍而引起甲减。

(五)促甲状腺激素不敏感综合征

由于甲状腺对 TSH 有抵抗所致,常呈家族发病倾向,部分与遗传有关,为常染色体隐性遗传病。可能是由于 TSH 受体基因突变或 TSH 信息传递中 cAMP 生成障碍所致。

(六)甲状腺激素不敏感综合征

呈常染色体显性或隐性遗传,有家族发病倾向。

二、病理

(一)甲状腺病变

由于病因的不同,甲状腺体积可以缩小或肿大。

甲状腺萎缩性病变多见于慢性淋巴细胞性甲状腺炎,早期甲状腺腺体内有大量淋巴细胞、浆细胞浸润;久之甲状腺滤泡及胶质可见部分或全部消失,出现致密透明样的纤维组织。呆小病患者的甲状腺多半呈萎缩性病变,甲状腺发育不全或缺如。伴甲状腺肿者,在早期可见滤泡细胞增生、肥大,胶质减少或消失;久病者甲状腺肿呈现结节状,镜下见滤泡充满胶质,滤泡上皮细胞呈扁平状。

(二)垂体病变

原发性甲减时腺垂体增大,甚至呈结节状增生,这是由于甲状腺激素分泌减少以后反馈至腺垂体,使之过多分泌 TSH 所致。垂体性甲减患者的垂体萎缩,或有肉芽肿等病变。

(三)黏液性水肿

含透明质酸、黏蛋白、黏多糖的液体在组织内浸润。在皮下浸润致使皮肤肿胀,表皮萎缩、角化;肌纤维的浸润引起骨骼肌及心肌退行性变,以致坏死;全身的组织细胞核酸与蛋白质合成、代谢及酶系统的活力均减弱,浆膜腔积液;脑细胞可萎缩,呈退行性变。

三、临床表现

甲减按发病年龄可分为呆小病、幼年型甲减、成人甲减,严重的甲减可出现黏液性水肿或昏迷。

(一)呆小病

发生在胎儿期或出生 2 个月内的甲减称为呆小病或克汀病。呆小病分为地方性和散发性两种。地方性呆小病是由于地方性碘缺乏,母体摄入碘不足,造成胎儿严重甲状腺功能减低,损害胎儿的神经系统发育和听力,出生后表现痴呆和聋哑为主,造成不可逆的神经系统损害,临床上多见到的是散发性呆小病。

患儿出生后表现少动作、嗜睡、主动吃奶差,很少啼哭;新生儿黄疸期长,便秘,对外界刺激反应差。随着时间的延长,患儿头面部表现为头大、头发稀疏、眼睑水肿、面色黄而虚肿、唇厚、舌大、流涎、表情淡漠、傻笑或痴呆;皮肤干燥而粗厚,皮温低。前囟闭合晚,出牙迟,牙齿发育不良;智力低下,反应差,伴有听觉和语言障碍,下肢呈痉挛步态,心脏扩大,心音低钝,血压低等。

(二)幼年型甲减

幼年型甲减是指在幼年时期(儿童时期)发生的甲减,除了有代谢减低的表现外,主要影响儿童的生长发育。在儿童时期发病早者表现为生长发育迟缓、智力低下、活动少、便秘等症状;发病较晚者的症状常不典型,多数以甲状腺肿大来就诊。

(三)成人甲减

甲减发生在成人期,临床以代谢减低为主要表现,是临床最为常见的甲减。

1.代谢减慢

典型的表现为怕冷,乏力,少汗,表情淡漠、皮肤苍白、发凉、颜面水肿、唇厚舌大、声音粗,食欲缺乏,大便干燥,体重反而增加。皮肤干燥、粗厚有脱屑,有下肢水肿。甲状腺可有肿大或萎缩。

2.神经精神系统表现

患者出现反应迟钝,记忆力减退,反应慢,抑郁,嗜睡,重者伴痴呆、幻想、木僵、昏睡等。

3.呼吸循环系统表现

患者出现心率慢,心音低,血压偏低,病情较重者常觉胸闷、气短,有心脏扩大,心动过缓,低血压;有时伴有心包、胸腔甚或腹腔等多浆膜腔积液。部分患者出现睡眠呼吸暂停,甚至呼吸衰竭,是导致甲减患者死亡的主要原因。

4.消化系统表现

甲状腺激素缺乏使食欲减退,胃酸分泌减少,肠蠕动减弱,出现顽固性便秘,甚至出现麻痹性肠梗阻。

5.性功能改变

女性患者可有月经量过多,经期延长,不易怀孕,泌乳和多毛;男性出现阳痿,性功能减退。

6.肌肉与关节表现

主要表现为肌软弱无力,并可出现肌萎缩。腱反射减弱,关节活动度减小。跟腱反射的半弛缓时间延长对本病有诊断价值。

7.血液系统表现

由于甲状腺激素不足,影响红细胞生成素合成,骨髓造血功能减低,可致轻中度贫血,多数为正常细胞型正常色素性贫血。

(四)亚临床型甲状腺功能减退

此症患者既无明显的甲状腺功能减退症状,也缺少典型的甲状腺功能减退体征,其血中的甲状腺激素也在正常范围,仅血中 TSH 水平高于正常。亚临床甲减常见的原因有慢性淋巴细胞性甲状腺炎、放射性碘及手术治疗后的 Graves 病、甲减时不适当的替代治疗、碳酸锂治疗、碘及含碘药物及颈部的外照射等。

四、实验室检查

(一)血清 TSH 测定

血清 TSH 升高是原发性甲减的早期表现,是诊断的敏感指标。如仅有 TSH 升高而 TT_3、TT_4 正常,常为亚临床型甲减。下丘脑、垂体性甲减 TSH 正常或低于正常。

(二)血清甲状腺激素测定

血清 TT_3、TT_4、FT_3、FT_4 降低，TT_4、FT_4 降低更明显为甲减的可靠诊断指标。$r\text{-}T_3$ 明显低于正常[正常值(47±10)ng/dL]。

(三)TRH 兴奋试验

进行 TRH 兴奋试验后，TSH 明显升高，提示原发性甲减。TSH 水平降低，提示继发性或三发性甲减。TSH 延迟升高(反复给予 TRH 后)，往往提示下丘脑性甲减。

(四)甲状腺抗体测定

血清甲状腺球蛋白抗体(TgAb)和甲状腺过氧化物酶抗体(TPOAb)是确定原发性甲减病因的重要指标，是诊断自身免疫性甲状腺炎(包括桥本甲状腺炎、萎缩性甲状腺炎)的主要指标。一般认为 TPOAb 的意义较为肯定。当 TPOAb>50 IU/mL 和 TgAb>50 IU/mL，临床甲减和亚临床甲减的发生率显著增加。

(五)血脂测定

血胆固醇、甘油三酯和 β 脂蛋白升高。

(六)婴儿血或脐带血甲状腺功能测定

在地方性甲状腺肿流行地区，可采用测婴儿血或脐带血的 FT_4 和 TSH，以达到早期诊断先天性甲减的目的。

(七)甲状腺 B 超

通过甲状腺 B 超检查，有助于明确甲减的原因，B 超可显示单纯性甲状腺肿、结节性甲状腺肿、桥本甲状腺炎、甲状腺萎缩等征象。

(八)影像学检查

可行颅骨 X 线、CT、MRI 检查，对下丘脑、垂体病变诊断有帮助。

(九)血常规

可显示血红蛋白有不同程度的降低。

五、诊断和鉴别诊断

(一)诊断

典型的甲状腺功能减退患者，结合临床表现与常采用的实验室检查，一般不难做出诊断，血清 TSH 和 TT_4、FT_4 是诊断甲减的第一线指标。文献报道亚临床甲减的发生率并不低，此症临床表现不明显，实验室检查仅见血中 TSH 升高。血中 TSH 测定对于确定甲减的病变是由原发性或是继发性原因引起十分有意义，前者测定数值可明显高于正常，后者是降低的。而 TRH 兴奋试验则用于进一步鉴别甲状腺功能减退继发于垂体或是由于下丘脑的疾病所致，下丘脑病变者在注射 TRH 后，TSH 较注射前明显升高。慢性淋巴性甲状腺炎是引起原发性甲减的常见原因之一，对其中的大多数患者，进行血中抗甲状腺抗体测定，可得以诊断。

(二)鉴别诊断

1.中枢性甲减与原发性甲减鉴别

根据基础 TSH 水平即可鉴别。中枢性甲减时 TSH 降低，而原发性甲减时 TSH 升高。当中枢性甲减表现为 TSH 正常或轻度升高时，需要做 TRH 兴奋试验鉴别。

2.贫血

贫血可由各种原因引起。由血液系统疾病引起者如再生障碍性贫血表现为三系减少;缺铁性贫血具有一定的病因,表现为小细胞、低色素性贫血;而甲状腺功能减退引起的贫血仅有血色素降低,而无粒细胞、血小板减少,同时还有甲减的表现可鉴别。

3.慢性肾炎

表现为蛋白尿,尿中可有颗粒管型,伴有高血压、肾性贫血,水肿呈凹陷性,由低蛋白血症所致。而甲减一般无蛋白尿及高血压,呈黏液性水肿。

4.肥胖症

多有肥胖、高血压、糖尿病等家族遗传史,呈单纯性肥胖,而无水肿及贫血等表现。

5.特发性水肿

无明显病因可寻,水肿但不伴有高血压、贫血、蛋白尿等表现,查血浆蛋白、甲状腺功能均正常。

六、治疗

应根据引起甲状腺功能减退的病因,进行相应的处理。甲状腺制剂的长期替代是本病主要和有效的治疗方法,常用的制剂如下。

(一)左甲状腺素钠片(L-T₄)

作用较慢且持久。由于起效时间较缓慢,患者容易耐受,剂量易于掌握,是治疗甲减较理想的制剂,目前已是本病的主要替代治疗药物。治疗剂量取决于患者的病情、年龄、体重和个体差异。一般开始可从每天 $25\sim50\ \mu g$ 口服,以后根据病情逐渐调整剂量至生理需要量,一般为 $50\sim150\ \mu g/d$。婴儿及儿童可根据体重计算每天所需的完全替代剂量:6 个月以内 $6\sim8\ \mu g/kg$;6~12 个月 $6\ \mu g/kg$;1~5 岁 $5\ \mu g/kg$;6~12 岁 $4\ \mu g/kg$。开始时应用完全替代量的 $1/3\sim1/2$,以后根据甲状腺功能及病情逐渐加至机体所需用的合适剂量。老年患者需要适当减少剂量,从每天 $12.5\sim25\ \mu g$ 开始应用,逐渐加至生理需要量。妊娠时适当增加剂量20%~30%。甲状腺癌术后患者每天的需要量为 $2\sim2.2\ \mu g/kg$,以达到甲状腺激素水平正常,抑制TSH,防止肿瘤复发。

(二)甲状腺片

甲状腺片是由家畜甲状腺的干燥粉末加工而成,其中 T_4 为 T_3 的 2.5 倍(猪)或 4 倍(牛),价格便宜。因其甲状腺激素含量不稳定,目前较少应用。在无 L-T₄ 的偏远地区,可应用甲状腺片,一般每天从 $10\sim20\ mg$ 开始应用,根据甲状腺功能调整剂量至生理需要量,维持量一般在每天 $40\sim120\ mg$。对已有心脏病的老年患者,从小剂量开始应用,逐渐加至生理需要量。

(三)三碘甲腺原氨酸(甲碘胺)

作用出现快,且药效维持时间较短,适用于黏液性水肿昏迷患者的抢救。成人开始时每天 $10\sim20\ \mu g$,分 2~3 次口服,逐渐增加剂量,维持量每天 $25\sim50\ \mu g$。儿童体重在 7 kg 以下者,开始时每天2.5 μg;7 kg 以上者,每天 5 μg;维持量每天 $15\sim20\ \mu g$,分 2~3 次口服。

除了抗甲状腺药及甲状腺部分切除术后引起的暂时性甲状腺功能减退,其他原因导致的甲状腺功能减退,应长期服用甲状腺制剂。在治疗中可根据患者的症状、体征及血中 TSH、T_3 及 T_4 的结果,来调整药物的剂量。当有妊娠或遇有应激情况时,不可停药。因为寒冷刺激可以增加 TSH 的分泌,进而促使甲状腺分泌甲状腺激素增多,以适应环境的改变,所以在气候寒冷时适当增加药量。甲状腺功能减退患者对镇静安眠药较敏感,应慎用。

七、甲减的特殊类型

(一)甲状腺功能减退性心脏病

甲状腺功能减退性心脏病是指甲状腺功能减退患者伴有心肌改变或心包积液,或者两者并存,临床上见有心脏扩大、心搏出量减少及心电图示肢体导联低电压等。

1.诊断依据

(1)有甲状腺功能减退的临床症状和体征,部分患者出现心绞痛或心功能不全。实验室检查符合甲减。

(2)70%～80%甲状腺功能减退患者有心电图改变,包括心动过缓、肢体导联低电压、PR间期延长、T 波平坦或倒置等。

(3)X 线检查示心脏有不同程度的扩大,可能是心肌有黏液性水肿及(或)心包有积液所致。

(4)超声心动图可示心包积液。收缩时间间期(STI)测定显示心率减慢及心排出量减少,且心搏出量及心肌耗氧量下降。STI 与甲状腺激素水平明显相关。

(5)心内膜心肌活检对了解心内膜心肌的病变及病变的程度有意义。

2.治疗

甲状腺功能减退患者易有高血压及冠心病,故降低血压及治疗高脂血症是有益的。如伴有心包积液,应尽早应用甲状腺激素;有心绞痛者,可用硝酸甘油、长效硝酸酯类及 β 受体阻滞药。如同时存在冠心病,甲状腺激素的应用必须谨慎,甲状腺片从每天 10 mg 开始,缓慢增加剂量,必要时应进行心电监护。L-T$_4$起效慢,更适合于对此种患者的治疗,每天 12.5～50 μg,根据病情决定用量。为缓解症状,防止心脏压塞,有时对大量心包积液的患者,可行心包穿刺。当甲状腺功能恢复正常、心包积液仍不消退,或出现心脏压塞,必要时考虑心包切开手术。若合并心力衰竭,应用洋地黄类制剂治疗应慎重,因甲减时洋地黄类制剂分解代谢缓慢,且心脏对洋地黄类制剂的耐受性差,极易蓄积中毒。

(二)黏液性水肿昏迷

黏液性水肿昏迷又称甲状腺功能减退性昏迷,是甲减未能及时诊治,病情发展的晚期阶段。其特点除有严重的甲状腺功能减退表现以外,尚有低体温、昏迷,有时发生休克。本病常发生于老年女性患者。不论甲减是由哪一种病因引起的,凡是甲状腺功能减退的病情发展到末期,均可以导致黏液性水肿昏迷的发生。

1.发病诱因

黏液性水肿昏迷以老年患者居多,其发病年龄可从 10 岁到 90 岁,多在 61～70 岁。男女发病比例为 1∶3.5。绝大多数患者昏迷发生在寒冷季节,肺部感染及心力衰竭为主要诱发因素。肺部感染也可以是昏迷后的并发症。镇静药、安眠药、麻醉剂等可诱发昏迷,一些代谢紊乱也是本症的诱发因素。黏液性水肿昏迷的诱发因素包括低温,胃肠道出血,感染(如肺部感染),外伤,充血性心力衰竭,手术,脑血管意外,镇静剂使用,安眠药,碳酸锂,胺碘酮及麻醉剂等药物使用,代谢障碍及电解质紊乱如低钠血症、高碳酸血症、酸中毒和低血糖等。

2.临床表现

患者可表现为昏迷,或先为嗜睡,以后短时间内逐渐发展为昏迷。前驱症状主要有对寒冷不能耐受及疲乏。通常发病前的数月已感疲乏及嗜睡,有的患者一天的睡眠时间可长达 20 小时以上,以至于进餐也受到影响。有些患者以便秘、听力减退或感觉异常为主诉。本病常有典型的甲状腺功能减退临床表现,黏液性水肿时患者水肿明显,反应差,神志清或恍惚,食欲缺乏,大便干燥,腹胀,有的出现不完全性肠梗阻。查体示血压低,体温低,皮肤干而粗糙,眼睑和面部水肿,眼裂变小,舌肥大,说话吐字不清。多数患者的甲状腺无明显肿大。心动过缓,心音低钝。伴有心功能不全者肺底可有湿啰音,双下肢水肿明显。约 30％的患者有心脏增大或心包积液、心动过缓、心音低钝、心律不齐,严重时出现室性心动过速。部分患者有胸腔积液,腱反射明显迟钝。

低体温是黏液性水肿昏迷的标志和特点,发生率约占 80％,不少患者体温低至 27 ℃ 以下,这种体温提示已达疾病末期,病情难以恢复。约有 20％患者的体温可以正常或高于正常。本症患者虽体温低,但不伴有战栗。多数患者昏迷时血压较低,约半数患者低于 13.3/8 kPa(100/60 mmHg),可接近休克时水平,但也有 30％患者不低于 16.0/10.7 kPa(120/80 mmHg)。有些患者先有脑部症状,如智能低下、健忘、情绪变化、嗜睡、手不灵活、共济失调步态、轮替动作不能。有的有精神障碍,如幻觉、妄想及定向障碍,部分患者于昏迷开始时有癫痫大发作。肠道症状除有常见的便秘、腹胀以外,也可发生麻痹性肠梗阻及腹水。严重病例可发生休克、昏迷、严重的低氧血症、呼吸暂停等,不及时抢救可导致患者死亡。

3.实验室检查

(1)甲状腺功能检查:血中甲状腺激素水平明显减低,严重者血中总甲状腺素(TT$_4$)、游离甲状腺素(FT$_4$)及总三碘甲腺原氨酸(TT$_3$)可降至零。

(2)其他血液检查:多数患者有明显贫血,查血色素降低。血钠、血氯正常或减低,血钾正常或升高。血糖大多数正常,少数病例降低,个别升高。血气分析可显示低氧血症、高碳酸血症及呼吸性或混合性酸中毒,CO$_2$结合力约在 1/3 患者升高。胆固醇常升高,有 1/3 患者正常或降低。血尿素氮、肌酸磷酸激酶均可升高。血清乳酸脱氢酶也可增高。偶尔出现高血钙,其原因不明。

(3)心电图示心动过缓,各导联 QRS 波示低电压,QT 间期延长,T 波平坦或倒置。

(4)胸部 X 线检查可见心包积液引起的心影增大、胸腔积液。

(5)腹部 B 超检查可见腹水。

(6)脑电图示 α 波波率减慢,波幅普遍降低。

(7)脑脊液示蛋白质多异常升高,可高至 3 g/L,压力偶可增高,可高达 53.3 kPa(400 mmHg)。

4.诊断和鉴别诊断

(1)诊断:多数患者有长期甲状腺功能减退史,并有典型的甲状腺功能减退体征及发生黏液性水肿昏迷的诱因。但有些患者,由于起病缓慢,症状、体征不明显,不能确诊。凡是患者有低体温,临床存在不能解释的嗜睡、昏迷,应想到黏液性水肿昏迷的可能,尤其是在老年女性患者。如发现患者的颈前有手术切口痕,并有心动过缓、通气低下、皮肤粗糙、黏液水肿面容、舌大、低血压、反射迟缓以及心电图示低电压等,都是诊断本症的重要参考资料。对疑诊病例,应

做血 T_3、T_4、FT_3、FT_4 及 TSH 检查。

（2）鉴别诊断：典型病例诊断并不困难，但对不典型的病例，急诊条件卜常难以证实。临床上本病易与其他系统疾病混淆，特别是一些循环、消化、神经系统疾患及其他常见的昏迷原因如脑血管意外、低血糖昏迷、代谢性脑病等，应尽快排除，便于治疗。一些全身性疾病引起的甲状腺激素减低综合征，在与本病鉴别时也需考虑。

5.治疗

当排除了产生昏迷的其他原因，临床确立诊断以后，应当尽早开始治疗。治疗的目的是提高甲状腺激素水平及控制威胁生命的并发症。

（1）甲状腺激素替代治疗。目的是尽早使血中 TT_4、TT_3 恢复正常。给药途径有口服和静脉给药。患者因肠道黏膜水肿，口服给药吸收不稳定，较满意的方法是静脉给药。静脉注入大剂量甲状腺素可以降低病死率。但此药可引起心律失常或心肌缺血等不良反应，如患者有冠状动脉硬化性心脏病，处理较困难，但这与危及生命的黏液性水肿昏迷相比，后者更加重要。有学者主张用甲状腺素而不用三碘甲状腺原氨酸，其理由如下。①甲状腺素有静脉注射制剂；②其半衰期较长，每天给一次药即可；③甲状腺素在末梢血中经脱碘作用，稳定地转化为三碘甲状腺原氨酸，血中浓度波动少；④甲状腺素容易监测。具体用法为开始静脉应用 $L-T_4$ 200～400 μg，此法可在 24 小时内使血中 T_4 升至正常水平，第 2 天用 100 μg，第 3 天以后给予50 μg，直至病情好转能够口服药物，可减为通常维持量。也有学者主张开始静脉推注 $L-T_4$ 200～400 μg，同时或随后每 6～8 小时用三碘甲状腺原氨酸 10～25 μg。理由是此种患者的末梢血中 T_4 转换为 T_3 的能力也减低，特别是当存在明显的并发症时，于几天内这种治疗均应加用少量 T_3。用甲状腺激素治疗时进行心电监护是必要的，如出现心律不齐或缺血性改变，需及时减少用量。

（2）糖皮质激素。原发性甲状腺功能减退者，肾上腺皮质储备功能差；垂体功能减退者，除可有甲状腺功能减退，也存在肾上腺皮质功能减退，需按照腺垂体功能减退的治疗补充肾上腺皮质激素及甲状腺激素。为避免肾上腺危象的发生，在用甲状腺激素的同时，应加用糖皮质激素如氢化可的松 100～2 00 mg 静脉滴注，以后视病情调整用量。

（3）一般疗法及支持疗法。①纠正低氧血症：黏液性水肿昏迷患者的换气能力降低，呼吸效率下降，产生高碳酸血症及缺氧时，应进行血气监护。如发生二氧化碳潴留，必须给氧。有时需气管切开、气管内插管或用人工呼吸器。②纠正心功能不全：有充血性心力衰竭时应用洋地黄类制剂。③抗休克：如有低血压及休克，需用抗休克治疗及补液，必要时应予输血。④控制液体入量：甲状腺功能减退严重者，液体需要量较正常人少，如患者无发热，每天 500～1 000 mL已足够。低血钠时应注意补充钠盐，减少液体量，如血钠很低时，可补充少量高渗盐水。但须注意，过多高渗盐水可引起心力衰竭。⑤纠正低血糖：开始用 50％葡萄糖注射液，以后用 5％～10％葡萄糖注射液静脉点滴。⑥防治感染：积极寻找感染灶，包括血、尿培养及胸部 X 线片检查，对体温不高的患者，更要注意。不少患者对感染的反应差，体温常不升高，白细胞计数升高也不明显，为防止潜在感染灶的存在，常需加用抗菌药物。⑦治疗肠梗阻：因甲减时肠蠕动减慢，有些患者可出现不完全性肠梗阻，可插胃管，有时需做盲肠造口。⑧其他治疗及护理：低体温患者，仅用甲状腺激素替代治疗，体温可恢复正常。一般保暖只需盖上毛毯或被子或稍升高室温即可。温度过高可使周围血管扩张,增加耗氧,易致循环衰竭,甚至死亡。有尿潴留者可放置导尿管引流。对黏液性水肿昏迷的患者需做好护理,保持呼吸道通畅,防止窒息。有呼吸暂停者,应加强观察,必要时行气管插管,呼吸机辅助呼吸。要定时翻身,保持皮肤清洁,防止压疮发生。

6.预后

最初 48 小时的救治对本病至关重要。呼吸衰竭是主要的死亡原因。过去本病死亡率高达 80%,目前已降至 50%～60%。许多因素如体温明显降低、昏迷时间延长、低血压、恶液质及未能识别和未及时处理等均会影响预后。实验室检查结果对判断预后的价值不大。

7.黏液性水肿昏迷的预防

黏液性水肿昏迷一旦发生,死亡率较高,尤其在老年人,伴有高血压、冠心病、心肾功能不全的患者,其死亡率更高,所以关键在于预防。防止黏液性水肿昏迷发生的预防措施如下。

(1)出现乏力、心动过缓、怕冷、食欲缺乏、大便干燥、体重增加等表现时,应及时就诊,得到早期诊治。

(2)已经诊断为甲减的患者,应在专业医师指导下进行规律的有效治疗,及时调整甲状腺激素的用量,尽早控制病情。

(3)永久性甲减患者应按时服药和随诊,不能随意停药,防止甲减病情加重,导致黏液性水肿昏迷的发生。

(4)甲减患者在发生感染、创伤、施行手术、应激等情况时,要及时监控甲减病情,根据病情程度调整甲状腺激素的用量,防止病情加重。

(5)在寒冷天气、室外作业、长途旅行等情况时,要注意甲状腺激素剂量的调整,防止药物剂量不足。

(三)亚临床甲减

根据各文献报道,亚临床甲减的患病率随年龄增长而增高,女性多见。亚临床甲减时多数无明显的临床症状和体征,有些妇女随增龄而体重逐渐增加,多不被患者所察觉,所以在中老年妇女定期测定甲状腺功能有助于亚临床甲减的早期发现。

1.亚临床甲减的危害

(1)血脂异常:主要表现为低密度脂蛋白胆固醇、血清总胆固醇升高,高密度脂蛋白胆固醇降低。亚临床甲减时血脂代谢异常,导致动脉硬化,是缺血性心脏病发生的危险因素。

(2)发展为临床甲减:英国 Whickham 前瞻性研究证实,单纯甲状腺自身抗体阳性、单纯亚临床甲减、甲状腺自身抗体阳性合并亚临床甲减每年发展为临床甲减的发生率分别为 2%、3%和 5%。

(3)妊娠期亚临床甲减:能影响胎儿的脑发育及神经智力发育。

2.亚临床甲减的自然转归

我国学者随访 100 例未接受甲状腺激素治疗的亚临床甲减患者 5 年,约 29%的患者仍维持亚临床甲减状态;约 5%发展为临床甲减;其余 66%的患者甲状腺功能恢复正常。

3.亚临床甲减患者甲状腺功能不易恢复正常的影响因素

Logistic 回归分析显示,初访时 TSH>6 mU/L,甲状腺自身抗体阳性,以及碘缺乏、补碘至碘超足量,是亚临床甲减患者甲状腺功能不易恢复正常的影响因素。

4.亚临床甲减的治疗

关于亚临床甲减的治疗有不同的认识,一直存在争论。2004年,美国甲状腺学会(ATA)、美国临床内分泌医师学会(AACE)和美国内分泌学会(ASE)召开会议,达成以下共识:①TSH>10 mU/L,主张给予L-T₄替代治疗,治疗过程中监测TSH浓度,防止用药过量;②TSH处于4.0～10 mU/L,不主张给予L-T₄治疗,但是要定期监测TSH的变化。对于TSH 4.0～10 mU/L伴TPOAb阳性的患者,应密切观察TSH的变化,如继续升高,适合应用L-T₄进行替代治疗。

(四)妊娠与甲减

妊娠妇女合并甲减,包括两种情况:①在妊娠前就已经确诊甲减;②在妊娠期间诊断甲减。

1.母体甲状腺激素水平降低对胎儿的影响

临床甲减的患者生育能力降低。在妊娠早期存在甲减,对胎儿脑发育第一阶段有明显影响。在妊娠的4～5个月,胎儿的甲状腺功能尚未完全建立,胎儿的初期脑发育所需的甲状腺激素主要来源于母体,直接依赖于母体循环中的T₄水平。如果此时母体的甲状腺激素缺乏,可以影响胎儿的脑发育,导致智力发育障碍。美国学者发现,妊娠17周患甲减的母亲,未给予L-T₄治疗组母亲的后代在7～9岁时的智商(IQ)较正常对照组母亲的后代降低7分;而给予L-T₄治疗组的后代的IQ与正常对照组后代无明显差别。

2.妊娠期甲减的诊断及甲状腺功能评估

(1)妊娠期甲减的诊断:妊娠期间由于受多种因素的影响,TSH和甲状腺激素的参考范围与普通人群不同。一般认为在妊娠早期TSH参考范围应该低于非妊娠人群30%～50%,目前国际上部分学者提出2.5 mU/L作为妊娠早期TSH正常范围的上限,超过这个上限可以诊断为妊娠期甲减。

(2)妊娠期甲状腺功能评估:由于妊娠期FT₄波动较大,国际上推荐应用TT₄评估孕妇的甲状腺功能。妊娠期间TT₄浓度增加,大约为非妊娠时正常值的1.5倍。如妊娠期间TSH正常(0.3～2.5 mU/L),仅TT₄低于100 nmol/L,可以诊断为低T₄血症。

3.治疗

(1)妊娠前已诊断为甲减者,需要调整L-T₄的量,使血清TSH在2.5 mU/L以下,再考虑怀孕。

(2)妊娠期一旦诊断甲减,需立即进行L-T₄治疗,使升高的TSH降低,维持在0.3～2.5 mU/L为宜。每2～4周需测定一次甲状腺功能,及时调整L-T₄剂量,使甲状腺功能始终维持正常。

4.对妊娠妇女甲减的筛查

由于甲减对后代的不良影响,主张对可能患甲减的高危人群做妊娠前的筛查,测定甲状腺功能、TSH。甲减的高危人群包括有甲状腺疾病个人史和家族史者;有甲状腺肿大;有甲状腺手术和[131]I治疗史者;有自身免疫性疾病个人史和家族史者,如系统性红斑狼疮、1型糖尿病、类风湿关节炎等。美国临床内分泌医师学会主张对妊娠妇女进行TSH常规检查,以及时发现和治疗临床甲减和亚临床甲减。

(五)新生儿甲减

其发生率是 1/4 000,主要原因有甲状腺发育不良、甲状腺激素合成异常、下丘脑－垂体性 TSH 缺乏、一过性甲减。一过性甲减的原因有药物性、高碘、母体甲状腺刺激阻断性抗体(TSBAb)通过胎盘,抑制胎儿的甲状腺功能。

1.新生儿甲减的筛查

我国对新生儿实行甲减的常规筛查制度,测定新生儿足跟血 TSH(试纸法)是最可靠的筛查方法。新生儿足跟血 TSH 的正常值＜9.2 mU/L,如果测定值偏高,需要进一步测定血清 TSH 及甲状腺激素。新生儿甲减的诊断标准:新生儿 1～4 周,TSH＞7 mU/L,TT$_4$＜84 nmol/L。采集标本时间应当在产后 3～5 天。

2.治疗

宜早期诊断,早期治疗。应选用 L-T$_4$,每天 6～8 μg/kg。应用过程中监测甲状腺功能,使 TT$_4$ 恢复正常。甲状腺激素水平维持正常一段时间后,TSH 可逐渐降至正常。根据甲状腺功能情况决定患者维持用药的时间,一般需服药 2～3 年。但是如果是由于甲状腺发育异常所致者,则需要长期服药。

八、甲减的个体化治疗方案

甲状腺功能减退一旦诊断,需要应用甲状腺激素治疗。除了一过性甲减外,大部分甲减患者需要长期应用甲状腺激素替代治疗。仅应用甲状腺激素,看似比较简单,但是需要在治疗中找到每位患者合适的替代量,在不同的生理时期还需要调整剂量,以满足机体的需要。

(一)甲状腺切除后所致的甲减

因甲状腺肿瘤或结节或甲状腺癌行甲状腺大部分切除或全部切除者,甲状腺功能出现明显减低,术后需要应用甲状腺激素替代治疗,而且应用剂量较大,如左甲状腺素每天 100～200 μg,要长期服用。

(二)桥本病所致的甲减

桥本病病程短者,甲状腺功能多在正常范围,开始一般不需要应用甲状腺激素。随着病情发展,逐渐出现 TSH 升高,由亚临床甲减逐渐发展至临床甲减,所以甲状腺激素的量也是由小剂量开始应用,如 L-T$_4$ 每天 25～50 μg,随着病程延长、甲状腺功能的下降,需要逐渐增加甲状腺激素的剂量。

(三)呆小病、幼年型甲减

因自幼甲状腺功能就明显减退,所以初始治疗甲状腺激素的量就偏大,而且一直需要维持较大剂量的甲状腺激素替代治疗。

(四)下丘脑－垂体性甲减

在有甲状腺功能减退的同时,还存在肾上腺皮质功能及性腺功能减退,需要同时补充甲状腺激素及糖皮质激素,生育期患者还需要补充性激素。需要甲状腺激素的量多为中等剂量,如 L-T$_4$ 每天 100～150 μg,要长期服用。

(五)女性甲减患者需要妊娠时

当甲减的女性患者需要妊娠时,在妊娠前需应用甲状腺素替代治疗,使甲状腺激素的水平保持正常,以满足机体代谢的需要,甲状腺性甲减患者的 TSH 以保持在正常水平(TSH＜

2.5 mU/L)后再考虑妊娠。

(六)根据季节变换及生理需要调整甲状腺激素的剂量

在天冷季节,人体的代谢减慢,对于甲减患者,有的则表现出原来服用甲状腺激素剂量的不足,需要适当增加小剂量。在各种应激状态时,甲减患者由于其甲状腺的储备功能差,有可能需要增加剂量。

(七)应用放射性^{131}I治疗后的甲减

如甲亢或甲状腺肿瘤应用放射性^{131}I治疗后发生甲减,开始甲状腺素替代治疗的量不大,如 L-T$_4$ 每天 25～50 μg。但是随着病程延长,甲状腺滤泡破坏,储备功能下降,甲状腺激素的治疗量有可能要随之逐渐增加,如 L-T$_4$ 每天 100～150 μg。

第三节　急性乳腺炎

急性乳腺炎是由细菌感染所致的乳腺急性炎症,大多数发生在产后哺乳期的 3～4 周,尤以初产妇多见。病原菌大多为金黄色葡萄球菌,少数是由链球菌引起。病菌一般从乳头破口或皲裂处侵入,也可直接侵入乳管,进而扩散至乳腺实质。一般来讲,急性乳腺炎病程较短,预后良好,但若治疗不当,也会使病程迁延,甚至并发全身性化脓性感染。

一、病因和病理

(一)乳汁淤积

乳汁淤积有利于入侵细菌的繁殖。乳汁淤积原因如下:乳头过小或内陷,妨碍哺乳,孕妇产前未能及时纠正乳头内陷;婴儿吸乳困难;乳汁过多,排空不完全,产妇未能将乳房内的乳汁及时排空;乳管不通或乳管本身炎症或肿瘤及外在的压迫;胸罩脱落的纤维也可以堵塞乳管引起乳腺炎。

(二)细菌入侵

急性乳腺炎的感染途径:致病菌直接侵入乳管,上行到腺小叶,腺小叶中央有乳汁潴留,使细菌容易在局部繁殖,继而扩散到乳腺的实质引起炎症反应;金黄色葡萄球菌感染常引起乳腺脓肿,感染可沿乳腺纤维间隔蔓延,形成多房性的脓肿。致病菌直接由乳头表面的破损、皲裂侵入,沿着淋巴管迅速蔓延到腺叶或小叶间的脂肪、纤维组织,引起蜂窝织炎。金黄色葡萄球菌常引起深部的脓肿,链球菌感染往往引起弥漫性的蜂窝织炎。

二、临床表现

(一)急性单纯性乳腺炎

发病初期阶段,常有乳头皲裂现象,哺乳时感觉乳头有刺痛,伴有乳汁淤积不畅或乳腺扪及包块,继而乳房出现局部肿胀、触痛,患乳触及痛性肿块,界限不清,质地略硬,进一步发展则出现畏寒、发热、体温骤升、食欲缺乏、疲乏无力、感觉不适等全身症状。

(二)急性化脓性乳腺炎

患乳的局部皮肤红、肿、热、痛,出现较明显的结节,触痛明显,同时患者可出现寒战、高热、头痛、无力、脉快等全身症状。此时在患侧腋窝下可触及肿大的淋巴结,有触痛,严重时可合并败血症。

(三)脓肿形成

由于治疗措施不得力或病情进一步加重,局部组织发生坏死、液化,大小不等的感染灶相互融合形成脓肿。浅表的脓肿极易发现,而较深的脓肿波动感不明显,不易发现。脓肿的临床表现与脓肿位置的深浅有关。位置浅时,早期可有局部红肿、隆起,皮温高;深部脓肿早期局部表现常不明显,以局部疼痛和全身症状为主。脓肿形成后,浅部可扪及有波动感。脓肿可以是单房性或多房性,可以先后或同时形成。浅部脓肿破溃后自皮肤破溃口排出脓液,深部脓肿则可通过乳头排出,也可侵入乳腺后间隙中的疏松组织,形成乳腺后脓肿。如果乳腺炎患者的全身症状不明显,局部和全身治疗效果不明显时,可行疼痛部位穿刺,抽出脓液即可确诊。

三、辅助检查

血常规检查白细胞计数升高,中性粒细胞占比升高。超声检查可探及乳腺包块,形成脓肿患者可探及有液性暗区。

四、诊断

急性乳腺炎多发生于初产妇的哺乳期,起病急,早期乳腺内出现一包块,有红、肿、热、痛,严重者可有畏寒、发热等全身中毒症状。病情如未得到及时控制,数天后可在局部形成脓肿,有波动感,穿刺抽出脓液。

急性乳腺炎的包块应注意与乳腺癌的肿块相鉴别。炎性乳腺癌患者乳房内可扪及肿块,皮肤红肿范围广,局部压痛及全身炎症反应轻,细胞学检查可鉴别。

五、治疗

(一)早期

注意休息,暂停患侧乳房哺乳,清洁乳头、乳晕,促进乳汁排泄(用吸乳器或吸吮),凡需切开引流者应终止哺乳。局部热敷或用鱼石脂软膏外敷,应用头孢或青霉素类广谱抗生素预防感染。

(二)手术治疗

对已有脓肿形成者,应及时切开引流。对深部脓肿波动感不明显者,可先行B超探查,针头穿刺定位后再行切开引流,可沿乳管方向做放射状切口,避免乳管损伤引起乳瘘,乳晕周围的脓肿可沿乳晕做弧形切开引流。如果有数个脓腔,则应分开脓腔的间隔,充分引流,必要时可做对口或几个切口引流。深部脓肿或乳腺后脓肿,可以在乳腺下皱襞处做弧形切开,在乳腺后隙与胸肌筋膜间分离,直达脓腔,可避免损伤乳管。

1.手术适应证

乳头周围或乳腺周围的炎性肿块开始软化并出现波动感,且B超检查有深部脓肿或脓液穿破乳腺纤维囊进入乳房后蜂窝组织内者,需及时切开引流。

2.术前准备

应用广谱抗生素治疗感染,局部热敷促进脓肿局限化。

3.麻醉与体位

多采用局部麻醉或硬膜外麻醉,患者取仰卧位或侧卧位,有利于彻底引流。局部麻醉镇痛效果差,适于浅表的脓肿引流。

4.手术步骤

(1)乳头平面以上部位的脓肿多做弧形切口,也可做放射状切口。乳头平面以下的脓肿多做放射状切口,切口两端不超过脓肿的边界,否则可引起乳瘘。乳头或乳晕周围的脓肿多做沿乳晕的弧形切口。深部脓肿可做乳房皱襞下的胸部切口,引流畅通,瘢痕少。

(2)针头穿刺,抽出脓液后在脓腔顶部切开,适当分离皮下组织,插入血管钳直达脓腔,放出脓液。

(3)从切口伸入手指分离脓腔间隔,使小间隔完全贯通,排出分离的坏死组织。

(4)等渗盐水或过氧化氢冲洗脓腔,凡士林纱布或橡皮片引流。若脓肿较大、切口较高,则应在重力最佳位置再做切口,便于对口引流或放置引流管引流。

(5)脓液做细菌培养,对慢性乳房脓肿反复发作者应切取脓腔壁做病理检查,排除其他病变。

5.术后处理

伤口覆盖消毒敷料后,应用宽胸带或乳罩将乳腺托起以减轻坠痛感,继续给予抗生素等抗感染治疗,控制感染至患者体温正常。术后第2天更换纱布敷料和引流物。若放置引流管可每天换药时用等渗温盐水冲洗脓腔。引流量逐渐减少,直到仅有少量分泌物时拔出引流物。术后可热敷或理疗促进炎症浸润块吸收。

6.注意

术后伤口要及时换药,每1~2天更换1次敷料,保证有效引流,防止残留脓腔、经久不愈或切口闭合过早。创腔可用过氧化氢、生理盐水等冲洗,排出的脓液要送细菌培养,确定是何种细菌感染,指导临床用药。哺乳期应暂停吮吸哺乳,改用吸乳器时吸尽乳汁。如有漏乳或自愿断乳者,可口服乙底酚5 mg每天3次,3~5天即可。对感染严重伴全身中毒症状者,应积极控制感染,给予全身支持疗法。

六、预防

要防止乳头破裂,乳头破裂既容易乳汁淤积,又有可能因伤口而发生细菌感染。怀孕6个月以后,每天用毛巾蘸水擦洗乳头。不要让小儿养成含乳头睡眠的习惯。哺乳后,用水洗净乳头,用细软的布衬在乳头衣服之间,避免擦伤。要积极治疗乳头破裂,防止出现并发症。轻度乳头破裂仍可哺乳,但在哺乳后局部涂敷10%复方苯甲酸酊或10%鱼肝油铋剂,下次哺乳前清洗。重度乳头破裂,哺乳时疼痛剧烈,可用乳头罩间接哺乳或用吸奶器吸出后,用奶瓶哺食小儿。对乳头上的痂皮,不要强行撕去,可用植物油涂抹,待其变软,慢慢撕掉。防止乳汁淤积,产后应尽早哺乳。哺乳前热敷乳房以促进乳汁通畅。如果产妇感到乳房胀痛更要及时热敷,热敷后用手按捏乳房,提拨乳头。婴儿吸吮能力不足或婴儿食量小而乳汁分泌多者,要用吸奶器吸尽乳汁。宜常做自我按摩。产妇要养成自我按摩乳房的习惯。方法:一只手用热毛巾托住乳房,另一只手放在乳房的上侧,以顺时针方向转向按摩。如果乳房感到胀痛,或者乳房上有肿块时,手法可以重一些。

第四节 乳腺囊性增生病

乳腺囊性增生病是妇女常见的乳腺疾病。本病的特点是以乳腺小叶、小导管及末端导管高度扩张形成的囊肿,乳腺组成成分的增生,在结构、数量及组织形态上表现出异常。本病与单纯性乳腺增生相比较,乳腺增生与不典型增生共存,存在恶变的危险,应视为癌前病变。

一、病因

本病的发生与卵巢内分泌的刺激有关。早在1930年就有学者证明切除卵巢的家鼠注射雌激素后能产生乳腺囊性病。在人类中,雌激素不仅能刺激乳腺上皮增生,也能导致腺管扩张,形成囊肿。新近研究表明高泌乳素血症是乳腺囊性增生症的重要原因,国外学者报道绝经后妇女患乳腺囊性增生症常是不恰当应用雌激素替代治疗的结果。

二、病理

(一)大体形态

一侧或双侧乳腺组织内有大小不等、软硬不均的囊性结节或肿块。囊肿大小不一,大囊肿直径可达5 cm,呈灰白色或蓝色,又称蓝色圆顶囊肿或蓝顶囊肿。小囊肿多见于大囊肿周围,直径仅2 mm,甚至肉眼见不到,只有在显微镜下可见。切开大囊肿可见囊肿内容物为清亮无色、浆液性或棕黄色液体,有时为血性液体。其中含有蛋白质、激素(泌乳素、雌激素、雄激素、人绒毛膜促性腺激素、生长激素、卵泡刺激素、黄体化激素等)、糖类、矿物质及胆固醇。切面似蜂窝状,囊壁较厚,失去光泽,可有颗粒状或乳头状瘤样物向囊腔内突出。

(二)组织学形态

组织学形态可见5种不同的病变。

1.囊肿

末端导管和腺泡增生,小导管扩张和伸展,末端导管囊肿形成。末端导管上皮异常增殖,形成多层,从管壁向管腔呈乳头状生长,占据管腔大部分,以致管腔受阻,分泌物潴留而扩张,而形成囊肿。一种囊肿为单纯性囊肿,只有囊性扩张,而无上皮增生;另一种为乳头状囊肿,囊肿上皮增生,呈乳头状。

2.乳管上皮增生

扩张的导管及囊肿内上皮呈不同程度的增生,轻者上皮层次增多,重者呈乳头状突起,或彼此相连,呈网状或筛状、实体状、腺样。若囊肿上皮增生活跃,常见不典型增生或间变,有可能发展为癌。

3.乳头状瘤病

在乳头状囊肿的囊性扩张基础上,囊壁上皮细胞多处呈乳头状增生,形成乳头状瘤病。根据乳头状瘤病受累范围、乳头密度及上皮细胞增生程度,可把乳头状瘤病分为轻度、中度及重度,临床上有实用价值。

4.腺管型腺病

小叶导管或腺泡导管化生并增生,增生的上皮细胞呈实性团块,纤维组织有不同程度的增生,而导管扩张及囊肿形成不明显,称为腺病形成。

5.大汗腺样化生

囊肿壁被覆上皮化生呈高柱状,胞浆丰富,其中有嗜酸性颗粒,似大汗腺细胞。此种细胞的出现,常是良性标志。此外,囊壁、导管、腺泡周围纤维组织增生,并形成纤维条索,挤压周围导管,产生阻塞,导致分泌物潴留,再引起导管扭曲或扩张。标本切面呈黄白色,质韧,无包膜。切面有时可见散在的小囊,实际是扩张的小导管。囊壁光滑,内有黄绿色或棕褐色黏稠的液体,有时可见黄白色乳酪样物质自乳管口溢出。

(三)病理诊断标准

乳腺囊性增生病具以上5种病变,它们并不同时存在。其中乳头状瘤病、腺管型腺病和囊肿是主要病变。各种病变的出现率与组织取材的部位、取材量的多少有关。如果切片中能见到5种病变中的3种,或3种主要病变的2种,即可诊断。在5种病变中乳管上皮增生、乳头状瘤病、腺管型腺病所致的不典型增生,易导致癌变。

三、临床表现

(一)乳腺肿块

乳腺内肿块常为主要症状,可发生于一侧乳腺,也可发生于两侧乳腺,但以左侧乳腺较为显著。肿块可单发,也可为多个,其形状不一,可为单一结节,也可为多个结节。单一结节常呈球形,边界不甚清楚,可自由推动,有囊性感。多个结节者常累及双乳或全乳,结节大小不等,囊肿活动往往受限,硬度中等且有韧性,其中较大的囊肿位于近表面时常可触及囊性感。有的尚呈条索状沿乳管分布,直径多在0.5~3 cm。

根据肿块分布的范围可分为弥漫型(即肿块分布于整个乳腺内)、混合型(即几种不同形态的肿块,如片状、结节状、条索状、颗粒状散在于全乳)。

(二)乳腺疼痛

本病乳腺疼痛多不明显,且与月经周期的关系也不密切,偶有多种表现的疼痛,如隐痛、刺痛、胸背痛和上肢痛。有的患者常有一侧或两侧乳房胀痛,如针刺样,可累及肩部、上肢或胸背部。一般在月经来潮前明显,来潮后疼痛减轻或消失,临床经验提示有此变化者多为良性。肿块增大迅速且质地坚硬者提示恶变可能。

(三)乳头溢液

5%~15%的患者可有乳头溢液,多为自发性乳头排液。常为草黄色浆液、棕色浆液、浆液血性或血性溢液。如果溢液为浆液血性或血性,往往标志着有乳管内乳头状瘤。

四、诊断

乳腺胀痛,轻者如针刺样,可累及肩部、上肢或胸背部。检查时在乳腺内有散在的圆形结节,大小不等,质韧,有时有触痛。结节与周围组织界限不清,不与皮肤或胸肌粘连,有时表现为边界不清的增厚区。病灶位于乳腺的外上象限较多,也可累及整个乳房。有的患者仅表现为乳头有溢液,常为棕色、浆液性或血性液体。根据病史、临床症状及体征所见,一般能做出临床诊断。如诊断困难可结合辅助检查,协助诊断。

五、辅助检查

(一)肿物细针吸取细胞学检查

乳腺囊性增生病肿物多呈两侧性、多肿块性,各肿块病变的进展情况不一。采取多点细针吸取细胞学检查常能全面反映各肿块的病变情况或性质。特别疑为癌的病例,能提供早期诊断意见。最后确诊还取决于病理活检。

(二)乳头溢液细胞学检查

少数患者有乳头溢液,肉眼所见多为浆液性、浆液血性。涂片镜检可见导管上皮泡沫细胞、红细胞、少许炎症细胞及脂肪蛋白质等无形物。

(三)钼靶 X 线摄影检查

钼靶 X 线片上显示病变部位呈现棉花团或毛玻璃状、边缘模糊不清的密度增高影或见条索状结缔组织穿越其间伴有囊性时,可见不规则增强阴影中有圆形透亮阴影。乳腺囊性增生病肿块,需和乳腺癌的肿块鉴别,前者无血运增加、皮肤增厚和毛刺等恶性征象,若有钙化也多散在,不像乳腺癌那样密集。

(四)B 超检查

B 超诊断技术发展很快,诊断率不断提高。对本病检查时常显示增生部位呈不均匀低回声区和无肿块的回声囊肿区。

(五)近红外线乳腺扫描检查

本病在近红外线乳腺扫描屏幕上显示为散在点状、片状灰影或条索状、云雾状灰影,血管增多、增粗,呈网状、树枝状等改变基础上常见蜂窝状不均匀透光区。

(六)磁共振成像(MRI)检查

典型的 MRI 图像表现为乳腺导管扩张,形态不规则,边界不清楚,扩张导管的信号强度在 T_1 加权像上低于正常腺体组织,病变局限于某一区,也可弥漫分布于整个区域或整个乳腺。本病的 MRI 图像特点通常为对称性改变。

六、鉴别诊断

(一)乳腺疼痛症

乳腺疼痛症多见于 20～30 岁年轻妇女。大龄未婚或已婚未育发育差的小乳房,双侧乳腺周期性胀痛,乳腺内肿块多不明显或仅局限性增厚或呈细颗粒状,又称细颗粒状小乳腺。

(二)乳腺增生症

乳腺增生症多见于 30～35 岁女性。乳腺疼痛及肿块多随月经的变化呈周期性,肿块多呈结节状,多个散在,大小较一致,无囊性感,一般无乳头溢液。

(三)乳腺纤维腺瘤

乳腺纤维腺瘤多见于青年女性,常为无痛性肿块,多为单发,少数为多发。肿块边界明显,移动良好,无触痛,但有时乳腺囊性增生病可与纤维腺瘤并存,不易区别。

(四)乳腺导管内乳头状瘤

乳腺导管内乳头状瘤多见于中年女性。临床上常见乳头单孔溢液,肿块常位于乳晕部,压之有溢液。X 线乳腺导管造影显示充盈缺损,常可确诊。

(五)乳腺癌

乳腺癌常见于中老年妇女,乳腺内常为单一无痛性肿块。肿块细针吸取细胞学检查,多能找到癌细胞。乳腺囊性增生病伴有不典型增生、癌变时,常不易区别,需病理活检确诊。

七、治疗

乳腺囊性增生病多数可用非手术治疗。

(一)药物治疗

1.中医中药治疗

对疼痛明显、增生弥漫者,可服中药治疗,疏肝理气、活血化瘀、软坚化结、调和冲任等方法可缓解疼痛。

2.激素治疗

中药治疗效果不佳,可考虑激素治疗。通过激素水平的调整,达到治疗的目的。常用的药物有黄体酮 $5\sim10$ mg/d,月经来潮前 $5\sim10$ 天服用;丹他唑 $200\sim400$ mg/d,服 $2\sim6$ 个月;溴隐亭 5 mg/d,疗程 3 个月;其中增生腺体病理检测雌激素受体阳性者,口服他莫昔芬(三苯氧胺)20 mg/d,$2\sim3$ 个月。激素疗法不宜长期应用,以免造成月经失调等不良反应。绝经前期疼痛明显时,可在月经来潮前服用甲睾酮,每次 5 mg,每天 3 次,也可口服黄体酮,每天 $5\sim$ 10 mg,在月经前 $7\sim10$ 天服用。近来应用维生素 E 治疗也可缓解疼痛。

(二)手术治疗

1.手术目的

明确诊断,避免乳腺癌漏诊和延误诊断。

2.适应证

患者经过药物治疗后疗效不明显,肿块增多、增大、质地坚实;肿物针吸细胞学检查见导管上皮细胞增生活跃,并有不典型增生;年龄在 40 岁以上,有乳癌家族史,宜选择手术治疗。

3.手术方案选择

根据病变范围大小、肿块多少采用不同的手术方法。

(1)单纯肿块切除:肿块类型属于癌高发家庭成员,肿块直径 <3 cm,均可行包括部分正常组织在内的肿块切除。

(2)乳腺区段切除术:病变仅限于某局部,病理结果显示有上皮细胞高度增生、间变,年龄在 40 岁以上者,可行乳腺区段切除。

(3)经皮下乳腺单纯切除术:有高度上皮细胞增生,且家族中有同类病史,尤其是一级亲属有乳腺癌,年龄在 45 岁以上,应行乳腺单纯切除术。

(4)乳腺根治术:35 岁以下的不同类型的中等硬度的孤立肿块,长期治疗时好时坏,应行多点细针穿刺细胞学检查,阳性者应行乳腺癌根治术。阴性者可行肿块切除送病理,根据病理结果追加手术范围。

(5)乳腺腺叶区段切除术。

1)麻醉方法与体位:局部浸润麻醉或硬膜外麻醉,仰卧位,患侧肩胛下垫小枕,患侧上肢外展 $70°\sim80°$,有利于显露病变部位。

2)手术切口:长度取决于肿瘤的部位及体积大小。乳腺上半部多采用弧形切口;乳腺下半部多采用放射状切口;乳房下半部位置深的可在乳腺下皱襞做弧形切口;当肿块与皮肤有较紧的粘连时,须做梭形切口,切除粘连的皮肤。

3)手术步骤:①消毒,铺无菌巾;②切开皮肤、皮下组织,确定肿块的范围;③组织钳夹持、牵引肿块,用电刀或手术刀在距离病变两侧 0.5~1 cm 处梭形切除乳腺组织;④彻底止血,缝合乳腺创缘,避免残留无效腔;缝合皮下组织及皮肤切开,覆盖敷料,加压包扎伤口。

4)注意事项:①梭形切除乳腺组织时,必须防止切入病变组织内;②创缘避免遗留无效腔;③创口较大时可放置引流片引流。

(6)全乳房切除术。

1)麻醉方法和体位:采用硬膜外麻醉或全身麻醉,取仰卧位,患侧肩胛下垫小枕,有利于乳腺肿块的暴露,患侧上肢外展 80°,固定于壁板上。

2)手术切口:根治肿块的位置选择以乳头为中心的环绕乳头的梭形切口,可选用横向或斜向切口。横切口形成的瘢痕较纤细,适用于乳腺较大且下垂的患者,斜向切口有利于术后创口的引流。

3)手术步骤:①消毒,铺无菌巾;②确定切口;③切开皮肤、皮下组织;④提起皮瓣边缘,沿皮下组织深面潜行锐性游离皮瓣,直到乳房边缘;若为恶性肿瘤,则皮瓣不保留脂肪,游离范围上起第 2 或第 3 肋骨,下至第 6 或第 7 肋骨水平,内侧至胸骨缘,外侧达腋前线;⑤自上而下,由内而外,将整个乳房及周围脂肪组织自胸大肌筋膜表面切除;如为恶性肿瘤,应将乳房连同胸大肌筋膜一并切除;⑥创口止血,冲洗伤口,放置引流,按层缝合伤口,覆盖敷料;⑦加压包扎伤口。

注意事项:①术后 2~3 天,引流液减少至 10 mL 以下时拔引流管,再继续适当加压包扎;②隔天换药,术后 8~10 天拆线;③术后常规送病理检查。若为恶性肿瘤,则要行乳腺改良根治术,最迟不超过两周。

八、预防

乳腺囊性增生和乳腺癌的关系尚不明确,流行病学调查研究提示乳腺囊性增生病的患者以后发生乳腺癌的机会为正常人群的 2~4 倍。乳腺囊性增生病是癌前病变,在诊断和治疗后应给予严密的监测:每月 1 次的乳房自我检查;每年 1 次的乳腺 X 线摄影;每 4~6 个月 1 次的临床乳房检查等。对每个患者建立一套完整的随访监测计划,在临床实践中,努力探索更有价值的诊治技术,提高对癌前疾病恶性倾向的预测,以利早期发现乳腺癌。

第五节　胃、十二指肠溃疡急性穿孔

急性穿孔是胃、十二指肠溃疡的严重并发症,也是外科常见的急腹症之一。起病急、病情重、变化快是其特点,常需紧急处理,若诊治不当,可危及患者生命。

一、流行病学调查

近 30 年来,胃、十二指肠溃疡的发生率下降,住院治疗的胃、十二指肠溃疡患者数量明显减少,特别是胃、十二指肠溃疡的选择性手术治疗数量尤为减少,但溃疡的急性并发症(穿孔、出血和梗阻)的发生率和需要手术率近 20 年并无明显改变。

溃疡穿孔每年的发病率为 0.7/万～1/万;穿孔病住院患者占溃疡病住院患者的 7%;穿孔多发生在 30～60 岁人群,占 75%。约 2%十二指肠溃疡患者中穿孔为首发症状。估计在诊断十二指肠溃疡后,在第 1 个 10 年中,每年约 0.3%的患者发生穿孔。十二指肠溃疡穿孔多位于前壁,"前壁溃疡穿孔,后壁溃疡出血"。胃溃疡急性穿孔大多发生在近幽门的胃前壁,偏小弯侧,胃溃疡的穿孔一般较十二指肠溃疡略大。

二、病因及发病机制

胃、十二指肠溃疡穿孔发生在慢性溃疡的基础上,患者有长期溃疡病史,但在少数情况下,急性溃疡也可以发生穿孔。下列因素可促进穿孔的发生。

(1)精神过度紧张或劳累,增加迷走神经兴奋程度,溃疡加重而穿孔。

(2)饮食过量,胃内压力增加,使溃疡穿孔。

(3)应用非甾类抗炎药(NSAIDs)和十二指肠溃疡、胃溃疡的穿孔密切相关,现在研究显示,治疗患者时应用这类药物是主要的促进因素。

(4)免疫抑制,尤其在器官移植患者中应用激素治疗。

(5)其他因素包括患者年龄增加、慢性阻塞性肺疾病、创伤、大面积烧伤和多器官功能障碍。

三、病理生理

溃疡急性穿孔后,有强烈刺激性的胃酸、胆汁、胰液等消化液和食物溢入腹腔,引起化学性腹膜炎,导致剧烈的腹痛和大量腹腔渗出液,甚至可致血容量下降,低血容量性休克。6～8 小时后,细菌开始繁殖,并逐渐转变为化脓性腹膜炎,病原菌以大肠埃希菌及链球菌多见。在强烈的化学刺激、细胞外液丢失的基础上,大量毒素被吸收,可导致感染中毒性休克的发生。胃、十二指肠后壁溃疡可穿透全层,并与周围组织包裹,形成慢性穿透性溃疡。

四、临床表现

(一)症状

患者以往多有溃疡病症状或溃疡病病史,而且近期常有溃疡病活动的症状。可在饮食不当后或清晨空腹时发作。典型的溃疡急性穿孔表现为骤发腹痛,十分剧烈,如刀割样或烧灼样,为持续性,但也可有阵发性加重。由于腹痛发作突然而猛烈,患者甚至有一时性昏厥感。疼痛初起部位多在上腹部或心窝部,迅即延及全腹面,以上腹为重。由于腹后壁及膈肌腹膜受到刺激,有时可引起肩部或肩胛部牵涉性疼痛,可有恶心感及反射性呕吐,但一般不重。

(二)体征

患者仰卧拒动,急性痛苦病容,由于腹痛严重而致面色苍白、四肢凉、出冷汗、脉率快、呼吸浅。腹式呼吸因腹肌紧张而消失。在发病初期,血压仍正常,腹部有明显腹膜炎体征,全腹压痛明显,上腹更重,腹肌高度强直,即所谓板样强直。肠鸣音消失。如腹腔内有较多游离气体,则叩诊时肝浊音界不清楚或消失。随着腹腔内细菌感染的发展,患者的体温、脉搏、血压、血常规等周身感染中毒症状以及肠麻痹、腹胀、腹水等腹膜炎症也越来越重。

溃疡穿孔后,临床表现的轻重与漏出至游离腹腔内的胃肠内容物的量有直接关系,即与穿孔的大小,穿孔时胃内容物的多少(空腹或饱餐后)以及孔洞是否很快被邻近器官或组织粘连堵塞等因素有关。穿孔小或漏出的胃肠内容物少或孔洞很快即被堵塞,则漏出的胃肠液可限于上腹,或顺小肠系膜根部及升结肠旁沟流至右下腹,腹痛程度可以较轻,腹膜刺激征也限于上腹及右侧腹部。

五、辅助检查

如考虑为穿孔,应做必要的实验室检查,检查项目包括血常规、血清电解质和淀粉酶,穿孔时间较长的需检查肾功能、血清肌酐、肺功能并进行动脉血气分析,监测酸碱平衡。常见白细胞升高及核左移,但在免疫抑制和老年患者中有时没有。血清淀粉酶一般是正常的,但有时升高,通常小于正常的 3 倍。肝功能一般是正常的。除非就诊延迟,血清电解质和肾功能是正常的。

胸部 X 线片和立位及卧位腹部 X 线片是必需的。约 70% 的患者有腹腔游离气体,因此无游离气体的不能排除穿孔。当疑为穿孔但无气腹者,可做水溶性造影剂上消化道造影检查,确立诊断腹膜炎体征者,这种 X 线造影是不需要的。

诊断性腹腔穿刺在部分患者是有意义的,若抽出液中含有胆汁或食物残渣常提示有消化道穿孔。

六、诊断和鉴别诊断

(一)诊断

胃、十二指肠溃疡急性穿孔后表现为急剧上腹痛,并迅速扩展为全腹痛,伴有显著的腹膜刺激征,结合 X 线检查发现腹部膈下游离气体,诊断性腹腔穿刺抽出液含有胆汁或食物残渣等特点,正确诊断一般不困难。在既往无典型溃疡病者,位于十二指肠及幽门后壁的溃疡小穿孔,胃后壁溃疡向小网膜腔内穿孔,老年体弱、反应性差者的溃疡穿孔及空腹时发生的小穿孔等情况下,症状、体征不太典型,较难诊断。另需注意的是,X 线检查未发现膈下游离气体并不能排除溃疡穿孔的可能,因约有 20% 患者穿孔后可以无气腹表现。

(二)鉴别诊断

1.急性胰腺炎

溃疡急性穿孔和急性胰腺炎都是上腹部突然受到强烈化学性刺激而引起的急腹症,因而在临床表现上有很多相似之处,在鉴别诊断上可能造成困难。急性胰腺炎的腹痛发作虽然也较突然,但多不如溃疡穿孔者急骤,腹痛开始时有由轻而重的过程,疼痛部位趋向于上腹偏左及背部,腹肌紧张程度也略轻。血清及腹腔渗液的淀粉酶含量在溃疡穿孔时可以有所增高,但其增高的数值尚不足以诊断。急性胰腺炎 X 线检查无膈下游离气体,B 超及 CT 检查提示胰腺肿胀。

2.胆石症、急性胆囊炎

胆绞痛发作以阵发性为主,压痛较局限于右上腹,而且压痛程度也较轻,腹肌紧张远不如溃疡穿孔者显著。腹膜炎体征多局限在右上腹,有时可触及肿大的胆囊,Murphy 征阳性,X 线检查无膈下游离气体,B 超检查提示有胆囊结石、胆囊炎,如血清胆红素有增高,则可明确诊断。

3.急性阑尾炎

溃疡穿孔后胃、十二指肠内容物可顺升结肠旁沟或小肠系膜根部流至右下腹,引起右下腹腹膜炎症状和体征,易被误诊为急性阑尾炎穿孔。仔细询问病史可以发现急性阑尾炎开始发病时的上腹痛一般不十分剧烈,阑尾穿孔时腹痛的加重也不以上腹为主,腹膜炎体征则右下腹较上腹明显。

4.胃癌穿孔

胃癌急性穿孔所引起的腹内病理变化与溃疡穿孔相同,因而症状和体征也相似,术前难以鉴别。老年患者,特别是无溃疡病既往史而近期内有胃部不适或消化不良及消瘦、体力差等症状者,当出现溃疡急性穿孔的症状和体征时,应考虑到胃肠穿孔的可能。

七、治疗

对胃、十二指肠溃疡急性穿孔的治疗原则首先是终止胃肠内容物继续漏入腹腔,使急性腹膜炎好转,以挽救患者的生命。经常述及的3个高危因素是:①术前存在休克;②穿孔时间超过24小时;③伴随严重内科疾病。这三类患者病死率高,可达5%～20%,而无上述高危因素者病死率<1%。故对此三类患者的处理更要积极、慎重。具体治疗方法有三种,即非手术治疗、手术修补穿孔以及急症胃部分切除和迷走神经切断术,现在认为胃部分切除术和迷走神经切断术不是溃疡病的合理手术方式,已很少采用。术式选择主要依赖于患者一般状况、术中所见、局部解剖和穿孔损伤的严重程度。

(一)非手术治疗

近年来,特别是在我国,对溃疡急性穿孔采用非手术治疗累积了丰富经验,大量临床实践经验表明,连续胃肠吸引减压可以防止胃肠内容物继续漏向腹腔,有利于穿孔自行闭合及急性腹膜炎好转,从而使患者免遭手术痛苦。其病死率与手术缝合穿孔者无显著差别。为了能够得到满意的吸引减压,鼻胃管在胃内的位置要恰当,应处于最低位。非手术疗法的缺点是不能去除已漏入腹腔内的污染物,因此只适用于腹腔污染较轻的患者。其适应证为:①患者无明显中毒症状,急性腹膜炎体征较轻,或范围较局限,或已趋向好转,表明漏出的胃肠内容物较少,穿孔已趋于自行闭合;②穿孔是在空腹情况下发生的,估计漏至腹腔内的胃肠内容物有限;③溃疡病本身不是根治性治疗的适应证;④有较重的心肺等重要脏器并存病,致使麻醉及手术有较大风险。但在70岁以上、诊断不能肯定、应用类固醇激素和正在进行溃疡治疗的患者,不能采取非手术治疗方法。

因为手术治疗的效果确切,非手术治疗的风险并不低(腹内感染、脓毒症等),一般认为非手术治疗要极慎重。在非手术治疗期间,需动态观察患者的全身情况和腹部体征,若病情无好转或有所加重,需及时改用手术治疗。

(二)手术治疗

手术治疗包括单纯穿孔缝合术和确定性溃疡手术。

1.单纯穿孔缝合术

单纯穿孔缝合术是目前治疗溃疡病穿孔的主要手术方式。只要闭合穿孔不至于引起胃出口梗阻,就应首先考虑。缝闭瘘口、中止胃肠内容物继续外漏后,彻底清除腹腔内的污染物及渗出液。术后须经过一段时间的内科治疗,溃疡可以愈合。缝合术的优点是操作简便,手术时间短,安全性高。一般认为,以下为单纯穿孔缝合术的适应证:穿孔时间超过8小时,腹腔内感染及炎症水肿较重,有大量脓性渗出液;以往无溃疡病史或有溃疡病史未经正规内科治疗,无出血、梗阻并发症,特别是十二指肠溃疡;有其他系统器质性疾病而不能耐受彻底性溃疡手术。单纯穿孔缝合术通常采用经腹手术,穿孔以丝线间断横向缝合,再用大网膜覆盖,或以网膜补片修补;也可经腹腔镜行穿孔缝合大网膜覆盖修补。一定吸净腹腔内渗液,特别是膈下及盆腔内渗液。吸除干净后,腹腔引流并非必须。对所有的胃溃疡穿孔患者,需做活检或术中快速病理学检查,若为恶性,应行根治性手术。单纯溃疡穿孔缝合术后仍需内科治疗,Hp 感染者需根除 Hp,以减少复发的机会,部分患者因溃疡未愈合仍需行彻底性溃疡手术。

利用腹腔镜技术缝合十二指肠溃疡穿孔为 Nathanson 等于 1990 年首先报道。后来 Mouret 等描述一种无缝合穿孔修补技术:以大网膜片和纤维蛋白胶封闭穿孔。以后相继报道了吸收性明胶海绵填塞、胃镜引导下肝圆韧带填塞等技术。无缝合技术效果不确切,其术后再漏的机会很大(10%左右),尤其在穿孔>5 mm者,因此应用要慎重。缝合技术有单纯穿孔缝合、缝合加大网膜补片加强和以大网膜补片缝合修补等。虽然腹腔镜手术具有微创特点,而且据报道术后切口的感染发生率较开腹手术低,但并未被广大外科医师普遍接受,原因是手术效果与开腹手术比较仍有争议,术后发生再漏需要手术处理者不少见,手术时间较长和花费高。以下情况不宜选择腹腔镜手术:①存在前述高危因素(术前存在休克,穿孔时间>24 小时和伴随内科疾病);②有其他溃疡并发症如出血和梗阻;③较大的穿孔(>10 mm);④腹腔镜实施技术上有困难(上腹部手术史等)。

2.部分胃切除和迷走神经切断术

随着对溃疡病病因学的深入理解和内科治疗的良好效果,以往所谓的"确定"性手术方法——部分胃切除和迷走神经切断手术已经很少采用。尤其在急性穿孔有腹膜炎的情况下进行手术,其风险显然较穿孔修补术为大,因此需要严格掌握适应证。仅在以下情况考虑所谓"确定性"手术:①需切除溃疡本身以治愈疾病,如急性穿孔并发出血;已有幽门瘢痕性狭窄等,在切除溃疡时可根据情况考虑做胃部分切除手术;②较大的胃溃疡穿孔,有癌可能,做胃部分切除;③Hp 感染阴性、联合药物治疗无效或胃溃疡复发时,仍有做迷走神经切断术的报道。

第六节 肠炎性疾病

一、急性出血性肠炎

急性出血性肠炎也称急性出血性坏死性肠炎(AHNE),是一种危及生命的暴发性疾病,病因不清,其发病与肠道缺血、感染等因素有关,以春秋季节发病为多。病变主要累及小肠,呈节段性,但少数病例可有全部小肠及结肠受累,以出血、坏死为特征。主要临床表现为腹痛、腹胀、呕吐、腹泻、便血,重症可出现败血症和中毒性休克。本病主要发生于婴幼儿及儿童,成年人也有罹患。

(一)诊断

1.症状

发病急骤,开始以腹痛为主,多在脐周或遍及全腹,为阵发性绞痛或持续性疼痛伴阵发性加重。往往有寒战、发热。多伴腹泻,80%的患者有血便,呈血水样或果酱样,有时为紫黑色血便。60%的患者有恶心、呕吐。约1/4的患者病情较严重,可伴有中毒性休克。

2.体检

有不同程度的腹胀,腹肌紧张及压痛,肠鸣音一般减弱。有时可触及伴压痛的包块。

3.实验室检查

白细胞计数中度升高,大便隐血往往为阳性。部分患者大便培养有大肠埃希菌生长,厌氧培养可见到产气荚膜杆菌。

4.辅助检查

X线腹部平片检查可见小肠扩张、充气并有液平,肠间隙增宽显示腹腔内有积液。

(二)鉴别诊断

儿童期发病易误诊为肠套叠或过敏性紫癜,此外,尚需与细菌性痢疾、克罗恩病等相鉴别。

1.肠套叠

肠套叠表现为阵发性腹部绞痛,间断发作,每次持续数分钟,缓解期患儿嬉戏如常,于腹痛发作时往往在右下腹可扪及肠壁肿块,肛门指诊可见指套染有血液,无特殊腥臭味。对于回结肠套叠的病例常在早期出现果酱样大便,但小肠型套叠发生便血较晚。

2.过敏性紫癜

过敏性紫癜是变态反应性疾病,主要累及毛细血管壁而发生出血症状。对于肠道反应多是由肠黏膜水肿、出血引起,临床上多表现为突发性腹部绞痛,多位于脐周及下腹,有时甚为剧烈,但多可伴有皮肤紫斑、关节肿胀及疼痛,尿检查可发现蛋白尿、血尿或管型尿。

3.细菌性痢疾

临床上以发热、腹泻、腹痛、里急后重及排脓血便为主要特征。中毒性菌痢多发生在体质较好的儿童中,起病以重度毒血症、休克或中毒性脑病为主要症状,而肠道症状不明显或出现较晚。大便培养发现痢疾杆菌可明确诊断。

4.克罗恩病

多数患者表现为腹痛不适,呈间歇性发作,大便次数增多,常为不成形稀便,很少排黏液血便,且可有口腔溃疡等肠外表现。X线钡餐或钡灌肠可见黏膜皱襞增宽变平,走行紊乱,纵向或横行的线性溃疡呈现出刺状或线条状影像及"鹅卵石"征,Kantor"线状"征等典型表现。

(三)治疗

1.非手术疗法

(1)禁食、胃肠减压,输液、输血及适当的静脉营养。

(2)应用广谱抗生素及甲硝唑以抑制肠道细菌,特别是厌氧菌的生长。

2.手术疗法

(1)手术指征:经非手术治疗,全身中毒症状不见好转且有休克倾向,局部体征加重者;有明显腹膜刺激征考虑肠坏死穿孔者;有肠梗阻表现经非手术治疗不见好转者;反复肠道大出血非手术治疗无法控制者。

(2)手术方式:如肠管表现为充血和浆膜下出血,无坏死穿孔,也无大量消化道出血,仅给予普鲁卡因肠系膜封闭即可。有肠穿孔或有不可控制的消化道出血,病变部可行一期切除吻合术。病变广泛,远端肠管无坏死,可切除坏死肠段,行双腔造瘘,待恢复后再行二期吻合。也可行一期吻合后远端做导管造瘘,待肠功能恢复后再将导管拔除。

二、假膜性肠炎

假膜性肠炎也称伪膜性肠炎,是一种急性肠道炎症,因在小肠或结肠的坏死黏膜表面有一层假膜(伪膜)而得名。本病易发生在大手术和应用广谱抗生素后,故也有人称为手术后肠炎或抗生素相关性肠炎。假膜性肠炎的实质是肠道内菌群生态平衡失调,所以也可以见于休克、心力衰竭、尿毒症、结肠梗阻、糖尿病、白血病、再生障碍性贫血、心肺慢性疾病等。假膜性肠炎常单独发生在小肠、结肠,也可能两者同时发生。

(一)诊断

1.病史

有大型手术、广谱抗生素应用或化疗的病史。癌症和手术是重要的易感因素。手术前过度的机械性肠道准备也有可能诱发本病。

2.症状

突然出现高热、腹泻,排出大量黄绿色海水样或蛋花样水便,含有脱落的假膜。重型患者可出现高热、腹胀和明显的中毒症状,如精神紊乱、呼吸深促、手足发凉及出现休克。

3.体检

可见脱水及重病容,腹部膨胀,全腹肌抵抗和轻压痛,肠鸣音减弱。

4.实验室检查

大便涂片做革兰染色发现阳性球菌相对增多而阴性杆菌减少。双酶梭状芽孢杆菌抗毒素中和法测定大便中有艰难梭状芽孢杆菌毒素存在。假膜性肠炎通常由两种菌群产生毒素致病:①艰难梭状芽孢杆菌;②凝固酶阳性的溶血性耐药金黄色葡萄球菌。

5.辅助检查

内镜检查见黏膜有急性炎症,上面有斑块或已融合成的假膜,活检见假膜内含有坏死上皮、纤维蛋白及炎性细胞。

(二)鉴别诊断

(1)肠扭转或肠套叠复位术后:肠扭转或肠套叠造成肠管缺血、缺氧,在血液循环改善后,由于毒素吸收出现高热及腹泻,有时需和假膜性肠炎鉴别。肠扭转或肠套叠复位术后出现的腹泻来自肠道积存的内容物,腹泻的次数和量少于假膜性肠炎而且不会越来越多,内容物包含的有形成分也多于假膜性肠炎,尽管可以有短暂的全身中毒症状但总的趋势呈逐渐缓解状态。大便不会出现典型的水样,更不可能有假膜,细菌涂片或培养不以球菌为主,也无艰难梭状芽孢杆菌。

(2)溃疡性结肠炎:溃疡性结肠炎往往有长期腹泻史,严重者每天可有十多次水样便,少数急性起病者发病急骤,可有全身严重的毒血症状,广泛的结肠病变可有中毒性巨结肠表现,直至发生肠穿孔和弥漫性腹膜炎。溃疡性结肠炎的病变以结肠、直肠为主,缺少假膜性肠炎的致病原因,有反复发作的趋势,大便检查没有假膜和相关病原体,黏膜所见为多发性溃疡及息肉,钡灌肠、X线检查和结肠镜检查有助于做出诊断。

(3)还应注意与克罗恩病或急性出血性肠炎鉴别。

(三)治疗

(1)立即停用正在使用的广谱抗生素,改用万古霉素(或去甲万古霉素)或甲硝唑。

(2)口服考来烯胺,以利梭状芽孢杆菌毒素的排出。

(3)口服补充益生菌帮助纠正肠道菌群紊乱,如地衣芽胞杆菌(整肠生)、双歧杆菌三联活菌(培菲康)等。

(4)用正常人大便与等渗盐水混悬液保留灌肠(目前临床上已较少应用)。

(5)补充液体及电解质。

(6)如有中毒性休克,血容量恢复后不能维持血压时,可适当给予升压药物,同时给予肾上腺皮质激素以减少毒性反应。

三、溃疡性结肠炎

溃疡性结肠炎(UC)是发生在结直肠的非特异性炎性疾病。通常将溃疡性结肠炎与克罗恩病(CD)统称为炎症性肠病(IBD)。溃疡性结肠炎在外科临床并不少见,往往需要包括内、外科在内的综合治疗。近年来,随着基础研究的不断深入及各种检查技术的不断改进,对溃疡性结肠炎病因和发病机制也有了新的认识。由于诊断和治疗方法的改进,外科治疗观念的转变及新的手术方法的出现,已经使许多溃疡性结肠炎患者得到及时的诊断和治疗,术后生活质量有了明显的提高。

(一)诊断

1.临床表现

(1)慢性反复发作型:表现为慢性反复发作性腹泻,排黏液血便,伴左下腹痛。

(2)暴发型:约占全部患者的10%,发病急骤,每日腹泻次数可达20次以上,水样便,可伴血、脓及黏液,下坠及里急后重感明显。

(3)重症:患者表现为脱水、低血钾、低蛋白血症、贫血及发热等中毒症状。

(4)肠外表现:口腔溃疡,皮肤结节性红斑,关节痛,结膜炎,虹膜睫状体炎等。

2.实验室检查

大便中有血、脓及黏液,但常不能发现致病菌。

3.辅助检查

(1)乙状结肠镜、电子(或纤维)结肠镜检查可发现全结肠和直肠黏膜弥漫性充血、水肿、粗糙呈颗粒状,质地脆、易出血,散在大小深浅不一溃疡及假息肉样变。

(2)X线钡灌肠检查可见肠壁边缘模糊,黏膜皱襞呈粗大条状,结肠袋可消失。

(二)鉴别诊断

1.克罗恩病

克罗恩病和溃疡性结肠炎发病均以年轻人居多,男女同样受累,症状相似。少数患者,有时通过肠道X线检查,甚至经病变组织的病理切片检查,在鉴别上也有困难。克罗恩病表现为炎性肉芽肿、纤维化和溃疡病变,最常累及回肠末段,可同时累及小肠、结肠,直肠受累者不及半数。病变可局限于肠管的一处或多处,呈节段性分布。炎症波及肠壁各层。主要症状为腹泻、腹痛、低热、体重下降等。大便隐血可呈阳性,一般无便血。腹泻无定时。部分患者可出现肠梗阻症状,但多为不完全性。X线钡餐检查所见黏膜皱襞增宽变平,溃疡黏膜隆起呈鹅卵石样,肠管有长段狭窄或多发狭窄的线状征或跳跃式肠管扩张,而且常有口腔溃疡,皮肤、骨关节、眼部等肠外病变表现。

2.结肠癌

主要表现为排便习惯改变和大便带血,腹部隐痛或胀气,贫血,消瘦等全身消耗性症状。部分患者可触及腹部肿块。中晚期可出现急性或慢性肠梗阻表现。右半结肠癌以贫血、消瘦等表现为主,而左半结肠癌则以肿瘤梗阻表现更为突出。腹部偶可触及质硬、表面不光滑、活动度小的肿块。大便隐血为阳性,癌胚抗原(CEA)可升高。钡灌肠可见结肠有充盈缺损、黏膜破坏、肠壁僵硬、肠腔狭窄等征象。内镜检查和活检可明确诊断。溃疡性结肠炎本身可以癌变。溃疡性结肠炎伴有肠管狭窄和肿物形成时,特别是那些病程超过10年的患者应考虑有结肠癌的可能。

3.慢性阿米巴肠炎

病变主要侵犯右侧结肠,也可累及左侧结肠,有散在性溃疡,溃疡较深且其间黏膜多属正常,大便可找到阿米巴滋养体或包囊。抗阿米巴治疗有效。

4.慢性细菌性痢疾

常有急性细菌性痢疾病史,抗菌药物治疗有效。大便培养可分离出痢疾杆菌,结肠镜检查时采取黏液脓血培养阳性率高。

(三)治疗

1.内科治疗

(1)充分休息。避免体力劳动和劳累过度。

(2)严格控制饮食。应给予易消化、无渣、少刺激性、富含营养的食品,暂停服用牛奶及乳制品。

(3)药物治疗。①抗感染治疗:水杨酸偶氮磺胺吡啶,开始 0.5 g,每天 3 次,以后增至 3～6 g/d。②激素治疗:5 天大剂量疗法,即氢化可的松 300～500 mg/d,连续 5 天后改为口服泼尼松。③止泻药。④免疫抑制剂。⑤胃肠外营养。

2.外科治疗

在溃疡性结肠炎的治疗过程中,仍有 20%～30% 的患者需行手术治疗。在传统的治疗方法中,往往是在内科治疗无效的情况下最终选用外科治疗。近年来,溃疡性结肠炎的治疗在观念上发生了改变,在病变早期积极选用外科手术治疗取得了良好的治疗效果,患者的生活质量有了较大提高,治疗费用也相应降低,术后多数患者恢复了正常的工作和生活。然而,这种观点在国内尚未得到医师和患者的广泛认可。

(1)手术指征:①出现急性梗阻、大量出血、穿孔、中毒性巨结肠等并发症者需急症手术;②暴发型重症病例,经内科治疗 1 周无效;③慢性病变,反复发作,严重影响工作及生活;④结肠已经成为纤维狭窄管状物,失去其正常功能;⑤已有癌变或黏膜已有间变;⑥肠外并发症,特别是关节炎不断加重。

(2)手术方式。

1)肠造口术:包括横结肠造口术及回肠造口术,适合于病情严重、不能耐受一期肠切除吻合术者。

2)肠切除术:大致包括下列 4 种手术方式。①全结直肠切除,回肠造口术。②结肠切除、回肠－直肠吻合术。③全结直肠切除,Kock 回肠造口术。④结直肠切除、回肠贮袋－肛管吻合术。

(四)预后

溃疡性结肠炎的预后受多种因素影响,取决于病型、有无并发症和治疗条件。近期治愈的标准为临床症状基本消失;肠镜检查黏膜恢复正常;停药或仅有维持量药物;观察 6 个月无复发。

第七节　结肠、直肠息肉与息肉病

结直肠息肉是结直肠内有黏膜覆盖质软的良性肿瘤,较小的息肉多为黏膜下隆起的结节,较大的多为有蒂的肿物突入肠腔。Reder 在 55 876 例常规乙状结肠镜检查中,息肉发病率是5.1%。大肠息肉中近 50% 是直肠息肉。单个或少数分散的称结直肠息肉,如多发息肉(临床常用标准为 100 枚以上)聚集在结直肠的称为息肉病,其发病原因、组织学表现、生物学特性、癌变率和预后均不同。多与遗传因素密切相关,可采用基因分析方法进行诊断,但目前临床上尚未普及与推广。

一、分类

(一)结直肠息肉

1.新生物性(肿瘤性)息肉

新生物性(肿瘤性)息肉又称为腺瘤性息肉,是结肠息肉中最常见的瘤性息肉(占所有息肉的 50%～67%),现已被明确为癌前病变,与结直肠癌发生直接相关。一般认为结直肠癌大多数经过腺瘤的过程,摘除腺瘤性息肉可减少结直肠癌发生,因此腺瘤性息肉也是结直肠癌筛查的主要目标。结直肠腺瘤发生率与结直肠癌发生率的正相关性已得到流行病学的证实。

腺瘤分为 3 种类型,即管状腺瘤、绒毛状腺瘤和管状绒毛状腺瘤(又称混合型腺瘤),其中以管状腺瘤最多见,发病率分别为 75%～90%、7%～15% 和5%～10%。他们都是有恶变可能的低度不典型增生病变,大体上,这些病变可能是有蒂的或是广基底的无蒂腺瘤,可能单发或多发,广基腺瘤的癌变率较有蒂腺瘤高;腺瘤越大,癌变的可能性越大;腺瘤结构中绒毛状成分越多,癌变的可能性也越大。虽然这些分类方法有助于判断息肉的癌变可能性,但是三类腺瘤的治疗方法是相同的,所有这种分类并不具备临床意义。

2.错构瘤性息肉

错构瘤性息肉是正常组织的异常排列,用于指那些细胞排列异常但无异型性增生的结肠肿物,这些息肉通常被认为极少癌变,但是当染色体发生错位就会引起的息肉变化进而增加癌变风险,如:幼年性息肉病综合征(JPS),色素沉着息肉综合征(Peutz-Jeghers 综合征,PJS),PTEN 错构瘤综合征(PHTS),多激素瘤综合征 2B,遗传学息肉综合征,息肉－色素沉着－脱发－指(趾)甲营养不良综合征(Cronkhite-Canada 综合征),基底细胞母斑综合征,以及多发性神经纤维瘤。主要的错构瘤类型可以分为两类:幼年性息肉和 Peutz-Jegher 型息肉。其中以幼年性息肉为主,常见于幼儿,大多在 10 岁以下,成人也可见。60% 发生在距肛门 10 cm 内的直肠内,呈圆球形,表面光滑,有长蒂,蒂部盖以正常黏膜,其体部的为肉芽组织,多为单发,病理特征为大小不等的潴留性囊腔,显微镜可见大量特征性的结缔组织,腺体增生,扩张成囊状,间质也有增生,其中间有黏液样物质并有急性和慢性炎症细胞浸润,也常有嗜酸性粒细胞浸润。息肉内缺乏黏膜肌,因此容易自行脱落和退化。

3.炎性息肉

炎性息肉是肠腔内正常或者近似正常结肠黏膜或者黏膜下层的岛状或者丘状突起,所以并不认为它是真正的"息肉"。他们常与结肠的慢性炎症过程有关,多因溃疡性结肠炎、克罗恩病、肠阿米巴病等疾病刺激形成,也可以是结肠增生性炎症,感染或者缺血因素引起。息肉的症状包括出血和腹泻,难以区分于导致息肉生长的根本症状。极少情况下,较大的炎性息肉(巨大炎性息肉病)可导致肠梗阻或者肠套叠。

4.化生性息肉

化生性息肉也称增生性息肉,直肠黏膜斑块状结节,直径 1～2 mm,通常＜5 mm。各年龄段均可发生。黏膜腺管变长并有囊状扩张,内层柱状上皮逐渐减少,杯状细胞计数减少。黏膜变厚,浆细胞和淋巴细胞计数增多,可见黏膜肌碎片,无有丝分裂现象。常无症状,无任何影响。这类息肉应与小型腺瘤和淋巴瘤鉴别,常不需要治疗。

(二)结直肠息肉病

1.家族性腺瘤性息肉病

家族性腺瘤性息肉病是常染色体显性遗传病,目前发病原因不明。常在青春发育期直肠或结肠内出现 100 枚以上息肉状腺瘤,部分有结肠外表现,如胃、十二指肠、肌肉和骨的肿瘤等。多见于青年,在童年或青春期前不常出现症状,癌发病率很高。据报道发现该病的平均年龄为 29 岁,发生恶变的平均年龄为 39 岁。如直肠内超过 20 个息肉,特别是群集或绒毯式息肉,电灼不能完全切除的多发息肉患者,应做结肠直肠切除。

2.Peutz-Jeghers 综合征

Peutz-Jeghers 综合征又称黑斑息肉病,是一种少见的显性遗传性疾病,Pentz 和 Jeghers 首先报道,特点为胃肠道多发性息肉伴口腔黏膜、口唇、口周、肛周及双手指掌、足底黑色素沉着。息肉大小不等,小的数毫米,有蒂,大的可达5 cm。显微镜下是错构瘤,细胞排列正常,黏膜肌有树枝状畸形,息肉内有平滑肌纤维,正常分化的杯状细胞,无增生改变,多在青春期出现症状,即腹泻和便血。女性患者 5% 有卵巢肿瘤。应与家族性腺瘤息肉病鉴别。这类综合征有无癌变,目前仍有争论。Bussey 报道 14 例黑斑息肉病的胃和小肠息肉有癌变。Linos 对 48 例随诊平均 33 年,未发现癌变,生存率与普通居民相似。应做姑息切除,切除大的息肉时,尽量少切除肠管。

3.Gardner 综合征

Devie 和 Bussey 提出结肠息肉、骨瘤和结缔组织囊肿综合征,Gardner 和 Stephens 详细叙述。这类综合征有息肉病、骨瘤和软组织肿瘤 3 种表现。这3 种不同肿瘤共有一种支配基因,是遗传来的家族病。这种息肉发生癌变的年龄比家族性息肉病癌变年龄晚,60 岁前后癌变发病率最高。骨瘤多在下颌骨和颅骨,长骨少见。软组织肿瘤有多发皮脂腺囊肿和硬纤维瘤,其发病原因目前不明,常与外伤和刺激有关,因癌发病率高,应早期治疗息肉,其他肿瘤可局部切除。

二、检查方法与诊断

大部分结直肠息肉无特异性临床表现,部分表现为排便次数增加、便血、排便不尽感、黏液便,少数发生肠梗阻、穿孔。常在结肠镜检查或钡剂灌肠检查时发现,有家族性、遗传性息肉或息肉病的患者可通过家庭随访和定期检查发现新患者。该病的检查方法主要如下。

(一)大便隐血检查

假阴性率较高,诊断价值有限。

(二)X 线钡剂灌肠检查

可通过钡剂的充盈缺损发现大肠息肉。

(三)内镜检查

内镜检查为发现和确诊结直肠息肉最重要的手段,包括直肠镜、乙状结肠镜和结肠镜检查。一般主张行纤维全结肠镜检查。内镜检查不仅可观察结直肠黏膜的微细病变,而且可取材进行病理学诊断以确定病变的性质,取材应为整个息肉或多处钳取活组织,取材后应标记好息肉的头部、基底和边缘。病理学诊断是确定进一步治疗的关键因素。

三、治疗

应根据息肉的部位、性质、大小、多少、有无并发症及病理性质决定治疗方案。主要的治疗方法有内镜治疗、手术治疗和药物治疗。小息肉一般在行结肠镜检查时予以摘除并送病理检查。直径>2 cm 的非腺瘤性息肉可采用结肠镜下分块切除。直径>2 cm 的腺瘤,尤其是绒毛状腺瘤应手术切除。

(一)内镜治疗

内镜治疗为目前常用的方法,适应证如下。

(1)各种大小的有蒂息肉和腺瘤。

(2)直径<2 cm 的无蒂息肉和腺瘤。

(3)多发性腺瘤和息肉,分布散在,数目较少。部分无蒂息肉可以通过黏膜下注水或者葡萄糖肾上腺素切除,绝大部分错构瘤样息肉也可通过内镜下治疗。常用方法为内镜下套扎或者电切,此外,微波、氩气凝固术、激光治疗等切除手段也见于文献报道。对于较大息肉或者无蒂息肉,内镜联合腹腔镜治疗也取得了较好的效果。

(二)手术治疗

病理检查若发现腺瘤癌变,再进一步确认是表面癌变还是有深层的浸润,若没有深层浸润、未侵犯小血管和淋巴、分化程度较好、切缘无残留,摘除后不必再做外科手术,但是应密切观察,长期随访。一旦病理发现有深层浸润,则必须追加外科手术,以确保彻底切除病变。主要的手术方式有结直肠切除肛管吻合重建术和经腹全结肠切除后回肠直肠吻合术。

(三)药物治疗

研究表明非甾类抗炎药、钙剂能减少结直肠息肉的复发,但是通常需要联合内镜治疗,并定期进行随访。

家族性腺瘤性息肉病如不治疗,最终会发生癌变,因此应尽可能在青春期内确诊并接受根治性手术。治疗本病的基本原则是采取手术方法切除病变的肠管以达到清除全部或大部腺瘤的目的。根治性手术的方式是结肠、直肠中上段切除,下段黏膜剥除,经直肠肌鞘行回肠肛管吻合术。

Peutz-Jeghers 综合征较少发生恶变,手术难以全部切除。如患者无明显症状可暂不行手术治疗。但对纤维内镜检查能够看到的息肉应予以处理。对于常有腹痛或由于慢性失血已经引起明显贫血的患者,应施行择期手术。手术方法以切开肠壁摘除息肉为主,对于息肉集中的肠段也可行肠切除术,因患者有可能需要多次手术,切忌做广泛肠切除,以免发生短肠综合征。并发肠套叠者,应视为急症,及时行手术治疗。

Gardner 综合征的治疗与家族性结直肠息肉病相同。但在手术治疗时保留直肠的指征要掌握严一些,因此类患者在第 2 次手术切除直肠时常遇到直肠周围纤维化、盆腔纤维瘤等困难。一般较小的骨瘤不需要处理。胃、十二指肠息肉发病率较高,应及时通过胃、十二指肠镜切除或电灼。其他结肠外表现可分别进行处理。

炎性息肉的治疗应针对原发疾病进行处理,为可逆性,炎症刺激消退后,息肉可自行消失,不需治疗。增生性息肉为良性病变,常无症状,不需治疗。

第八节　肝囊肿

一、病因与病理

肝囊肿多根据形态学或病因学进行分类,Debakey 根据病因将肝囊肿分为先天性和后天性两类。其中先天性肝囊肿又可分为原发性肝实质肝囊肿和原发性胆管性肝囊肿,前者又可分为孤立性和多发性肝囊肿,后者则可分为局限性肝内主要胆管扩张和 Caroli 病。后天性肝囊肿可分为外伤性、炎症性和肿瘤性,炎症性肝囊肿可由胆管炎性或结石滞留引起,肿瘤性肝囊肿则可分为皮样囊肿、囊腺瘤或恶性肿瘤引起的继发性囊肿。肝囊肿可单发,也可多发,女性多于男性,从统计学资料来看,多发性肝囊肿多有家族遗传因素。

孤立性肝囊肿多发生于肝右叶,囊肿直径一般从数毫米至 30 cm 不等,囊内容物多为清晰、水样黄色液体,呈中性或碱性,含液量一般在 500 mL 以上,囊液含有清蛋白、黏蛋白、胆固醇、白细胞、酪氨酸等,少数与胆管相通者可含有胆汁,若囊内出血可呈咖啡样。囊壁表面平滑反光,呈乳白色或灰蓝色,部分菲薄透明,可见血管走行。囊肿包膜通常较完整,囊壁组织可分为三层:①纤维结缔组织内层,往往衬以柱状或立方上皮细胞;②致密结缔组织中层,以致密结缔组织成分为主,细胞少;③外层为中等致密的结缔组织,内有大量的血管、胆管通过,并有肝细胞,偶可见肌肉组织成分。

多发性肝囊肿分两种情况,一种为散在的肝实质内很小的囊肿,另一种为多囊肝,累及整个肝脏,肝脏被无数大小不等的囊肿占据。显微镜下囊肿上皮可变性扁平或缺如,外层为胶原组织,囊壁之间可见为数较多的小胆管和肝细胞。多数情况下合并多囊肾、多囊脾,有的还可能同时合并其他脏器的先天性畸形。

二、临床表现

由于肝囊肿生长缓慢,多数囊肿较小且囊内压低,临床上可无任何症状。但随着病变的持续发展,囊肿逐渐增大,可出现邻近脏器压迫症状,如上腹饱胀不适,甚至隐痛、恶心、呕吐等,少数患者因囊肿破裂或囊内出血而出现急性腹痛。晚期可引起肝功能损害而出现腹水、黄疸、肝肿大及食管静脉曲张等表现,囊肿伴有继发感染时可出现畏寒、发热等症状。体检可发现上腹部包块,肝肿大,可随呼吸上下移动、表面光滑的囊性肿物以及脾肿大、腹水及黄疸等相应体征。

肝囊肿巨大时 X 线平片可有膈肌抬高,胃肠受压移位等征象。

B 超检查见肝内一个或多个圆形、椭圆形无回声暗区,大小不等,囊壁菲薄,边缘光滑整齐,后方有增强效应。囊肿内如合并出血、感染,则液性暗区内可见细小点状回声漂浮,部分多房性囊肿可见分隔状光带。

CT 表现为外形光滑、境界清楚、密度均匀一致,平扫 CT 值在 0～20 Hu,增强扫描注射造影剂后囊肿的 CT 值不变,周围正常肝组织强化后使对比更清楚。

MRI 图像 T_1 加权呈极低信号,强度均匀,边界清楚;质子加权多数呈等信号,少数可呈略低信号;T_2 加权均呈高信号,边界清楚;增强后 T_1 加权囊肿不强化。

三、诊断与鉴别诊断

肝囊肿诊断多不困难,结合患者体征及 B 超、CT 等影像学检查资料多可做出明确诊断,但如要对囊肿的病因做出明确判断,需密切结合病史,应注意与下列疾病相鉴别。①肝棘球蚴囊肿:有疫区居住史,嗜伊红细胞增多,Casoni 试验阳性,超声检查可在囊内显示少数漂浮移动点或多房性、较小囊状集合体图像。②肝脓肿:有炎症史,肝区有明显压痛、叩击痛,B 超检查在未液化的声像图上,多呈密集的点状、线状回声,脓肿液化时无回声区与肝囊肿相似,但肝脓肿呈不规则的透声区,无回声区内见杂乱强回声,长期慢性的肝脓肿,内层常有肉芽增生,回声极不规则,壁厚,有时可见伴声影的钙化强回声。③巨大肝癌中心液化:有肝硬化史以及进行性恶液质,B 超、CT 均可见肿瘤轮廓,病灶内为不规则液性占位。

四、治疗

对体检偶尔发现的小而无症状的肝囊肿可定期观察,无须特殊治疗,但需警惕其发生恶变。对于囊肿近期生长迅速,疑有恶变倾向者,宜及早手术治疗。

(一)孤立性肝囊肿的治疗

1.B 超引导下囊肿穿刺抽液术

B 超引导下囊肿穿刺抽液术适用于浅表的肝囊肿,或患者体质差,不能耐受手术,囊肿巨大有压迫症状者。抽液可缓解症状,但穿刺抽液后往往复发,需反复抽液,有继发出血和细菌感染的可能。近年有报道经穿刺抽液后向囊内注入无水酒精或其他硬化剂的治疗方法,但远期效果尚不肯定,有待进一步观察。

2.囊肿开窗术或次全切除术

囊肿开窗术或次全切除术适用于巨大的肝表面孤立性囊肿,在囊壁最菲薄、囊肿部位浅表的地方切除 1/3 左右的囊壁,充分引流囊液。

3.囊肿或肝叶切除术

囊肿在肝脏的周边部位或大部分突出肝外或带蒂悬垂者,可行囊肿切除。若术中发现肝囊肿较大或多个囊肿集中某叶或囊肿合并感染及出血,可行肝叶切除。此外,对疑有恶变的囊性病变,如肿瘤囊液为血性或黏液性或囊壁厚薄不一,有乳头状赘生物时,可即时送病理活检,一旦明确,则行完整肝叶切除。

4.囊肿内引流

术中探查如发现有胆汁成分提示囊肿与肝内胆管相通,可行囊肿空肠 Roux-en-Y 吻合术。

(二)多发性肝囊肿的治疗

多发性肝囊肿一般不宜手术治疗,若因某个大囊肿或几处较大囊肿引起症状时,可考虑行一处或多处开窗术,晚期合并肝功能损害,有多囊肾、多囊膜等,可行肝移植或肝、肾多脏器联合移植。

第九节　肝脓肿

一、细菌性肝脓肿

(一)流行病学

细菌性肝脓肿通常指由化脓性细菌引起的感染,故又称化脓性肝脓肿。本病病原菌可来自胆管疾病(占 16%～40%),门静脉血行感染(占 8%～24%),经肝动脉血行感染报道不一,最多者为 45%,直接感染者少见,隐匿感染占 10%～15%。致病菌以革兰阴性菌最多见,其中2/3 为大肠埃希菌,粪链球菌和变形杆菌次之;革兰阳性球菌以金黄色葡萄球菌最常见。临床常见多种细菌的混合感染。细菌性肝脓肿 70%～83% 发生于肝右叶,这与门静脉分支走行有关。左叶者占 10%～16%,左右叶均感染者为6%～14%。脓肿多为单发且较大,多发者较少且小。少数细菌性肝脓肿患者的肺、肾、脑及脾等也可有小脓肿。尽管目前对本病的认识、诊断和治疗方法都有所改进,但病死率仍为 30%～65%,其中多发性肝脓肿的病死率为50%～88%,而孤立性肝脓肿的病死率为12.5%～31%。本病多见于男性,男女发病比例约为2:1。但目前的许多报道指出,本病的性别差异已不明显,这可能与女性胆管疾患发生率较高,而胆源性肝脓肿在化脓性肝脓肿发生中占主导地位有关。本病可发生于任何年龄,但中年以上者约占70%。

(二)病因

肝由于接受肝动脉和门静脉双重血液供应,并通过胆管与肠道相通,发生感染的机会很多。但是在正常情况下由于肝的血液循环丰富和单核吞噬细胞系统的强大吞噬作用,可以杀伤入侵的细菌并且阻止其生长,不易形成肝脓肿。如各种原因导致机体抵抗力下降,或某些原因造成胆管梗阻时,入侵的细菌便可以在肝内重新生长引起感染,进一步发展形成脓肿。化脓性肝脓肿是一种继发性病变,病原菌可由下列途径进入肝:

1.胆管系统

这是目前最主要的侵入途径,也是细菌性肝脓肿最常见的原因。当各种原因导致急性梗阻性化脓性胆管炎,细菌可沿胆管逆行上行至肝,形成脓肿。胆管疾病引起的肝脓肿占肝脓肿的21.6%~51.5%,其中肝胆管结石并发肝脓肿更多见。胆管疾病引起的肝脓肿常为多发性,以肝左叶多见。

2.门静脉系统

腹腔内的感染性疾病,如坏疽性阑尾炎、内痔感染、胰腺脓肿、溃疡性结肠炎及化脓性盆腔炎等均可引起门脉属支的化脓性门静脉炎,脱落的脓毒性栓子进入肝形成肝脓肿。近年来由于抗生素的应用,这种途径的感染已大为减少。

3.肝动脉

体内任何部位的化脓性疾患,如急性上呼吸道感染、亚急性细菌性心内膜炎、骨髓炎和痈等,病原菌由体循环经肝动脉侵入肝。当机体抵抗力低下时,细菌可在肝内繁殖形成多发性肝脓肿,多见于小儿败血症。

4.淋巴系统

与肝相邻部位的感染如化脓性胆囊炎、膈下脓肿、肾周围脓肿、胃及十二指肠穿孔等,病原菌可经淋巴系统进入肝,也可直接侵入肝。

5.肝外伤后继发感染

开放性肝外伤时,细菌从创口进入肝或随异物直接从外界带入肝引发脓肿。闭合性肝外伤,特别是中心型肝损伤患者,可在肝内形成血肿,易导致内源性细菌感染。尤其是合并肝内小胆管损伤,则感染的机会更高。

6.医源性感染

近年来,由于临床上开展了许多肝脏手术及侵入性诊疗技术,如肝穿刺活检术、经皮肝穿刺胆管造影术(PTC)、内镜逆行胰胆管造影术(ERCP)等,操作过程中有可能将病原菌带入肝形成肝的化脓性感染。肝脏手术时由于局部止血不彻底或术后引流不畅,形成肝内积血积液均可引起肝脓肿。

7.其他

有一些原因不明的肝脓肿,如隐源性肝脓肿,可能肝内存在隐匿性病变。当机体抵抗力减弱时,隐匿病灶"复燃",病菌开始在肝内繁殖,导致肝的炎症和脓肿。Ranson指出,25%隐源性肝脓肿患者伴有糖尿病。

(三)临床表现

细菌性肝脓肿并无典型的临床表现,急性期常被原发疾病的症状所掩盖,一般起病较急,全身脓毒性反应显著。

1.寒战和高热

寒战和高热多为最早也是最常见的症状。患者在发病初期骤感寒战,继而高热,热型呈弛张型,体温在38~40 ℃,最高可达41 ℃,伴有大量出汗,脉率增快,一天数次,反复发作。

2.肝区疼痛

由于肝增大和肝被膜急性膨胀,肝区出现持续性钝痛,出现的时间可在其他症状之前或之后,也可与其他症状同时出现,疼痛剧烈者常提示单发性脓肿。疼痛早期为持续性钝痛,后期可呈剧烈锐痛,随呼吸加重者提示脓肿位于肝膈顶部。疼痛可向右肩部放射,左肝脓肿也可向左肩部放射。

3.乏力、食欲缺乏、恶心和呕吐

由于伴有全身毒性反应及持续消耗,患者可出现乏力、食欲缺乏、恶心、呕吐等消化道症状。少数患者还出现腹泻、腹胀以及顽固性呃逆等症状。

4.体征

肝区压痛和肝增大最常见。右下胸部和肝区叩击痛。若脓肿移行于肝表面,则其相应部位的皮肤红肿,且可触及波动性肿块。右上腹肌紧张,右季肋部饱满,肋间水肿并有触痛。左肝脓肿时上述症状出现于剑突下。并发于胆管梗阻的肝脓肿患者常出现黄疸。其他原因的肝脓肿,一旦出现黄疸,表示病情严重,预后不良。少数患者可出现右侧反应性胸膜炎和胸腔积液,可查及肺底呼吸音减弱、啰音和叩诊浊音等。晚期患者可出现腹水,这可能是由于门静脉炎以及周围脓肿的压迫影响门静脉循环及肝受损,长期消耗导致营养性低蛋白血症引起。

(四)诊断

1.病史及体征

在急性肠道或胆管感染的患者中,突然发生寒战、高热,肝区疼痛、压痛和叩击痛等,应高度怀疑本病的可能,做进一步详细检查。

2.实验室检查

白细胞计数明显升高,总数达$(1\sim2)\times10^{10}$/L或以上,中性粒细胞占比在90%以上,并可出现核左移或中毒颗粒,谷丙转氨酶、碱性磷酸酶升高,其他肝功能检查也可出现异常。

3.B超检查

B超检查是诊断肝脓肿最方便、简单又无痛苦的方法,可显示肝内液性暗区,区内有"絮状回声"并可显示脓肿部位、大小及距体表深度,并用以确定脓腔部位作为穿刺点和进针方向,或为手术引流提供进路。此外,还可供术后动态观察及追踪随访。能分辨肝内直径2 cm以上的脓肿病灶,可作为首选检查方法,其诊断阳性率可达96%以上。

4.X线片和CT检查

X线片检查可见肝阴影增大,右侧膈肌升高和活动受限,肋膈角模糊或胸腔少量积液,右下肺不张或有浸润,以及膈下有液气面等。肝脓肿在CT图像上均表现为密度减低区,吸收系数介于肝囊肿和肝肿瘤之间。CT可直接显示肝脓肿的大小、范围、数目和位置,但费用昂贵。

5.其他

如放射性核素肝扫描(包括ECT)、选择性腹腔动脉造影等对肝脓肿的诊断有一定价值。但这些检查复杂、费时,因此在急性期患者最好选用操作简便、安全、无创伤性的B超检查。

(五)鉴别诊断

1.阿米巴性肝脓肿

阿米巴性肝脓肿的临床症状和体征与细菌性肝脓肿有许多相似之处,但两者的治疗原则有本质上的差别,前者以抗阿米巴和穿刺抽脓为主,后者以控制感染和手术治疗为主,故在治疗前应明确诊断。阿米巴肝脓肿常有阿米巴肠炎和脓血便的病史,发生肝脓肿后病程较长,全身情况尚可,但贫血较明显。肝显著增大,肋间水肿,局部隆起和压痛较明显。若大便中找到阿米巴原虫或滋养体,则更有助于诊断。此外,诊断性肝脓肿穿刺液为"巧克力"样,可找到阿米巴滋养体。

2.胆囊炎、胆石症

此类病有典型的右上部绞痛和反复发作的病史,疼痛放射至右肩胛部,右上腹肌紧张,胆囊区压痛明显或触及增大的胆囊,X线检查无膈肌抬高,运动正常。B超检查有助于鉴别诊断。

3.肝囊肿合并感染

这些患者多数在未合并感染前已明确诊断。对既往未明确诊断的患者合并感染时,需详细询问病史和仔细检查,也能加以鉴别。

4.膈下脓肿

膈下脓肿往往有腹膜炎或上腹部手术后感染史,脓毒血症和局部体征较化脓性肝脓肿为轻,主要表现为胸痛,深呼吸时疼痛加重。X线检查见膈肌抬高、僵硬、运动受限明显,或膈下出现气液平。B超可发现膈下有液性暗区。但当肝脓肿穿破合并膈下感染者,鉴别诊断就比较困难。

5.原发性肝癌

巨块型肝癌中心区液化坏死而继发感染时易与肝脓肿相混淆。但肝癌患者的病史、发病过程及体征等均与肝脓肿不同,如能结合病史、B超和AFP检测,一般不难鉴别。

6.胰腺脓肿

有急性胰腺炎病史,脓肿症状之外尚有胰腺功能不良的表现。肝无增大,无触痛。B超以及CT等影像学检查可辅助诊断并定位。

(六)并发症

细菌性肝脓肿如得不到及时、有效的治疗,脓肿破溃后向各个脏器穿破可引起严重并发症。右肝脓肿可向膈下间隙穿破形成膈下脓肿,也可再穿破膈肌而形成脓肿;甚至能穿破肺组织至支气管,脓液从气管排出,形成支气管胸膜瘘。如脓肿同时穿破胆管则形成支气管胆瘘。左肝脓肿可穿破入心包,发生心包积脓,严重可发生心脏压塞。脓肿可向下穿破入腹腔引起腹膜炎。有少数病例,脓肿穿破入胃、大肠,甚至门脉、下腔静脉等,若同时穿破门静脉或胆管,大量血液由胆管排出十二指肠,可表现为上消化道大出血。细菌性肝脓肿一旦出现并发症,病死率成倍增加。

(七)治疗

细菌性肝脓肿是一种继发疾病,如能及早重视治疗原发病可起到预防的作用。即便在肝脏感染的早期,如能及时给予大剂量抗生素治疗,加强全身支持疗法,也可防止病情进展。

1.药物治疗

对急性期,已形成而未局限的肝脓肿或多发性小脓肿,宜采用此法治疗。即在治疗原发病的同时,使用大剂量有效抗生素和全身支持治疗,以控制炎症,促使脓肿吸收自愈。全身支持疗法很重要,由于本病的患者中毒症状严重,全身状况较差,故在应用大剂量抗生素的同时应积极补液,纠正水、电解质紊乱,给予B族维生素、维生素C、维生素K,反复多次输入少量新鲜血液和血浆以纠正低蛋白血症,改善肝功能和输注免疫球蛋白。目前多主张有计划地联合应用抗生素,如先选用对需氧菌和厌氧菌均有效的药物,待细菌培养和药敏结果明确再选用敏感抗生素。多数患者可望治愈,部分脓肿可局限化,为进一步治疗提供良好的前提。多发性小脓肿经全身抗生素治疗不能控制时,可考虑在肝动脉或门静脉内置管滴注抗生素。

2.B超引导下经皮穿刺抽脓或置管引流术

适用于单个较大的脓肿,在B超引导下以粗针穿刺脓腔,抽吸脓液后反复注入生理盐水冲洗,直至抽出液体清亮,拔出穿刺针。也可在反复冲洗吸净脓液后,置入引流管,以备术后冲洗引流之用,至脓腔直径<1.5 cm时拔除。这种方法简便,创伤小,疗效满意。特别适用于年老体虚及危重患者。操作时应注意:①选择脓肿距体表最近点穿刺,同时避开胆囊、胸腔或大血管;②穿刺的方向对准脓腔的最大径;③多发性脓肿应分别定位穿刺。但是这种方法并不能完全替代手术,因为脓液黏稠,会造成引流不畅,引流管过粗易导致组织或脓腔壁出血,对多分隔脓腔引流不彻底,不能同时处理原发病灶,厚壁脓肿经抽脓或引流后,脓壁不易塌陷。

3.手术疗法

(1)脓肿切开引流术:适用于脓肿较大或经非手术疗法治疗后全身中毒症状仍然较重或出现并发症者,如脓肿穿入腹腔引起腹膜炎或穿入胆管等。常用的手术途径有以下3种:①经腹腔切开引流术:取右肋缘下斜切口,进入腹腔后,明确脓肿部位,用湿盐水垫保护手术野四周以免脓液污染腹腔。先试穿刺抽得脓液后,沿针头方向用直血管钳插入脓腔,排出脓液,再用手指伸进脓腔,轻轻分离腔内间隔组织,用生理盐水反复冲洗脓腔。吸净后,脓腔内放置双套管负压吸引。脓腔内及引流管周围用大网膜覆盖,引流管自腹壁戳口引出。脓液送细菌培养。这种入路的优点是病灶定位准确,引流充分,可同时探查并处理原发病灶,是目前临床最常用的手术方式。②腹膜外脓肿切开引流术:位于肝右前叶和左外叶的肝脓肿,与前腹膜已发生紧密粘连,可采用前侧腹膜外入路引流脓液。方法是做右肋缘下斜切口或右腹直肌切口,在腹膜外间隙,用手指推开肌层直达脓肿部位。此处腹膜有明显的水肿,穿刺抽出脓液后处理方法同上。③后侧脓肿切开引流术:适用于肝右叶膈顶部或后侧脓肿。患者取左侧卧位,左侧腰部垫一沙袋。沿右侧第12肋稍偏外侧做一切口,切除一段肋骨,在第1腰椎棘突水平的肋骨床区做一横切口,显露膈肌,有时需将膈肌切开到达肾后脂肪囊区。用手指沿肾后脂肪囊向上分离,显露肾上极与肝下面的腹膜后间隙直达脓肿。将穿刺针沿手指方向刺入脓腔,抽得脓液后,用长弯血管钳顺穿刺方向插入脓腔,排出脓液。用手指扩大引流口,冲洗脓液后,置入双套管或多孔乳胶管引流,切口部分缝合。

(2)肝叶切除术适用于:①病期长的慢性厚壁脓肿,切开引流后脓肿壁不塌陷,长期留有无效腔,伤口经久不愈合;②肝脓肿切开引流后,留有窦道长期不愈;③合并某肝段胆管结石,因肝内反复感染、组织破坏、萎缩,失去正常生理功能;④肝左外叶内多发脓肿致使肝组织严重破坏。肝叶切除治疗肝脓肿应注意术中避免炎性感染扩散到术野或腹腔,特别对肝断面的处理要细致妥善,术野的引流要通畅,一旦局部感染,将导致肝断面的胆瘘、出血等并发症。肝脓肿急诊切除肝叶,有使炎症扩散的危险,应严格掌握手术指征。

(八)预后

本病的预后与年龄、身体素质、原发病、脓肿数目、治疗及时与合理以及有无并发症等密切相关。有学者报道多发性肝脓肿的病死率明显高于单发性肝脓肿。年龄超过50岁者的病死率为79%,而50岁以下则为53%。手术病死率为10%~33%。全身情况较差,肝明显损害及合并严重并发症者预后较差。

二、阿米巴性肝脓肿

(一)流行病学

阿米巴性肝脓肿是肠阿米巴病最多见的主要并发症。本病常见于热带与亚热带地区。好发于20~50岁的中青年男性,男女发病比例约为10:1。脓肿以肝右后叶最多见,占90%以上,左叶不到10%,左右叶并发者也不罕见。脓肿单腔者为多。国内临床资料统计,肠阿米巴病并发肝脓肿者占1.8%~20%,最高者可达67%。综合国内外报道的4 819例中,男性为90.1%,女性为9.9%。农村高于城市。

(二)病因

阿米巴性肝脓肿是由溶组织阿米巴原虫所引起,有的在阿米巴痢疾期间形成,有的发生于痢疾之后数周或数月。据统计,60%发生在阿米巴痢疾后4~12周,但也有在长达20~30年或之后发病者。溶组织阿米巴是人体唯一的致病型阿米巴,在其生活史中主要有滋养体型和虫卵型。前者为溶组织阿米巴的致病型,寄生于肠壁组织和肠腔内,通常可在急性阿米巴痢疾的大便中查到,在体外自然环境中极易破坏死亡,不易引起传染;后者虫卵仅在肠腔内形成,可随大便排出,对外界抵抗力较强,在潮湿低温环境中可存活12天,在水中可存活9~30天,在低温条件下其寿命可为6~7周,虽然没有侵袭力,但为重要的传染源。当人吞食阿米巴虫卵污染的食物或饮水后,在小肠下段,由于碱性肠液的作用,阿米巴原虫脱卵而出并大量繁殖成为滋养体,滋养体侵犯结肠黏膜形成溃疡,常见于盲肠、升结肠等处,少数侵犯乙状结肠和直肠。寄生于结肠黏膜的阿米巴原虫,分泌溶组织酶,消化溶解肠壁上的小静脉,阿米巴滋养体侵入静脉,随门静脉血流进入肝;也可穿过肠壁直接或经淋巴管到达肝内。进入肝的阿米巴原虫大多数被肝内单核吞噬细胞消灭;仅当侵入的原虫数目多、毒力强而机体抵抗力降低时,其存活的原虫即可繁殖,引起肝组织充血炎症,继而原虫阻塞门静脉末梢,造成肝组织局部缺血坏死。又因原虫产生溶组织酶,破坏静脉壁,溶解肝组织而形成脓肿。

(三)临床表现

本病的发展过程一般比较缓慢,急性阿米巴肝炎急性期较短暂,如不能及时治疗,继之为较长时期的慢性期。其发病可在肠阿米巴病数周至数年之后,甚至可长达30年后才出现阿米巴性肝脓肿。

1.急性肝炎期

在肠阿米巴病过程中,出现肝区疼痛,肝增大、压痛明显,伴有体温升高(持续在38~39℃),脉速、大量出汗等症状。此期如能及时、有效治疗,炎症可得到控制,避免脓肿形成。

2.肝脓肿期

临床表现取决于脓肿的大小、位置、病程长短及有无并发症等。但大多数患者起病比较缓慢,病程较长,此期间主要表现为发热、肝区疼痛及肝增大等。

(1)发热:大多起病缓慢,持续发热(38~39℃),常以弛张热或间歇热为主,在慢性肝脓肿患者体温可正常或仅为低热,如继发细菌感染或其他并发症时,体温可高达40℃以上。常伴有畏寒、寒战或多汗。体温大多晨起低,午后上升,夜间热退时有大汗淋漓,患者多有食欲缺乏、腹胀、恶心、呕吐,甚至腹泻、痢疾等症状。体重减轻、虚弱乏力、消瘦、精神不振、贫血等也常见。

(2)肝区疼痛:常为持续性疼痛,偶有刺痛或剧烈疼痛,疼痛可随深呼吸、咳嗽及体位变化而加剧。疼痛部位因脓肿部位而异,当脓肿位于右膈顶部时,疼痛可放射至右肩胛或右腰背部。也可因压迫或炎症刺激右膈肌及右下肺而导致右下肺肺炎、胸膜炎,产生气急、咳嗽、肺底湿啰音等。如脓肿位于肝的下部,可出现上腹部疼痛症状。

(3)局部水肿和压痛:较大的脓肿可出现右下胸、上腹部膨隆,肋间饱满,局部皮肤水肿发亮,肋间隙因皮肤水肿而消失或增宽,局部压痛或叩痛明显。右上腹部可有压痛、肌紧张,有时可扪及增大的肝脏或肿块。

(4)肝增大:肝往往呈弥漫性增大,病变所在部位有明显的局限性压痛及叩击痛。右肋缘下常可扪及增大的肝,下缘钝圆有充实感,质中坚,触痛明显,且多伴有腹肌紧张。部分患者的肝有局限性波动感,少数患者可出现胸腔积液。

(5)慢性病例:慢性期疾病可迁延数月甚至1～2年。患者呈消瘦、贫血和营养性不良性水肿甚至胸腔积液和腹水;如不继发细菌性感染,发热反应可不明显。上腹部可扪及增大坚硬的包块。少数患者由于巨大的肝脓肿压迫胆管或肝细胞损害而出现黄疸。

(四)并发症

1.继发细菌感染

继发细菌感染多见于慢性病例,致病菌以金黄色葡萄球菌和大肠埃希菌多见。患者表现为症状明显加重,体温上升至 40 ℃以上,呈弛张热,白细胞计数升高,以中性粒细胞为主,抽出的脓液为黄色或黄绿色,有臭味,光镜下可见大量脓细胞。使用抗生素治疗难以奏效。

2.脓肿穿破

巨大脓肿或表面脓肿易向邻近组织或器官穿破。向上穿破膈下间隙形成膈下脓肿;穿破膈肌形成脓胸或肺脓肿;也有穿破支气管形成肝-支气管瘘,常突然咳出大量棕色痰,伴胸痛、气促,胸部 X 线检查可无异常,脓液自气管咳出后,增大的肝可缩小;肝右叶脓肿可穿破至心包,呈化脓性心包炎表现,严重时引起心脏压塞;穿破胃时,患者可呕吐出血液及褐色物;肝右下叶脓肿可与结肠粘连并穿入结肠,表现为突然排出大量棕褐色黏稠脓液,腹痛轻,无里急后重症状,肝迅速缩小,X 线显示肝脓肿区有积气影;穿破至腹腔引起弥漫性腹膜炎。Warling 等报道 1 122 例阿米巴性肝脓肿,破溃 293 例,其中穿入胸腔 29%,穿入肺 27%,穿入心包 15.3%,穿入腹腔 11.9%,穿入胃 3%,穿入结肠 2.3%,穿入下腔静脉 2.3%,其他 9.25%。国内资料显示,发生破溃的 276 例中,穿入胸腔 37.6%,穿入肺 27.5%,穿入支气管 10.5%,穿入腹腔 16.6%,其他 7.6%。

3.阿米巴原虫血行播散

阿米巴原虫经肝静脉、下腔静脉到肺,也可经肠道至静脉或淋巴道入肺,双肺呈多发性小脓肿。在肝或肺脓肿的基础上易经血液循环至脑,形成阿米巴性脑脓肿,其病死率极高。

（五）辅助检查

1.实验室检查

（1）血液常规检查:急性期白细胞总数可达$(10\sim20)\times10^9/L$,中性粒细胞占比在80%以上,明显升高者应怀疑合并有细菌感染。慢性期白细胞计数升高不明显。病程长者贫血较明显,红细胞沉降率可增快。

（2）肝功能检查:多数在正常范围内,偶见谷丙转氨酶、碱性磷酸酶升高,清蛋白下降。少数患者血清胆红素可升高。

（3）大便检查:仅供参考,因为阿米巴包囊或原虫阳性率不高,仅少数患者的新鲜大便中可找到阿米巴原虫,国内报道阳性率约为14%。

（4）血清补体结合试验:对诊断阿米巴病有较大价值。有报道结肠阿米巴期的阳性率为15.5%,阿米巴肝炎期为83%,肝脓肿期可为$92\%\sim98\%$,且可发现隐匿性阿米巴肝病,治疗后即可转阴。但由于在流行区内无症状的带虫者和非阿米巴感染的患者也可为阳性,故诊断时应结合具体患者进行分析。

2.超声检查

B超检查对肝脓肿的诊断有肯定的价值,准确率在90%以上,能显示肝脓性暗区。同时B超定位有助于确定穿刺或手术引流部位。

3.X线检查

由于阿米巴性肝脓肿多位于肝右叶膈面,故在X线透视下可见到肝阴影增大,右膈肌抬高、运动受限或横膈呈半球形隆起等征象。有时还可见胸膜反应或积液,肺底有云雾状阴影等。此外,如在X线片上见到脓腔内有液气面,则对诊断有重要意义。

4.CT检查

CT检查可见脓肿部位呈低密度区,造影强化后脓肿周围呈环形密度增高带影,脓腔内可有气液平面。囊肿的密度与脓肿相似,但边缘光滑,周边无充血带。肝肿瘤的CT值明显高于肝脓肿。

5.放射性核素肝扫描

放射性核素肝扫描可发现肝内有占位性病变,即放射性缺损区,但直径<2 cm的脓肿或多发性小脓肿易被漏诊或误诊,因此仅对定位诊断有帮助。

6.诊断性穿刺抽脓

这是确诊阿米巴肝脓肿的主要证据,可在B超引导下进行。典型的脓液呈巧克力色或咖啡色,黏稠无臭味。脓液中查滋养体的阳性率很低(为$3\%\sim4\%$),若将脓液按每毫升加入链激酶10 U,在37 ℃条件下孵育30分钟后检查,可提高阳性率。从脓肿壁刮下的组织中,几乎都可找到活动的阿米巴原虫。

7.诊断性治疗

如上述检查方法未能确定诊断,可试用抗阿米巴药物治疗。如果治疗后体温下降,肿块缩小,诊断即可确立。

（六）诊断及鉴别诊断

中年男性患者有长期不规则发热、出汗、食欲缺乏、体质虚弱、贫血、肝区疼痛、肝增大并有压痛或叩击痛,特别是伴有痢疾史时,应疑为阿米巴性肝脓肿。但缺乏痢疾史,也不能排除本病的可能性,因为 40％阿米巴肝脓肿患者可无阿米巴痢疾史,应结合各种检查结果进行分析。并与以下疾病相鉴别。

1.原发性肝癌

同样有发热、右上腹痛和肝肿大等,但原发性肝癌常有传染性肝炎病史,并且合并肝硬化占 80％以上,肝质地较坚硬,并有结节。结合 B 超检查、放射性核素肝扫描、CT、肝动脉造影及 AFP 检查等,不难鉴别。

2.细菌性肝脓肿

细菌性肝脓肿病程急骤,脓肿以多发性为主,且全身脓毒血症明显,一般不难鉴别(表 6-1)。

表 6-1　细菌性肝脓肿与阿米巴性肝脓肿的鉴别

鉴别点	细菌性肝脓肿	阿米巴性肝脓肿
病史	常先有腹内或其他部位化脓性疾病,但近半数不明	40％～50％有阿米巴痢疾或腹泻史
发病时间	与原发病相连续或隔数天至 10 天	与阿米巴痢疾相隔 1～2 周,数月至数年
病程	发病急并突然,脓毒症状重,衰竭发生较快	发病较缓,症状较轻,病程较长
肝	肝增大一般不明显,触痛较轻,一般无局部隆起,脓肿多发者多	肝增大与触痛较明显,脓肿多为单发且较大,常有局部隆起
血液检查	白细胞计数和中性粒细胞占比显著增高,少数血细菌培养阳性	血细胞计数增高不明显,血细菌培养阴性,阿米巴病血清试验阳性
大便检查	无溶组织阿米巴包囊或滋养体	部分患者可查到溶组织内阿米巴滋养体
胆汁	无阿米巴滋养体	多数可查到阿米巴滋养体
肝穿刺	黄白色或灰白色脓液能查到致病菌,肝组织为化脓性病变	棕褐色脓液可查到阿米巴滋养体,无细菌,肝组织可有阿米巴滋养体
试验治疗	抗阿米巴药无效	抗阿米巴药有效

3.膈下脓肿

膈下脓肿常继发于腹腔继发性感染,如溃疡病穿孔、阑尾炎穿孔或腹腔手术之后。本病全身症状明显,但腹部体征轻;X 线检查肝向下推移,横膈普遍抬高和活动受限,但无局限性隆起,可在膈下发现液气面;B 超提示膈下液性暗区而肝内则无液性区;放射性核素肝扫描不显示肝内有缺损区;MRI 检查在冠状切面上能显示位于膈下与肝间隙内有液性区,而肝内正常。

4.胰腺脓肿

本病早期为急性胰腺炎症状。脓毒症状之外可有胰腺功能不良,如糖尿、大便中有未分解的脂肪和未消化的肌纤维。肝增大甚轻,无触痛。胰腺脓肿时膨胀的胃挡在病变部前面。B 超扫描无异常所见,CT 可帮助定位。

(七)治疗

本病的病程长,患者的全身情况较差,常有贫血和营养不良,故应加强营养和支持疗法,给予高糖类、高蛋白、高维生素和低脂肪饮食,必要时可补充血浆及清蛋白,同时给予抗生素治疗,最主要的是应用抗阿米巴药物,并辅以穿刺排脓,必要时采用外科治疗。

1.药物治疗

(1)甲硝唑(灭滴灵):为首选治疗药物,视病情可给予口服或静脉滴注,该药疗效好,毒性小,疗程短,除妊娠早期均可适用,治愈率70%～100%。

(2)依米丁(吐根碱):由于该药毒性大,目前已很少使用。对阿米巴滋养体有较强的杀灭作用,可根治肠内阿米巴慢性感染。本品毒性大,可引起心肌损害、血压下降、心律失常等,此外,还有胃肠道反应、肌无力、神经闪痛、吞咽和呼吸肌麻痹,故在应用期间,每天测量血压,若发现血压下降应停药。

(3)氯喹:本品对阿米巴滋养体有杀灭作用。口服后肝内浓度高于血液200～700倍,毒性小,疗效佳,适用于阿米巴性肝炎和肝脓肿。成人口服第1、第2天每天0.6 g,以后每天服0.3 g,3～4周为1个疗程,偶有胃肠道反应、头痛和皮肤瘙痒。

2.穿刺抽脓

经药物治疗症状无明显改善者,或脓腔大或合并细菌感染病情严重者,应在抗阿米巴药物应用的同时,进行穿刺抽脓。穿刺应在B超检查定位引导下和局部麻醉后进行,取距脓腔最近部位进针,严格无菌操作。每次尽量吸尽脓液,每隔3～5天重复穿刺,穿刺术后应卧床休息。如合并细菌感染,穿刺抽脓后可于脓腔内注入抗生素。近年来也加用脓腔内放置塑料管引流,收到良好疗效。患者体温正常,脓腔缩小为5～10 mL后,可停止穿刺抽脓。

3.手术治疗

常用术式有两种。

(1)切开引流术:下列情况可考虑该术式。①经抗阿米巴药物治疗及穿刺抽脓后症状无改善。②脓肿伴有细菌感染,经综合治疗后感染不能控制。③脓肿穿破至胸腔或腹腔,并发脓胸或腹膜炎。④脓肿深在或由于位置不好不宜穿刺排脓治疗。⑤左外叶肝脓肿,抗阿米巴药物治疗不见效,穿刺易损伤腹腔脏器或污染腹腔。在切开排脓后,脓腔内放置多孔乳胶引流管或双套管持续负压吸引。引流管一般在无脓液引出后拔除。

(2)肝叶切除术:对慢性厚壁脓肿,引流后腔壁不易塌陷,遗留难以愈合的无效腔和窦道者,可考虑做肝叶切除术。手术应与抗阿米巴药物治疗同时进行,术后继续抗阿米巴药物治疗。

(八)预后

本病预后与病变的程度、脓肿大小、有无继发细菌感染或脓肿穿破以及治疗方法等密切相关。根据国内报道,抗阿米巴药物治疗加穿刺抽脓,病死率为7.1%,但在兼有严重并发症时,病死率可增加1倍多。本病可以预防,主要是防止阿米巴痢疾感染。只要加强大便管理,注意卫生,对阿米巴痢疾进行彻底治疗,阿米巴肝脓肿是可以预防的。即使进展到阿米巴肝炎期,如能早期诊断、及时彻底治疗,也可预防肝脓肿的形成。

第十节　原发性肝癌

肝癌即肝脏恶性肿瘤,可分为原发性和继发性两大类。原发性肝脏恶性肿瘤起源于肝脏的上皮或间叶组织,前者称为原发性肝癌,是我国高发、危害极大的恶性肿瘤;后者称为肉瘤,与原发性肝癌相比较为少见。继发性或称转移性肝癌是指全身多个器官起源的恶性肿瘤侵犯肝脏,多见胃、胆道、胰腺、结直肠、卵巢、子宫、肺、乳腺等器官恶性肿瘤的肝转移。近年,肝癌外科治疗的主要进展包括早期切除、难切部位肝癌的一期切除和再切除、不能切除肝癌的二期切除、姑息性外科治疗、肝移植等。小肝癌治疗已由单一切除模式转变为切除为主的多种方法的合理选用。

一、流行病学

(一)发病率

原发性肝癌较之继发性肝癌虽为罕见,但在我国其实际发病率却远较欧美为高。据Charache统计,美洲原发性肝癌与继发性肝癌之比为 1:(21～64),Bockus 估计则在 1:40左右,但在我国,原发性肝癌与继发性肝癌之比则通常在 1:(2～4)。

患者大多为男性,其与女性之比为(6～10):1。多在中年前后发病,以 30～50 岁最多见,20～30 岁者次之,其发病年龄较一般癌瘤为低。文献中报道的原发性肝癌,最小患者仅为4个月的婴儿。我国学者报道,男女发病比为3.3:1,年龄最小者为 12 岁,最大者 70 岁,绝大多数患者(50/57 例,87.7%)在 30～59 岁。

(二)病因

不同地区肝癌的致病因素不尽相同。在我国病毒性肝炎(乙型和丙型)、食物黄曲霉毒素污染以及水污染,被认为是主要的危险因素。另外,饮酒、肥胖、糖尿病、吸烟、遗传等因素,也可能发挥重要作用。

1.肝炎病毒

在已知的肝炎病毒中,除甲型、戊型肝炎病毒外,均与肝癌有关。乙肝病毒(HBV)感染与肝癌发生的密切关系已被诸多研究证实。在发达国家肝癌患者血清中丙肝病毒(HCV)流行率超过 50%。对于 HBV 与 HCV 合并感染者,发生肝癌的危险性进一步增加,因为两者在发生过程中具有协同作用。

2.慢性炎症

任何病变可导致肝脏广泛炎症和损害者,均可能引起肝脏的一系列变化,最后导致肝癌发生。Sanes 曾观察到在肝内胆管结石及胆管炎的基础上发生胆管细胞癌的事实。Stewart 等则曾结扎实验动物的肝胆管使发生胆汁积滞,结果导致胆管黏膜的乳头状及腺瘤样增生,且伴有明显的核深染色及丝状分裂现象。

3.肝寄生虫病

肝寄生虫病与肝癌的发生可能有关,它可能先引起肝脏的硬化,再进而发生癌变;也可能是由于肝细胞直接受到刺激的结果。但不少学者也注意到在印度尼西亚爪哇地方肝癌很常见,而该地无血吸虫流行,在埃及则血吸虫病颇多而肝癌鲜见,因此肝寄生虫病与肝癌的关系尚有待进一步研究。

4.非酒精性脂肪变性肝炎(NASH)

近年的研究表明,肥胖、2 型糖尿病和非酒精性脂肪变性肝炎,导致肝脏脂肪浸润,进而造成 NASH,并与肝癌的发生发展有关。美国学者报道,NASH 致肝硬化患者的肝癌发生危险率增加。多因素回归分析显示,年龄大和酒精饮用量是 NASH 相关肝硬化患者发生肝癌的独立影响因素,与非饮酒者相比,规律饮酒者的肝癌发生危险率更高(风险比为 3.6)。

5.营养不良

长期营养不良,特别是蛋白质和B族维生素缺乏,使肝脏易受毒素作用,最终导致肝癌。

6.其他因素

霉菌毒素中的黄曲霉毒素对实验动物有肯定的致癌作用,故人类如食用被黄曲霉毒素污染的花生或其他粮食制品,也可引起肝癌。先天性缺陷及种族或家族的影响,也可能与某些肝癌的发生有关。

二、病理

(一)大体分型

1.结节型

肝脏多呈硬化,但有结节性肿大;其结节为数众多,常在肝内广泛分布,直径自数毫米至数厘米不等,颜色也有灰黄与黲绿等不同。

2.巨块型

肝脏往往有明显增大,且包有一个巨大的肿块,该肿块大多位于肝右叶,在肿块的周围或表面上则有继发的不规则突起。

3.弥散型

肝脏大小多正常,有时甚至反而缩小,似有广泛的瘢痕收缩。肝表面有无数的细小结节,外观有时与单纯的肝硬化无异,只有用显微镜检查方可确认。

我国最新的肝癌诊治专家共识,将肝癌分为 5 型:①弥漫型;②巨块型,瘤体直径>10 cm;③块状型,瘤体直径在 5~10 cm;④结节型,瘤体直径在 3~5 cm;⑤小癌型,瘤体直径<3 cm。

(二)组织学分型

以组织学论之,则原发性肝癌也可以分为以下 3 类。

1.肝细胞癌

一般认为是由实质细胞产生,占肝癌病例的 90%～95%,主要见于男性。其典型的细胞甚大,呈颗粒状,为嗜酸性,排列成索状或假叶状,于同一病例中有时可见结节性增生、腺瘤和肝癌等不同病变同时存在,且常伴有肝硬化。

2.胆管细胞癌(恶性胆管瘤)

可能由肝内的胆管所产生,患者以女性为多。其肿瘤细胞呈圆柱状或立方形,排列成腺状或泡状。

3.混合型肝癌

混合型肝癌即上述两种组织之混合,临床上甚为罕见。

上述组织学上之不同类别与肉眼所见的不同类型之间并无明显关系;不论是何种组织型,肿瘤都可呈巨块型,或者分布在整个肝脏中。总的说来,原发性肝癌绝大多数是肝细胞癌,主要见于男性,而在女性则以胆管细胞癌为多见。

由于肿瘤细胞的侵袭,肝内门静脉和肝静脉内可有血栓形成,因此约 1/3 的肝癌病例可有肝外的远处转移,以邻近的淋巴结和肺内最多,肋骨或脊柱次之,其他的远处转移则属罕见。远处转移,以肝细胞癌发生较早,而胆管细胞癌发生肝外转移者少见。

三、临床表现

原发性肝癌的临床表现极不典型,其症状一般不明显,特别是在病程早期。而其病势的进展则一般多很迅速,通常在数星期内即呈现恶液质,往往在几个月至 1 年内衰竭死亡。临床症状主要是两个方面:①肝硬化的表现,如腹水、侧支循环的发生、呕血及肢体水肿等;②肿瘤本身所产生的症状,如体重减轻、周身乏力、肝区疼痛及肝肿大等。

根据患者的年龄不同、病变之类型各异,是否合并有肝硬化等其他病变也不一定,故总的临床表现可以有甚大差别。一般患者可以分为 4 个类型。①肝硬化型:患者原有肝硬化症状,但近期出现肝区疼痛、肝肿大、肝功能衰退等现象;或者患者新近发生类似肝硬化的症状如食欲减退、贫血清瘦、腹水、黄疸等,而肝肿大则不明显。②肝脓肿型:患者有明显的肝肿大,且有显著的肝区疼痛,发展迅速和伴有发热及继发性贫血现象,极似肝脏的单发性脓肿。③肝肿瘤型:此型较典型,患者本属健康而突然出现肝肿大及其他症状,无疑为一种恶性肿瘤。④癌转移型:临床上仅有肿瘤远处转移的表现,而原发病灶不显著,不能区别是肝癌或其他恶性肿瘤;即使肝肿大者也往往不能鉴别是原发性还是继发性肝癌。

上述 4 种类型以肝肿瘤型最为多见,约半数患者是以上腹部肿块为主诉,其次则为肝脓肿型,1/3 以上的病例有上腹部疼痛和肝肿大。肝癌的发生虽与肝硬化有密切关系,但临床上肝癌患者有明显肝硬化症状者却不如想象中的多见。

(一)症状

肝癌患者虽有上述各种不同的临床表现,但其症状则主要表现在全身和消化系统两个方面。60%～80%的患者有身体消瘦、食欲减退、肝区疼痛及局部肿块等症状;其次如乏力、腹胀、发热、腹泻等也较常见,30%～50%的患者有此现象;而黄疸和腹水则较国外报道少,仅约20%的患者有此症状。此外还可以有恶心、呕吐、水肿、皮肤或黏膜出血、呕血及便血等症状。

(二)体征

患者入院时约半数有明显的慢性病容(少数可呈急性病容)。阳性体征中以肝肿大最具特征,几乎每个病例都有肝肿大,一般在肋下 5～10 cm,少数可达脐平面以下。有时于右上腹或中上腹可见饱满或隆起,扣之有大小不等的结节(或肿块)存在于肝脏表面,质多坚硬,并伴有各种程度的压痛和腹肌痉挛,有时局部体征极似肝脓肿。唯当腹内有大量腹水或血腹和广泛性的腹膜转移时,可使肝脏的检查发生困难,而上述体征就不明显。约 1/3 的患者伴有脾肿大,多数仅可扣及,少数亦可显著肿大至脐部以下。20%的患者有黄疸,大多为轻、中度。其余肝硬化的体征如腹水、腹壁静脉曲张、蜘蛛痣及皮肤黏膜出血等时能发现,约 40%的患者可出现腹水,比较常见。

上述症状和体征不是每例原发性肝癌患者都具有,相反有些病例常以某几个征象为其主要表现,因而于入院时往往被误诊为其他疾病。了解肝癌可以有不同类型的表现,可减少诊断上的错误。

(三)少见的临床表现

旁癌综合征为肝癌的少见症状,如红细胞增多症、低血糖等。红细胞增多症占肝癌患者的10%左右,可能与肝细胞癌产生促红细胞生成素有关。低血糖发生率为 10%左右,可能与肝癌细胞可异位产生胰岛素或肝癌巨大影响肝糖的储备有关。但近年临床上肝癌合并糖尿病者并不少见。

(四)转移

肝癌的血行转移较多。侵犯肝内门静脉可致肝内播散;侵入肝静脉则可播散至肺及全身其他部位。肺转移常为弥散多个肺内小圆形病灶,也有粟粒样表现或酷似肺炎和肺梗死者,如出现在根治性切除后多年者,则常为单个结节。肺转移早期常无症状,以后可出现咳嗽、痰中带血、胸痛、气急等症状。骨转移在晚期患者中并不少见,肾上腺、脑、皮下等转移也可见到。骨转移常见于脊椎骨、髂骨、股骨、肋骨等,表现为局部疼痛、肿块、功能障碍等,病理性骨折常见。脑转移可出现一过性神志丧失而易误诊为脑血管栓塞。肝癌也可经淋巴转移至附近的淋巴结或远处淋巴结,常先见于肝门淋巴结,左锁骨上淋巴结转移时有发现。肝癌还可直接侵犯邻近器官组织,如膈、胃、结肠、网膜等。如有肝癌结节破裂,则可出现腹膜种植。

(五)并发症

常见的并发症包括肝癌结节破裂、上消化道出血、肝功能障碍、胸腔积液、感染等。

(六)自然病程

过去报道肝癌的平均生存期仅 2~5 个月,但小肝癌研究提示,肝癌如同其他实体瘤一样也有一个较长的发生、发展阶段。复旦大学肝癌研究所资料显示,肝癌的自然病程至少两年。如果从患者患肝炎开始,由最早证实乙型肝炎开始至亚临床肝癌的发生,中位时间为 10 年左右。

四、实验室检查

肝癌的实验室检查包括肝癌及其转移灶,肝病背景,患者的免疫功能,其他重要脏器的检查等,其中肝癌标志物占最重要的地位。

(一)甲胎蛋白(AFP)

1956 年 Bergstrand 和 Czar 在人胎儿血清中发现一种胚胎专一性甲种球蛋白,现称甲胎蛋白。这种存在于胚胎早期血清中的 AFP 在出生后即迅速消失,如重现于成人血清中则提示肝细胞癌或生殖腺胚胎癌。此外,妊娠、肝病活动期、继发性肝癌和少数消化道肿瘤也能测得AFP。至今,AFP 仍为肝细胞癌诊断最好的肿瘤标志物,其引申包括 AFP 的异质体与单抗。我国肝癌患者 60%~70% AFP 高于正常值。如用免疫反应或其他方法测得患者血内含有此种蛋白,要考虑有原发性肝细胞癌可能,而在胆管细胞癌和肝转移性癌则不会出现此种异常蛋白。试验的准确性仅为 70%~80%,但本试验一般只有假阴性而极少假阳性。换言之,原发性肝癌患者 AFP 测定有可能为阴性,而试验阳性者则几乎都是肝癌患者,这对肝细胞癌与其他肝病的鉴别诊断有重要意义。

(二)其他实验室检查

随着病情的发展,多数患者可有不同程度的贫血。白细胞计数虽多数正常,但有些病例可有明显增加。有研究发现 207 例肝癌中有 2 例呈类白血病反应,中性粒细胞分别占 95% 与99%,且细胞内出现毒性颗粒。

各种肝功能试验在早期的原发性肝癌病例多无明显变化,仅于晚期病例才见有某种减退。总体来说,肝功能试验对本病的诊断帮助不大。

五、影像学检查

(一)超声检查

肝癌常呈"失结构"占位,小肝癌呈低回声占位,周围常有声晕;大肝癌或呈高回声,或呈高低回声混合,并常有中心液化区。超声可明确肝癌在肝内的位置,尤其是与肝内重要血管的关系,以利指导治疗方法的选择和手术的进行,并有助了解肝癌在肝内以及邻近组织器官的播散与浸润。通常大肝癌周边常有卫星结节,或包膜不完整。超声显像还有助了解门静脉及其分支、肝静脉和下腔静脉内有无癌栓,对指导治疗选择和手术帮助极大。

(二)计算机断层扫描(CT)

CT在肝癌诊断中有助提供较全面的信息,除肿瘤大小、部位、数目外,还可了解肿瘤内的出血与坏死,其分辨力与超声显像相仿;有助于提示病变性质,尤其增强扫描,有助鉴别血管瘤。通常肝癌多呈低密度占位,增强扫描后病灶更为清晰。近年出现的螺旋CT,对多血管的肝癌,动脉相时病灶明显填充。肝癌典型的CT强化方式为"早出早归"或"快进快出"型。CT肝动脉—门静脉显像在肝癌诊断中的价值也得到重视,碘油CT有可能显示0.5 cm的肝癌,即经肝动脉注入碘油后7~14天再做CT,则常可见肝癌结节呈明显填充,既有诊断价值,又有治疗作用。CT还有助了解肝周围组织器官是否有癌灶。CT的优点是提供的信息比较全面,缺点是有放射线的影响,且价格比超声高。

(三)磁共振成像(MRI)检查

MRI检查的优点是能获得横断面、冠状面和矢状面三维图像;对软组织的分辨较好;无放射线影响;与肝血管瘤的鉴别有特点;不需要增强即可显示门静脉和肝静脉分支。通常肝癌结节在 T_1 加权呈低信号强度,在 T_2 加权呈高信号强度。但也有不少癌结节在 T_1 呈等信号强度,少数呈高信号强度。肝癌有包膜者在 T_1 加权呈肿瘤周围有一低信号强度环,而血管瘤、继发性肝癌则无此包膜。有癌栓时 T_1 呈中等信号强度,而 T_2 呈高信号强度。

(四)放射性核素显像

正电子发射计算机断层扫描(PET-CT)的问世是核医学发展的一个新的里程碑,是一种无创性探测生理、生化代谢的显像方法。有助于了解肿瘤代谢,研究细胞增殖,进行抗癌药物的评价以及预测复发等。PET-CT是将PET与CT融为一体的成像系统,既可由PET功能显像反映肝占位的生化代谢信息,又可通过CT形态显像进行病灶精确解剖定位。[11]C-醋酸盐与18氟-脱氧葡萄糖结合可将肝癌探测敏感性提升到100%。

(五)肝动脉和门静脉造影

由于属侵入性检查,近年已不如超声显像与CT常用。通常仅在超声与CT仍未能定位的情况下使用。近年出现的数字减影血管造影(DSA)使其操作更为简便。肝癌的肝动脉造影的特征为肿瘤血管、肿瘤染色、肝内动脉移位、动静脉瘘等。肝动脉内注入碘油后7~14天做CT,有助于直径0.5 cm小肝癌的显示,但有假阳性。目前肝癌做肝血管造影的指征通常为临床怀疑肝癌或AFP阳性,而其他影像学检查阴性;多种显像方法结果不一;疑有卫星灶需做CT血管造影(CTA)者;需做经导管化疗栓塞者。

六、临床分期

国际抗癌联盟(UICC)关于肝癌的 T、N、M 分类主要依据体检、医学影像学和(或)手术探查。

T_0:无肿瘤。

T_1:单发肿瘤,无血管浸润。

T_2:单发肿瘤,有血管浸润;多发肿瘤,最大者直径$\leqslant 5$ cm。

T_3:多发肿瘤,最大者直径>5 cm,侵及门静脉或肝静脉的主要属支。

T_4:侵及除胆囊以外的邻近器官,穿透脏腹膜。

N_0:无区域淋巴结转移。

N_1:有区域淋巴结转移。

M_0:无远处转移。

M_1:有远处转移。

进一步分为Ⅰ～Ⅳ期。

Ⅰ期:$T_1 N_0 M_0$。

Ⅱ期:$T_2 N_0 M_0$。

ⅢA期:$T_3 N_0 M_0$。

ⅢB期:$T_4 N_0 M_0$。

ⅢC期:任何$T N_1 M_0$。

Ⅳ期:任何T任何$N M_1$。

七、治疗

肝癌一经确诊,多采用外科治疗。肝癌外科治疗的基本原则是既要最大限度切除肿瘤又要最大限度地保护剩余肝脏的储备功能。

(一)手术适应证

(1)患者一般情况好,无明显心、肺、肾等重要脏器器质性病变。

(2)肝功能正常或仅有轻度损害,肝功能分级属Ⅰ级;或肝功能分级属Ⅱ级,经短期护肝治疗后有明显改善,肝功能恢复到Ⅰ级。

(3)肝储备功能在正常范围。

(4)无广泛肝外转移性肿瘤。

(5)单发的微小肝癌(直径$\leqslant 2$ cm)。

(6)单发的小肝癌(2 cm$<$直径$\leqslant 5$ cm)。

(7)单发的向肝外生长的大肝癌(5 cm$<$直径$\leqslant 10$ cm)或巨大肝癌(直径>10 cm),表面较光滑,界限较清楚,受肿瘤破坏的肝组织少于30%。

(8)多发性肿瘤,肿瘤结节少于3个,且局限在肝脏的一段或一叶内。

(9)3～5个多发性肿瘤,超越半肝范围者,做多处局限性切除或肿瘤局限于相邻2～3个肝段或半肝内,影像学检查显示无瘤肝脏组织明显代偿性增大,达全肝的50%以上。

(10)左半肝或右半肝的大肝癌或巨大肝癌,边界清楚,第一、第二肝门未受侵犯,影像学检查显示无瘤侧肝脏明显代偿性增大,达全肝组织的50%以上。位于肝中央区(肝中叶,或Ⅳ、Ⅴ、Ⅷ段)的大肝癌,无瘤肝脏组织明显代偿性增大,达全肝的50%以上。Ⅰ段的大肝癌或巨大肝癌。肝门部有淋巴结转移,如原发肝脏肿瘤可切除,应做肿瘤切除,同时进行肝门部淋巴结清扫;淋巴结难以清扫者,术后可进行放疗。周围脏器(结肠、胃、膈肌或右肾上腺等)受侵犯,如原发肝脏肿瘤可切除,应连同肿瘤和受侵犯脏器一并切除。远处脏器单发转移性肿瘤,可同时做原发肝癌切除和转移瘤切除。

(二)手术操作要点

1.控制术中出血

目前方法有第一肝门暂时阻断法、褥式交锁缝扎法、半肝暂时阻断法、常温下全肝血流阻断法等,其中常用者为第一肝门暂时阻断法,采用乳胶管或普通导尿管套扎肝十二指肠韧带,方法简单且控制出血较满意。

2.无瘤手术原则

由于肝脏在腹腔内位置较高且深,暴露较困难,现虽有肝拉钩协助术野显露,但在游离肝脏过程中,有时难免使肝脏和肿瘤受到挤压,有可能增加肿瘤转移的机会。但外科医师在肝肿瘤切除过程中仍需尽量遵循无瘤手术原则,尽量不直接挤压肿瘤部位,在切肝前可在切除范围内切线和肿瘤边缘之间缝合2～3针牵引线,既有利于切线内管道显露和处理,又有利于牵拉肝实质后减少肝断面渗血,从而避免术者直接拿捏肿瘤。

3.肝断面处理

肝断面细致止血后上下缘或左右缘对拢缝合,对小的渗血点也可达压迫止血作用。如肝断面对拢缝合张力大,或邻近肝门缝合后有可能影响出入肝脏的血流,可采用大网膜或镰状韧带覆盖后缝合固定。近来对此类肝断面常涂布医用止血胶再用游离或带蒂大网膜覆盖,止血效果满意。

(三)术后并发症的预防和处理

1.术后出血

与术中止血不周、肝功能不佳引起的出血倾向、断面覆盖或对拢不佳等有关。术前要注意患者的凝血功能,术中争取缩短手术时间,对较大的血管要妥善结扎,断面对拢给予一定的压力且不留无效腔。一般保守治疗,若出血不止需探查。

2.功能失代偿

主要原因为肝硬化条件下肝切除量过大、术中失血过多、肝门阻断时间过长。处理包括足够的氧供,血与蛋白质的及时和足量补充及保肝治疗。

3.胆漏

左半肝和肝门区肝癌切除后多见。术中处理肝创面前必须检查有无胆漏,处理主要是充分引流。

4.膈下积液或脓肿

膈下积液或脓肿多见于右肝的切除,尤其是位于膈下或裸区者。主要与止血不佳,有胆漏或引流不畅有关。治疗主要是超声引导下穿刺引流。胸腔积液需考虑有无膈下积液或脓肿。

5.胸腔积液

胸腔积液多见右侧肝切除后。治疗主要是补充清蛋白和利尿,必要时抽胸腔积液。

6.腹水

腹水多见肝硬化严重者或肝切除量大者。处理为补充清蛋白和利尿。

第七章 神经外科疾病

第一节 颅内血肿

一、急性硬膜外血肿

硬膜外血肿（EDH）是发生于硬膜和颅骨之间的潜在腔隙的血肿。临床上急性 EDH 以颅脑外伤多见，且多发生于受重击局部，偶为自发因素引起。EDH 容易治疗，合并的脑损伤一般不重，如及时治疗常能取得良好的预后。随着现代 CT 影像的进步，对 EDH 的诊断快速而准确。

（一）发生率

EDH 占所有头部外伤患者的 10%～20%。头部外伤清醒以后恶化昏迷的患者中 EDH 占 17%。

（二）相关解剖

硬膜与颅骨联系较紧密，特别是在骨缝处。主要骨缝为冠状缝（额骨与顶骨）、矢状缝（双侧顶骨）和人字缝（顶骨与枕骨）。EDH 一般不超过骨缝。由于骨折线穿越上矢状窦或横窦，也可引起骑跨于窦上的巨大硬膜外血肿，这类血肿的不断扩张，多为硬脑膜与骨内板剥离后导致新的出血所致，而非仅由静脉压造成继续出血。EDH 最常见的部位是颞顶部，占 70%～80%。该部位骨质相对较薄，脑膜中动脉紧贴其内板。发生于额部、顶部和枕部的血肿各占 10% 左右，其中部分枕部 EDH 为横窦上下骑跨型。EDH 较少发生于矢状窦附近。

（三）病因和病理生理

创伤是最多见的原因，常为钝性伤，如交通事故、打击、坠落和其他意外。与急性硬膜下血肿、脑挫裂伤和弥漫性轴索损伤不同，EDH 不是头的相对运动所产生的，而是局部，主要是硬膜和颅骨血管破裂。EDH 的出血来源多见于硬膜血管的破裂，包括脑膜中动脉分支、静脉、硬膜静脉窦和颅骨血管（板障和颅骨导血管）等，颅骨骨折导致脑膜中动脉破裂是最常见的原因。少数 EDH 非创伤引起，包括颅骨感染性疾病、硬脑膜血管畸形和颅骨转移瘤，也可由凝血障碍所致，如终末期肝病、慢性酒精中毒、血小板功能障碍。

（四）临床表现

绝大多数 EDH 为创伤性，常伴有局部头皮裂伤、肿胀或挫伤，从而提示损伤的部位和可能的血肿部位。根据打击的力量以及出血速度不同，可表现为不同时限的原发昏迷。

1.意识障碍

由于原发性脑损伤程度不一，这类患者的意识变化有 3 种形式：①原发性脑损伤较轻，伤后无原发昏迷，至硬膜外血肿到一定程度后，开始出现意识障碍，这类患者容易漏诊；②原发性脑损伤略重，伤后曾一度昏迷，随后即完全清醒或有意识好转，但不久又再次昏迷，这类患者即所谓典型病例,EDH患者中的20%～50%有典型的中间清醒期,最初头部受力引起意识改变,意识恢复后,EDH继续增大,直至占位效应明显,引起颅内压增高,重新导致意识障碍,甚至形成脑疝,这类患者容易诊断;③原发性脑损伤严重,伤后即持续昏迷,颅内血肿的征象常被原发性脑挫裂伤或脑干损伤所掩盖,这类患者较易误诊。

2.颅内压增高

随着颅内压的增高,患者表现为头痛、呕吐、躁动等,进一步发展则可发生Cushing反应。经典的Cushing三联征是全身血压升高、心率变慢和呼吸抑制。主要是颅内压增高后脑灌注不足所致。此时,若使用抗高血压治疗可能引起脑缺血。血肿清除后可消除Cushing反应。等到衰竭时,则表现为失代偿,血压下降、脉搏细弱及呼吸抑制。

3.神经系统体征

单纯的硬膜外血肿,早期较少出现神经受损体征,仅在血肿形成压迫脑功能区时,才有相应的阳性体征。当血肿不断增大引起颞叶钩回疝时,患者不仅有意识障碍加深、生命体征紊乱,而且逐步出现患侧瞳孔散大、对侧肢体偏瘫等典型征象。如果患者伤后立即出现面瘫、偏瘫或失语等症状和体征,多为原发性脑损伤所致。偶尔因为血肿发展急速,造成早期脑干扭曲、移位并嵌压在对侧小脑幕切迹缘上,可引起不典型体征:对侧瞳孔散大、对侧偏瘫,同侧瞳孔散大、同侧偏瘫,或对侧瞳孔散大、同侧偏瘫。应立即借助辅助检查定位。

（五）实验室检查

必要的检查包括血细胞比容、血生化、凝血试验、血小板计数。严重头伤引起组织促凝血酶原激酶释放,导致DIC,必要时应补充相应的凝血因子。成年人发生EDH时,很少引起血细胞比容明显下降。婴幼儿的血容量小,同时硬膜外出血可经过颅缝扩展,导致明显的血液丢失,从而引起血流动力学不稳定,因此,应该监测血细胞比容。

（六）影像学检查

1.X线片

尽管CT扫描已逐步替代X线成为颅脑外伤的首选影像学检查,但颅骨X线片也能显示骨折线走行及是否跨越脑膜中动脉的血管沟等信息,提示可能的血肿部位。虽然骨折并不意味着EDH,然而,90%以上的EDH有颅骨骨折。儿童颅骨的可塑性较大,EDH时发生骨折的比例稍低。

2.CT扫描

CT是诊断EDH最精确而敏感的方法,其表现具有特征性。血肿受骨缝之间硬膜与颅骨内板的限制,在CT轴位上呈双面凸镜样,多表现为均匀一致的高密度,有时也可见部分区域由于血清渗出和新鲜出血而呈混杂密度。特急性出血可为低密度,可能表明有活动性出血。血肿中血红蛋白的量决定了射线吸收量。信号强度依时间而改变,急性期为高密度;2～4周时,变成等密度;时间更长,则变为低密度。头颅顶部(穹隆)和颅底(如中颅底)的出血少见,由于解剖位置的关系,其诊断较困难,容易漏诊,必要时行冠状CT扫描或MRI发现并判断血肿的位置和大小。

3.MRI

急性出血为等信号,故急性创伤不考虑行MRI检查,但对脑挫裂伤的检出率高于CT

扫描。

(七)诊断与鉴别诊断

应该强调早期诊断的重要性。急性硬膜外血肿的早期诊断应在颞叶钩回疝征象出现之前,而不是在昏迷加深、瞳孔散大之后,故临床观察殊为重要。当患者头痛呕吐加剧,躁动不安,血压升高,脉压加大或出现新的体征时,即应高度怀疑颅内血肿,及时进行影像学检查,包括 X 线颅骨平片、A 超、脑血管造影或 CT 扫描等。

(八)手术治疗

1.手术适应证

EDH 治疗决策取决于多种因素。当 EDH 具有占位效应并引起脑结构变形、脑疝形成和颅内压增高,或引起神经功能损害时,应积极手术治疗。并非所有的急性 EDH 需要立即手术清除血肿。如果病变小,患者神经系统功能良好,可密切观察患者并早期行 CT 扫描,若血肿体积增大或症状恶化,应手术清除血肿。

幕上 EDH 体积>30 mL,厚度>15 mm,中线移位>5 mm 均应手术清除血肿,符合上述血肿条件的患者多有意识恶化或定位体征。非手术治疗适应证为:幕上血肿体积<30 mL,厚度<15 mm,中线移位不超过 5 mm,GCS 评分>8 分且没有局部神经功能障碍;无意识恶化、眼底水肿及新病征出现;非颅中窝或颅后窝血肿。治疗措施应是在严密观察患者临床表现的前提下,采用降低颅内压、止血及活血化瘀药物治疗,须行 CT 做动态监测,尤其是伤后的前 24小时。

2.术前准备

CT 扫描后,尽快进入手术室,患者取仰卧位,注意三翼钉固定可能扩大已有的颅骨骨折。枕部或颅后窝血肿应取侧位、侧俯卧位或俯卧位。在不了解颈椎和颈髓情况时,应用硬的颈领固定。血肿位置也是重要的手术因素。颞叶血肿容易引起脑疝,导致病情迅速恶化。颅后窝血肿多为静脉窦破裂,代偿容积小,常要急诊清除血肿。通常采用骨窗开颅或骨瓣开颅术,便于彻底清除血肿、充分止血和必要时行硬膜下探查,是硬膜外血肿沿用已久的术式。骨窗开颅硬膜外血肿清除术适用于病情危急、已有脑疝来不及行影像学诊断及定位、直接送入手术室抢救的患者,先行钻孔探查,然后扩大成骨窗清除血肿。钻孔应先在瞳孔散大侧颞部骨折线的附近,有 60%~70% 的硬膜外血肿可被发现。探得血肿后按需要延长切口,扩大骨孔,排出血肿,并妥善止血。若清除血肿后硬脑膜张力仍高,或膨起或呈蓝色时应切开探查,以免遗漏硬脑膜下或脑内血肿。术毕,硬膜外置橡皮引流条,分层缝合头皮。颅骨缺损留待 2~3 个月之后择期修补。

3.手术方式

常规开颅,注意血肿位置。骨瓣打开后,即见血肿,清除血肿、出血点止血。静脉窦出血一般经过压迫止血,注意抬高床头,避免静脉空气栓塞。

(1)骨瓣开颅硬膜外血肿清除术:适用于大部分病例。由于 CT 扫描检查的普及,能很好了解血肿的部位、大小和伴随的脑损伤情况,并能动态观察血肿的变化,多数病例诊断明确。根据影像学检查结果,行骨瓣成形开颅术。血块可用吸引器吸去或用脑压板剔出。清除血肿同时寻找出血来源。来自静脉窦的出血一般只需用吸收性明胶海绵覆盖即能控制。较严重的静脉窦出血可用止血纱布、肌片、生物胶等止血。来自脑膜中动脉的出血则需用双极电凝、结扎控制;若出血来自脑膜中动脉进颅处,须将颞部脑膜自颅中窝底翻起,沿脑膜中动脉找到棘孔,用小棉粒将棘孔塞住。由于出血常来自脑膜中动脉,为了能及早将其控制,清除血肿时应从接近颅底之处开始,发现出血点后立即进行处理。待血肿清除后,用生理盐水冲洗创面,仔细检查有无出血点,并逐一止血,防止术后再出血。注意同时伴有其他颅内损伤,如硬膜下血肿或脑内血肿,必要时一并清除。仔细悬吊硬脑膜于骨窗外缘,回置骨瓣并固定,分层缝合头皮,硬膜外置引流管24~48小时。颅后窝的硬脑膜外血肿用枕下开颅术,皮肤切口采用一侧枕下直切口或正中直切口。找到血肿后按其大小和位置将骨孔扩大,清除血肿。

(2)骨窗开颅硬膜外血肿清除术:采用CT检查之前,经常采用钻孔探查,尤其是患者表现定位体征或症状迅速恶化时。现在的CT能快速扫描,一般不需要直接探查,除非患者颅内压极高、全身情况差、血流动力学不稳定。现在适用于病情危急、已有脑疝来不及行影像学诊断及定位、直接送入手术室抢救的患者,先行钻孔探查,然后扩大成骨窗清除血肿。如果患者表现为脑疝,应先在血肿部位快速钻孔,清除部分硬膜外血肿,使颅内压部分缓解。然后,开颅清除全部血肿。急性患者的症状如能提示血肿部位,则探查性钻孔先在该部位施行。如果症状不能提示血肿部位,可先探查颞部,因为这是最常发生血肿的所在。通过颧弓后1/3上方3~4 cm处的钻孔,一般能找到颞部血肿。但少数患者的血肿接近颅中窝底,所以探查时应注意颅底部分。如在颞部未发现血肿,可在额、顶和枕部依次钻孔进行探查。这些探查性钻孔的切口应能延长成减压骨窗,或可将各钻孔连接成骨片成形。如果这些钻孔仍未发现血肿,应当在对侧头部的相同部位进行探查。如果仍属阴性,最后应做枕下探查。清除血肿后,宜做硬膜小切口,探查硬膜下情况,发现硬膜下血肿一并清除之。清除硬膜外血肿后硬膜应松弛塌陷,脑压降低。如脑压仍高,或者患者病情全无改善甚或有所恶化,应考虑另有颅内血肿,或有脑水肿-脑肿胀存在,应在其他部位再做钻孔探查。

(3)钻孔穿刺清除硬膜外血肿:其适应证为病情相对稳定,出血量30~50 mL,经CT检查明确定位,中线移位达0.5 cm以上,无继续出血者。方法则按CT检查所示血肿最厚处,行锥孔或钻孔,然后插入吸引针管或放入带绞丝的碎吸针管。排出部分血液后再注入尿激酶,或尿激酶加透明质酸酶溶解残留的血凝块,反复数次,留管引流3~6天至CT复查血肿已排尽为度。该方法也可用于院前急救或脑内血肿的引流。

4.术后处理

患者通常放在监护病房直至病情稳定,处理好相关的颅内或全身损伤。行CT扫描,了解血肿清除的程度,并及时发现迟发性血肿。

(九)并发症

EDH引起颅内压增高,脑疝形成,大脑前和大脑后动脉闭塞,导致脑梗死形成。进一步的脑疝压迫脑干,引起Duret出血,多发生在脑桥。颞叶钩回疝所致的动眼神经麻痹常需要数月的时间来恢复。3岁以内的儿童,颅骨骨折可能导致蛛网膜囊肿、生长性骨折形成。长期脑搏动和膨出形成囊肿,使骨折不能愈合,硬膜撕裂范围扩大,骨折边缘也扩大。通常形成搏动性头皮包块。

（十）预后

尽管 EDH 治疗的终极目标是达到零病死率和 100％的良好功能预后,但报道的病死率为 9.4％～33％,平均约 10％。若患者生存,则术前的运动功能、Glasgow 昏迷评分和瞳孔反应与患者的功能预后显著相关。不合并脑损伤的单纯 EDH,只要迅速清除血肿,则预后极好。总之,EDH 是神经外科的紧急情况,需要密切的临床和影像学观察或手术清除。多数病例有颅骨骨折、脑膜中动脉分支破裂。快速的诊断和适当的处理使病死率极低,可获得良好的功能预后。

二、急性硬膜下血肿

急性硬膜下血肿(SDH)在伤后 72 小时内出现,一般发生在坠落、交通事故或打击伤以后。CT 扫描通常高密度。临床上,1 周以内的血肿表现为急性血肿,1 周以上的血肿表现为慢性血肿。急性 SDH 常与广泛的原发性脑损伤有关。弥漫性脑实质损伤与患者的预后密切相关,有报道显示急性 SDH 昏迷患者 82％有脑挫裂伤。

（一）发生率

急性 SDH 是颅脑损伤常见的继发损害,在重型颅脑外伤患者中发生率为 12％～29％,占全部颅内血肿的 40％左右。SDH 发生的男女比例为 3：1。急性 SDH 患者年龄比创伤患者的平均年龄大。一项研究发现,无急性 SDH 患者的平均年龄为 26 岁,而有 SDH 者为 41 岁。因此,头部外伤后,年长者更容易形成 SDH。这是由于年长者存在脑萎缩,在撞击的当时,桥静脉经受了更大的剪切力。

（二）病理生理

产生急性 SDH 的机制通常是颅骨受到高速撞击,引起脑组织相对于固定的硬膜结构移位,导致脑皮质血管撕裂,同时引起相关的脑挫裂伤、脑水肿和弥漫性轴索损伤。破裂的血管常是连接皮质表面和静脉窦的静脉,皮质静脉也可能被直接撕裂。皮质动脉破裂引起的急性 SDH 发生于轻度头部外伤时,可无脑挫裂伤。血肿来源如下。①来自脑挫裂伤。裂伤部位的皮质动脉和静脉破裂,血液流入硬脑膜下腔或先流入脑内形成脑内血肿,再穿破皮质流到硬膜下腔。在贯穿性脑损伤中,这些皮质裂伤位于损伤的途径中。在闭合性脑损伤中,这些皮质裂伤可位于冲击点或对冲点,前者在损伤暴力的着力部位(额、顶、枕和小脑),常伴有颅骨凹陷性骨折,后者常位于大脑额颞叶的尖底。由皮质裂伤所引起的硬膜下血肿常局限于损伤部位。②大脑皮质静脉在进入静脉窦处破裂。是额部或枕部受到暴力冲击,使大脑发生前后摇荡的结果。这些静脉损伤可位于大脑上静脉进入上矢状窦处、大脑下静脉支进入横窦和蝶顶窦处,或大脑中静脉支进入上岩窦处。所引起的血肿常分布于大脑凸面的较大范围。

加速性损伤所致脑挫裂伤,血肿多在同侧;而减速性损伤所引起的对冲性脑挫裂伤出血常在对侧;一侧枕部着力于对侧额、颞部前份发生硬膜下血肿,甚至同时并发脑内血肿;枕部中线着力易致双侧额极、颞尖部血肿;当头颅侧方打击时,可引起伤侧硬膜下血肿和(或)脑内血肿;头颅侧方碰撞或跌伤时,同侧多为硬膜下血肿和(或)硬膜外血肿,对侧可到单纯性和(或)复合型硬膜下血肿;前额部着力时,血肿往往都在额部,很少发生在枕部,而老年人则常引起单侧或双侧单纯性硬膜下血肿。一项研究中,皮质的破裂均发生于侧裂,患者年龄常较大,其中部分人有中间清醒期。

(三)临床表现

急性 SDH 的临床表现取决于血肿的大小和脑实质损伤的程度。应根据 Glasgow 昏迷评分来评价患者。神经系统表现为：①意识改变；②血肿侧瞳孔扩大；③瞳孔对光反射消失；④血肿对侧偏瘫。少见的表现有同侧偏瘫，可由血肿对侧脑实质直接损伤或大脑脚受压引起。视神经盘水肿或一侧或双侧展神经麻痹也可能出现。还应检查全身各系统，以排除合并伤。

1.症状与体征

急性者大多为复合型硬膜下血肿，故临床表现酷似脑挫裂伤，所不同的是进行性颅内压增高更加显著，超过了一般脑损伤后脑水肿反应的程度和速度。患者伤后意识障碍较为突出，常表现为持续性昏迷，并有进行性恶化，较少出现中间清醒期，即使意识障碍程度曾一度好转，也为时短暂，随着脑疝迅速形成又陷入深昏迷。亚急性者，由于原发性脑挫裂伤较轻，出血速度稍缓，故血肿形成至脑受压的过程略长，使颅内容积代偿性得以发挥，因此常有中间清醒期。不过神志恢复的程度，不像硬膜外血肿那样鲜明、清醒。颅内压增高症状：急性者，主要表现为意识障碍加深，生命体征变化突出，同时，较早出现小脑幕切迹疝的征象；亚急性者，则往往表现为头痛、呕吐加剧、躁动不安及意识进行性恶化，至脑疝形成时即转入昏迷。

2.局灶性体征

伤后早期可因脑挫裂伤累及某些脑功能区，伤后即有相应的体征，如偏瘫、失语、癫痫等。若是在观察过程中有新体征出现，是伤后早期所没有或是原有的阳性体征明显加重等，均应考虑颅内继发血肿的可能。

(四)实验室检查

在急性 SDH 形成中，需要排除并纠正凝血障碍，应检查凝血酶原时间(PT)、部分凝血活酶时间(APTT)和血小板计数。常规检查还包括血红蛋白、血电解质等。

(五)影像学检查

1.CT 平扫

怀疑急性 SDH 时，按照标准的高级创伤生命支持指南使患者稳定后，立即行 CT 扫描。急性 SDH 一般为月牙形高密度区，位于颅骨内板和脑表面，单侧多见。有时，急性 SDH 为等密度，见于下列情况：①患者血细胞比容低；②血肿为特急性(少于 1 小时)；③有活动性出血。SDH 的 CT 表现如下：第 1 周 SDH 为与脑组织相等的高密度；第 2 周、第 3 周，血肿表现为等密度；3 周以后血肿为低密度。表现为混杂密度的慢性 SDH 提示反复出血，在急性和慢性成分之间可见液平。

2.MRI

在诊断急性 SDH 中的应用价值不大，因为 MRI 需要花费较多的时间，且患者体内不能有金属异物。但 MRI 对于判断脑实质损伤和预后有价值，需要稳定和治疗任何威胁生命的病变以后方可进行。

(六)诊断与鉴别诊断

颅脑损伤后，原发昏迷时间较长或原发昏迷与继发性意识障碍互相重叠，表现为昏迷程度不断加深，并随之出现脑受压及颅内压增高的征象，应怀疑急性硬膜下血肿；若病情发展较缓慢，已为期 3 天至 3 周，有中间意识好转期，继而加重，出现颅内压增高症状，则提示可能伴有亚急性硬膜下血肿,应积极行 CT 扫描。

对小儿及老年人急性硬膜下血肿的诊断,应注意其临床表现各具特点:小儿脑受压症状出现较早、较重,有时脑挫裂伤不重但脑水肿或肿胀却很明显,容易发生癫痫和并发电解质紊乱等,但小儿神经系统再生能力强,若处理得当,可获得较好预后;急性硬膜下血肿若见于老年人对冲性特急血肿,出现双侧瞳孔散大、对光反射消失,则预后极差。老年人因血管硬化、脑萎缩,脑的活动度大,轻微头伤也可造成严重损害,而急性硬膜下血肿多属对冲性损伤,常伴有脑内血肿,虽然脑水肿反应不像青年人那么重,但组织修复能力差,恢复慢,并发症多,死亡率高。

亚急性硬膜下血肿中,有部分原发性脑损伤较轻、病情发展较缓的病例,可在严密的颅内压监护下或 CT 扫描动态观察下,采用非手术治疗获得成功。但治疗过程中如有病情恶化,即应改行手术治疗。

辅助检查主要依靠 CT 扫描,明确有无硬膜下血肿及了解其他损伤类型如脑内血肿、脑挫裂伤。颅骨 X 线平片检查,约有 50% 的患者可出现骨折,有一定的参考意义,但不如硬膜外血肿重要,可用作分析损伤机制。MRI 不仅能直接显示损伤程度与范围,还对处于 CT 等密度期的血肿有独到的效果,因红细胞溶解后高铁血红蛋白释出,T_1、T_2 均显示高信号,故有其特殊优势。此外,脑超声检查或脑血管造影检查对硬膜下血肿也有定位诊断价值。

(七)手术治疗

1.手术适应证

无论 Glasgow 昏迷评分评分如何,CT 轴位扫描时急性 SDH 厚度>10 mm,中线移位>5 mm,和(或)引起神经系统功能障碍,都应急诊手术清除血肿。急性 SDH 厚度<10 mm、没有明显的占位效应或神经体征时可密切观察患者并动态行 CT 扫描,若血肿体积增大或症状恶化,应手术清除血肿。

急性、亚急性硬膜下血肿无论手术与否,均须进行及时、合理的非手术治疗。小的急性 SDH 厚度<5 mm,无明显占位效应和神经症状,可临床观察。保守治疗的急性 SDH 可转变成慢性 SDH,应行系列 CT 扫描随访。SDH 导致脑疝时,立即给予甘露醇并急诊清除血肿,注意保持循环的稳定。过度通气可能引起脑缺血,使用时须慎重。患者还应输入新鲜的冷冻血浆(FFP)和血小板维持正常的凝血酶原时间和血小板计数>$100×10^9$/L。无占位效应和神经症状及体征的慢性 SDH 可行动态 CT 扫描,血肿可能消散。没有药物能使急性 SDH 快速消散,虽有个别急性硬膜下血肿可以自动消散,但为数甚少,不可存侥幸心理。事实上仅有少数亚急性硬膜下血肿的患者,如果原发脑损伤较轻,病情发展迟缓,始可采用非手术治疗。适应证为:神志清楚,病情稳定,生命征基本正常,症状逐渐减轻,无局限性脑压迫致神经功能受损表现,CT 扫描示脑室、脑池无显著受压,血肿在 40 mL 以下,中线移位不超过 10 mm,颅内压监护压力在 25~30 mmHg 以下。

2.术前处理

急性 SDH 患者发生创伤后癫痫的机会为 20%,因此可给予苯妥英钠预防早期创伤后癫痫(伤后 7 天)。7 天后停药,因不能预防后期的创伤后癫痫(伤后 1 周开始)。

急性硬膜下血肿病情发展急重,尤其是特急性病例,病死率高达 50%~80%。亚急性硬膜下血肿中,有部分原发性脑损伤较轻、病情发展较缓的病例,可在严密的颅内压监护或 CT

扫描动态观察下,采用非手术治疗获得成功。但治疗过程中如有病情恶化,均应手术治疗,任何观望、犹豫都是十分危险的。

3.手术方式

手术方式的选择须依病情而定,常用的手术方法有以下 3 种。

(1)钻孔冲洗引流术:根据 CT 显示血肿所在部位,行钻孔引流。此法优点为手术简便,节省时间,创伤性较小,大多数硬膜下血肿都可用此法清除。对于亚急性和慢性血肿,手术时出血已经停止,不存在止血问题,此法尤为适用。缺点是手术显露较差,如继续出血,常无法止血,较硬的凝血块因无法清除而残留。术前来不及定位的紧急钻孔探查,应根据致伤机制,结合患者临床表现推测血肿位置,按序钻孔。若属对冲性损伤应首先在颞前部钻孔,其次额部,然后顶部,使连接各切口能组成一个骨片成形术,这样就可能在钻孔冲洗法不能完全清除血肿或发现硬脑膜下有新鲜出血时,改做骨瓣成形术。若是直接冲击伤,则先在着力部,继而于对冲部位钻孔探查。发现血肿后用吸引器吸去血肿内容,用导尿管插入腔内冲洗。血肿清除后在低位留置引流管 1 根,持续引流 24 小时,分层缝合头皮。小儿急性硬膜下血肿囟门未闭者,可经前囟侧角穿刺反复抽吸逐渐排出,若属固态血肿则需钻孔引流或开颅清除血肿。

(2)骨瓣开颅术:适用于血肿定位明确的患者。经钻孔探查发现血肿呈凝块状,难以冲洗排出患者;于钻孔冲洗引流过程中有活动性出血患者;或于清除血肿后,脑组织迅速膨起,颅内压力又复升高患者。脑挫裂伤和脑内血肿并存常需手术处理,骨瓣开颅是唯一适宜的方法。其优点为手术显露较好,可以清除血肿并进行止血。但手术较复杂,可能费时较多,创伤较大,因此在病情紧急的患者中,最好先用钻孔法将血肿大部清除,等脑压下降、病情稳定后,再将钻孔连成骨瓣,进一步处理。手术方法与一般开颅术相同。开颅范围尽可能包括侧裂,因该处是破裂的皮质血管的主要所在。如同侧脑室存在血肿,行脑室穿刺引流或脑基底池引流。严重脑外伤患者,若同时行对侧脑室引流,当能使患者获益。术毕,如常缝合硬脑膜及头皮各层,硬膜外置引流 24 小时。若清除血肿后脑压又增高,应根据受伤机制估计可能的血肿部位,试行钻孔及探查。特别是额极、颞底部及脑内深部,术中 B 超检查有助于病变定位。在确定无其他血肿后,根据伤情行颞肌下减压术或去骨瓣减压术。有些急性患者伴有较严重的脑实质损伤,脑水肿较为严重,脑压很高。这时如骤然切开硬脑膜,有发生急性脑肿胀、脑膨出和血压骤降的危险。所以如发现脑压极高、硬脑膜极度紧张时,应先用降温和降压麻醉,然后再切开脑膜。切脑膜时先做小切口,放出血液后如脑压即行下降,再扩大切口做进一步处理。

(3)颞肌下减压及枕下减压术:在急性血肿中,用骨瓣成形清除血肿和严重破碎脑组织后,如果脑压较高,缝合硬脑膜较紧张,或者有严重脑挫裂伤,估计术后脑水肿较重时,为安全计,宜行减压术,硬膜敞开或行硬膜扩大成形术。有时甚至需要切除额极和颞极,行内减压,方能关颅。

1)颞肌下减压术:适用于幕上血肿。颞肌下减压术常于弃去骨瓣之后,将颞肌自颅骨表面充分剥离,咬除颞骨鳞部向下到颧弓水平、向前到额骨眶突后面的蝶骨大翼和顶骨相邻部,不超过颞肌覆盖面为度,使颞叶和部分额叶能有向外缓冲的空间,减轻侧裂血管及脑干的压迫。然后放射状剪开硬脑膜达骨窗边缘,缝合颞肌,颞肌筋膜不予缝合,以便减压。分层缝合头皮,不放引流。一般多行单侧减压,如有必要也可行双侧颞肌下减压。

2）枕下减压术：适用于颅后窝血肿。方法与一般颅后窝开颅术相同。用正中枕下皮肤切口作枕下减压骨窗。枕骨大孔后缘和寰椎后弓切除，硬脑膜切开。清除血肿后，硬脑膜不予缝合或行扩大成形术。缝合肌肉与皮肤，根据脑外伤程度和血肿清除情况决定是否行侧脑室穿刺或放置引流。急性和亚急性硬膜下血肿常伴有较严重的脑实质损伤，患者病情多较严重，因此术后还须给予积极的非手术治疗。由于同一原因，这两种血肿的死亡率均较高。死亡原因有脑实质损伤太重；手术过迟，手术不彻底，可能另有血肿尚未发现；全身性并发症如循环衰竭、肺炎、脑膜炎、休克等。

4.术后处理

急性 SDH 一般合并存在脑挫裂伤和水肿，应行颅内压（ICP）监测。清除急性 SDH 后，将ICP 控制在 20 mmHg 以下，维持脑灌注在 60～70 mmHg。清除急性血肿的 24 小时内，应常规行 CT 复查。如果术后 ICP 仍高，急诊 CT 扫描，了解是否重新形成 SDH 或其他血肿。术后随访复查凝血问题（凝血酶原时间、部分凝血活酶时间）和血小板，及时纠正，减少再出血的危险。如果患者病情稳定，可行脑 MRI 扫描，发现相关的脑实质损伤。急诊处理时一般只用CT。残留的急性 SDH 可变成无症状的慢性 SDH，术后或保守治疗的患者，均应动态 CT 扫描观察血肿是否完全消散。仔细地进行神经系统检查，了解患者病情是稳定、改善还是恶化。

（八）并发症

急性 SDH 常伴随脑实质损伤，可能导致 ICP 增高。术后血肿可能残留或复发，症状未消除时应再次手术清除。严重头部外伤后有多达 1/3 患者发生创伤性癫痫。手术后应密切注意脑膜炎或脑脓肿可能。

（九）预后

急性 SDH 的病死率约为 50%，近期文献报道为 36%～79%。多数患者未恢复到伤前功能水平，14%～40% 患者的结果较满意。高龄是重型脑外伤预后不良的独立因素，60 岁以上高龄患者预后不良率显著增加。<40 岁患者的病死率为 20%，而 40～80 岁患者的病死率为65%，>80 岁患者的病死率为 88%。受伤至手术的时间影响预后。急性硬膜下血肿若属老年人对冲性特急血肿，双瞳孔散大、对光反射消失，血肿小而病情重，则预后极差。Seelig 发现急性 SDH，在 4 小时内手术者，病死率为 30%，而 4 小时以上手术者，病死率为 90%。Wilberger发现有类似的结果。CT 扫描显示的脑损伤也是重要的预后因素，包括：①血肿体积；②中线结构移位的程度；③其他硬膜下病变；④基底池受压。术后 ICP 升高提示预后不良。病因是重要的预后因素。继发于皮质动脉破裂的急性 SDH，在迅速手术清除血肿后，预后较好。总之，急性 SDH 多伴有严重脑损伤，故治疗困难。

三、急性脑内血肿

急性脑内血肿在外伤时常见，少数为亚急性，特别是位于额、颞前份和底部的浅层脑内血肿，往往与脑挫裂伤及硬膜下血肿相伴发，临床表现较严重。深部血肿多见于脑白质内，是因脑受力变形或剪力作用致使深部血管撕裂出血而致，出血较少、血肿较小时，临床表现较缓。血肿较大时，位于脑基底节、丘脑或脑室壁附近的血肿，可向脑室溃破造成脑室内出血，病情往往重笃，预后不良。

（一）发生率

由于不同的损伤机制所引起的血肿部位不同，所以按部位来考虑时，发生频数也有一定规律。额颞叶前部的脑内血肿最为常见，约占80%；顶枕叶次之，占10%，剩下10%位于大脑深部、小脑和脑干。以发生部位定，对冲点血肿最为常见，着力点次之，大脑深部与脑干内血肿较少见。在贯穿性损伤中，脑内血肿可发生于损伤途径的任何部位。血肿可为单侧或双侧，双侧血肿或源于两侧额叶的对冲损伤，或为一侧着力点（顶枕叶）和对侧对冲点（额颞叶）的损伤。这些病理特点，在定位诊断尚未确定的病例中，对决定钻孔探查部位有一定意义。与血肿合并存在的头皮和颅骨损伤，通常提示损伤时的暴力着力情况，故对定位有一定帮助。老年患者因血管脆性增加，较易发生脑内血肿。

（二）病理生理

脑内血肿大多数由脑裂伤部位的出血所造成。在闭合性脑损伤中，脑裂伤可发生于暴力作用的着力部位或对冲部位。如果有较大和较深在的皮质血管损伤，出血流入白质中，即形成脑内血肿。对冲损伤所造成的血肿多位于额颞叶的尖底，着力点损伤可发生于任何部位（包括小脑）。这两种血肿较接近脑表面，常伴有硬膜下血肿。另一类血肿由大脑深部动脉（特别是脉络丛前动脉的分支）损伤所造成，血肿部位深在基底节丘脑一带。第四类血肿由Bollinger所提出，称为"迟发性卒中"。这种患者在外伤早期并无血肿症状，而在数周后突然发生卒中样的脑内出血，这类血肿也多位于额顶叶的深部。

血肿形成的初期仅为一血凝块，浅部者周围常与挫碎的脑组织相混杂，深部者周围有受压坏死、水肿的组织环绕。4天之后血肿开始液化，变为棕褐色陈旧血液，周围有胶质细胞增生，此时，手术切除血肿可见周界清楚，几乎不出血，较为容易。血肿的外形，按其存在时间久暂，可分为下述几个阶段：在最初1~2天由血液或血凝块所组成，其四周为水肿的脑组织。如果局部脑挫裂伤严重，则破碎的脑组织和血块混合，形成一种糜烂样的结构；4~5天后，血块和破碎脑组织开始液化，血肿转变为棕黄色的稠厚液体，同时四周有胶原纤维和神经胶质增生；至2~3周时，血肿表面有包膜形成，内储黄色液体，并逐渐成为囊性病变，相邻脑组织可见含铁血黄素沉着，局部脑回变平、加宽、变软，有波动感，已多无颅内压增高表现。这些形态特点使血肿在手术时甚易辨认。

（三）临床表现

脑内血肿的临床表现，依血肿的部位而定，位于额、颞前端及底部的血肿与对冲性脑挫裂伤、硬膜下血肿相似，除颅内压增高外，多无明显定位症状或体征。若血肿累及重要功能区，则可出现偏瘫、失语、偏盲、偏身感觉障碍以及局灶性癫痫等征象。因对冲性脑挫裂伤所致脑内血肿患者，伤后意识障碍多较持久，且有进行性加重，多无中间意识好转期，病情转变较快，容易引起脑疝。因冲击伤或凹陷骨折所引起的局部血肿，病情发展较缓者，除表现局部脑功能损害症状外，常有头痛、呕吐、眼底水肿等颅内压增高的征象。

（四）实验室检查

在急性脑内血肿形成中，需要并纠正排除凝血障碍，应检查凝血酶原时间（PT）、部分凝血活酶时间（APTT）和血小板计数。常规检查还包括血红蛋白、电解质等。

(五)影像学检查

1.CT 平扫

急性期90％以上的脑内血肿均可在 CT 平扫上显示高密度团块,周围有低密度水肿带,但2～4周时血肿变为等密度,易于漏诊,至4周以上时则呈低密度,又复可见。

2.MRI

能较好显示脑实质损伤情况,但急性期应根据需要和患者病情综合考虑,以免影响急诊救治。

(六)诊断与鉴别

急性及亚急性脑内血肿与脑挫裂伤硬膜下血肿相似,并且许多患者,特别是受伤机制严重如对冲伤,可能同时既有脑内血肿,又有硬膜下血肿。颅脑损伤后,随即出现进行性颅内压增高及脑受压征象时,即应进行 CT 扫描检查以明确诊断。发生脑疝等紧急情况来不及行头颅CT 扫描时,可根据致伤机制的分析行颞部或可疑部位钻孔探查,并行额叶及颞叶穿刺,避免遗漏脑内血肿,术中可采用超声定位。由于这类血肿多属复合性血肿,且常为多发性,故而根据受伤机制分析判断血肿的部位及行影像学检查。

(七)治疗

1.非手术治疗

外伤性脑内血肿多在损伤较严重时发生,表现为严重的颅内压增高,故无论手术与否,入院后应该及时给予脱水、利尿、止血、抗感染等治疗。在急性期血肿中,除大脑深部(中央灰质)和脑干内的出血体积较小,并常伴有生命中枢损伤,因而不是手术适应证外,其他部位血肿引起颅内压增高和神经症状时,只要手术可达,均应给予手术治疗。慢性血肿已变为液体,通常不表现颅内压增高,此时除非引起其他并发症,一般不必直接手术。有少部分脑内血肿虽属急性,但脑挫裂伤不重,血肿较小,不足 30 mL,临床症状轻,神志清楚,病情稳定,或颅内压测定不超过 25 mmHg 者,也可采用非手术治疗。对单纯性脑内血肿发展较缓的亚急性患者,则应视颅内压增高的情况而定,如呈进行性加重,有形成脑疝可能者,宜改为手术治疗。对少数慢性脑内血肿,已有囊变者,颅内压正常,则无须特殊处理,除非有难治性癫痫,一般不考虑手术治疗。

2.手术治疗

急性脑内血肿的治疗与急性硬膜下血肿相同,均属脑挫裂伤复合血肿,两者还时常相伴发。手术方法与外伤性急性硬膜下血肿类似。血肿主要为固体血块,往往合并脑挫裂伤和水肿较严重,可能有活动性出血,故多采用骨窗或骨瓣开颅术,于清除硬膜下血肿及破碎坏死脑组织后,探查额叶、颞叶脑内血肿,予以清除。如遇有清除血肿后颅内压降低不明显,应在脑表面挫伤严重、脑回膨隆变宽、触之有波动感处穿刺。少数脑内血肿可用钻孔穿刺,此时血肿内容以液体为主,其四周并无严重脑挫伤或水肿;血肿清除手术后可能残留的小凝块可液化吸收,一般不再引起临床症状,不需要再次手术。血肿破入脑室者,应行脑室穿刺引流。病情发展较急的患者预后较差,病死率高达 50％左右。

骨瓣成形术也与一般采用者相同。在血肿部位形成骨瓣后,如发现硬脑膜张力很高,则不宜骤然将之切开,以免发生急性脑膨出,引起脑组织嵌顿,加重已有的脑损伤。可在紧急脱水、利尿或适当过度换气等辅助措施下,在硬脑膜上切一小口进行穿刺,吸出血肿;或在血肿表面做 2～3 cm 长的直线脑膜切口,再同向切开暴露的脑皮质和白质,将血肿和破碎脑组织吸出部分后,再放射状剪开脑膜,清除血肿及其破碎脑组织。如果脑压仍未显著下降,则表明可能另有血肿存在,应在其他可疑部位另行钻孔探查。在急性期中,脑损伤较严重的患者术后常有脑水肿存在,因此须同时行减压术。

患者术后常有脑水肿存在,应给予积极的抗水肿治疗。癫痫是常见的并发症,应同时行抗癫痫治疗。定期随访,注意有无脑软化、癫痫灶形成、脑积水、脑穿通畸形等晚期改变发生。

(八)并发症

急性与亚急性脑内血肿患者常并有其他严重的脑挫裂伤,手术病死率较高,约为 45%。同时,后遗症也较多,诸如瘫痪、半身感觉减退、偏盲、智能减退、癫痫等的发生率,均较其他血肿为高。影响疗效的因素有患者的一般情况、脑损伤的程度、病变的部位以及手术及时与否等。慢性脑内血肿患者因已度过了脑损伤的急性阶段,故病死率较低。

四、颅后窝血肿

颅后窝血肿较少见,仅占颅内血肿的 3%～5%,其中颅后窝硬膜外血肿报道最多,少部分为颅后窝硬膜下血肿和脑内血肿。但由于颅后窝空间狭小,更容易发生脑干受压而致患者病情急剧恶化,因此一旦怀疑患者存在颅后窝损伤即应尽快行 CT 检查,明确诊断为颅后窝血肿后应引起高度重视。对于具有手术适应证的患者应尽快手术治疗。延误诊断或错过手术时机则可能导致患者预后不佳。

(一)颅后窝硬膜外血肿

文献报道颅后窝硬膜外血肿占全部硬膜外血肿的 1.2%～12.9%,是最常见的颅后窝损伤类型。由于颅后窝硬膜外血肿早期常缺乏特征性表现而易于延误诊治。近年来,随着神经影像学技术的发展和普及,颅后窝硬膜外血肿多能获得早期诊断和治疗,治疗效果和预后较过去已有明显提高。

1.发病机制

外伤性颅后窝硬膜外血肿常见于枕部着力伤,导致枕骨骨折,骨折线越过横窦时可造成横窦上下硬膜外血肿,即骑跨横窦型硬膜外血肿。某医院报道此类骑跨型血肿约占颅后窝硬膜外血肿的 60%。颅后窝血肿主要压迫小脑与枕叶,造成占位效应,但有学者曾于 1983 年报道横窦沟小型硬膜外血肿压迫横窦造成静脉回流障碍,并出现颅内压增高表现。某医院也有类似病例,发现后及时手术清除横窦区积血即可缓解颅内压增高。

2.临床分类与表现

(1)急性颅后窝硬膜外血肿:受伤后 3 天内发生,患者可出现剧烈头痛、呕吐频繁、血压升高、烦躁不安,具有典型急性颅内压升高表现,小脑共济失调。血肿巨大者可很快出现昏迷,双侧瞳孔散大,呼吸骤停,直至死亡。X 线片,可在汤氏位片上发现枕骨骨折或"人"字缝分离。CT 扫描可发现颅后窝高密度血肿影,骨窗位可见枕骨骨折。但应强调的是,多数患者症状较轻且缺乏特异性表现,因此对于头部外伤患者,特别是具有枕部受伤史和枕骨骨折的患者,更易发生颅后窝硬膜外血肿,应尽快行急诊 CT 扫描。

(2)亚急性与慢性颅后窝硬膜外血肿:亚急性血肿在伤后 4 天至 3 周发病,慢性血肿则在

3周后出现症状。此二类血肿病程长,病情发展慢,通常认为较急性病变预后好。枕乳部着力外伤,X线片发现"人"字缝分离或枕骨骨折,可有头痛、呕吐,查体常发现眼底水肿,少数患者可有眼球水平震颤或小脑共济失调,多数患者会去医院就诊并接受CT检查而确诊,很少出现误诊而危及生命。CT扫描可发现颅后窝混杂密度、等密度或低密度血肿。

3.手术治疗

(1)手术适应证。血肿压迫导致神经功能障碍和(或)CT检查具有占位效应的血肿均应手术治疗,包括中线结构移位、基底池受压或消失、第四脑室受压或消失、合并阻塞脑积水等。急性颅后窝硬膜外血肿的非手术治疗应慎重,对于CT扫描显示血肿量少,无明显占位效应,且无神经功能障碍的患者可在严密监护和影像学动态观察的基础上暂时给予非手术治疗。

(2)手术方法。

1)骑跨横窦型硬膜外血肿:清除血肿的原则是先清除横窦下方颅后窝硬膜外血肿,再清除横窦上方枕叶硬膜外血肿。患者全身麻醉,侧俯卧位,术前标记出中线与横窦等重要体表标志,做枕外隆凸与乳突根连线中点的纵行直切口,全层切开软组织达颅骨。首先于横窦下方钻一骨孔探查,确诊血肿后扩大骨窗,清除幕下血肿,迅速去除颅后窝的占位,解除小脑、脑干受压。然后于横窦上方钻一孔探查,彻底清除幕上血肿。多数血肿清除后无活动性出血,冲洗后安放引流管,术后1~2天拔除。若横窦损伤出血用吸收性明胶海绵压迫出血处几分钟,并缝合上下硬膜悬吊于横窦骨桥上。对横窦沟小血肿致颅内压升高者,应将压迫横窦的血块清除,必要时将血肿处颅骨咬去,以达彻底解除横窦受压、恢复横窦静脉血液回流之目的,多可获得满意的手术效果。

2)单纯性颅后窝硬膜外血肿:手术方法与骑跨血肿相同,但皮肤切口应偏下方,骨窗位于幕下。

(二)颅后窝硬膜下血肿和脑内血肿

1.发病机制

单纯颅后窝硬膜下血肿和小脑脑内血肿少见,常见于颅后窝粉碎性凹陷性骨折,小脑挫伤,小脑皮质小动脉、小静脉或回流的桥静脉损伤出血所致。颅后窝硬膜下与小脑脑内血肿多合并严重的脑干损伤,愈合极差。

2.临床表现

常见于严重的颅脑外伤患者,伤后立即昏迷,甚至呼吸困难、血压下降。CT扫描可发现颅后窝硬膜下血肿、小脑脑内血肿或混合血肿,第四脑室受压移位。如同时合并脑干损伤者大多很快死亡。

3.治疗

CT扫描确诊为颅后窝硬膜下血肿和(或)小脑脑内血肿,一般应立即手术清除,手术方法视血肿部位而设计切口,血肿清除后往往要做侧脑室穿刺外引流术。

五、慢性硬膜下血肿

慢性硬膜下血肿(SDH)病程一般>3周,在CT上呈低密度改变。慢性SDH好发于老年人,脑萎缩或任何其他原因的脑组织体积减小(如酒精中毒、卒中),在硬膜和脑表面形成空腔,有利于血肿的形成。少数慢性SDH病例来源于急性SDH。慢性硬膜下血肿占颅内血肿的

10%，为硬膜下血肿的 25%，双侧血肿的发生率较高。本病头部外伤轻微，起病隐袭，容易误诊。

(一)概况

慢性 SDH 发生率每年约 15.3/10 万人。近年研究报道发病率较以往报道有所增高，可能缘于影像学技术的发展及普及。男女发病比例约为 2：1。大多数患者的年龄在 50 岁以上。慢性 SDH 多数有轻微的头部外伤病史，但有 1/4～1/2 患者可无确切的外伤史。慢性 SDH 的危险因素包括慢性酒精中毒、癫痫、凝血障碍、蛛网膜囊肿、抗凝治疗、心血管疾病(如高血压、动脉硬化)、血小板减少等。在较年轻患者中以酒精中毒、凝血障碍和口服抗凝治疗较常见，年龄＜40 岁的患者合并蛛网膜囊肿更多见，而年长患者则以心血管疾病、动脉硬化和糖尿病为主。

(二)病理生理

近年来发现部分慢性硬膜下血肿可能源于外伤后硬膜下积液。由于硬脑膜与蛛网膜间隙分离扩大，其间充满脑脊液，周围硬脑膜边缘细胞开始增生并形成假膜，新生细小血管长入膜内，这些薄弱的微血管可能出血，成为慢性 SDH 出血和血肿逐渐增大的来源。部分慢性 SDH 可由急性 SDH 演变而来，急性血肿逐渐发生液化，血肿周围同样可形成假膜，长入的新生血管可反复出血，从而导致血肿逐步增大。目前多数认为血肿不断扩大，与患者脑萎缩、颅内压降低、静脉张力增高及凝血机制障碍等因素有关。开始时为硬膜与蛛网膜界面的分离，硬膜边缘细胞增生，产生了新的膜。电镜发现血肿内膜为胶原纤维，未见血管；外膜含有大量毛细血管网，其内皮细胞间的裂隙较大，基膜结构不清，有很高的通透性，在内皮细胞间隙处，尚可见到红细胞碎片、血浆蛋白和血小板，说明有漏血现象。Kawakami 发现慢性 SDH 内凝血和纤溶系统被过度激活，血小板凝集抑制，表现为不完全凝块和反复出血。产伤引起小儿慢性硬膜下血肿。

(三)临床表现

慢性硬膜下血肿起病常较隐匿，可表现为逐渐加重的意识障碍、失衡、认知功能不全、记忆缺失和运动障碍、头痛、失语等。慢性 SDH 的占位效应引起颅内高压、局部脑受压、脑循环受阻、脑萎缩及变性，癫痫发生率可较高。形成时间较长的血肿，其包膜可因血管栓塞、坏死及结缔组织变性，甚至发生钙化，长期压迫脑组织，促发癫痫，加重神经功能缺失。神经系统检查可表现为偏瘫、视神经盘水肿、偏盲或动眼神经功能障碍。以上表现多为非特异性，易与颅内肿瘤或正常颅压脑积水相混淆。60 岁以上患者，常表现为偏瘫、痴呆、精神异常和锥体束征阳性。年龄＜60 岁的患者，头痛常见。双侧慢性 SDH 占颅内血肿的 8.7%～32%。

(四)实验室检查

需进行凝血功能相关实验室检查，包括凝血酶原时间、部分凝血活酶时间和血小板计数等，以明确慢性 SDH 患者是否合并凝血功能障碍并予以纠正。其他常规检查还包括血红蛋白、血电解质等。

(五)影像学检查

1.CT 扫描

CT 平扫血肿通常为低密度或混杂密度，典型的占位效应包括中线结构移位和脑室受压，增强扫描时,慢性 SDH 的硬膜表现不同程度的增强。

2.MRI

MRI 能更加清楚地分辨血肿边界,对于 CT 扫描上难以区分的等密度血肿,MRI 有助于明确诊断。特别当 CT 上等密度血肿为双侧时,常可无明显中线移位,MRI 对于此类血肿的诊断尤其有帮助。

(六)诊断与鉴别诊断

由于 SDH 患者的头部损伤往往轻微,出血缓慢,加之老年人颅腔容积的代偿间隙较大,故常有短至数周、长至数月的中间缓解期,可以没有明显症状,当血肿增大引起脑压迫及颅内压升高症状时,患者早已忘记头伤的历史,或因已有精神症状、痴呆或理解能力下降,不能提供可靠的病史,所以容易误诊。因此,在临床上怀疑此症时,应尽早施行辅助检查,明确诊断。只要怀疑此病,行头颅 CT 或 MRI 多能确诊。

1.慢性硬脑膜下积液

又称硬脑膜下水瘤,多数与外伤有关,与慢性硬膜下血肿相似,有研究发现部分硬膜下积液发展成为慢性血肿。鉴别主要靠 CT 或 MRI,否则术前难以区别。

2.大脑半球占位病变

除血肿外其他尚有脑肿瘤、脑脓肿及肉芽肿等占位病变,均易与慢性硬膜下血肿发生混淆。区别主要在于无头部外伤史及较为明显的局限性神经功能缺损体征。确诊需借助 CT、MRI 或脑血管造影。

3.正常颅压脑积水与脑萎缩

这两种病变彼此雷同,又与慢性硬膜下血肿相似,均有智能下降或精神障碍。但上述两种病变均无颅内压增高表现,且影像学检查都有脑室扩大、脑池加宽及脑实质萎缩。

(七)手术治疗

1.手术适应证和禁忌证

(1)手术适应证:有症状的患者和(或)影像学上血肿具有占位效应的患者均应手术治疗。

(2)禁忌证:血肿量少且无占位效应、没有神经系统症状或体征可持续观察,并动态复查 CT 扫描。

2.手术方式

液化的慢性 SDH 通常经 1~2 孔引流。闭合引流系统放置 24~72 小时。床旁钻孔引流也是有效的治疗方法。非液化的慢性 SDH 仅通过钻孔不能充分减压,必须开颅清除。双侧慢性 SDH 必须双侧引流,通常一次手术,两侧钻孔。

(1)钻孔引流术:通常为首选方法,根据血肿的部位和大小选择 1 孔或 2 孔均可。于局部麻醉下,先于前份行颅骨钻孔或采用颅锥锥孔,进入血肿腔后即有陈旧血液及棕褐色碎血块流出,放置引流管,用生理盐水轻轻反复冲洗,直至冲洗液变清为止。术毕,进一步引流液态血肿。在 CT 监测下观察血肿引流情况和脑受压解除、中线结构复位程度。小儿慢性硬膜下血肿,前囟未闭者,可经前囟行硬膜下穿刺抽吸积血。选用针尖斜面较短的针头,经前囟外侧沿 45°斜行穿向额或顶硬膜下,进针 0.5~1.0 cm 即有棕褐色液体抽出,每次抽出 15~20 mL。若为双侧应左右交替穿刺,抽出血液常逐日变淡,血肿体积也随之减小,如有鲜血抽出或血肿不见缩小,则需开颅止血。

(2)骨瓣开颅血肿清除术:适用于包膜较厚或已有钙化的慢性硬膜下血肿。掀开骨瓣后,可见青紫增厚的硬脑膜。先切开一小孔,缓缓排出积血,待颅内压稍降后瓣状切开硬膜及紧贴其下的血肿外膜,一并翻开可以减少渗血。血肿内膜与蛛网膜易于分离,应予以切除,但不能用力牵拉,以免撕破内外膜交界缘,该处容易出血,可在近缘 0.5 cm 处剪断。妥善止血,分层缝合硬脑膜及头皮各层,血肿腔置管引流 3~5 天。

3.术后处理

无论是钻孔冲洗引流还是开颅手术切除,都有血肿复发的问题。常见的复发原因有:老年患者脑萎缩,术后脑膨起困难;血肿包膜坚厚,硬膜下腔不能闭合;血肿腔内有血凝块未能彻底清除;新鲜出血而致血肿复发。可采用头低位、卧向患侧,多饮水,给予充足的液体以帮助脑复张,不用强力脱水药,术后接引流袋,同时经腰脊穿刺或脑室注入生理盐水;术后做动态的 CT 观察,如果临床症状明显好转,即使硬膜下仍有积液,也不必再次手术。

4.随访

残留的急性 SDH 可变成无症状的慢性 SDH,术后或非手术治疗的患者,均应动态 CT 扫描观察血肿是否完全消散。仔细地进行神经系统检查,了解患者病情是稳定、改善还是恶化。检查凝血试验和血小板计数,降低再出血的危险。动态 CT 扫描,记录慢性 SDH 的消散情况。术前接受抗凝治疗的患者是否重新开始抗凝治疗,必须仔细权衡抗凝治疗的危险和利益。

(八)并发症

慢性 SDH 及手术相关并发症的发生率为 5.4%~19%,疾病相关并发症包括癫痫、肺部感染或其他部位感染等,手术并发症包括急性 SDH、脑内血肿、张力性气颅等。术后 4 天内 CT 扫描,92% 的患者有不同程度的血肿残留,但一般不影响症状改善。文献报道术后血肿复发而需再次手术率为 12%~22%,其中部分患者可能需多次手术。其中 2 例患者形成硬膜下积脓而行第 3 次手术。一组病例报道,慢性 SDH 手术后,4% 患者手术后的 3 天到 6 周形成对侧血肿。术后癫痫的发生率为 3%~10%,预防性抗癫痫是否能降低术后癫痫发生的风险尚不清楚,必要时可使用预防性抗癫痫药物。其他术后并发症还包括硬膜下积脓、脑脓肿和脑膜炎等。

(九)预后

慢性 SDH 的治疗结果与术前的神经功能相关。在出现严重的神经功能障碍之前进行早期诊断和治疗是改善预后的关键。一组 500 例慢性 SDH 研究显示,89.4% 的患者接受钻孔引流术后恢复良好,仅有2.2%的患者症状加重。

第二节 开放性颅脑损伤

开放性颅脑损伤是颅脑各层组织(头皮、颅骨、硬脑膜和脑组织)开放伤的总称,包括头皮开放伤、开放性颅骨骨折和开放性脑损伤。硬脑膜是一层坚韧的纤维膜,是防止颅内感染的重要屏障,遭受损伤而开放后导致脑组织与外界空气相通,是开放性颅脑损伤与闭合颅脑损伤的最重要区别。临床上习惯将颅腔与外界不相通,只有头皮开放伤或开放性颅骨骨折,而硬脑膜未破裂的颅脑损伤列入闭合性脑损伤。因此,开放性颅脑损伤实际上指的是开放性脑损伤。与闭合性脑损伤相比,开放性颅脑损伤具有易导致失血性休克和颅内感染概率较高等特点。颅底骨折如伴脑脊液漏或气颅时均有硬脑膜破裂,严格意义上来说属于开放性脑损伤,但由于一般不需要手术治疗,且脑脊液漏大多于数日内自然停止,故称为内开放性脑损伤,并按闭合性颅脑损伤进行处理。

根据不同的致伤原因,开放性颅脑损伤分为非火器性伤和火器性伤。

一、非火器性开放性颅脑损伤

非火器伤是非战时最常见的开放性伤型,因致伤原因、致伤方式、致伤物性质和致伤特点不同,其损伤机制、损伤情况也不同。一般可概括为打击伤和碰撞伤两大类。前者是锐器或钝器打击在相对静止的头部所致,后者则为移动的头颅碰撞在相对固定的物体上而造成。除头部的开放创伤之外,开放性颅脑损伤常有不同程度的脑对冲性损伤、剪应力性损伤和出血、水肿、感染等继发损害。

(一)致伤原因和损伤特点

1.锐器伤

刀、斧、匕首、剪、钉、钢筋、钢钎等造成的砍伤、刺伤、切割伤等均属锐器伤。切割伤创口常呈线性或条形,多较整齐,挫伤范围小;砍伤因暴力较大,尤其致伤物刃钝而宽厚时,切割夹杂有钝性打击,创口虽也呈条形,但欠整齐,软组织挫伤较重,颅骨也常呈条形碎裂,脑组织呈条带形损伤。锐器穿刺伤,创口较小而整齐,颅骨呈洞形骨折,脑组织伤道随刺入深度不同而不同,一般伤道较整齐,周围挫伤范围小。穿入颅内的致伤物,可将颅外组织碎片或异物带入伤道深部,伤及颅内血管、静脉窦可并发出血,伤道内或硬脑膜下形成血肿。有时致伤物可经眼眶、鼻腔等处戳入颅内,易致颅内污染,引起颅内感染。

2.钝器伤

棍棒、砖、石及钉锤、斧背等铁器打击形成钝器伤。长形的钝器多造成条状的头皮挫裂伤,创缘不整齐,颅骨呈粉碎性骨折伴条形凹陷,硬脑膜常被骨折片刺破,脑组织挫裂伤面积大,偶有一定程度的脑对冲伤。块状钝物常引起凹陷骨折或洞形骨折,伴不同程度的放射状线性骨折,裂伤往往呈三角形或星芒状,创缘不整,挫伤严重硬脑膜可有撕裂,颅骨碎片刺入脑内者较多。这类钝器损伤污染较重,创口内异物、毛发、泥沙常易致感染,颅内并发血肿的机会较多。有些细长的钝器,如竹筷、铅笔等也可经眼眶、鼻腔、额窦或上颌窦等骨质薄弱处戳入颅内,造成脑组织损伤及出血,污染较重者也可导致颅内感染。

3.撞击和坠落伤

快速运动的头颅撞击在有棱角或突起的固定物上,或自高处坠落头部撞击不平整地面或器物上时,均可造成冲击部位的开放性颅脑损伤。其创伤特点同钝器打击伤。但因其为减速伤,除冲击部位外,易合并有对冲性脑损伤或旋转性致伤的弥漫性轴索损伤。

(二)临床表现

1.局部体征

开放性颅脑损伤多有颅面部致伤史并可见明显创口。因致伤原因、暴力大小不一,产生损伤的程度和范围差别很大。创口多位于前额、额眶部,也可发生于其他部位,可为单发或多发,伤口整齐或参差不齐,有时沾有头发、泥沙及其他污物,有时骨折片外露,有时致伤物如刀、铁棒等嵌顿于骨折处或颅内。只要创口内有脑组织碎屑或脑脊液渗出,即可确定为开放性颅脑损伤。

头部软组织血供丰富,头部创口往往出血较多,如致伤物留置在创口内,检查时切勿撼动、拔除,以免引起出血。致伤物如已拔除,应注意创口小而遗漏颅内损伤的可能。创口深部有大量出血者,应考虑颅内有较大血管或静脉窦损伤。经眶穿透伤者,往往出现眼眶和眼结膜充血出血,眼球外突,并可伴有眼球运动障碍和视力减退或丧失。根据受伤部位、有无大量脑脊液流出,可以判断有无脑室穿通伤。门急诊检查伤口,严禁向深处探查,不可随意去除伤口内的碎骨片或异物,以防止引起大出血。

2.意识和生命体征改变

开放性颅脑损伤患者意识和生命体征变化差异较大,取决于脑损伤的情况。局限性穿透伤、切割伤如未伤及脑重要功能部位,未并发颅内血肿或大血管时多无意识障碍,或仅有短暂一过性意识障碍。如钝器伤、坠落伤、暴力较大时出现广泛脑损伤,患者可出现早期意识障碍。如各种损伤继发颅内出血、脑水肿、静脉窦压迫或破裂,则患者可在短暂清醒后出现逐渐加重的意识障碍。局限性穿透伤多无生命体征变化。如损伤范围较大,损伤严重,出血多,可出现休克,表现为脉搏细弱增快,血压偏低,患者面色苍白、出汗、烦躁不安等。

非火器伤出现休克时,应高度注意身体其他部位的合并伤,特别应重视胸内、腹内内脏,脊柱、骨盆及大的骨折等合并伤存在。脑损伤严重者,常伴有颅内出血、急性脑水肿或肿胀,急性颅内压增高。除非有严重休克,一般不表现低血压、脉速等体征,而常表现为血压升高、缓脉和呼吸频率改变。当手术减压时可突然出现血压下降等休克表现,应注意对此类患者的预防性处理,防止血压过低及较长时间的低血压而加重脑损伤。

3.脑局部损伤症状

根据损伤部位和范围不同,可表现出不同的脑功能损伤症状,如肢体偏瘫、失语、癫痫、同向偏盲、感觉障碍、精神障碍等。其中,外伤性癫痫发生率显著高于闭合性损伤。如伤及脑神经,则可表现相应的脑神经损伤症状。伤及脑干或丘脑下部时,患者常有去大脑强直及高热等表现。

4.颅内压增高症状

当损伤范围较大引起较重脑挫伤,或继发颅内血肿时常可表现出颅内压增高症状(头痛、呕吐、视物模糊等)。当有颅骨骨折缺损,硬膜裂口较大时,血液、脑脊液及破碎、液化坏死的脑组织可经伤口流出,或有脑膨出,颅内压在一定程度上可获得缓解;而创口较小的开放性颅脑损伤,与闭合性颅脑损伤一样,可出现颅内压升高征象,甚至发生脑疝。

5.并发症

最常见为颅内感染和癫痫。开放性颅脑损伤过程中常有异物、骨片、毛发被带入颅内,若未能得到及时清创,极易并发颅内感染。初期多为脑膜炎及化脓性脑炎,患者常有头痛、呕吐、颈强直、高热等毒性反应,晚期则多形成脑炎、脑脓肿。伤后早期癫痫可能与损伤激惹脑皮质有关,如局限性凹陷性骨折、急性硬膜下血肿、脑挫伤、蛛网膜下隙出血等。晚期癫痫则常与颅内感染、脑膜瘢痕有关。

(三)诊断及辅助检查

1.诊断

通过对头颅的受伤经过和致伤方式的询问,对伤处的观察,包括伤口大小、有无脑脊液漏出及脑碎片溢出,结合对客观体征的检查,多数情况下可做出明确诊断,并对伤情进行初步评价。

2.辅助检查

(1)X线检查:对于了解颅骨骨折的部位、类型、骨折线走向、破坏程度、颅内异物数量及存留部位以及气颅等情况有较高应用价值,应列为常规检查。

(2)CT扫描:作为快速、无损伤性检查,能帮助了解脑伤情况,损伤的性质、位置和范围,颅内出血和血肿情况,特别是对颅内继发血肿、积液或后期的脑积水、脑肿胀、脑穿通畸形及癫痫病灶均有重要诊断价值。近年来随着计算机技术的发展,三维重建技术可以直观地将脑内情况显示出来,结合术中神经导航技术,可指导取出细小异物存留,最大限度减少副损伤。

(3)脑血管造影:用于诊断开放性颅脑损伤后期的并发症和后遗症,如外伤性动脉瘤或动静脉瘘。

(4)腰椎穿刺:应用的目的是测定颅内压,发现和治疗蛛网膜下隙出血和颅内感染。对开放的创口在彻底清创前一般不进行。

(5)磁共振成像(MRI):对后期判断脑损伤程度、脑水肿、慢性血肿等有一定意义。由于检查本身具有高磁场,不适于金属异物存留患者的检查。一般不用于急性期检查。

(6)神经电生理检查:脑电图有助于诊断外伤性癫痫或判定长期昏迷患者预后。诱发电位检查对于判断脑干损伤程度、昏迷患者的苏醒、脑神经损伤性质有意义。大多用于急性期后。

(四)治疗

1.急救处理

急救的目的是纠正严重威胁患者生命的情况,维持患者的基本生命体征,减少创口污染,并尽快转送患者使获得确定性治疗。

(1)保证呼吸道通畅:清除呼吸道内血液、分泌物、呕吐物,保持呼吸道通畅;昏迷患者应防止舌下垂,必要时放置口咽通气道,行气管插管或紧急气管切开;自主呼吸障碍者应行人工辅助呼吸。

(2)维持有效血液循环:尽快建立有效输血通道,积极抗休克,补充血容量,纠正血压。制止活动性大出血,必要时可暂时闭合伤口止血。

(3)伤口处理:应尽量减少扰动伤口,尽快用敷料保护包扎伤口,减少出血和继发损伤、污染。伤口内有致伤物存留者,不可撼动或拔出,应连同伤口一齐包扎保护。伤口或组织有活动性出血者,一般稍加压包扎即可止血;有大的动脉活动出血,可用血管钳暂时夹闭或暂时缝合止血。

(4)紧急转送:应尽快转送至有条件的医疗单位。

2.清创手术

应尽早清除挫伤坏死组织、异物、血肿,修复硬脑膜及头皮伤口,变有污染的开放性伤道为清洁的闭合性伤道,为脑损伤的修复创造有利条件。

(1)术前处理:应尽早给予抗生素和破伤风抗血清,有条件情况下应尽快行头部 CT 检查,剃发、配血。

(2)清创原则:清创应从头皮到脑伤道逐层进行。头皮创缘修剪不宜去除过多,以免缝合困难或张力过大。扩大切口尽量做"S"形切开。取出游离骨片时尽量保存与软组织相连的大骨片,从内向外清除骨质,或先在正常颅骨处钻一孔,循骨折缘扩大咬除骨质,根据手术需要形成骨窗。撕裂的硬脑膜仅做修剪,扩大剪口显露脑伤道。脑组织清创应在直视下,由浅入深,边冲洗边吸引,清除脑内异物、破碎脑组织、血块,彻底止血,尽量少用吸收性明胶海绵。彻底清创后,根据脑组织塌陷情况决定是否缝合硬脑膜。硬脑膜外放置引流管,术后 2~3 天拔除。

(3)清创术:能否在 6~8 小时施行清创术,取决于患者就诊时间的早晚,故有早期清创、延期清创和晚期清创之分。

1)早期清创术:伤后 6~8 小时行清创手术,但在应用抗生素的条件下,早期清创缝合时间最晚可延长至 72 小时。清创完毕后应缝合好硬脑膜与头皮。伤道与脑室相通时,应清除脑室内积血,留置脑室引流管。如果脑组织膨胀,术后脑压仍高,可以不缝硬脑膜,并视情况做外减压(颞肌下减压或去骨瓣减压术)。

2)延期清创术:伤后 4~6 天开放性颅脑损伤,常因就诊时间过晚或早期清创不彻底或污染严重等原因,创面已感染。为避免感染扩散,此类伤口不宜彻底清创。局部用过氧化氢溶液和加入抗生素的生理盐水冲洗干净,保持创面引流通畅,待到局部肉芽生长、细菌培养阴性后方可将头皮缝合。

3)晚期清创术:伤后 1 周以上的开放性颅脑损伤,感染严重。此时应保持伤口引流通畅,及时换药。同时强力抗感染治疗,防止败血症、脓毒血症的发生。创面可用高渗液体湿敷,促进肉芽生长,争取消灭创面。

(4)头部嵌入物的处理:嵌入物在急救时不要贸然拔除,特别是在静脉窦或鞍区等部位附近时,仓促拔出可能引起颅内不可控制的大出血或附加损伤。应摄取头部正侧位及必要的特殊位置的 X 线平片,了解伤道以及致伤物大小、形状、方向、深度,是否带钩刺,以及伤及的范围,如果异物邻近大血管、静脉窦,可进一步行脑血管造影、CT 等查明致伤物与血管的毗邻关系。根据检查所获取的资料,做好充分术前计划再行手术。

3.术后处理

在闭合性颅脑损伤术后处理常规的基础上,特别加强抗感染治疗,选用广谱抗生素;加强抗癫痫治疗,预防外伤性癫痫发生;术后 2~3 天应行腰穿,了解颅内压力高低及是否有感染和出血等情况,必要时可反复进行。

二、火器性开放性颅脑外伤

火器性开放性颅脑外伤又称颅脑火器伤,由火药、炸药等发射或爆炸产生的高速飞行投射物,如枪弹弹丸、各种碎片等所致的开放性颅脑损伤。战时常集中发生,平时在我国因枪支管理严格,较为少见,但在一些西方国家平时枪伤相当多见。火器性颅脑损伤是战伤中最为严重的一种损伤,其发生率仅次于四肢而居第 2 位,但其病死率及残废率却是各部位伤中最高的。而且随着高新技术武器的广泛应用,现代武器更多地注入了高科技成分,具有小质量、高速度、高能量及多种机制致伤的特点,从而使颅脑损伤救治难度呈现逐步上升的趋势。

近 20 年来,我国创伤弹道学研究发展很快,对各种投射物的致伤效应、致伤机制、损伤特点,颅脑火器伤的直接损伤、邻近损伤、远隔部位(远达效应)及其对全身影响的认识逐渐深入。采用创伤弹道学的理论来指导火器伤的治疗,也取得了良好效果。目前世界范围内颅脑火器伤的病死率已降至 9.4%~9.6%。

(一)致伤机制

由于人体组织的复杂性和投射物参数的多样性,迄今尚不能确切地定量描述投射物致伤人体的力学和病理生理过程。目前认为,火器性投射物致伤机制主要包括 3 个方面:投射物的直接损伤作用、瞬间空腔效应、压力波作用。

1.直接损伤作用

投射物穿过组织时,依靠其动能,直接撕裂或破坏组织,造成组织的直接损伤,所形成的伤道称原发伤道或永久性伤道。其损伤范围及程度与投射物的质量和速度相关,根据公式动能 $E=1/2\times m\times v^2$,速度越大,总动能越大。如果射出速度超过 2 000 ft/s,击中头部会立即死亡。例如气枪,过去所致的损伤常较轻微,随着技术改进,现代气枪子弹离开枪膛初速度可达 1 200 ft/s,气枪已不再是安全的。

2.瞬间空腔效应

高速投射物进入颅内,还可在伤道内产生强大的侧向气压,作用于周围组织,造成此瞬间颅内压骤然升高,可高达 400 kPa,随后的数毫秒空腔内气压消失,又弹性回缩,空腔经过几次脉动,最后消失。瞬间空腔的持续时间仅数毫秒至数十毫秒,但空腔急剧膨胀与收缩,使伤道周围组织受到压缩、牵拉、撕扯与震荡,所造成组织损伤远较原伤道广泛且极不均匀。

3.压力波作用

投射物致伤时,组织内压力波的产生机制有 3 种:①投射物碰击组织表面时,产生一个压力峰值达 10.1 MPa(100 个大气压)的冲击波,并以 1 500 m/s 左右的速度向组织内传递;②投射物在组织传递能量,形成瞬间空腔,由此形成压力波;③投射物在组织内将动能传递给组织液体微粒,使组织粒子加速运动,一旦其运动速度达到或超过该组织内音速时,即形成所谓"跨音速流",从而产生冲击波。对于压力波对生物体的致伤作用机制,目前认识尚不一致。实验发现,高速投射物致伤头颅后,可在脊髓,远隔部位的脏器如肺、心等处见到不同程度的点片状出血,也可见到颅内,尤其脑底部、脑干部的点片状出血,此即所谓"远达效应"。其损伤机制可能是较强的压力波作用于循环系统,致使体液或血液急剧扰动,引起脏器微小血管破裂出血。

(二)分类

火器性颅脑损伤的分类方法很多,早在 1918 年 Cushing 等按伤情及治疗需要,将火器性颅脑损伤分为 9 种:①头皮伤;②开放性颅骨骨折,无硬膜破裂;③颅骨凹陷骨折伴硬膜破裂,但无脑膨出;④沟槽形伤,碎骨片深入脑内,有脑膨出;⑤穿透伤,脑内有碎骨片及金属异物存留;⑥在上述④⑤类伤基础上合并侧脑室伤和异物存留;⑦颅面伤;⑧颅脑贯通伤;⑨广泛爆裂性颅骨骨折及脑损伤。此分类对选择治疗有重要意义,但在实践中有交错的伤情和类别。在此基础上,第二次世界大战中及以后时期,历经整理简化为实用的统一分类标准,并沿用至今。

1.头皮软组织伤

约占火器性颅脑损伤患者的1/2。损伤包括头皮、肌层及骨膜等头皮软组织,颅骨和硬脑膜完整,伤情一般较轻。由于冲击加速度及压力波效应,受伤的局部或对冲伤部位可能合并有颅内损伤,如脑挫伤、颅内出血、血肿。

2.颅脑非穿透伤

即开放性颅骨骨折,约占1/6。骨折呈凹陷、粉碎性。投射物有时嵌入骨折裂隙,硬脑膜未破。常伴有硬脑膜外出血,局部存在脑挫裂伤或形成血肿。此类多属中型伤,个别可为重型。

3.颅脑穿透伤

约占火器性颅脑损伤的1/3。颅外软组织、颅骨、脑膜和脑组织均穿透,颅腔与外界相通形成伤道。一般损伤较严重,是火器性颅脑损伤救治的重点。根据伤道的不同分为以下3类。

(1)非贯通伤:仅有射入口,致伤物停留在伤道末端,无射出口,临床上可见到不同类型的非贯通伤,包括节段非贯通伤、半径非贯通伤、直径非贯通伤(伤道直抵对侧颅骨内板)和反跳伤(投射物冲击对侧颅骨内板呈一定角度又折返回脑实质内)。

(2)贯通伤:投射物贯通颅腔,有入口和出口,致伤物多已逸失,形成贯通伤道,多为高速枪伤所致,投射物动能大,脑损伤广泛而严重,脑血管损伤也较严重,创道内出血较多,是火器性颅脑损伤最严重者。

(3)切线伤:投射物与头部是切线方向擦过,飞向颅外射入口和射出口相近,头皮、颅骨、硬脑膜与其下面的脑组织皮质呈沟槽状破损,所以又称沟槽伤。在此基本分类基础上,由于颅内某些特殊部位和结构损伤,往往加重伤情,影响预后,因此在处理上有其特殊的要求。常见的特殊类型伤有以下4种。

1)面颅伤或颈颅伤:投射物经面颌、耳颞或上颈部射入,伤道经眶、额窦、筛窦、上颌窦、鼻腔或耳、乳突入颅,由于伤道穿过污染的黏膜腔和穿过颅底,易损伤颅底血管或引起脑脊液漏,极易并发大出血和继发性感染,处理也较困难,预后不良。

2)静脉窦损伤:最常见的为矢状窦损伤。最严重的并发症是大出血,常引起休克而致死,也可形成颅内血肿或脑疝而死亡。

3)脑室穿通伤:指火器伤及脑室,侧脑室最多见。若伤及第三、第四脑室,患者多于伤后很快死亡。主要危险是脑室积血和继发感染,也可阻塞脑脊液循环引起颅内压升高的症状。

4)颅后窝伤:投射物直接损伤颅后窝十分少见,多半为经颅其他部位或颈部,伤道累及颅后窝。颅后窝容积小,内有脑干、椎-基底动脉等重要结构,损伤时后果严重,常直接毙命,临床上较少见。

(三)创伤弹道特点与创伤病理

1.创伤弹道特点

现代火器性致伤物的特点是速度快、质量轻。速度快则动能大,空腔效应就大,其致伤作用强。质量轻,击中组织后减速快,能量释放快,能量传递率(碰击能量/组织吸收能量)大,造成的损伤也重。因而,目前广泛采用的M16自动步枪(发射M193,5.56 mm弹丸,初速度970 m/s)所造成的脑损伤远较过应用7.62 mm枪弹为重。贯通伤常造成较大出口,形成出口大于入口,即使入口、出口等大,其伤道内组织损伤的范围及程度也均很严重。近距离击中时,入口常大于出口。高速、小质量破片伤若为贯通伤则入口大于出口。小破片非贯通伤发生率很高,约为贯通伤的4倍,钢珠弹伤几乎全为非贯通伤。因破片的形状不同,其入口也不同,三角形、方形或不规则破片,其入口较大,常呈不规则撕裂,钢珠弹入口一般为圆形的边缘整齐的圆孔,有时因皮肤弹性未破坏,可仅有一小破孔,为血块所掩盖,容易遗漏。质量轻的致伤物稳定性差,遇到不同密度的组织,易改变弹道方向,在颅内形成走行方向复杂的弹道。另外,投射物击中颅骨时形成的骨碎片,作为继发性投射物作用于伤道,不仅增大伤道,而且可形成许多继发性伤道,更增加了伤道判断的复杂性。

2.创伤病理

(1)原发伤道区:位于伤道中心,是投射物直接造成的组织坏死区。多呈管状,其内充满毁损与液化的脑组织碎块,与血液和血块交融,含有颅骨碎片、头发、布片、泥沙以及弹片或枪弹等。碎骨片通常位于伤道近端,呈散射状分布,使脑的损伤区加大。弹片或枪弹则多位于伤道远侧,脑膜与脑出血容易在伤道内聚积形成硬脑膜外、硬脑膜下、脑内或脑室内血肿。脑伤道内血肿的部位可位于近端、中段与远端口处。

(2)脑挫伤区:紧靠并围绕原发性伤道周围的受损伤脑组织,由内冲击波的瞬间空腔效应造成。此区脑组织尚连续,表现为点片状出血、水肿、神经元肿胀崩解,轴突和髓鞘肿胀破裂,神经组织出现缺血性改变。胶质细胞和星形细胞肿胀崩解,随后小胶质细胞变成格子细胞进入该区,开始组织修复过程。由于神经元损伤的不可复性,神经功能恢复多不完全。这种急剧膨胀型压力传导损伤对全脑均可造成损害,表现为不同程度的全脑功能障碍。

(3)震荡区:脑组织挫裂伤区外为震荡区。震荡区内的组织结构完整,神经元及神经纤维可因震荡而发生暂时性功能抑制,不伴有其他继发性损害,日后常能恢复。震荡区的大小不一,范围与传递给组织的能量有关。破片伤中,震荡区多集中于入口附近,近非贯通伤末端或贯通伤出口处可完全没有震荡区,这与破片能量大都在近入口处释放有关。

脑的病理变化可随创伤类型、伤后外科处理和后期治疗情况而有所不同。脑部的血液循环与脑脊液循环障碍、颅内继发出血与血肿形成、急性脑水肿、并发感染、颅内压增高等因素,皆可使病理改变复杂化。上述病理演变大致分为急性期、炎症反应期与并发症期3个时期。如创伤得到早期彻底清创处理,则可不经并发症期而愈合。

(四)临床表现

火器性颅脑损伤与非火器性颅脑损伤的临床表现相似,但因伤情复杂,出血休克多,颅内血肿发生率高,伤口污染严重,颅内感染率高等特点,因而也具有某些差异。

1.意识障碍

除少数低速性弹片或远距离枪弹伤可无意识障碍,大多有原发性意识障碍,主要因为高速枪弹伤瞬间空腔效应使脑损伤范围广泛或致脑干损伤。如伤员在伤后出现中间清醒期或好转期,或受伤当时无昏迷随后转入昏迷,或意识障碍进行性加重,都反映存在急性脑受压征象,可能合并急性颅内血肿,应严加警惕。

2.生命体征紊乱

火器性颅脑损伤后的生命体征变化相差很大。轻者可无或仅有轻微变化。重型颅脑损伤时,伤后多数立即出现呼吸、脉搏、血压的变化。伤及脑干等重要生命中枢者,可早期发生呼吸紧迫、缓慢或间歇性呼吸,同时血压一过性下降,脉搏细弱,心率减慢,是为原发性休克或脑休克期。如伤及脑干、下丘脑或动能很大的枪弹伤、大破片伤,伤者常不能恢复,迅速发生中枢衰竭而死亡。伤后呼吸慢而深、脉搏慢而有力、血压升高的进行性变化是颅内压增高、脑受压和脑疝的危象,常提示有颅内血肿。开放伤引起外出血,大量脑脊液流失,引起休克、衰竭,应该注意查明有无胸腹伤、大的骨折等严重合并伤,进行分析鉴别。

3.神经功能缺损

根据受伤的部位,各功能区受损后可引起相应的体征和症状,如运动障碍、失语、脑神经麻痹、视野缺损等。外伤性癫痫也较闭合性为高。

4.颅内压升高

火器性颅脑损伤并发颅内血肿的概率较高,脑水肿与颅内感染,都可使颅内压升高。呼吸道通气不畅、脑脊液循环不畅等也可进一步促进颅内压增高,表现为头痛、呕吐、烦躁不安、进行性意识障碍,甚至可出现脑疝症状。

(五)诊断与辅助检查

1.诊断

(1)询问伤史。

(2)伤口检查:应注意伤口的部位、大小、形状,有无脑脊液流出和脑组织外露及膨出;有无活动性出血,伤口与颅内重要结构(如外侧裂、静脉窦或主要血管)关系以及创口污染情况;检查时应注意防止遗漏细小伤口及邻近眼、鼻、耳、颌面和颈部伤口,严禁用探针或镊子向伤口深处探查或随意取出伤口内骨折片等异物,以免引起颅内大出血和增加感染的机会。

2.辅助检查

(1)头颅 X 线摄片:应常规做头颅正侧位 X 线平片,以了解颅骨骨折情况、射入口及射出口位置,颅内碎骨片及异物的数目、大小、形态和部位,对于判断伤情、指导清创有重要意义。必要时,可加拍切线位、汤氏位、颌面或颅颈交区 X 线片,以检查颅面或颈颅伤。

(2)CT 检查:平时或有条件的后方医院应常规行 CT 扫描检查,以了解和判定伤道的位置、方向,异物数量和性质,颅内出血和脑水肿、脑肿胀等,对指导颅内清创和判断清创是否彻底有重要价值。后期 CT 的追踪检查对了解颅内伤情变化,发现继发感染、出血、脑积水等有重要价值。计算机三维重建技术可以定位颅内异物存留情况,结合术中神经导航技术可引导手术取出细小异物存留。

(3)脑血管造影:对诊断火器伤后血管性并发症,如脑血管栓塞、外伤性动脉瘤、动静脉瘘有决定性意义。

(4)磁共振患者(MRI):有金属异物时不宜采用,主要对于了解晚期脑损伤情况、并发症的诊断有意义,如颅内感染、脑脓肿、外伤性癫痫等。一般不用于急性期检查。

(5)腰椎穿刺:对后期判断脑损伤程度、脑水肿、慢性血肿等有一定意义。对开放的伤口在彻底清创前一般不进行。

(6)神经电生理检查:脑电图有助于诊断外伤性癫痫和判断长期昏迷患者预后。诱发电位检查对于判断脑干损伤程度、昏迷患者的苏醒、脑神经损伤性质有意义。大多用于急性期后。

(六)治疗

火器性颅脑损伤的现代救治主要包括:及时合理的现场急救,早期复苏,快速安全的转送,在有专科医师和设备的医院进行及时有效清创和相应非手术综合治疗。

1.火线转移,紧急互救,快速转运

(1)火线转移。自阵地或战场上尽快将伤员就近转移到相对安全地带。

(2)包扎伤部。用急救包或大块敷料遮盖伤部,严密包扎以达到加压止血的目的。如有脑膨出,用敷料绕其周围,保护脑组织,以免污染和增加损伤。

(3)保持呼吸道通畅:迅速将伤员放在安全隐蔽地带,有意识障碍者取侧卧位,解开衣领和腰带,及时排出口腔和呼吸道的分泌物,以保持呼吸道通畅,舌后坠时可放入咽通气管。

(4)迅速固定并转运至团、师救护所。

(5)对休克、颅内血肿伤员施行急救。检查创口包扎情况,对呼吸道不通畅者行气管插管、紧急气管切开;抗休克、复苏处理,包括补充血容量,纠正缺氧、酸中毒及其他电解质紊乱;尽早大剂量应用抗生素和破伤风抗毒素(TAT)。

(6)剃发,清洁伤口外围,初步预防感染。

(7)进行分类、记录伤情,医疗文书随同伤员后送。后送中注意安全和其他医疗防护事项。已出现休克或已有中枢衰竭者,就地急救,不宜转送。

2.分级医疗救护

战争环境下,对大批伤员强调合理的分级医疗救护。根据具体情况一般分一线、二线和后方区三级医疗救护。现代战争条件下也可简单分为前方区和后方区。有神经外科手术组加强的一线医院只限于处理危及生命的颅内血肿、大出血和濒危伤员,不可将大批颅脑损伤伤员集中在一线医院进行手术。早期清创处理,应在二线医院或后方区专科医院进行。因而强调分类后送,颅脑火器伤伤员可采用越级后送,采用快速运送工具,尽快将伤员送至可进行确定性处理的医疗单位。

在二线医院或后方专科医院,大量伤员到达时,伤员手术顺序大致如下。

(1)有颅内血肿等脑受压征象者,或伤道有活动性出血者,优先手术。

(2)颅脑穿通伤的手术先于非穿通伤,其中脑室伤有大量脑脊液漏及颅后窝伤也应尽先处理。

(3)同类型伤,先到达者,先行处理。

(4)危及生命的胸腹部伤,优先处理,然后再处理颅脑伤,如同时有脑疝征象,伤情极严重,只有在良好的麻醉与输血保证下,两方面手术才能同时进行。术后加强抗感染和颅脑伤的一般治疗。

3.清创术

(1)清创术目的:把创道内污染物如毛发、泥沙、碎骨片、弹片等异物,坏死碎裂的脑组织,血块等清除,经清创后使创道清洁,无异物、无出血、无坏死脑组织,然后进行修补硬脑膜,缝合头皮,将开放伤变成闭合伤。

(2)清创术的原则:对于火器性开放性颅脑损伤的清创,长期以来存在不同的认识。早在第一次世界大战期间,Cushing 等根据手术治疗的需要提出了"彻底清创术"的理念,要求彻底清除坏死的脑组织,取出嵌入脑组织的金属异物、颅骨碎片及其他异物,清除血块,彻底止血,然后缝合硬脑膜和头皮软组织。该理念的实施使颅脑火器损伤病死率由第一次世界大战前期的55%降到了29%。第二次世界大战早期,英美军医曾试图对火器性颅脑损伤采用姑息清创,即"微清创术",该方法不刻意追求彻底清除嵌入脑组织中的所有弹片和碎骨片,旨在最大限度保存脑组织。但该方法在当时以失败而告终,原因是遗留在脑组织内的碎骨片和弹片经常导致严重颅内细菌感染。因此,"彻底清创术"的理念一直沿用至今。但近20年来,随着影像学技术的发展,CT已被常规用于颅脑火器伤检查,军医可根据CT结果和临床表现决定治疗方案,同时随着针对性强的抗生素大量的临床运用,使得火器伤的疗效大大改善,并同时赋予"彻底清创术"新的内涵。目前,对于火器性颅脑损伤清创术的意见虽然仍有差异,但在以下六点基本上是一致的。①清创术应尽早进行。②快速后送。③尽可能一次性彻底清创,但对脑伤道只清除伤道内已碎化坏死的组织,不做伤道周围挫伤失活组织的切除。④酌情取除异物,对伤道内异物,应彻底清除头发、头皮软组织碎屑、泥沙、帽子碎片等异物,碎骨片尽量随清除伤道碎化组织时一起摘除,对伤道周围脑组织内,尤其是深部、细小的骨碎片不强求摘除,伤道内金属异物,在不增加脑损伤情况下尽量摘除,但直径＜1cm的金属异物不强求取出。⑤早期清创后应争取缝合或修补硬脑膜及头皮软组织。⑥术前、术后大剂量广谱抗生素的应用,能大大减少颅内感染的发生率。

(3)不同类型火器性脑损伤的清创方法:根据病史、对伤口的检查,结合CT检查结果,对伤情及伤道有了明确的把握之后,就可根据不同的伤道类型制订不同的手术方案。

1)非贯通伤的清创:对于颅脑伤道较短、异物位置不深者,可从入射口同时清创和摘取异物;对于颅脑伤道较长、异物已经接近对侧颅骨内板者,则应从入射口行颅脑清创,在对侧接近异物处避开重要功能区另做切口,开颅摘取或用磁性导针吸出异物;对于内反跳伤者,应视反跳所形成的继发伤道有无脑受压及异物摘除的可能性和必要性而定;对某些位于重要功能区而又必须摘除的异物,也可采用分次手术的方法,即第一次经入口行伤道清创,然后采取体位疗法,待异物靠自身的重力运动到脑皮质浅面后,再行手术摘取。对非贯通伤和非穿透伤共存者,应先重点进行非贯通伤的处理,将开放性颅脑损伤彻底清创并变为闭合后,再进行头皮、颅骨的清创和摘取异物。对于入口太小,又位于颞、枕等肌肉深部的1cm以下的异物,无须勉强摘取,一般不会导致感染或其他并发症。

2)贯通伤的清创:贯通伤有入口及出口,颅脑损伤常较严重而广泛,手术处理重点是对包括入口、出口在内的全部伤道的彻底颅脑清创。对出口和入口相距较远,或各在一侧,不能在同一术野清创者,可以采取出入口伤道分别清创或分组同时清创,但合并有颅内血肿或脑受压表现的一侧应首先手术减压及清创。对出入口相距较近,可以连接成一个切口的贯通伤,可采用出入口连通成形开瓣,同一术野一次彻底清创的方法。

3)特殊部位损伤的清创:这类损伤多有病情危重、出血凶猛、重要结构受累、污染严重等特点,残疾率及死亡率较高。应在常规清创的基础上,注意控制出血、补充血容量、修补缺损、引流污染脑脊液、预防感染等,尽可能提高治疗效果。

4)摘除颅内金属异物的指征:直径＞1cm的金属异物因易诱发颅内感染需手术;位于非功能区,易于取出且手术创伤及危险性小;出现颅内感染征象或顽固性癫痫及其他较严重的临床症状；合并有外伤性动脉瘤；脑室穿通伤，异物进入脑室时，由于极易引起脑室内出血及感染，且异物在脑室内移动可以损伤脑室壁，常需手术清除异物。

（4）创伤的分期处理原则。

1）早期处理：伤后 48～72 小时，全身情况良好，可及时行清创术；全身情况较差者，可先综合治疗，待情况好转后再行手术。但不宜拖延过久。

2）延期处理：伤后 4～6 天，如伤口无明显感染，仍可行清创术。术后根据情况，不缝合或部分缝合伤口。如已有明显感染，以不手术为宜，以免引起感染扩散。如伤口引流不好，应适当敞开伤口以利引流。

3）晚期处理：伤后 1 周以上的开放性颅脑损伤，感染严重，此时应保持创口引流通畅，及时换药，待感染控制后再行伤道处理。同时强力抗感染治疗，防止败血症、脓毒血症的发生。

4.术后处理

同闭合性颅脑损伤术后处理，特别加强抗感染治疗，选用广谱抗生素；加强抗癫痫治疗，预防外伤性癫痫发生；术后 2～3 天应行腰椎穿刺，了解颅内压力高低及是否有感染和出血等情况，必要时可反复进行。

第三节　蛛网膜下隙出血

蛛网膜下隙出血（SAH）是脑底或脑表面病变血管破裂出血，血液进入蛛网膜下隙所致，常见于颅脑损伤，但通常所指是自发性蛛网膜下隙出血，习惯简称"蛛血"。其发病率受地域或种族影响有一定差异，大多数研究显示为（10～11）/（10 万人·年），芬兰与日本人发病率最高，1983～1985 年芬兰一项研究显示男性为 33/（10 万人·年），女性为 25/（10 万人·年）；在日本一般人群为 18.3/（10 万人·年），但男性 80 岁年龄段发病率则高达 92.3/（10 万人·年）；美国由 Framingham 和 Massachusetts 对 30～88 岁人群研究结果为发病率 28/（10 万人·年）。国内迄今尚未有相关流行病学方面的结果。发病率差异除与种族有关外，与相应国家和地区因社会经济发展不同而导致的接受检查率、诊断技术标准不同和尸检率等也有关系。

一、病因

可能由于检查技术的发展与普及，颅内动脉瘤破裂导致的蛛网膜下隙出血所占比例由原来的 50% 上升至 75%～90%。

二、病理生理

当血液突然进入蛛网膜下隙刺激蛛网膜及软脑膜、硬膜上痛觉纤维，产生脑膜刺激征象。若出血量大产生的冲击力可能影响意识，甚至波及呼吸、循环中枢，或造成脑组织挤压导致相应神经功能障碍，或者致颅内压升高发生脑疝。颅底或脑室出血早期可导致梗阻性脑积水，后期因脑脊液循环和蛛网膜粘连闭塞形成交通性脑积水。血液或其分解产物可刺激下丘脑引起相关功能紊乱，血液溶解后释放一系列血管活性物质，5-HT、血栓烷 A_2（TAX$_2$）、组胺等引起脑血管痉挛（CVS）。

20 世纪 80—90 年代的一系列研究发现，SAH 后脑脊液中的红细胞、白细胞溶血时释放出血红蛋白以及氧合血红蛋白是造成血管痉挛的主要因素。一方面氧合血红蛋白诱导产生大量自由基,引起脂质过氧化和磷酸酶 C、P 和 A_2 的活化,同时由血管收缩因子刺激释放内皮素活化 C 蛋白也致磷脂酶活化,磷脂酶具有分解磷脂作用,促进肌醇三磷酸刺激肌质网细胞内钙离子释放,然后导致细胞外钙离子通过二氢吡啶敏感性较强、含有较高的电压依从性钙离子通道流入细胞内。另一方面自由基导致细胞膜干扰,钙离子泵影响细胞内钙离子移出,导致细胞内钙超载。许多文献均认为血管平滑肌的物理收缩开始于细胞膜的去极化以及细胞内钙浓度的上升。SAH 后血管痉挛的机制目前尚未完全阐明,除钙超载学说外,可能还包括免疫、炎症反应、一氧化氮、内皮素以及神经源性因素等,血管痉挛的发生可能是多因素共同作用的结果。

三、临床表现

(一)头痛

大多数 SAH 为突然发生剧烈头痛,患者常讲述有"从未经历过的最严重头痛",同时伴呕吐,以后疼痛逐渐减轻,可以持续 1~2 周。疼痛程度可因出血量多少而异,但个人对头痛反应不一样,有些老年人蛛网膜下隙积血很多,而疼痛并不严重。约 1/3 的动脉瘤性出血在之前几天可有轻微微痛,被认为是小量漏血或瘤囊扩大牵拉所致,或可能是出血进入瘤壁中致瘤囊急剧扩张或缺血。

(二)脑膜刺激征

常表现在出血量较多的患者,出血量少以及年老者不显著。

(三)视力障碍

急性颅内压升高和眼静脉回流受阻致眼玻璃体下出血引起视物模糊、复视。

(四)刺激性症状

少数患者发生癫痫等精神症状。

(五)意识障碍

部分患者有意识障碍,生命体征紊乱,常见于前交通动脉瘤、后循环动脉瘤破裂出血。

(六)神经缺失症状

大脑中动脉瘤出血若量大可产生偏瘫,语言障碍。颈内动脉后交通动脉瘤可以出现睑下垂、瞳孔散大等动眼神经损害表现。前交通动脉瘤出血常发生额叶血肿外,血液还可进入脑室系统致梗阻性脑积水或脑室系统灌满血液而出现相关症状。

四、诊断

中老年人突然发生剧烈头痛,伴恶心、呕吐,首先应考虑 SAH。可有意识障碍、脑膜刺激征、脑神经或肢体功能障碍。有些人可能发病前有激动、用力、排便困难等诱因。后交通动脉瘤常伴动眼神经麻痹,前交通动脉瘤则意识、精神障碍多见,中动脉瘤出血则偏瘫较多。无神经功能障碍者,头痛注意与全身或颅内感染、高血压、偏头痛、鼻窦炎、肿瘤病变、颈脊髓血管畸形,酒精中毒区别。

非动脉瘤性中脑周围出血发生出血危险因素与动脉瘤相似,临床表现大致相同,但头痛多是渐进性,时间稍长,不伴意识丧失、癫痫及局灶性神经功能障碍。一般不会再次出血,预后好,出血原因多认为是小静脉、毛细血管、基底动脉小分支出血,但是不能完全排除动脉瘤,特别是微小动脉瘤、形似芽孢状的小动脉瘤，数字减影血管造影术（DSA）检查仍然有被漏诊可能，对于首次 DSA 检查无异常征象者，宜在 1 个月后再行检查，微小动脉瘤做三维 DSA 检查较易发现。

SAH 后根据病情轻重临床上已有多种分级法，但应用较普遍的当是 Hunt-Hess 法，其他还有 Borttell 和国际神经外科联盟分类，后者主要依据 Glasgow 昏迷程度评分划分级别（表 7-1）。病情分级最好在患者情况稍稳定后确定，临床上如一些前交通动脉瘤出血早期有较严重的意识障碍，但几小时后逐渐清醒；梗阻性脑积水引流后病情也显著改善。

表 7-1　动脉瘤性蛛网膜下隙出血的临床分级

分级	Hunt 和 Hess	Botterell 等	国际神经外科联盟
1	无症状或轻度头痛和颈强直	清醒，有或无蛛网膜下隙出血体征	Glasgow 昏迷评分 15 分，无运动功能缺损
2	中到重度头痛，颈强直，除脑神经外无其他神经缺损症状	嗜睡，无明显的神经系统缺损症状	Glasgow 昏迷评分 13～14 分，无运动功能缺损
3	嗜睡，谵妄或有轻度神经缺损症状	嗜睡，伴神经系统缺损症状，或有脑内血肿	Glasgow 昏迷评分 13～14 分，有运动功能缺损
4	昏迷，中到重度偏瘫，可有早期去大脑强直和自主神经紊乱	明显的神经系统缺损症状，由于大脑内血肿情况恶化或患者神经缺损不严重而年龄较大或有脑血管病病史	Glasgow 昏迷评分 7～12 分，有或无运动功能缺损
5	深昏迷，去大脑强直，垂死表现	垂死状态，生命中枢衰竭，去大脑强直	Glasgow 昏迷评分 3～6 分，有或无运动功能缺损

（一）腰椎穿刺检查

自 CT 广泛应用以后，少有靠腰椎穿刺检查明确 SAH 诊断。对于出血量少或时间相隔较久的患者仍可通过腰椎穿刺了解脑脊液来判定是否有 SAH。出血 3 周左右脑脊液（CSF）外观显黄变。早期穿刺脑脊液中红细胞应注意与穿刺损伤出血区别，一般可将 CSF 分段留管，穿刺出血应该逐渐减少，但该方法不完全可靠，应将脑脊液标本置于 4 ℃下立刻离心，及时检查是否有黄变。若发病数小时后脑脊液用分光光度计未查到血红细胞或胆红素，可排除 SAH。

（二）头部 CT 扫描

头部普通扫描除可发现蛛网膜下隙出血外，还可显示脑内血块、脑室积血，较大动脉瘤还可见结节影。但出血量少，或 CT 扫描层面过厚可能显示正常。有报道在 1 553 例确诊为 SAH 患者中在 24 小时内检查有 3％显示正常，92％有 SAH，20％有脑室内积血，19％有脑内血肿，2％有硬膜下血肿，8％有占位效应，16％有脑积水，5％可见动脉瘤结节影。在出血后 5 天27％患者扫描正常。根据 SAH 血液积聚及脑内血肿情况，50％～70％的患者可估计动脉瘤部位，如一侧鞍上池及侧裂池深部积血较多以颈内动脉、后交通动脉瘤常见；鞍上池及纵裂池积血多见于前交通动脉瘤;桥小脑角及桥前池积血常因后循环动脉瘤出血。SAH合并颞叶脑内血肿多是后交通动脉瘤出血;侧裂区及基底核血肿多是大脑中动脉瘤出血;SAH合并脑室内积血多见前交通动脉瘤出血。若出血主要在第四脑室及延髓池,除考虑小脑后下动脉瘤外,还要注意颈脊髓血管畸形。Fisher等将SAH的CT扫描结果分为四级。Ⅰ级:蛛网膜下隙少量积血;Ⅱ级:脑基底池出血较多呈片状;Ⅲ级:出血多有血块,合并脑内血肿;Ⅳ级:合并脑室内积血甚至脑室铸形。

头部CT血管成像(CTA)近年已较广泛用于颅内动脉瘤的筛查,检查采用多排螺旋CT在注射显影剂后快速扫描,经计算机处理重建脑血管图像。该检查技术简单、快捷、安全,经济实用,与一般血管造影相比它还可以从各个方向和不同角度去观察血管及动脉瘤,比较清楚显示载瘤动脉,动脉瘤颈与相邻或穿支血管的关系。近年来已有许多神经外科中心将该技术用于SAH患者急症检查,如出血与CTA检查结果吻合即给予早期手术或血管内介入治疗,否则应进一步作血管造影检查。

(三)磁共振成像(MRI)

MRI了解出血情况时不如CT,但对于造影剂过敏、不宜行造影检查者,可采用MRA技术,但较小动脉瘤可能被遗漏。该技术优势还有对大型和巨大型动脉瘤合并有血栓者可显示动脉瘤形态、大小、瘤内血栓情况,以及与周围组织结构关系。

(四)脑血管造影

目前仍然是SAH患者最常用的病因学检查手段,只要患者生命体征较稳定,无严重的颅内压升高征象,应尽早行血管造影检查。为避免遗漏多发动脉瘤,应选择性对双侧颈内动脉及双侧椎动脉插管造影,临床上遇见不少仅做一侧椎动脉造影而对侧小脑后下动脉瘤被漏诊。对四根血管造影未发现动脉瘤应加做双侧颈外动脉造影了解是否有硬脑膜动静脉瘘,或者再加脊髓血管造影排除脊髓血管畸形。SAH首次血管造影检查阴性者在7天后应再次行脑血管造影。有统计初次检查阴性的1218例,对其中253例再次行血管造影,有11%发现动脉瘤。一些较微小的动脉瘤更易被漏诊。另外,载瘤血管重度痉挛、瘤内血栓形成也不易发现动脉瘤。3D血管造影技术因可旋转观察可减少动脉瘤漏诊。

脑血管造影发生造影剂过敏者罕见,约1/5万,因过敏致死约1/100万。造影过程中有可能发生动脉瘤再次破裂,有报道大约3%在造影中可见血管外造影剂渗漏。SAH分级差的人再次出血可能性大,有学者主张此类患者在出血后6小时内不宜做血管造影。

五、治疗

(一)一般治疗

有意识障碍、生命体征不稳定者应入住重症监护室,持续监测生命体征,保持呼吸道通畅,或采用气管插管呼吸机辅助呼吸,加强口咽气道护理,避免低氧血症发生。清醒患者可住条件较好的普通病房,应卧床休息,房间灯光不要太亮太刺眼,尽量限制会客,避免情绪波动、用力。一般人卧床大便困难,可常规给予缓泻剂以利排便。意识不清晰或老年男性小便困难应留置尿管。不能进食者应置胃管鼻饲流质饮食。情绪紧张者予安定类药物稳定情绪及帮助睡眠。一般性头痛可予止痛药物口服止痛。

SAH后习惯使用抗纤溶剂止血,迄今为止多数文献认为抗纤溶药物虽能减少再出血,但也增加了脑梗死的危险。一项 479 例 SAH 的试验随机分为氨甲环酸组和安慰剂组进行对比观察,3 个月后治疗效果并无差异,再出血率治疗组为 9％,对照组为 24％；而缺血并发症治疗组为 24％,对照组为 15％。抗纤溶药物还可能增加脑积水和静脉血栓形成的危险,故主张止血药物仅用于发生脑血管痉挛可能性小与短时间内不能做动脉瘤治疗的患者。

脱水剂应用:SAH 后清醒者都有头痛,有些人头痛还很剧烈。无颅内压监测时脱水剂应以头颅 CT 扫描情况决定用与不用及用量。SAH 后类似于无菌性脑膜炎,如颅内压不高则以口服镇静、止痛药处理。对有脑水肿者则可静脉输入 20％甘露醇 125～250 mL,每 8～12 小时 1 次。对肾功能不良者尽量少输入或不输入甘露醇脱水,可选用甘油制剂、人体白蛋白和呋塞米脱水降颅内压。

糖皮质激素一般不使用,对改善预后无效,还可增加消化道出血,也不利于高血压、糖尿病的控制。

昏迷患者因不能进食及应用脱水剂会导致水、电解质代谢紊乱,应严格计算每日出入量及测定电解质。24 小时入量应在 2500 mL 左右,中心静脉压监测对重症患者了解血容量,掌握用药剂量以及输血、输液均有好处。

SAH 以老年人居多,注意预防肺、心、泌尿道、消化道并发症。昏迷及下肢瘫痪患者还应注意压疮、下肢静脉血栓形成等并发症。

(二)出血病因治疗

动脉瘤破裂出血再次出血危险性极高,再出血通常比首次出血量更大,对脑组织破坏及颅内压影响更严重。一项动脉瘤手术时机的协作研究结果显示,出血后头 24 小时再出血率达 4％,2 周内达 20％。第 1 次出血死亡率约 40％,而再次出血死亡率高达 67％。一般认为高血压、高龄、动脉瘤体较大、动脉瘤不规则或有子囊、动脉瘤位于主干血管上、动脉瘤囊长径与瘤颈之比大于 1.6 以及临床分级较高者更易发生再出血,故在动脉瘤出血早期(头 3 天内),动脉瘤未处理前将高血压控制在接近正常范围以降低再出血风险,通常可应用镇痛、镇静药物,或降血压药物来控制血压。

对于动脉瘤诊断明确的宜尽早处理,避免再次出血,现今倾向临床分级为Ⅰ、Ⅱ级者早手术或血管内介入治疗；Ⅲ级患者也可早期手术,但如已到血管痉挛期宜暂缓,特别是开颅手术后病情有可能加重；Ⅳ、Ⅴ级患者如分级高是因脑内血肿、脑积水所致,仍应及时手术清除颅内血肿和在脑积水引流同时处理出血动脉瘤,术后病情有可能逐渐好转。因脑缺血、脑水肿致高级别者不宜手术,应待病情好转、级别下降后再行动脉瘤处置。早期手术处理除可规避再次出血外还可及早清除蛛网膜下隙的血块,减少脑血管痉挛以及脑积水的发生,术后患者也可尽早下床活动而减少卧床时间。早期手术不利之处在于颅内压较高,动脉瘤的显露较困难,手术中动脉瘤容易破裂出血,由于蛛网膜下隙血性脑脊液致术野不清晰,过度牵拉脑组织易致脑损伤等。两项关于动脉瘤手术时机的研究显示,在 SAH 后 1 周左右手术效果较更早或更晚手术者明显差,所以有主张要么在 SAH 后 3 天内手术,要么延至 2 周时再手术。

(三)脑血管痉挛防治

SAH 后脑血管造影有 50％显示脑血管痉挛,综合文献影像学研究资料 20％～100％的有血管痉挛征象。在出血后 1 周内即有脑血管痉挛,第 2 周达高峰期,可持续至第 3、第 4 周。在第 1 周末至第 2 周初,2/3 患者有血管痉挛。另有学者统计 2 738 例 SAH,1 842 例发生血管痉挛,血管痉挛可以分节段性和弥漫性,痉挛按血管直径收缩程度分为轻度(<25%)、中度(25~50%),重度(>50%)。

但影像学脑血管痉挛不一定有临床症状,只有血管收缩狭窄 50% 以上才会影响脑血流灌注,发生脑梗死者大约为 1/3。有学者统计了 32 188 例 SAH 发生脑梗死 10 445 例,占 32.5%。

血管痉挛的发生目前研究认为与蛛网膜下隙出血多、临床分级差、年龄小于 35 岁、吸烟、高血压、Wills 环发育不佳等密切相关。其中与蛛网膜下隙积血量多少关系更密切,Fisher 分级 Ⅱ、Ⅲ级患者发生血管痉挛概率远高于 Ⅰ、Ⅳ 级患者。老年人发生血管痉挛的可能性较年轻人低,可能是其对"痉挛原"反应不敏感,但老年人或因血管硬化,脑血流代偿储备差发生症状性血管痉挛、脑梗死较年轻人危险性更大。

过去认为 SAH 后一半人有影像学脑血管痉挛,其中又有一半人因脑梗死致死,但近年来由于对 SAH 发生血管痉挛的重视,一些预防措施及钙通道阻滞药得以应用,目前致死致残率已下降至 10%~15%,其措施包括以下 5 项。

(1)高血容量、高灌注压、高动力学即"3H"疗法:适度增加 SAH 患者的血容量,稀释血液,提高脑的灌注压。对症状性血管痉挛患者采用晶体液扩容,以及应用胶体溶液如人体白蛋白稳定血容量,将中心静脉压稳定在 8~10 mmHg。血液稀释降低血液黏稠度,有利于氧气输送,但血细胞比容不低于 30~35,血红蛋白不低于 10 g/L。若破裂动脉瘤已处理,可以将血压维持在 160 mmHg 左右,可用多巴胺升高血压,如无效可用去甲肾上腺素升压,有学者提出只要无心、肺疾患的老年人,严重的血管痉挛可考虑甚至将血压升至 200 mmHg。

(2)钙通道阻滞药:临床已广泛应用的尼莫地平,可以通过拮抗二氢吡啶敏感的钙离子通道防治细胞内钙超载,具有扩张脑血管作用。多项研究证实尼莫地平可以降低出血动脉瘤患者的死亡率及致残率。在 58 篇 2 526 例 SAH 患者中,使用尼莫地平后迟发性脑梗死为 16%,静脉用药较口服效果更好,成年人先可按每小时 0.5 mg 静脉滴入,如对血压影响不明显可加大静脉滴入剂量,2 周后改为口服,持续到 3 周。如用药后血压下降可加用多巴胺维持血压,保护脑的灌注压不受影响。除尼莫地平外尼卡地平也有相似作用。国外正在试用的甲磺酸替拉扎特是一种脂质过氧化物酶抑制剂,也已应用于动脉瘤性 SAH。

(3)凝血块清除:早期清除凝血块减少血液及分解产物对血管的刺激已被证实对防治脑血管痉挛有效。早期手术处理动脉瘤同时尽可能冲洗、吸出蛛网膜下隙的血液和凝血块,在冲洗盐水中加入重组纤溶酶原激活物(rt-PA)对加快廓清 CSF 中血块有效。有研究显示,如在出血后 48 小时内手术清除积血可提高手术治疗效果。

(4)罂粟碱应用:手术中将罂粟碱棉片贴敷于痉挛血管后几分钟可见收缩发白的血管变红润、增粗,但持续作用时间较短。有学者采用鞘内或动脉内注入罂粟碱缓解血管痉挛,但作用持续时间仍然有限。

(5)血管内球囊扩张术:对症状性血管痉挛患者应用血管内球囊扩张,或在脑血管造影时出现严重痉挛性狭窄行扩张已被证实有效,但扩张仅能到达 1 级血管,2、3 级血管不易扩张。另有报道若能早期扩张,脑血管痉挛患者中可有 1/3~1/2 的症状得到改善。

(四)脑积水治疗

动脉瘤出血后早期因脑室内大量积血导致脑室扩张,或因凝血块导致水管、第四脑室堵塞,或因蛛网膜下隙特别是基底池血块引起脑脊液循环不畅产生脑积水。SAH 2~3 周后则可因吞噬细胞以及成纤维细胞增生致蛛网膜下隙粘连,蛛网膜颗粒闭塞形成交通性脑积水。蛛网膜下隙积血较多和脑室积血,以及高龄、临床分级差者易发生脑积水。SAH 后早期有脑室扩张占 20%,多见于前交通动脉瘤与后循环动脉瘤出血,有报道前者需行分流术的约 19%,后者更高达 53%,中动脉瘤发生脑积水较少见。

对有意识障碍、颅内压升高的脑室扩张应急诊手术行脑室外引流,如动脉瘤诊断已明确可以同时手术夹闭动脉瘤。先做脑室穿刺引流,待脑压下降后开颅处理动脉瘤已不困难,如前交通动脉瘤在清除血肿后可同时吸除进入脑室系统的积血,置入引流管于侧脑室后角方向还可吸出后角、下角内血液。如动脉瘤已作介入处理还需行单纯脑室外引流者可注入 t-PA 以加快血块溶解。未做动脉瘤处理者脑室外引流不宜过快,过快的颅内压降低可能增加动脉瘤跨壁压力而引发再次出血,主张颅内压维持在 25 mmHg 以上以降低这种危险。慢性脑积水根据脑室内脑脊液情况决定引流方式,如脑脊液不够分流标准可暂行腰池外引流缓解颅内高压。

第四节　高血压脑出血

一、概述

高血压脑出血(HICH)是由脑血管破裂引起脑实质内出血的一种自发性脑血管病,具有高血压特性,又称高血压性脑出血。该病是国内神经科最常见疾病。在亚洲国家脑出血占脑卒中患者的 20%~30%,而欧美国家脑出血仅占脑卒中患者的 5%~15%。在我国,虽尚未有大规模流行病学调查资料,但脑出血患者多有高血压病史,可高达 70%~80%,故临床上一直沿用高血压脑出血。高血压脑出血是一种高发病率、高致残率和高致死率的脑血管疾病,起病急骤,病情凶险,死亡率高,是危害人类健康常见的严重疾病,也是急性脑血管病中最严重的一种,为目前中老年人致死性疾病之一。发病后 1 个月内病死率高达 30%~50%,脑出血后 6 个月仍有 80% 的患者后遗残疾,存活者中超过 30% 遗留神经功能障碍,从而给个人、家庭和社会造成了沉重的负担。高血压常导致脑底的小动脉发生病理性变化,在这样的病理基础上,患者因情绪激动、过度脑力与体力劳动或其他因素引起血压急剧升高,导致已病变的脑血管破裂出血。其中以豆纹动脉破裂最为多见,其他依次为丘脑穿通动脉、丘脑膝状动脉和脉络膜后内动脉等。因此,高血压性脑出血的好发部位依次为壳核(外囊)区、脑叶皮层下白质内、丘脑、脑桥、小脑半球,发生于延髓或中脑者极为少见。

高血压脑出血一般可依据临床表现做出诊断。发病年龄多在中年以上,既往常有高血压病史,寒冷季节发病较多。发病突然,患者出现不同程度的头痛、呕吐、偏瘫及意识障碍。CT检查能清楚显示出血部位、血肿大小、出血扩展方向及脑水肿范围,给治疗方法的选择提供了重要依据。磁共振检查也能帮助脑出血在短时间内做出准确的诊断。

二、基底节区出血

(一)概述

基底节区是最常见的高血压脑出血部位,约占所有高血压脑出血的 60%。由于该区域由不同的动脉供血,包括 Heubner 回返动脉、豆纹动脉、脉络膜前动脉等,故而基底节内囊区脑出血的具体部位、出血量、有无破入脑室等因素都会引起不同的临床表现。因此对于基底节内囊区脑出血进行分型并依此进行评估,对于手术决策以及预后判断有十分重要的意义。

(二)应用解剖

基底节(又称基底神经节)是指从胚胎端脑神经节小丘发育而来的神经核团,是大脑的中心灰质核团,包括杏仁核、纹状体和屏状核。纹状体又分为尾状核和豆状核,豆状核又可分为壳核和苍白球。壳核和尾状核合称为新纹状体,苍白球为旧纹状体。对于基底节区的血供,一般认为主要来源是大脑中动脉、大脑前动脉、脉络膜前动脉及后交通动脉,同时脉络膜后外动脉也恒定地分布到纹状体,但范围很小,可视作次要来源。

(三)临床表现

典型可见三偏体征(病灶对侧偏瘫、偏身感觉缺失和偏盲等),大量出血可出现意识障碍,也可穿破脑组织进入蛛网膜下隙,出现血性 CSF,直接穿破皮质者不常见。①壳核出血:主要是豆纹动脉外侧支破裂,通常引起较严重的运动功能障碍,持续性同向性偏盲,可出现双眼向病灶对侧凝视不能,主侧半球出血可有失语。②尾状核头出血:表现头痛、呕吐及轻度脑膜刺激征,无明显瘫痪,有时可见对侧中枢性面舌瘫,临床常易忽略,偶因头痛在 CT 检查时发现。

(四)诊断

头颅 CT 平扫为首选检查。CT 可以快速准确检查出脑内出血的部位、范围和血肿量,以及血肿是否破入脑室,是否伴有蛛网膜下隙出血等。MRI 梯度回波 T_2 加权对判断急性出血十分敏感,且对早期出血更有价值。但是时间、成本、可用性和患者的耐受力、临床状况,可能使得急诊 MRI 在大多数情况下无法实施。当怀疑引起脑出血的病因是高血压以外的因素时,进行 MRI 检查是有必要的,可以鉴别诊断脑血管畸形、肿瘤、颅内动脉瘤等。如果临床怀疑或者其他检查提示潜在的血管病变,应行 DSA 或 3D-CTA 以明确诊断。

(五)治疗

1.非手术治疗

血压的处理、颅内压的控制及循环呼吸系统的稳定是影响预后的 3 个至关重要的因素。血压的高低是决定血肿是否进一步扩大最重要的因素。为减少再次出血的危险性,在最初 4 小时可迅速降低血压,以后可使血压缓慢升高以增加缺血区的血液灌注。收缩压＞180 mmHg或舒张压＞105 mmHg者使收缩压下降至 160 mmHg 左右水平;脑出血前血压不高者,则降压达病变前水平。降低高颅压较肯定的是用利尿剂。对于肾功能正常的患者,甘露醇降颅压既安全又有效,可单用或与呋塞米合用以增强其疗效,这两类药可明显改善患者的预后及降低死亡率。神经保护剂与神经营养剂等能阻断刺激毒性级联反应导致的局部脑缺血及阻止神经元的坏死,促进脑功能恢复。采取措施控制血压、降低颅内压、预防癫痫发作及维持系统稳定对于防止出血、水肿及缺血的加重极其重要。患者的意识状态是影响预后的最重要因素,而意识状态又可间接反映血压及颅压是否得到适当的控制。

2.手术治疗

手术治疗应综合多方的因素予以确定,以下3点是确定手术时必须予以考虑的。

(1)手术适应证和禁忌证的选择:建立在对患者整体状况全面考虑的基础上,包括患者的意识状况、出血部位、出血量、出血时间、是否存在严重的继发性损害如急性梗阻性脑积水或脑疝。对选择内科治疗的患者,应严密观察病情变化,若出现病情进行性加重,或复查CT发现血肿增大,出现脑积水征象,或难以用内科方法控制颅内压增高,应及时采取外科治疗。

(2)手术时机:对于中等量的壳核血肿已引起意识不清、木僵或明显运动障碍者主张超早期手术。目前国内外学者普遍认为高血压性脑出血需要手术者,应尽量在发病后6～7小时内行超早期手术。早期手术可以解除血肿的占位效应和周围脑组织的中毒反应。手术目的主要在于清除血肿,降低颅内压,使受压的神经元有恢复的可能性,防止和减轻出血后的一系列继发性病理变化,阻断恶性循环。早期手术可以有效解除血肿的占位效应和周围脑组织的中毒反应,但是颅内活动性出血的患者手术风险较高。另外,手术清除血肿需要切开血肿浅层的脑组织,从而造成新的出血。

(3)手术方法。

1)骨瓣或小骨窗开颅血肿清除术:骨瓣开颅虽然创伤稍大,但可在直视下彻底清除血肿,止血可靠,减压迅速,还可根据患者的病情及术中颅内压变化以及对术后颅内压进行预判等,决定是否行去骨瓣减压术;小骨窗开颅术损伤小,手术步骤简便,可迅速清除血肿,直视下止血也较满意,以基底节区血肿为例,开颅后十字切开硬膜,暴露外侧裂及颞叶皮质,用脑穿刺针穿刺血肿定位、抽吸减压,于颞上回上缘横行切开皮质1～1.5 cm,沿穿刺方向深入2～3 cm,即达血肿腔。清除血肿后,血肿腔内可置硅胶引流管,以便引流或辅以尿激酶等纤溶药物治疗。

2)立体定向血肿清除术及血肿纤溶引流术:该术式是在CT定位并引导立体定向仪行精确的血肿穿刺,然后碎吸血肿或纤溶后吸除血肿并安置引流的一种手术。整个手术过程是在CT监视下进行,可对血肿排出量进行测定,并能判断有无再出血而采取相应措施。具体方法是在头皮上作约3 cm切口后钻孔,切开硬膜,避开皮质血管进行以血肿为中心的靶点穿刺,穿刺成功后先行血肿单纯吸除,吸除量可达70%以上,对于血肿腔内残存的血凝块,可采用超声吸引(CUSA)或旋转绞丝粉碎血块,以利血肿引流排空。

3)神经内镜血肿清除术:采用硬质镜与立体定向技术相结合来清除血肿。内镜手术清除脑内血肿应在全身麻醉下进行,在CT或B超定位下穿刺血肿腔,在不损伤血管壁、周围脑组织及不引起新的出血的前提下尽可能清除血肿,但不必强求彻底清除,以免引起新的出血,达到减压目的即可,然后放置引流管作外引流,必要时进行血肿腔纤溶引流,如遇有小动脉出血,可以通过内镜的工作道用高频射频凝固止血。上述几种方法的联合应用使脑出血手术更加优化。

三、丘脑出血

(一)概述

丘脑出血是脑出血中致残率和致死率较高的疾病。丘脑出血死亡率占全部脑出血的13%,如破入脑室死亡率可达53%,存活者常遗留持续神经及心理障碍、迟发性疼痛和运动异常等。丘脑是感觉系统的皮质下中枢,丘脑出血时因出血量的多少、病情发展速度、核损害部位和范围不同而临床表现不一。

(二)应用解剖

丘脑是间脑中最大的卵圆形灰质核团,位于第三脑室的两侧,左、右丘脑借灰质团块(称中间块)相连。丘脑是产生意识的核心器官,其功能就是合成发放丘觉。丘脑被 Y 形的白质板(称内髓板)分隔成前、内侧和外侧三大核群。丘脑的血供来源较多,以椎-基底动脉系为主,颈内动脉为辅。较大的核团血供情况大致如下:①丘脑外侧核,后半部主要由大脑中动脉的丘脑膝状体动脉供应,前半部(腹前核和腹外侧核等)由大脑后动脉的结节丘脑动脉供应;②丘脑内侧核,后半部主要由脉络膜后内侧动脉的丘脑支供应,前半部由大脑后动脉的丘脑穿支动脉和后交通动脉的结节丘脑动脉供应。丘脑外侧核的血管疾病约占全部丘脑血管疾病的 70%,大多是由丘脑膝状体动脉和丘脑穿支动脉破裂所致。

(三)临床表现

1.眼症状

由于血肿压缩下丘脑和中脑扩展,可出现垂直性眼球运动障碍,双眼呈下视位(又称"落日眼"),双眼向鼻尖注视,即所谓的丘脑眼。也可出现向病侧或向病灶侧的侧视麻痹,双瞳孔缩小,或病灶侧瞳孔缩小,往往可见 Horner 征。

2.语言障碍

优势半球丘脑出血常表现为各种形式的语言障碍,轻者为错语,重者为完全性的表达性失语、感觉性失语、混合性失语或命名性失语。

3.运动及感觉障碍

作为初期症状可有病灶对侧半身麻木,丘脑出血往往不同程度地直接或间接损伤内囊,因此多数病例不同程度地出现偏身障碍,可为一过性或持久性。一般感觉障碍比运动障碍为重,深感觉障碍比浅感觉障碍为重。可有小脑性共济失调,深感觉障碍性共济失调和不随意运动。重症病侧可反复出现去大脑强直发作,往往于压眶时诱发。

4.皮质功能障碍

可有计算力不佳、定向力障碍、智能减退,甚至痴呆。腹侧病变,可出现结构性失用症、失认症及痛感缺失,可出现同向性偏盲和半侧空间忽视,丘脑内髓板以内的结构属于上升性网状激活系统,此部位受损可出现不同程度的意识障碍,有的一直表现为嗜睡状态。

5.脑室积血

此型出血破入脑室的发生率高,故脑脊液多呈血性。

(四)诊断

头颅 CT 平扫为首选检查。CT 可以快速准确地查出脑内出血的部位、范围和血肿量,以及血肿是否破入脑室。

(五)治疗

1.非手术治疗

对于血肿量较小,一般情况良好,功能废损不严重的丘脑出血一般采用保守治疗。保守治疗重视颅内压的控制、血压的处理及循环呼吸系统的稳定这 3 个至关重要的因素(同基底节区脑出血)。神经保护剂与神经营养剂的运用,促进脑功能恢复,预防癫痫发作及维持系统稳定对于防止出血、水肿及缺血的加重也尤为重要。

2.手术治疗

(1)手术适应证和禁忌证的选择。①钻孔脑室外引流:适用于丘脑出血破入侧脑室合并梗阻性脑积水出血明显患者。②开颅手术:适用于丘脑出血破入侧脑室血肿铸型,且有明显颅内压升高的患者;丘脑实质内血肿较大、意识状态较差患者但尚有自主呼吸的患者;丘脑血肿破入脑室合并梗阻性脑积水的患者;有明显颅内高压患者。③内科治疗的患者,应严密观察病情变化,若出现病情进行性加重,或复查 CT 发现血肿增大、出现脑积水征象,或难以用内科方法控制颅内压增高,应及时采取外科治疗。

(2)手术时机:主张超早期手术,应尽量在发病后 6~7 小时内行超早期手术。

(3)手术入路:侧脑室三角区入路(右侧)或顶间沟入路(左侧)。

四、脑叶出血

(一)概述

脑叶出血是指大脑皮层及皮层下白质的出血,其病因、病理和临床表现等很多方面都有其特殊性,常好发于顶叶、颞叶及枕叶,从解剖学上看是因为脑内微型动脉高度集中于此处。脑叶出血的年发病率约为 8.4/10 万,约占自发性脑出血的 1/3,且随着年龄的增长发病率显著增加。

脑叶出血的发病与很多因素有关,常见原因为脑淀粉样血管病(CAA)、脑血管畸形、高血压、抗凝治疗、梗死后出血、血液异常和肿瘤出血等。高血压不是脑叶出血的常见原因。大宗报道中尚未发现明确的病因,有报道仅 31% 的患者有慢性高血压;Kase 等的研究显示住院患者中 50% 的有高血压;Broderick 等发现高血压所致的脑叶出血和其所导致的大脑深部、小脑和脑干的出血概率基本相同。Zia 等对社区人群进行跟踪随访研究结果表明,高血压与脑叶出血和非脑叶出血均相关,但与后者的相关性更强。

(二)临床表现

自发性脑叶出血的症状依据于血肿的位置及大小。相对于其他形式的自发性脑出血,入院时患者伴有高血压和昏迷的频率较低。昏迷发病率低与血肿位于大脑周围结构组织有关。一般患者出现头痛、呕吐、畏光、癫痫和烦躁不安等症状,偏瘫少见,相应的脑叶神经缺损表现比较突出。有报道显示脑叶出血癫痫发生率高于非脑叶出血。一般认为脑叶出血患者出现头痛的可能较深部出血者多见,主要是因为脑叶出血易破入蛛网膜下隙,刺激脑膜而导致头痛。由于脑叶出血相对远离脑室系统,其继发脑室出血的发生率较低。若脑叶血肿扩大,颅内压升高症状明显。

(三)诊断

头颅 CT 平扫为首选检查。CT 可以快速准确检查出脑内出血的部位、范围和血肿量,以及血肿是否破入脑室。MRI 及 CTA 可以鉴别诊断脑血管畸形、肿瘤、颅内动脉瘤等。如果临床怀疑或者检查提示潜在血管病变应进行血管成像。

(四)手术治疗

1.手术适应证

脑叶大的出血主张手术治疗,认为有选择地手术治疗能使部分患者的预后得到改善。

STICH研究表明距皮层表面1 cm以内的血肿在发病后96小时内的手术治疗可能取得更好的临床预后,虽然这一研究的数据没有统计学差异。而对脑叶出血且Glasgow评分在9~12分的患者仍建议手术治疗。Broderick等回顾性分析了188例幕上出血患者,认为出血量能帮助医生最佳预测不同部位的血肿(基底核、丘脑和皮层下)。有研究探讨脑出血30天内的死亡率和神经功能恢复情况,认为手术清除血肿仍被认为是减少30天的死亡率(特别是脑叶出血者)的最佳选择。外科治疗可通过减轻占位效应,挽救脑出血患者的生命。大量研究表明,脑叶出血量超过30 mL且血肿距皮层表面1 cm以内者,开颅清除幕上血肿可明显改善预后。

2.手术时机

对手术时机目前尚未达成共识。相关临床研究报道中从发病到手术的时间为4~96小时,从而使得比较不同的手术时机对预后的影响相当困难。对于脑叶出血,早期手术治疗是一种改善预后的方式。总的原则是,若血肿量超过30 mL,占位效应明显,患者有颅内压增高的临床表现,早期手术对改善患者的预后具有重要意义。

3.手术要点

(1)骨瓣或骨窗开颅手术:必须考虑4个技术要点。①显微操作是必要的技术手段。②脑叶出血手术皮层切口应靠近血肿中心,距血肿最表浅处,注意避开语言中枢及重要功能区。③血肿中心部分先予以清除,尤其应小心避免血肿腔深部内囊纤维的损伤。

(2)定向钻孔抽吸术:非创伤性颅内血肿的治疗具有一定的疗效。通过CT和MRI的定位引导钻孔抽吸,同时应用血纤维蛋白肽类和机械辅助作用提高了疗效。有研究报道表明,抽吸术具有良好的疗效。但该方法存在术后再出血的危险,尤其是在出血的高危期。

(3)神经内镜下手术:已开始应用于脑内血肿的治疗。一项随机、前瞻性研究对内镜术和最佳的内科治疗做了比较,发现内镜治疗具有良好的疗效,所有患者血肿清除率均超过50%,其中45%的患者可清除70%以上的血肿,术后早期无死亡病例,再出血率仅为4%。对于皮层下出血的患者,应用内镜术治疗在6个月时,达到良好效果者占40%。对于皮层下出血量大于50 mL的患者,接受内镜术治疗,能明显提高存活率。与保守疗法相比,其对神经功能的恢复比保守治疗要好。研究发现,当出血量较大时,内镜治疗可提高存活率,中等量出血时可提高神经功能恢复的概率。

(五)预后

脑叶出血预后好于深部出血。但复发性脑叶出血常提示预后不佳。一般而言,脑叶血肿经手术治疗可明显降低病死率和致残率。年龄是影响预后的重要因素,超过60岁预后较差。

五、脑室内出血

(一)概述

脑室内出血(IVH)是脑出血(ICH)中的重要亚型,根据出血原因不同又分为原发性脑室内出血(PIVH)和继发性脑室内出血(SIVH)。Darby等将PIVH定义为出血仅在脑室内或为脑室壁室管膜下15 mm以内来源的出血,SIVH为室管膜外15 mm以外的脑实质出血破入脑室。PIVH较SIVH的发病率低。

高血压是继发性脑室内出血的主要原因,90%以上的患者有高血压病史。有40%的原发性脑室内出血患者的病因是血管病,包括动脉瘤和烟雾病。烟雾病是原发性脑室内出血的重要原因,占 28.6%～55%,其次是血管畸形和动脉瘤。对于原发性脑室内出血的患者,有条件的医院,在患者病情允许的情况下应尽早行 DSA 造影或 CTA 检查,明确病因,针对病因治疗,预后较好。

(二)应用解剖

侧脑室和第三脑室位置深在,完全由神经结构包裹,大脑内形态弯曲,不同脑叶的形状和大小有差异,且脑室壁还有重要运动、感觉和视觉传导通路和自主神经、内分泌中枢等,所以这一部位的手术具有很大挑战性。每侧侧脑室为一"C"形的腔,围绕丘脑。每侧侧脑室分为 5 部分:额角、颞角、枕角、体部和房部。每一部分具有内侧壁、外侧壁、顶壁和底壁。丘脑位于侧脑室的中央,每侧侧脑室围绕丘脑的上方、下方和后面,侧脑室的体部位于丘脑的上方,房部和枕部位于丘脑的后面,颞角位于丘脑的下外侧面。丘脑的上表面构成侧脑室体部的底壁,丘脑枕的后表面构成房部的前壁,丘脑的下表面位于颞角顶壁的内侧缘,丘脑出血极易破入侧脑室。尾状核是一个包绕在丘脑周围的"C"形细胞团块,为侧脑室壁的重要组成部分,分为头部、体部和尾部。尾状核头部突入侧脑室额角和体部的外侧壁,体部构成部分房部的外侧壁,尾部从房部延伸到颞角的顶壁,与颞角尖端的杏仁核相延续,尾状核出血常经额角破入脑室。穹隆是另一个侧脑室壁上围绕在丘脑周围的"C"形结构。穹隆的体部将第三脑室的顶壁与侧脑室体部的底壁分开。胼胝体参与侧脑室各个壁的构成,由前向后分为嘴部、膝部、体部和压部,嘴部构成额角的底壁,膝部和体部形成侧脑室额角和体部的顶壁。

第三脑室位于胼胝体和侧脑室体部的下方,蝶鞍、垂体和中脑的上方,两侧大脑半球、两侧丘脑和两侧下丘脑之间。它与 Willis 环以及分支、Galen 静脉及其属支关系密切。第三脑室是一个漏斗形腔隙,通过前上方的室间孔和侧脑室相通,通过中脑导水管与第四脑室相通。第三脑室有一个顶壁、一个底壁、一个前壁、一个后壁和两个外侧壁。第三脑室的外侧壁是由丘脑和下丘脑构成,丘脑出血极易破入第三脑室。

第四脑室是小脑和脑干之间的宽篷状中线孔腔,其头侧通过中脑导水管连接第三脑室,尾侧通过正中孔连接枕大池,外侧通过外侧孔连接桥小脑角。

与侧脑室和脉络丛关系最密切的动脉是脉络膜前后动脉,该动脉供应侧脑室和第三脑室内的脉络丛。颈内动脉、大脑前后动脉、前后交通动脉都发出穿支分布到侧脑室和第三脑室各个壁。大脑深部的静脉系统回流入室管膜下的管道,穿过侧脑室和第三脑室的壁,汇聚于大脑内静脉、基底静脉和大脑大静脉。小脑上动脉与第四脑室顶壁的上半部关系密切,小脑后下动脉则主要与顶壁的下半部关系密切,基底动脉和椎动脉发出许多穿支至第四脑室底。第四脑室内无重要的静脉,与其关系最密切的静脉为小脑与脑干之间裂隙内的静脉,以及小脑脚表面的静脉。

(三)临床表现

多数患者在发病前有明显的诱因,如情绪激动、用力活动、洗澡、饮酒等,多为急性起病,少数可呈亚急性或慢性起病。患者发病后多有意识障碍,部分患者可有中枢性高热,体温持续40℃以上,呼吸急促,去皮质强直及瞳孔变化,极少数患者可呈濒死状态。

一般表现:视出血部位及出血量多少而异,轻者可表现为头痛、头晕、恶心、呕吐、血压升高、脑膜刺激征等;重者表现为意识障碍、癫痫发作、高热、肌张力高、双侧病理反射征;晚期可出现脑疝、去大脑强直和呼吸、循环障碍以及自主神经系统紊乱;部分患者可伴有上消化道出血、急性肾衰竭、肺炎等并发症。

原发性脑室内出血除具有一般表现外与继发脑室内出血相比尚有以下特点:①意识障碍相对较轻;②可亚急性或慢性起病;③定位体征不明显;④以认知功能、定向力障碍和精神症状为常见。

因原发出血部位不同,脑室内出血临床表现各异。①位于内囊前肢的血肿极易破入脑室,临床表现相对较轻。②位于内囊后肢前 2/3 的血肿,由于距脑室相对较远,当血肿穿破脑室时,脑实质破坏严重,临床表现为突然昏迷,偏瘫,在主侧半球可有失语、病理反射阳性、双眼球向病灶侧凝视。③位于内囊后肢后 1/3 的血肿,多有感觉障碍和视野变化。④丘脑出血表现为意识障碍、偏瘫、一侧肢体麻木、双眼上视困难、高烧、尿崩症、病理反射阳性等。⑤小脑出血表现为头痛、头晕、恶心、呕吐、颈强直、共济失调等,重者出现意识障碍、呼吸衰竭等。⑥脑干出血轻者表现为头痛、眼花、呕吐、后组脑神经损伤、颈强直等,重者表现深昏迷、交叉瘫、双侧瞳孔缩小、呼吸衰竭等。

(四)诊断

首选 CT 检查,CT 可以明确出血部位、出血量及有无梗阻性脑积水,为临床评估提供可靠依据。针对原发性脑室内出血患者,应行血管检查明确病因,首选 DSA 造影,若患者病情较重,则行 CTA/MRA 检查。目前对于脑室内出血严重程度的评估多采用 Grabe 评分(表 7-2)。

表 7-2　Grabe 评分(1982)

出血部位	出血量	评分
侧脑室	微量或少量	1
	小于横切面的 1/2	2
	大于横切面的 1/2	3
	侧脑室铸型	4
第三脑室	出血无脑室扩大	1
	出血有脑室扩大	2
第四脑室	出血无脑室扩大	1
	出血有脑室扩大	2

(五)治疗

1.一般治疗

(1)控制血压:应用药物控制血压,但要避免血压下降过快及血压过低(降幅应低于基础血压的 20%,收缩压 140~160 mmHg,舒张压 90~100 mmHg)。

(2)处理颅内压增高:应常规行颅内压监测。若出现颅压增高,应使用甘露醇等药物脱水以降低颅内压。

(3)维持水和电解质平衡。

(4)意识障碍者应酌情考虑气管插管或切开。

(5)血管造影。由于高血压脑出血所致的继发性脑室内出血无论临床上或影像学上均有异于动脉瘤或脑动脉畸形(AVM)的特征性表现,故血管造影只是在需要排除脑动静脉畸形、颅内动脉瘤或其他原因所致的脑内出血时方可采用。

(6)防止应激性溃疡药物的使用。

(7)神经营养治疗。

2.外科治疗

外科治疗的主要目标是迅速清除血肿的占位效应和由此而导致的继发性脑损害,但是手术却很少能改善神经功能。是否采取外科治疗措施必须针对每一位患者的具体神经功能情况、出血量和部位、患者年龄以及患者本人和亲属对疾病治疗的期望值来决定。

原发性脑室内出血,合并梗阻性脑积水患者,考虑钻孔引流术。

继发性脑室内出血,根据出血原发部位不同,直接开颅清除血肿,有以下手术入路。

(1)经额角入路:尾状核出血破入脑室,选此入路路径最短,直视下可有效清除尾状核及同侧侧脑室内血肿,若切开透明隔,可部分清除对侧侧脑室血肿。

(2)经顶间沟入路:由于丘脑出血位置深,周围重要神经结构复杂,此入路可较好地避开重要功能区,显微镜直视下可彻底清除丘脑及左侧侧脑室血肿。

(3)经三角区入路:用于丘脑出血破入脑室(右侧)。

六、小脑出血

(一)概述

自发性小脑出血(CH),是指非外伤引起的小脑实质的脑出血,为幕下脑出血中常见且预后相对较好的类型。急性自发性小脑血肿的人群发病率尚不清楚,早年国外部分尸检报道大约为0.7%。从整个脑实质发病部位看,自发性小脑出血占所有自发性脑出血的5%~13%,这一数字与小脑组织重量在整个中枢神经系统中的比例接近。其发病率男性略高于女性,发病高峰年龄为60~80岁。小脑出血的死亡率报道相差较大,为20%~75%,在CT及MRI普及以前,这一数字可能更高,而手术患者死亡率为20%~50%。

(二)病理生理

高血压是所有自发性脑出血最常见的因素,近年来,随着对脑血管淀粉样变(CAA)在脑出血疾病中的研究深入,过去人们认为的罕见发病原因,现在被认为是老年人脑叶出血非常重要的原因。此外,血管畸形也是引起小脑出血的重要原因之一。在国外资料中,梗死后出血在小脑出血中也不少见。目前认为小脑出血的部位通常发生于齿状核及其附近,表现为小脑半球的血肿,这是高血压引起自发性小脑出血最常见的部位。由于齿状核可由小脑所有动脉供血,所以很难确定出血责任动脉。位于小脑蚓部的出血,较易破入第四脑室与脑室相通,并常凸向脑桥被盖部。其出血责任血管多来自小脑上动脉或小脑后下动脉的远段分支,有时见动脉瘤。

(三)临床表现

自发性小脑出血多急性起病,症状常发生在活动时。突发头痛、恶心、呕吐、头晕是常见首发症状,最常见的表现是患者突然站立或行走时跌倒,但无肢体偏瘫。头痛多表现为枕部疼痛,也有患者表现为额部头痛甚至球后部位的疼痛,呕吐症状也见于大部分患者。头晕症状多是真性眩晕(前庭性眩晕),在患者中也较常见。头痛、呕吐及头晕三个症状并非同时见于大多数患者。此外患者还表现为构音障碍、耳鸣等症状,但是较之前的症状少见。同时,小脑出血由于血肿压迫可能出现脑神经麻痹症状,表现为向同侧凝视麻痹、患侧周围性面瘫、眼球震颤及同侧角膜发射减弱。在清醒患者,如出现同侧步态或肢体共济失调、同侧同向性凝视麻痹和同侧周围性面瘫"三联征"时,常提示小脑血肿的发生。

小脑出血的患者临床经过常难以预料,入院时患者清醒或仅表现为嗜睡,短时间内可恶化为昏迷甚至死亡,这是区别于其他部位脑出血的临床特点之一。多数症状恶化的情况发生于患者发病72小时之内,但也有迟发恶化者,临床医生应予以高度警惕。单纯依靠患者入院时的临床表现有时很难预测临床过程。

(四)诊断

CT扫描为诊断自发性小脑出血和确定其部位提供了简便、经济、迅速且准确的方法,MRI也可作为小脑出血的诊断检查,但检查相对耗时且不够经济。急性血肿在CT表现为小脑部位的高密度影。CT能够显示血肿是否破入脑室、脑干受压情况,以及是否存在脑积水。这些都为临床确定患者手术指征及预测患者病情变化及预后提供了很重要的信息。同时反复CT复查在病情变化较快的患者中是非常必要的,一旦发现血肿扩大或出现脑积水等征象,即应尽早进行手术治疗,以防止病情进一步恶化。

由于目前各种影像学检查手段,包括CT、CTA、MRI及DSA等检查的广泛应用,临床医师不仅能够早期发现小脑出血,而且能够判断小脑出血原因,为下一步临床治疗提供足够的依据。自发性小脑出血需要与动脉瘤、血管畸形及肿瘤引起的小脑出血进行鉴别。

(五)治疗

1.手术指征与禁忌证

小脑出血的内科治疗方案基本同其他部位脑出血。

关于手术指征的选择上,小脑出血的患者,如出现临床神经功能恶化,或出现脑干受压及(或)急性梗阻性脑积水表现时应尽早行血肿清除术。关于意识状态良好(GCS评分≥13分)的小脑出血患者是否手术目前仍有争议,由于患者术前意识状态与预后密切相关,同时小脑出血后临床变化过程难以预测,患者一旦出现昏迷后行手术治疗往往预后较差,故部分学者认为出现明显第四脑室受压情况时早期应积极手术治疗,不论患者神经功能是否明显恶化。部分学者则认为对于这类患者,如脑积水情况已得到控制,建议观察等待,一旦出现神经功能恶化,则行手术治疗,反之则行保守治疗。总之,对于此类患者是否手术,在病情恶化的风险、临床潜在的后果及手术风险三者间仔细权衡非常重要。

鉴于小脑出血多位于小脑半球齿状核附近,患者的临床症状表现最为重要的原因是颅内压增高,其中颅后窝张力的明显增高常是致命性小脑扁桃体疝的主要原因,而因血肿占位效应所致的梗阻性脑积水又进一步加重了高颅压危象。一般认为对所有小脑出血的病例,除非已至濒死状态,均应采取积极手术清除血肿,尽可能挽救患者生命。

小脑出血的手术禁忌证基本同幕上部位脑出血,年龄并非小脑出血的绝对禁忌证,合并严重心肺功能疾患及凝血功能异常也应力争纠正后行手术治疗。

2.手术时机

由于小脑出血的手术指征多以是否出现神经功能恶化情况作为判断标准,文献报道部分患者可能在发病数天甚至数周后行手术治疗,但是可以肯定的是,患者一旦出现进行性脑干功能紊乱,应立即行颅后窝开颅手术清除血肿减压,以预防不可逆的脑干功能障碍。绝大多数学者主张临床神经功能恶化前尽早手术,无论患者出血时间长短,都可获得相对良好的预后。

3.手术方式的选择

(1)单纯脑室外引流术:单纯脑室外引流术仅适用于不能耐受全身麻醉的开颅患者,或血肿不大仅因破入第四脑室引起早期梗阻性脑积水患者。

(2)开颅血肿清除术:根据血肿部位选择枕下开颅,枕骨骨窗约 4 cm×4 cm 大小,手术尽量清除小脑内及已破入脑室内的积血,打通脑脊液循环,对于合并有脑积水患者建议同时行侧脑室外引流。如条件许可,可置入颅内压监护仪检测颅后窝压力变化情况,尽量将颅内压维持在一定范围以保证足够的脑灌注。开颅手术清除血肿优点在于:有效解除血肿占位效应及梗阻性脑积水,避免继发缺血性损害。随着显微外科及微创技术的不断进步,微创颅内血肿清除术已逐渐开展,术中行小骨窗(3 cm×3 cm)开颅,显微镜下操作,清除小脑内血肿并仔细止血,脑组织损伤小,术后并发症相对少,这在临床实践中得到证实。

(3)内镜辅助下血肿清除术:过去神经内镜下血肿清除术多用于伴脑积水脑室内血肿清除,国外报道取得了较好效果。而内镜下小脑内血肿清除术的疗效仍处于探索阶段,内镜下小脑血肿清除术的经验提出,相对于传统开颅血肿清除术,内镜手术手术时间短,且能够缩短患者术后行脑室外引流的时间,并减少患者术后行永久分流的风险。但是由于颅后窝操作空间狭小,内镜下手术操作技术要求较高,能否推广应用还需更多的临床研究。

(4)寰枕减压及血肿清除术:作枕下正中直切口,上缘于枕外隆凸上 2 cm,下缘达第 5～6 颈椎棘突水平,术中咬除枕骨鳞部、枕大孔后缘、寰椎后弓,广泛剪开硬脑膜,达到环枕减压的目的,继之清除血肿。其好处在于能有效地行颅后窝减压,并充分引流脑脊液,疏通脑脊液循环,但手术创伤较大,术后寰枕稳定性受一定影响。此术式适用于血肿大且破入第四脑室、手术难以彻底清除血肿的患者。

4.并发症及预后

小脑出血可能发生的并发症及处理基本同幕上其他部位脑出血。不论手术与否,出血后应加强监护,严密观察,以便及时发现可能发生的再出血。

小脑出血的预后与患者术前意识状态、脑干功能受损程度、手术是否早期并有效缓解高颅压危象直接相关,但总体而言其预后较之脑干、丘脑等重要功能区的脑出血为好。

七、脑干出血

(一)概述

脑干出血最常见的部位是脑桥,其次为中脑和延髓。在 CT 应用于临床以前,脑桥以外的脑干出血常与脑干梗死混淆。直到头颅 CT 应用于临床诊断后,才有中脑和延髓出血的病例报道。但即便进行 CT 检查,脑桥的小出血也可能被漏诊。脑干出血的病理机制是继发性血管损害,最常见的原因是高血压,由此产生的出血导致脑干功能严重损害,患者预后很差。

(二)应用解剖

脑干自下而上由延髓、脑桥和中脑组成,位于颅底内面的斜坡上,上方以视束为界,下方经枕骨大孔与脊髓相连续。脑桥和延髓的背面与小脑相连,它们之间的室腔称为第四脑室。第

Ⅲ～Ⅻ对脑神经自脑干发出。延髓长约 3 cm,是脊髓到脑的过渡部,上端借横行的延髓脑桥沟与脑桥为界,下接脊髓并与脊髓的沟、裂相连;脑桥位于脑干的中部,其腹侧面膨隆称脑桥基底部,是由大量横行纤维和部分纵行纤维组成的,基底部正中有纵行的基底沟,容纳基底动脉;中脑腹侧面上界为视束,下界为脑桥上缘,两侧有粗大的由纵行纤维构成的隆起,称大脑桥底。第四脑室是位于延髓、脑桥和小脑之间的室腔,形似帐篷。第四脑室上通中脑水管,下通延髓下部和脊髓的中央管,并借脉络组织上的 1 个第四脑室正中孔和 2 个第四脑室外侧孔与蛛网膜下隙相通。脑干的血液供应来自椎-基底动脉系统。延髓动脉为椎动脉和它的分支发出的一些微细血管,分布到延髓及舌咽神经、迷走神经及副神经根。脑桥动脉从基底动脉后面或两侧发出,左、右侧各有 4～5 支,供应脑桥基底部及邻近结构。中脑动脉主要由大脑后动脉环部发出。

(三)临床表现

脑干出血的临床表现取决于血肿大小和出血的位置。大多数患者有头痛和局灶性脑干神经功能缺损。患者常伴有头痛、呕吐,但与脑叶或小脑出血相比,头痛的发生率不高。由于出血的位置不同,患者可出现复视、共济失调、脑神经受损、眩晕、耳鸣、听觉过敏、震颤、构音障碍、肌张力障碍、高热、呼吸功能障碍、长束体征等。若出血量大可能迅速进展至昏迷。

1.脑桥出血

中央部位大的出血可导致意识障碍,并迅速进展至昏迷状态。临床特征主要是完全性瘫痪、去大脑强直和针尖样瞳孔、高热和过度换气。大部分患者通常在几小时内死亡。

2.中脑出血

自发性中脑出血很少见。1949 年报道了第一例中脑出血。常见的临床表现有动眼神经麻痹、垂直方向凝视麻痹和不规则瞳孔。

3.延髓出血

延髓出血在脑干出血中最为少见。延髓出血的临床表现包括眩晕、共济失调、后组脑神经功能异常和呼吸功能障碍。在出血后早期即可突然出现中枢性低通气,导致呼吸骤停。

(四)诊断

脑干出血是急性神经功能障碍的重要原因。准确的早期诊断,并给予相应的治疗,有助于降低残疾,在顶盖或基底部较小的出血可仅出现局灶性体征而不伴有意识障碍,需 CT 或 MRI 扫描才能诊断。脑桥出血起病时的意识水平与 CT 血肿体积的大小,直接影响到预后。目前认为 CT 是早期诊断脑干出血的最佳选择,CT 方便快捷,有利于患者的早期诊断和治疗,但 CT 受骨质伪影影响,其清晰度远低于 MRI,故对所有脑干出血患者,力争行 MRI 检查有利于诊断和鉴别诊断。

(五)治疗

对于高血压性脑干出血,既往认为其手术治疗价值很有限,甚至列为手术禁忌而采用内科保守治疗,具体治疗原则同其他部位高血压脑出血。目前,对脑干出血的手术指征及禁忌证得出了共识:①意识状态为中度昏迷;②出血量超过脑干最大平面1/2;③有第四脑室及中脑导水管受压或脑积水;④病情逐渐恶化,生命体征出现紊乱,尤其是呼吸变浅变慢。可考虑显微手术下清除血肿以缓解脑干受压。

下列情况则不考虑手术：①出血量少，无意识障碍；②脑干少量出血，无明显脑室系统受阻；③深昏迷，双侧瞳孔散大固定；④无自主呼吸；⑤生命体征严重紊乱；⑥有其他手术相对禁忌证。

手术入路选择应以距血肿最近为宜，以最短的手术路径、最低程度的脑干损伤，达到清除血肿，解除脑积水及颅内高压的目标。手术入路为：血肿位于脑桥及延髓背侧，采用枕下正中入路。血肿位于脑桥腹外侧，采用经枕下-乙状窦后入路。血肿位于中脑或中脑脑桥交界部，采用颞下入路。

脑干出血患者常伴有意识障碍，为保持呼吸道通畅，有利排痰，防止肺部感染，昏迷患者应行气管插管或气管切开。有肺部感染者，应在细菌培养及药敏试验的指导下，尽早采用有效的抗生素治疗。

（六）预后

脑干出血是脑出血中最严重的类型，其预后取决于出血部位、血肿量、患者的意识状态、全身情况及治疗时机等多种因素，严格掌握手术指征及手术时机是改善预后的关键。

第八章　胸外科疾病

第一节　食管烧伤

食管烧伤并不少见,儿童和成人均可发生,主要是吞服腐蚀剂如强酸或强碱引起的食管损伤及炎症,又称食管腐蚀伤。在丹麦食管烧伤每年的发生率为5/10万,而5岁以下的儿童达10.8%;在美国每年大约5 000例5岁以下儿童误服清洁剂引起食管烧伤。尽管我国食管烧伤的发生率尚无确切的统计,但全国大多数地区均有报道。

一、病因

食管烧伤主要是吞服强碱或强酸引起,以吞服碱性腐蚀剂最多见,是吞服酸性腐蚀剂引起食管烧伤的11倍。实验证实2%的氢氧化钠就可以引起食管的严重损伤,成年人吞服腐蚀剂的原因常是企图自杀,吞服量多,引起食管损伤严重,甚至引起食管广泛坏死及穿孔,导致患者早期死亡,儿童多为误服。欧美国家家用洗涤剂碱性较强,一般家庭放置在餐桌上,虽然20世纪70年代美国政府立法对家用洗涤剂的浓度及包装进行了严格规定,加强了警示标志,儿童仍然易当作饮料误服,但这种类型所致的食管损伤多不严重。一组743例吞服腐蚀剂的儿童中,85%小于3岁,仅20%证实有食管烧伤,仅5%产生瘢痕狭窄,3%需要食管扩张治疗。我国不少地区家庭备有烧碱,尤其重庆地区的人们喜欢吃火锅,不少食物如毛肚、鱿鱼等食前需用碱水浸泡,常用白酒瓶或饮料瓶盛装,儿童易当饮料饮用,成人易当白酒饮用,这种碱液浓度较高,饮入一口即可造成食管严重损伤。近年来,由于电动玩具广泛使用小型高能电池,儿童可将钮扣电池取出放入口中,误咽下的钮扣电池常停滞在食管腔内,破碎后漏出浓度很高的KOH或NaOH在1小时内即可引起食管的严重损伤。

二、发病机制

食管烧伤的病理改变与吞服腐蚀剂的种类、浓度和性状有关。浓度较高的腐蚀剂,无论酸或碱均可引起食管的严重损伤。液体腐蚀剂可引起食管广泛的损害,而固形腐蚀剂常贴附于食管壁,灼伤较局限但损伤严重,甚至波及食管全层。碱性腐蚀剂对食管造成的损害比酸性腐蚀剂更为严重。强碱可使蛋白溶解,脂肪分化,水分吸收而致组织脱水,并于溶解时产生大量热量对组织造成损伤;而强酸则产生蛋白凝固造成坏死,通常较为浅表,但不像碱性腐蚀剂可被胃液中和,因而可引起胃的严重损伤。但如吞服强碱量多,同样可引起胃的严重损伤。

食管烧伤的病理变化与皮肤烧伤非常类似,轻型病例表现为黏膜充血、水肿,数天即可消退,较严重的病例,表层组织坏死,形成类似白喉样的假膜,食管黏膜可发生剥脱及溃疡形成,如果没有其他因素影响,这类患者可以逐渐愈合。严重的食管烧伤可累及食管全层,并形成深度溃疡,甚至引起穿孔,形成纵隔炎及液气胸,或侵及邻近血管引起致命性的大出血。严重食管烧伤愈合后形成的瘢痕,必然引起不同程度的食管狭窄。

有学者采用纤维食管镜对食管烧伤患者进行动态观察,较严重病例完全愈合需要 4 个月左右。

吞服腐蚀剂后,口腔、咽、食管及胃均可引起损伤,特别严重的病例甚至引起十二指肠的损伤。由于吞咽后的反流,可累及声门。受损伤较严重的部位是食管的 3 个生理狭窄区,特别是食管胃连接部。由于腐蚀剂在幽门窦部停留时间较久,严重损伤后瘢痕愈合常导致幽门梗阻,因而对需要行胃造口饲食的患者,于胃造口时,应注意探查幽门部。

食管烧伤的程度按 Estrera 推荐食管腐蚀性烧伤的临床分级与内镜所见(表 8-1)可以分为 3 度。

表 8-1　食管和胃的腐蚀性烧伤的病理改变及内镜分度

分度	病理改变	内镜所见
Ⅰ度	黏膜受累	黏膜充血水肿(表面黏膜脱落)
Ⅱ度	穿透黏膜下层,深达肌层,食管或胃周围组织未受累	黏膜脱落、出血、渗出、溃疡形成,假膜(伪膜)形成,组织粗糙
Ⅲ度	全层损伤,伴有食管周围器官或胃周围纵隔组织受累	组织脱落伴有深度溃疡。由于严重水肿,食管腔完全闭塞;有碳化或焦痂形成;食管壁变薄、坏死并穿孔

Ⅰ度烧伤食管黏膜和黏膜下层充血、水肿和上皮脱落,未累及肌层,一般不造成瘢痕性食管狭窄。Ⅱ度烧伤穿透食管黏膜下层而深达肌层,黏膜充血,出现水疱、深度溃疡,因此食管失去弹性和蠕动,大多形成食管瘢痕狭窄。Ⅲ度烧伤累及食管全层和周围组织,甚至食管穿孔,引起纵隔炎,可因大出血、败血症、休克而死亡,幸存者可发生食管重度狭窄。

Andreoni 介绍米兰一所医院 20 世纪 90 年代内镜分级法,不仅有形态学,还有功能上的观察,如食管蠕动情况和括约肌的张力等,反映了食管壁坏死的深度(表 8-2)。

表 8-2　米兰 20 世纪 90 年代内镜分级法

分级	损伤程度
0	黏膜正常
1	黏膜充血、水肿
2	黏膜充血、水肿、浅表坏死(黏膜苍白)、腐烂
3	深度坏死、出血,黏膜腐脱、溃疡
4	深度坏死(黏膜变黑)、严重出血、全厚层溃疡(即将穿孔)

根据这种分级法,1 级、2 级患者,或介于 2~3 级的患者,可以采取保守治疗方法。3 级、4 级患者应考虑急诊切除坏死食管和胃、颈段食管外置和空腹造瘘。再择期做消化道重建。

三、临床表现

食管烧伤的临床表现与吞服腐蚀剂的浓度、剂量、性状有关。Ⅰ度食管烧伤主要表现为咽部及胸部疼痛,有吞咽痛,进食时尤为明显,大多在数天之后就可恢复经口进食。而Ⅱ度以上食管烧伤除有明显的胸痛、吞咽痛外,常有吞咽困难,也可发生呕吐,呕吐物带有血性液体。吞服量多而浓度高的病例,可以出现中毒症状,如昏迷、虚脱等。喉部损伤尚可引起呼吸困难,甚至窒息。因食管穿孔引起纵隔炎,一侧或两侧液气胸而出现相应的症状。穿入气管引起食管气管瘘,穿破主动脉引起大出血,这种大出血常发生在伤后 10 天左右。严重的胃烧伤常可引起胃坏死穿孔,出现腹痛、腹肌紧张、压痛及反跳痛等弥漫性胸膜炎表现。

吞咽困难是食管烧伤整个病程中突出的症状。早期由于烧伤后的炎症、水肿引起,大多数病例经治疗后随着炎症、水肿的逐渐消退,约 1 周以后吞咽困难逐渐好转。若损伤不严重,不形成瘢痕狭窄的病例,逐渐恢复正常饮食,但如食管烧伤严重,3～4 周后因纤维结缔组织增生,瘢痕挛缩而致狭窄,再度出现逐渐加重的吞咽苦难,最后甚至流质饮食也不能咽下,引起患者消瘦,营养不良。

四、诊断

(一)病史及查体

(1)应向患者或陪同亲友仔细询问吞服腐蚀剂的剂量、浓度、性质(酸或碱)、性状(液体或固体)及原因(误服或企图自杀),这对诊断、损伤的严重程度及治疗均有帮助。

(2)注意神态、血压、脉搏、呼吸的变化及有无全身中毒的症状及体征。

(3)观察口唇、口腔及咽部有无烧伤,应注意大约 20% 的患者没有口腔的烧伤而有食管的损伤,70% 有口腔损伤而无食管损伤。

(4)胸部及腹部检查:有明显胸痛及呼吸困难患者,应检查有无气胸或液气胸的征象,腹痛患者检查腹部有无腹膜刺激症状。

(二)影像学检查

1.胸部 X 线检查

可发现有无反流引起的肺部炎症及食管穿孔的表现。

2.食管造影检查

早期食管吞钡检查,可见钡剂通过缓慢,并可见局部痉挛。如疑有食管穿孔,可用碘油或水溶性碘剂造影,如碘剂溢出食管腔外即可明确诊断。

3.胸部 CT 和超声内镜检查

对食管烧伤的诊断有帮助,但临床应用较少。

(三)食管镜检查

对食管烧伤后食管镜检查的时间有争议,认为早期食管壁较脆弱,检查引起的穿孔危险性较大,因而多主张 1 周后进行检查。近年来大多数主张伤后 24～48 小时施行,认为有经验的内镜专家进行纤维食管镜检查引起穿孔的危险性小,对早期明确损伤的严重程度,及时做出比较正确的处理对策很有帮助。

五、治疗

(一)早期处理

吞服腐蚀剂立即来院诊治的患者,应根据吞服腐蚀剂的浓度、剂量及病情严重程度进行处理。吞服量多而病情较严重的患者应禁食,给予静脉输液镇静、止痛,应用广谱抗生素防治感染。有喉部损伤、出现呼吸困难者,应立即做气管切开,给患者饮用温开水或牛奶,饮用量不超过15 mL/kg,量过多可诱发呕吐,加重食管损伤。目前多不主张吞服强碱者饮用弱酸性液体或强酸饮用弱碱性液体进行中和,认为中和可产生气体和热量,加重食管损伤。对是否灌洗也有不同意见,虽然有学者不主张灌洗,但对吞服量多、浓度高及有毒物质(如农药)等仍以灌洗为佳,可反复多次洗胃,每次注入量不宜太多,以免胃有烧伤时引起穿孔。对较重的患者应放置胃管,便于饲食维持营养及给予药物,尚可起到支撑,防止食管前、后壁粘连的作用。

(二)急诊手术

吞服腐蚀剂量多、浓度高的患者,特别是企图自杀者,可有上消化道的广泛坏死、穿孔、严重出血,及时诊断、及时手术治疗可望挽救部分患者的生命。除切除坏死食管或胃外,尚需行颈段食管外置及空肠造口,后期再行食管或胃重建。Vereezkei 等报道 24 例食管烧伤,10 例急诊手术中,4 例因损伤广泛未做进一步处理,均在 24 小时内死亡,余下 6 例中行食管胃切除或全胃切除及食管外置,3 例第一次手术后生存,择期行食管重建。

(三)食管瘢痕狭窄的预防方法

在食管烧伤的治疗中,应考虑到后期如何减轻和防止瘢痕狭窄的形成。目前研究或已用于临床的方法主要集中在药物和机械两方面。

1.采用药物控制瘢痕形成

类固醇早已用于食管烧伤后瘢痕狭窄的预防,但目前对其疗效仍有争议。理论上类固醇可抑制炎症反应,减轻食管烧伤后瘢痕狭窄形成,动物实验研究也证实有明显的效果,但一些临床对比研究中,未见到明显的差异,如一组 246 例经食管镜明确诊断的严重碱性腐蚀伤患者,97 例采用甲泼尼龙治疗,167 例作为对照组,结果发现两组狭窄的发生率无明显差异($P >$ 0.05)。Uarnak 等的观察也得出了类似的结果。但多数学者认为早期应用皮质激素,对中等程度的食管腐蚀伤仍有良好效果,不少学者仍认为抗生素、皮质激素和食管扩张是目前治疗食管烧伤的基本模式。

2.食管扩张治疗

食管扩张在预防和减轻食管烧伤后瘢痕狭窄的疗效已得到公认,对瘢痕组织形成早期行食管扩张的效果较好,但严重、多发及广泛狭窄则效果不佳。目前何时开始施行扩张治疗仍有不同的看法,一些学者认为过早施行扩张对有炎症、糜烂的食管创面会加重损伤,因而主张在食管再度上皮化后,开始进行扩张。有学者用狗进行试验,长 10 cm 的食管黏膜剥脱后需要 8 周才能再次上皮化。一般情况多在食管烧伤后10 天开始进行扩张,但近些年来,不少学者主张早期扩张,其效果更为显著,甚至有在烧伤后 24～48 小时即开始扩张。扩张时应注意,扩张器探查由细而粗逐步扩大,每次扩张更换探子不得超过 3 条,探子应在狭窄部位停留数分钟后再更换下一型号探子,开始扩张间隔时间每周 1 次,逐步延长至每月 1 次,扩张至直径1.5 cm而不再缩小才算成功。一般扩张时间需要半年至 1 年,为增强扩张治疗的效果,有学者于扩张时在病灶内注射皮质激素,经临床病例对比观察,可减少扩张的次数,提高治疗的效果。食管扩张的技术操作并不复杂,但要仔细操作,预防食管穿孔的并发症。食管扩张在欧美国家效果甚佳,大多数患者避免了复杂的重建手术,但国内常受多方面原因影响未能按时扩张,因而扩张治疗的效果并不理想。

除采用扩张器进行食管扩张外,也可采用循环扩张法。这种方法是先做胃造口及放入牵拉用的丝线,食管扩张可在表面麻醉下进行,扩张时将口端之丝线缚于橄榄形之金属探头或梭形塑料探子,涂上或吞服少许石蜡油,探头另一端再缚上丝线,将探子从口腔经狭窄区拉入胃内,再由胃内拉出。扩张后将口端及胃端的丝线妥善固定,以免拖出,待下次扩张时使用。这种方法最近国外仍有学者采用,认为这种方法较为简单、方便,穿孔危险性较小,效果可靠,特别在我国一些经济不发达地区更为适用。

3.食管腔内置管

Rey及Mills首先报道采用食管腔内置管预防食管烧伤后瘢痕狭窄。方法是在食管腔内置入长约40 cm、内径0.95 cm的医用硅胶管,下方有一抗反流活瓣,上端缚一小管,经口置入食管后,从鼻部引出,作为固定导管用。一般置管3周后拔出,同时应用抗生素和类固醇治疗,Mils报道4例均获成功,但Bremer治疗6例,3例仍然发生狭窄,失败原因认为是与严重食管烧伤深达肌层及置管时间较短有关。最近Mutaf报道长时间的食管腔内置管69例,68%治愈,而对照用传统的方法,如食管扩张和激素等治疗172例,治愈率为33%,两组治疗效果有非常显著的差异。食管腔内置管组失败的原因主要是患者不能耐受长时间的置管和食管瘢痕形成短食管导致胃食管反流。

(四)食管瘢痕狭窄的外科治疗

严重食管烧伤瘢痕愈合后必然引起狭窄。狭窄部位可以在咽部、食管各段甚至全食管,以食管下段最为多见,可能与食物通过食管上段较快,下段较慢,接触腐蚀剂时间长,造成食管损伤也较严重有关。吞服酸性腐蚀剂除引起食管灼伤产生狭窄外,尚可引起胃烧灼伤,产生胃挛缩或幽门梗阻。腐蚀剂在幽门窦部停留时间较长,可无胃体的严重损伤而引起幽门梗阻。除酸性腐蚀剂容易引起胃烧灼伤外,如吞服浓度高、剂量多的碱性腐蚀剂也可引起胃烧灼伤。

最近研究表明,由于末端食管括约肌受到损伤或食管瘫痪造成的短食管而致末端食管功能不全,可以产生胃食管反流,是加重已产生的狭窄或狭窄经扩张后很快复发的原因。因此,对食管烧伤的患者进行食管功能学检查及24小时pH监测,对了解末端食管括约肌是有意义的。也有报道伤后5天进行食管测压,对损伤严重程度判定有帮助。

已形成瘢痕狭窄的病例,除部分可采用扩张治愈外,对扩张或其他方法治疗失败的食管狭窄病例,需要行外科手术治疗以解决患者的经口进食。

1.手术适应证

(1)广泛性食管狭窄:广泛而坚硬的瘢痕狭窄,企图扩张治疗是危险而无效的,常因扩张而导致食管穿孔。

(2)短而硬的狭窄:经扩张治疗效果不佳者。

(3)其他部位的狭窄:如幽门梗阻等。

2.手术方法

除个别非常短的食管狭窄可采取纵切横缝的食管成形术外,绝大多数患者需要行食管重建。胃、结肠、空肠甚至肌皮瓣均可用于食管重建,但以结肠应用最多。除急性期有食管或胃坏死、穿孔、大出血等需要急诊手术外,已进入慢性狭窄期的病例多主张6个月后再行重建手术,此时病变已较稳定,便于判断切除和吻合的部位。食管瘢痕狭窄行食管重建是否切除瘢痕狭窄的食管仍有争议,主张切除者认为旷置的瘢痕食管,其食管癌的发生率比普通人群高1 000倍,并认为切除的危险性不如人们想象的大。多数学者认为切除瘢痕狭窄甚为困难,出血较多,也容易损伤邻近的脏器,发生癌变的概率并不很高,多在13~71年后,而且恶变病例远处转移较少,预后较通常的食管癌好,因而主张旷置狭窄的病变行旁路手术。亦有学者对病变波及中上段者行旁路手术,而对中下段者,则行病变食管切除,认为中下段食管解剖位置较松动,切除病变食管较容易,进行食管重建也较方便。

3.常用的食管重建方法

(1)胃代食管术:食管狭窄位于主动脉弓以下,可经左胸后外侧切口进胸,切开膈肌,游离胃,如旷置瘢痕食管,游离胃时,已将贲门离断者则将胃上提,在狭窄上方行食管胃侧侧吻合。如狭窄位置较低,胃足够大,未离断贲门者,最好在狭窄段食管上端切断,远端缝合关闭,近端与胃行端侧吻合。如切除病变食管,手术方法与食管癌切除的食管胃吻合方法相同。对中上段食管狭窄,如切除瘢痕食管,可经右胸前外侧切口进胸,再经腹将胃游离;将胃经食管床上拉到胸部(或颈部吻合)。虽然用胃重建食管具有操作简便、较安全的优点,但有时胃或幽门均遭受腐蚀损伤,难以用胃重建食管。

(2)倒置胃管或顺行胃管代食管术:切取胃大弯做成长管状代替食管,其优点是胃有丰富的血供,做成的胃管有足够的长度,可以与颈部食管甚至咽部进行吻合,而且无需恐惧酸性胃液反流。但国内开展这一术式甚少。

(3)结肠代食管术:由于结肠系膜宽长,边缘血管较粗,其血液供应丰富,对酸有一定耐受力,口径与食管相仿,能切取的长度可以满足高位吻合的需要,采用结肠重建能较好地维持正常的胃肠功能。因而在广泛性食管狭窄的病例,只要既往未做过结肠手术,无广泛结肠病变或因炎症或手术造成腹腔广泛粘连,均可采用结肠重建食管。对计划切除瘢痕食管者,可采用右胸前外侧切口进胸,将整个胸段食管游离后,于膈肌上方2~3 cm处切断食管,用丝线贯穿缝合后,并通过颈部切口将其拉出。如不切除病变食管行旷置手术则不开胸,上腹正中切口进入腹腔后,必要时可将剑突切除,检查结肠边缘动脉的分布情况。选定使用的结肠段后,用无创伤血管钳阻断预计切断的血管,并用套有胶皮管的肠钳钳夹预计切断结肠段的两端,观察边缘动脉的搏动及肠管的色泽15分钟。如边缘动脉搏动良好,肠管色泽红润,说明血供良好;若无动脉搏动,色泽转为黯紫,说明该段血运不佳,应另选其他肠段或改行其他术式。

若用升结肠和回肠末端移植,则切断结肠右动脉,保留结肠中动脉供血,重建后为顺蠕动。若用横结肠顺蠕动方向移植,则保留结肠左动脉,切断结肠中动脉;若用横结肠逆蠕动方向移植则切断左结肠动脉,以结肠中动脉供血;若用升结肠代食管,则以结肠中动脉供血。上述各段结肠均可用于食管重建,具体应用可结合自己的经验和患者的具体情况,用升结肠和回肠末端重建,为顺蠕动,回盲瓣有一定的抗反流作用,在最近几年报道的文献中采用最多。左半结肠少有血管变异,肠腔口径大,肠壁较厚,容易吻合,在术后早期因逆蠕动部分患者进食可出现少量返吐。

如患者全身情况较差,移植段结肠可不经胸骨后隧道而由前胸皮下提至颈部,分别在颈部切口下缘和腹部切口上缘皮下正中分离,上下贯通,形成宽约5 cm的皮下隧道。这种经皮下结肠重建的方法,进食不如胸骨后通畅,而且也不太美观。

结肠代食管术在多个解剖部位施行,创伤较大,并发症较多,除一般常见的并发症外,主要有以下几种。①颈部吻合口瘘:发生原因多为移植结肠血供不良,吻合技术欠佳,局部感染和吻合有张力等。多发生于术后4~10天,主要表现为局部红肿,有硬块压痛,此时需要将缝线拆除数针,分开切口,可有泡沫状分泌物流出,口服亚甲蓝可有蓝色液体流出。只要不是移植肠段大块坏死,预后大都良好,经更换敷料很快治愈。②声带麻痹:患者表现有声嘶,进食发呛,特别在摄入流质食物时更为明显,可嘱患者进食较黏稠食物,经过一段时间,大多能代偿而恢复正常饮食。③颈部吻合口狭窄:多发生于术后数周甚至数月,患者有吞咽困难,甚至反吐,严重病例流质饮食亦难咽下。吞钡造影可明确狭窄的严重程度及长度,治疗可采用食管扩张,对扩张治疗无明显效果的患者应行手术治疗。对较短的吻合口狭窄,可行纵切横缝的成形手术,也可将狭窄切除重新吻合;对较长的吻合口狭窄,虽然可以将狭窄段切除采用游离空肠间置,但需开腹、颈部手术操作及显微外科技术,尚有吻合血管形成栓塞之虞。有学者采用颈阔肌皮瓣修复结肠重建食管后颈部吻合口狭窄,效果甚佳。

第二节　食管穿孔

食管穿孔常由于器械或异物损伤引起,近年来,随着内镜的广泛使用,其发生率有所上升,如不及时处理,几乎毫无例外地发生急性纵隔炎、食管胸膜瘘,并可能致死。正确的诊断和及时的治疗有赖于对食管穿孔临床特征的认识及正确选择影像学检查,治疗效果与引发因素、损伤部位、污染程度及穿孔至治疗的时间有关。据报道,食管穿孔的死亡率可达 20%,穿孔 24 小时后接受治疗死亡率高达 40%。外科手术治疗较其他治疗方法可减少 50%～70% 的死亡率。

一、病因及发病机制

食管可以由多种不同的原因引起穿孔。近年来,随着在食管腔内用仪器进行诊断和治疗的病例迅速增加,医源性食管穿孔在这类疾病中占的比例也不断增大,目前已达 59%;其次依次是食管内异物(12%)、创伤(9%)、手术损伤(2%)、肿瘤(1%)及其他(2%)。

食管由于没有浆膜层而不同于消化道的其他部位,更易受到损伤。食管的颈段后壁黏膜被覆一层很薄的纤维膜,中段仅被右侧胸膜覆盖,下段被左侧胸膜覆盖,周围没有软组织支持,加上正常胸腔内压力低于大气压,这些是食管易于穿孔的解剖因素。食管腔内检查和治疗引起的食管穿孔多位于食管的 3 个解剖狭窄段,最常见的部位是环咽肌和咽括约肌连接处颈部食管的 Killian's 三角,这个三角由咽括约肌和在 C_5、C_6 水平的环咽肌构成,这一区域的食管后侧没有肌层保护。其他易于发生食管穿孔的部位是食管的远端与胃连接处,还有梗阻病变的近段、食管癌延伸的部位以及进行检查活检或扩张的部位。发生食管穿孔的原因与患者的体质、年龄以及患者是否合作有关。

医源性食管穿孔常见于食管镜检查、硬化治疗、曲张静脉结扎、球囊扩张、探条扩张及激光治疗。纤维食管镜的使用使因硬质食管镜检查导致的食管穿孔由 0.11% 下降至 0.03%,同期行食管扩张则可使食管穿孔的发生率上升 0.09%。内镜下硬化剂治疗食管静脉曲张可使食管黏膜坏死性损伤而导致食管穿孔的发生率为 1%～6%,降低硬化剂的浓度和用量可使食管穿孔发生率下降。球囊扩张治疗贲门失弛缓症的食管穿孔发生率为 1%～5%,球囊压力过高、既往有球囊扩张史患者医管穿孔发生率上升。放置胃管、球囊压迫止血、食管支架放置、气管内插管等操作同样可引起食管穿孔。

手术过程中可因直接损伤或在食管周围操作导致食管穿孔的发生,常见于肺切除术、迷走神经切断术、膈疝修补术、颈椎骨折手术、食管超声及主动脉手术等。

穿透性食管穿孔主要发生在颈部,其发生率和死亡率与合并伤相关。胸部钝性损伤导致的食管穿孔极少见,常见于车祸和 Hei mLich 操作手法。异物和腐蚀性物质的摄入所导致的食管穿孔常发生于咽食管入口、主动脉弓、左主支气管及贲门等解剖狭窄处。自发性食管穿孔常见于剧烈呕吐、咳嗽、举重等原因使食管腔内压力突然升高,呈全层纵行破裂,溢出的液体可进入左侧胸腔或腹膜腔。食管癌及转移性肿瘤、Barrett's 溃疡、食管周围感染、免疫缺陷性疾病等均可导致食管穿孔。

食管穿孔后口腔含有的大量细菌随唾液咽下,酸度很强的胃液、胃内容物在胸腔负压的作用下,较易经过穿孔的部位流入纵隔,导致纵隔的感染和消化液的腐蚀,并可穿破纵隔胸膜进入胸腔,引起胸腔内化脓性炎症。重者引起中毒性休克。

二、临床表现

食管穿孔的临床表现与食管穿孔的原因、穿孔部位以及穿孔后到就诊的时间等因素有关。由于食管穿孔的临床表现常与心肌梗死、溃疡穿孔、胰腺炎、主动脉瘤撕裂、自发性气胸、肺炎等胸腹部疾病相混淆,因而临床诊断较困难。常见的临床表现主要有胸痛、呼吸困难、吞咽困难、皮下气肿、上腹部疼痛、发热、心率增快等。

颈部食管穿孔症状较轻,较之胸部和腹部食管穿孔更易于治疗。颈部食管穿孔后污染物经食管后间隙向纵隔的扩散比较慢,而且食管附着的椎前筋膜可以限制污染向侧方扩散。患者诉颈部疼痛、僵直,呕吐血性的胃内容物和呼吸困难。颈部触诊可发现颈部僵硬和由于皮下气肿产生的捻发音。95％患者有影像学检查阳性。

胸部食管穿孔后污染物迅速污染纵隔,胸膜完整的患者,胃内容物进入纵隔形成纵隔气肿和纵隔炎,迅速发展为坏死性炎症。如胸膜破裂,可同时污染胸膜腔。由于胸膜腔为负压,胃液及胃内容物经破口反流到纵隔和胸膜腔,引起胸膜腔的污染和积液,形成纵隔和胸膜腔化脓性炎症。中上段食管穿孔常穿破右侧胸腔,下段食管穿孔则常穿破入左侧胸腔。食管穿孔后引起的这种炎症过程和体液的大量积蓄在临床上表现为一侧胸腔剧烈疼痛,同时伴有呼吸时加重。在穿孔部位有明确的吞咽困难,低血容量,体温升高,心率增快。全身感染中毒症状、呼吸困难的程度,根据胸腔污染的严重性、液气胸的量以及是否存在有气道压迫而有轻重不同。体格检查可发现患者有不同程度的中毒症状,不敢用力呼吸,肺底可听到啰音,当屏住呼吸时,可听到随着每次心跳发出的纵隔摩擦音或捻发音。颈根部或前胸壁触及皮下气体,当穿孔破入一侧胸腔时,出现不同程度的液气胸体征。受累侧胸腔上部叩诊鼓音,下部叩诊为浊音,病侧呼吸音消失。少数病例可发展为伴有气管移位、纵隔受压的张力性气胸,纵隔及胸腔的炎症产生对膈肌的刺激可表现为腹痛、上腹部肌紧张、腹部压痛,应注意与急腹症鉴别。

腹腔食管穿孔较少见,胃的液体进入游离腹腔,引起腹腔污染,临床表现为急性腹膜炎的症状和体征,与胃、十二指肠穿孔很相似。有时污染仅局限在后腹膜,使诊断更加困难,由于腹腔段食管与膈肌相邻近,常有上腹部疼痛和胸骨后钝痛并放射到肩部的较典型特征,患者常诉背部疼痛,不能平卧。和胸腔内穿孔一样,患者早期即可出现心率增快、呼吸困难、发热并迅速出现败血症和休克。

三、诊断

早期迅速诊断可减少食管穿孔死亡率和并发症发生率。50%患者由于症状不典型导致延误诊断和治疗。对所有行食管内器械操作后出现颈部、胸部或腹部疼痛的患者,均应想到发生食管穿孔的可能性。结合有关病史、症状、体征及必要的辅助检查多可做出及时正确的诊断。少数病例早期未能及时诊断,直至后期出现脓胸,甚至在胸膜腔穿刺或胸腔引流液中发现食物方作出诊断。

(一)X 线检查

颈部穿孔行侧位 X 线检查可以发现颈椎前筋膜平面含有气体,这一征象早于胸部 X 线和临床症状。胸部食管穿孔时 90%患者胸部正侧位 X 线片发现纵隔影增宽,纵隔内有气体或气液平、胸腔内气液平,但与摄片时间有关,软组织影和纵隔气肿一般于穿孔后 1 小时左右出现,而胸腔积液和纵隔增宽则需数小时。腹部食管穿孔时可发现隔下游离气体。

(二)食管造影

食管造影仍然是诊断食管穿孔的主要手段。对于怀疑食管穿孔而考虑行食管造影者首选口服泛影葡胺,其阳性率颈部为 50%、胸部 75%~80%,但一旦吸入肺内,其毒性可引起严重的坏死性肺炎。如泛影葡胺未能发现食管穿孔而临床仍高度怀疑,可使用薄钡进行造影,钡剂造影可显示穿孔瘘口的大小、部位及纵隔的污染程度,阳性率在颈部为 60%,胸部达到 90%。尽管使用造影剂作为常规诊断手段,但仍有 10%的假阴性,因此当造影阴性时也不能完全除外食管穿孔,可在造影后间隔数小时复查或进行 CT、纤维食管镜检查。

(三)纤维食管镜检查

纤维食管镜的食管穿孔诊断率可达到 100%,尤其对于微小穿孔、黏膜下穿孔的诊断。用纤维食管镜可直接看到食管穿孔的情况,并能提供准确的定位,了解污染的情况。但同时应该注意,当怀疑有微小穿孔时,禁忌通过食管镜注入空气。食管镜的结果也有助于治疗的选择。

(四)CT 检查

当今的胸腹部 CT 检查已应用得相当普遍。当临床怀疑有食管损伤而 X 线不能提示确切的诊断依据、食管造影无法进行时,可选择胸部或腹部 CT 检查。CT 检查有以下征象时应考虑食管穿孔的诊断:食管周围的纵隔软组织内有气体;食管壁增厚;充气的食管与一个邻近纵隔或纵隔旁充液的腔相通;在纵隔或在胸腔的脓腔紧靠食管;左侧胸腔积液则更进一步提示食管穿孔的可能。经初步治疗患者症状无明显改善的可应用 CT 定位指导胸腔积液的抽取或胸腔引流的定位。

(五)其他检查

食管穿孔患者由于唾液、胃液和大量消化液进入胸腔,在做诊断性胸膜腔穿刺时,抽得胸腔液体内含有未消化的食物、pH 低于 6.0,并且淀粉酶的含量升高,是一项简单而有诊断意义的检查方法。在怀疑有食管损伤的病例口服小量亚甲蓝后可见引流物或胸腔穿刺液中有蓝色,同样有助于诊断。

四、治疗

食管穿孔的治疗选择取决于诱发食管穿孔的原因、穿孔部位、穿孔的严重程度以及穿孔至接受治疗的间隔时间。除年龄和患者的全身状态外,应同时考虑食管周围组织的损伤程度、伴随的食管病理及损伤。治疗的目标主要是防止来自穿孔的进一步污染,控制感染,恢复消化道的完整性,建立营养支持通道。因此,清除感染和坏死组织,精确地闭合穿孔,消除食管远端的梗阻,充分引流污染部位是治疗成功的关键。同时,必须应用胃肠外营养、抗生素。

(一)手术治疗

手术治疗包括一期缝合、加固缝合、食管切除、单纯引流、"T"管引流食管外置和改道。手术方式及手术径路的选择与以下因素有关:损伤的原因;损伤的部位;是否同时存在其他食管疾病;从穿孔到诊断的时间;食管穿孔后污染的程度;炎症蔓延的情况;是否有邻近脏器损伤;患者年龄及全身情况;医院的医疗条件及医师的技术水平等。较小、污染程度轻的颈部至气管隆突的穿孔可经颈部切口行单纯的引流。胸部食管中上段穿孔选择右侧胸部进胸切口,下段则选择左侧胸部进胸切口。上腹部正中切口则是治疗腹段食管穿孔的最好选择。

早期食管穿孔多采用一期缝合手术。术中应进一步切开肌层,充分暴露黏膜层的损伤,彻底清除无活力的组织,在良性病变大多数病例黏膜正常,手术时应将穿孔缘修剪成新鲜创缘,大的穿孔应探查纵隔,仔细找到穿孔的边缘,用 2-0 的可吸收缝线,也可以用不吸收的细线,间断缝合修补,同时灌注和引流污染区域。分层闭合黏膜和肌层是手术修复成功的关键。没有适当的暴露和严密的缝合是术后发生漏、增加死亡率和延长康复时间的主要原因。如果损伤时间较长,组织产生水肿时,可以仅闭合黏膜层,并同时彻底冲洗和清除污染的组织。用较大口径的闭式引流,7~10 天后行食管造影,如没有造影剂外溢,则可恢复经口进食。食管穿孔时间大于 24 小时或局部污染、炎症反应严重,组织有坏死时,应只做局部引流,不修补穿孔。一期缝合最好是在健康的食管组织,当有远端梗阻时,单纯一期缝合是无效的,必须同时解决梗阻,才能达到成功的修复。

由于一期缝合食管损伤有因组织继续坏死而发生裂开和瘘的可能性,因此有必要采用周围组织移植包垫加固缝合的方法闭合食管穿孔。Grillo 等首先报道胸部食管穿孔一期缝合后采用周围较厚、发生炎症反应的胸膜片进行加固。其他可利用的组织还有网膜、膈肌瓣、背阔肌、菱形肌、心包脂肪垫等。对于颈部食管穿孔,可选择胸骨舌骨肌、胸骨甲状肌、胸锁乳突肌等组织材料。膈肌瓣不易坏死,有一定的张力,弹性较好,再生能力强。取全层 12 cm 长、5~7 cm宽,基底位于食管处的膈肌瓣,向上翻起,用于食管下段的修复。缺损的膈肌切口可直接缝合。在使用带蒂的肋间肌瓣时,其基底部在内侧椎旁沟处,并要有足够的长度。不论用哪种组织修复加固,这种组织最好是用在修复的食管壁之中,而不是简单覆盖于修复上。

对部分有严重的食管坏死、食管病理性梗阻的患者可选择食管切除与重建术。除保持胃肠道的完整性外,食管切除术可消除造成污染的食管穿孔,治疗造成食管穿孔的基础食管病变。Orringer 等建议使用颈部胃食管吻合术,该方法使吻合口远离污染处,即使发生吻合口漏,其治疗较胸腔内吻合更为简单。

因延误诊断造成严重污染和炎症的食管穿孔患者禁忌一期缝合。颈部穿孔可单纯行引流。而胸腹部食管穿孔由于污染物的继续污染使胸腹部感染持续存在,因而不能单纯行引流手术,可行"T"管引流,控制食管胃内容物继续污染胸腹部。

食管外置或旷置的手术方式有多种报道,其基本方法是关闭穿孔、广泛引流污染组织,同时行颈部食管外置造瘘术或胃造瘘减压术。但该方法近年来已很少使用,仅适用于营养状况极度不良的患者及无法用常规手术方法治疗的病例或手术失败的病例。

近年来有报道胸腔镜辅助治疗食管穿孔,疗效有待于进一步观察。

食管有梗阻性病变如食管狭窄、贲门失弛缓症或严重的胃肠道反流等病变的食管穿孔必须在手术治疗食管穿孔的同时加以处理。食管狭窄、贲门失弛缓症可采用食管扩张,Moghissi等报道显示,仅修补穿孔而未同期处理远端梗阻的食管穿孔患者死亡率达 100%,而同时处理食管穿孔和梗阻性病变的死亡率为 29%。胃肠道反流可采用临床常规应用的抗反流手术。食管穿孔合并食管恶性肿瘤患者必须行食管肿瘤切除术,广泛转移者可行食管内支架放置。

(二)保守治疗

食管穿孔患者行保守治疗必须经过严格的选择。1965 年,Mengold 等首先报道应用保守治疗成功治愈食管穿孔患者,18 例因腔内损伤且 24 小时内诊断明确的患者经保守治疗仅死亡1 例。1975 年,Larrieu 报道成功治愈自发性食管穿孔。

经过多年临床经验的积累,Altorjay 等总结食管穿孔接受保守治疗的指征为:①器械引起的颈部食管穿孔;②早期诊断小的局限穿孔;③食管狭窄行食管扩张或硬化剂治疗食管静脉曲张;④食管穿孔延误诊断但临床症状轻微;⑤食管穿孔后食管周围有纤维化形成,能限制纵隔污染;⑥穿孔引起的污染限于纵隔或纵隔与壁层胸膜之间,没有造影剂溢入附近体腔;⑦穿孔的位置不在肿瘤部位、不在腹腔、不在梗阻的近端;⑧症状轻微,无全身感染迹象。

保守治疗的具体方法如下。①禁食:禁食 48～72 小时,如患者临床症状改善,可口服无渣流质饮食。②应用广谱抗生素7～14 天。③完全胃肠外营养。④经 CT 引导下行穿刺或置管引流纵隔或胸腔积液。⑤食管镜引导下行食管灌洗。⑥胃肠减压:应该有选择性地应用胃肠减压,目前有学者认为放入胃肠减压管使食管下段括约肌不能完全关闭,加重胃反流,导致纵隔污染加重。⑦穿过癌症或非癌症部位在食管腔内置管或置入支架。

五、预后

Clayton 等总结 1990—2003 年文献报道的 726 例食管穿孔患者治疗效果显示,食管穿孔患者死亡率为 18%。死亡率与导致食管穿孔的原因、穿孔部位、诊断是否及时、食管的原发病变及治疗方法相关。

病因影响食管穿孔患者的预后,自发性食管穿孔的死亡率为 36%,医源性食管穿孔为 19%,创伤性食管穿孔为 7%。自发性食管穿孔死亡率较高的原因在于临床症状常与其他疾病相混淆而延误诊断,污染广泛并迅速发展至败血症。医源性食管穿孔多发生于食管腔内操作过程中,易于诊断和治疗。创伤性食管穿孔多发生于颈部,污染较局限,多死于其他脏器的损伤。

食管穿孔部位同样影响患者的转归。颈部食管穿孔患者死亡率为 6%,胸部食管穿孔为 27%,腹部穿孔为 21%。造成差异的原因在于颈部污染物污染区域由于颈部筋膜的限制而局限,而胸部、腹部食管穿孔可造成胸腹部的二次污染,如延误诊断可迅速导致败血症。

尽管目前临床抗生素应用及临床监护的进步,24 小时后诊断的食管穿孔患者死亡率仍明显高于24 小时内诊断的患者,White 等报道二者的死亡率分别为 31%和 13%。在一组 390 例食管穿孔患者治疗报道中,24 小时后诊断和 24 小时内诊断的食管穿孔患者死亡率分别为 27%和 14%。

手术方式的选择对食管穿孔患者的死亡率有明显影响。一期缝合和加固缝合的死亡率为0～31％,平均12％。适当的暴露和严密的黏膜缝合、消除食管穿孔远端梗阻是降低死亡率的关键。24小时后食管穿孔患者是否采取一期缝合或加固缝合目前尚有不同的观点,Wright等报道一组食管穿孔采用一期缝合或加固缝合的患者中有46％为24小时后诊断明确。因而一期缝合或加固缝合适合没有恶性肿瘤、纵隔无弥漫性坏死、穿孔远端无梗阻患者。食管切除的死亡率为17％,对于污染严重、合并肿瘤、穿孔远端狭窄患者行食管切除是合理的选择。食管外置或旷置患者死亡率为24％,单纯行引流患者死亡率为37％,死亡率较高的原因可能与纵隔污染严重、患者全身情况差等因素相关。

在一组154例接受保守治疗患者的报道显示,保守治疗患者死亡率为18％,甚至有报道接受保守治疗患者生存率达100％。这一结果与严格控制保守治疗指征相关。但有报道约20％接受保守治疗的患者由于患者病情进展于24小时内改为手术治疗。

第三节　食管平滑肌瘤

一、流行病学

食管平滑肌瘤是最常见的食管良性肿瘤,占食管良性肿瘤的60％～80％。上海胸科医院报道的大宗病例统计显示,食管平滑肌瘤的发病率为84.3％。本病男性发病多于女性,二者发病比约为2∶1。肿瘤可发生于食管的任何部位,国外报道以食管下段常见,国内报道则多见于食管中段,下段次之,上段最少见。

二、病因学

食管平滑肌瘤的病因还不清楚,而食管平滑肌瘤病并发X染色体连锁的Alport综合征的病因已有深入的研究。编码Ⅳ型胶原α_5和α_6链的$COL4A5$和$COL4A6$基因5′端缺失与其有关。Heidet等发现单发的食管平滑肌瘤也存在编码Ⅳ型胶原α_5和α_6链的$COL4A5$和$COL4A6$基因5′端缺失。这意味着食管平滑肌瘤发生与胶原合成的基因学关联密切。

三、生物学特性

食管平滑肌瘤是源于食管平滑肌组织的良性肿瘤,极少恶变。其生长缓慢,临床症状出现晚或无症状。大多数为单发,少数为多发,也有少数报道病变呈弥漫性生长,其整个食管壁内充满彼此孤立的肿物。这有别于食管内弥漫且融合生长的平滑肌瘤病,后者少见,是以多个融合的肌瘤样结节为特征的肿瘤样病变。

四、病理学

食管平滑肌瘤97％为壁内型,1％为腔内型,2％为壁外型。食管平滑肌瘤可分为单发、多发食管平滑肌瘤和食管平滑肌瘤病3种。即以单一病灶出现的单发食管平滑肌瘤和以多个病灶出现的多发食管平滑肌瘤。多发食管平滑肌瘤不同于食管平滑肌瘤病,食管平滑肌瘤病是全身性平滑肌瘤病在食管的一种局部表现形式,除食管外其他器官如胃、支气管、尿道等也有平滑肌瘤的发生,但二者在食管局部的病理行为是一样的。食管平滑肌瘤半数以上发生在下段食管。大约10％的几乎围绕整个食管壁,且导致食管梗阻。

食管平滑肌瘤大体标本多呈圆形、椭圆形、哑铃形或腊肠样。直径在 $2\sim5$ cm,重量多在 1 kg 以下,有少数巨大肿瘤的报道。典型的食管平滑肌瘤质地较硬,可呈圆形或椭圆形肿瘤,可发生于固有肌层及黏膜肌层,以纵行肌多见,也有的起源于壁内血管肌层及迷走的胚胎组织。食管平滑肌瘤大多表现为食管环形肌内偏向一侧的壁内实性肿瘤,突出于食管腔内,也可呈环形生长包绕食管腔造成狭窄。少数情况下,也可见到肿瘤突出于食管外壁向纵隔膨胀生长,需与纵隔肿瘤相鉴别。位于食管下段尤其是腹段食管者也可见到剑突下或上腹腔的肿块。肿瘤生长缓慢,其大小可多年不变。由于病变位于食管壁内且有黏膜覆盖,故而很少发生出血,短期内生长加快的报道较少,恶性变罕见,虽然也可见到食管平滑肌瘤恶性变的报道,但目前尚不能断定食管平滑肌肉瘤的发生与平滑肌瘤恶变之间有直接必然的关联。切面呈灰白色或带有黄色,一般有不明显的包膜,表面光滑。瘤细胞呈旋涡状、栅栏状或束状交织,平滑肌束可呈纵横交错排列,其内混有一定量的纤维组织,也可包含有神经节细胞或神经成分,故而有时需要与神经纤维瘤等疾病相鉴别。细胞核的位置为偏心性。平滑肌瘤可以发生囊性变、钙化或玻璃样变。

近年来,随着免疫组织化学和分子生物学方法及电镜在病理诊断学上的广泛应用,胃肠道间质瘤(GISTs)的概念逐渐被临床接受。GISTs多发生于胃和小肠,发生在食管、结(直)肠的不到10%。由于食管间质瘤与平滑肌瘤在临床病理学和分子生物学上有许多不同的特点,以往被普通 HE 染色和光镜诊断为"平滑肌瘤"的肿瘤,现在可以细分为平滑肌瘤、间质瘤、神经纤维瘤、雪旺瘤、自主神经瘤等。目前国际上对 GISTs 有严格的定义,因此在诊断过程中必须采用免疫组化或其他方法才能准确区分食管间质瘤与其他类型的食管肿瘤。食管间质瘤通常有 CD117 和 CD34 的表达,而食管平滑肌瘤表达波形蛋白和肌动蛋白。有学者对 43 例普通病理学诊断的食管平滑肌瘤进行免疫组化检测,结果发现其中 11 例为食管间质瘤,31 例为平滑肌瘤,1 例为神经源性肿瘤。

五、临床表现

食管平滑肌瘤可发生于各个年龄段,多见于 $30\sim60$ 岁,小儿少见。

食管平滑肌瘤的临床表现与肿瘤的大小及部位有关。肿瘤直径 <2 cm 可无任何自觉症状,肿瘤直径界于 $2\sim5$ cm 也可无自觉症状,常由于查体时意外发现。临床症状的产生多与肿瘤阻塞管腔或占位效应造成压迫所引起。症状可有进食不畅或吞咽困难。但病史往往较长,病情发展缓慢或间歇发生,食管梗阻症状往往并不严重,可与食管癌相鉴别。也有以胸骨后或上腹部疼痛、胀满为主诉者,此类患者往往病史很长,缓慢进展。其他如反酸、嗳气、食欲缺乏等均为一些非特异性主诉,肿瘤较大或邻近其他器官也可产生相应压迫症状,如咳嗽、气促等。

六、诊断和鉴别诊断

诊断食管平滑肌瘤最常用的检查方法是食管钡剂 X 线检查。典型 X 线征象是在食管造影 X 线片上见到充盈缺损,但黏膜保持完整。食管呈现光滑的半月状压迹,轮廓清晰,肿物影与食管壁近端及远端成锐角。突入食管腔内的肿瘤表面黏膜皱襞消失,但其对侧的黏膜正常,被称为涂抹征或瀑布征。一定角度下,肿瘤的轮廓因其表面光滑、钡剂缺失而完全显现出来,呈环形征。同时钡剂 X 线检查还可发现一些合并症,如食管憩室或食管裂孔疝等。

内镜下食管平滑肌瘤表现为圆形或椭圆形肿物突向腔内,其表面黏膜完整,有的肿物在黏膜下可活动,但较小的平滑肌瘤也可能被内镜忽略。内镜检查时如怀疑食管平滑肌瘤应避免行黏膜活检,以免对可能进行的手术摘除造成不利影响。

超声内镜(EUS)对于平滑肌瘤的诊断有鉴别意义,可以探及肿物的位置、形态、密度、质地、内部结构、比邻关系等,从而与恶性肿瘤及其他良性肿瘤相鉴别。食管平滑肌瘤回声影像图:肿瘤呈均质低回声,与正常食管肌层相延续,黏膜及黏膜下层光滑完整,边界清楚,与周围组织无粘连,局部淋巴结无肿大。EUS 既可定位,又能显示病变的范围、形态,特别是能提供肿瘤内部结构和与周邻器官的关系和有无肿大淋巴结等信息。主动脉瘤压迫食管可表现出类似平滑肌瘤的影像,应用 EUS 技术可以鉴别。

CT 及 MRI 检查可以帮助肿瘤定位,尤其对于肿瘤的范围、偏向及走行判断有利,这对于外科手术选择、手术入路及手术术式很有帮助。在复杂病例时行 CT 或 MRI 检查可以帮助判断肿物的性质及与邻近器官的关系,鉴别良、恶性病变,以指导手术治疗。

需要与食管平滑肌瘤鉴别的疾病主要有:食管恶性肿瘤,如食管癌、食管平滑肌肉瘤以及引起食管外压性改变的疾病,如纵隔肿大淋巴结、纵隔肿瘤、主动脉瘤等(表 8-3)。

表 8-3　食管平滑肌瘤的鉴别诊断

鉴别点	食管平滑肌瘤	食管恶性肿瘤	邻近外压病变
发病年龄	30~60 岁	40~65 岁	各个年龄段
病史	长	较短	不定
主要症状	吞咽困难或胸骨后不适	进行性吞咽困难、消瘦	除吞咽不适外可有原发病症状如发热、胸痛等
钡剂透视	瘤体表面黏膜无破坏,有典型的涂抹征等	黏膜破坏,食管僵硬,梗阻等	似平滑肌瘤的表现
食管镜检查	黏膜局限性隆起,黏膜光滑	黏膜破坏,可见溃疡、糜烂	似平滑肌瘤的表现
胸部 CT	质均食管壁内肿瘤,纵隔无肿大淋巴结	食管内占位,可见纵隔肿大淋巴结	可见纵隔内原发病的影像,如肿大淋巴结、纵隔肿瘤等
食管超声	均匀低回声黏膜完整	欠均匀低回声,黏膜破坏,局部淋巴结肿大	主动脉瘤可用多普勒技术鉴别,肿大淋巴结位于食管外

七、治疗

食管平滑肌瘤多采用手术治疗,但手术适应证的选择有所争议。传统观点认为,除直径在 2 cm 以下或身体条件不适宜手术者可以定期观察外,其余均适宜手术治疗。但鉴于食管平滑肌瘤生长缓慢,发病年龄较食管癌年轻,发生恶性变概率很小,很多患者没有不适主诉,且手术治疗本身所造成的创伤较大,有学者提出应慎重选择手术,认为肿瘤直径<5 cm 且无临床症状的患者可以定期观察,有临床症状出现或肿瘤出现增长加快征象时方考虑手术治疗。而有症状的平滑肌瘤无论大小均适宜手术。

手术前应做好充分的检查以明确病变的准确位置。内镜下确定肿瘤距门齿距离可以帮助初步定位。CT 检查有助于判定肿瘤的比邻关系及具体位置,对于手术入路及手术方式的选择均有帮助。术前置胃管可以帮助术中明确肿瘤与管腔间的关系。位于颈段食管的平滑肌瘤可经颈部切口;位于食管上中段者可选择右胸前切口;而位于食管下段者经左侧开胸较多。总之,手术入路应根据情况选择,以方便操作为原则。

除极少数起源于黏膜肌层、突出于管腔且直径较小(<2 cm)的病变有经内镜切除的报道外,食管平滑肌瘤基本都采用手术治疗。手术方式的选择可以有平滑肌瘤摘除术、食管部分切除术、食管重建术及经胸腔镜平滑肌瘤摘除术。开胸食管平滑肌瘤摘除术是最常采用的术式。游离出食管后在肿瘤上方切开肌层,钝性分离多可摘除肿瘤。但要注意避免损伤黏膜层,如有损伤应即予以修补。肌层可松松缝合,缺损较大者可以周围组织予以修补。复杂、巨大、与黏膜紧密粘连或环形生长的平滑肌瘤无法行摘除的或黏膜损伤过多无法修补者可行食管部分切除食管重建术。近年经胸腔镜平滑肌瘤摘除屡有报道,该手术患者损伤小、恢复快,但仅限于一些相对容易处理的病例,尚不能完全替代开胸手术。

八、预后

食管平滑肌瘤预后良好,彻底切除后极少复发。但位于膈肌裂孔处的食管平滑肌瘤术后,偶有反流性食管炎的报道。

第四节　气管、支气管异物

气管、支气管异物是一种常见的危急重症,多发生于小儿。当呼吸道吸入异物后,可以并发急性喉炎、哮喘、肺炎、肺脓肿、支气管扩张症、肺气肿、自发性气胸甚至脓胸。体积较大的异物,突然阻塞声门、气管或主支气管会引起呼吸困难,严重者会引起窒息死亡。本病一旦发生,多数病例需在支气管镜下将异物取出。对于一些形状特殊异物、表面光滑异物、异物嵌入支气管腔内过深者,经气管镜难以取出,往往需要施行剖胸手术,切开支气管摘除异物,如阻塞远端肺组织已感染实质病变,需行肺叶或全肺切除术。

一、病因

吸入气管,支气管的异物按性质可分为3类:①金属类如缝针、大头针、安全别针、发夹、注射针头、鱼钩、硬币或钢珠等;②动植物类如花生米、黄豆、蚕豆、玉蜀黍、瓜子、核桃、骨片等;③塑料和玻璃类如塑料圆珠笔帽、瓶塞、玻璃串珠、纽扣等。

二、发病机制

(1)由于异物的大小、形状、性质以及阻塞部位不同,对患者产生的影响也不相同。小而光滑的金属性异物吸入支气管腔内,仅产生轻微的黏膜反应,不会引起呼吸道的阻塞,随着时间的推移,金属会氧化生锈,有时还会穿透支气管壁进入肺实质。但动、植物类异物可产生支气管部分性或完全性梗阻,并引起异物周围严重的局限性炎症。大的异物可以早期引起完全性的气管、支气管阻塞,产生呼吸困难、急性肺不张、纵隔移位,进一步发展为阻塞性肺炎、支气管扩张症及肺脓肿。值得注意的是,小儿气管、支气管异物绝大多数为食物壳仁或塑料玻璃类玩具,因此,小儿应避免玩这类物品,以免发生意外。

(2)异物存留的部位,可能在喉部、气管隆突处,但以进入左、右主支气管及其远端多见。右侧支气管异物的发生率较左侧高,这是由于右侧主支气管比左侧粗、短、直,偏斜度较小,而左侧主支气管较细、长、斜,加之气管隆突位于中线偏左,因此,异物容易落入右侧。异物停留的部位,多在主支气管和下叶支气管,落入上叶及中叶支气管的机会极少。

(3)异物落入支气管,可以产生部分性或完全性阻塞,两者均可导致不同程度的肺通气功能减退。部分性阻塞时,异物阻塞或刺激产生的局部炎症反应肿胀导致形成活瓣机制,空气可以吸入气道远端,但无法呼出,引起阻塞性肺气肿,受累的肺组织过度膨胀,产生纵隔移位、呼吸困难,肺内压力增高甚至可以产生自发性气胸。完全性阻塞时,由于异物的嵌入,加之黏膜肿胀、炎症,腔内分泌物潴留,最终使支气管腔完全阻塞,导致阻塞性肺炎、肺不张、支气管扩张症及肺脓肿。

三、诊断

由于吸入异物种类、大小、形状不同,症状也不同,从无任何呼吸困难症状到严重缺氧、窒息而致死亡均有。本病发生可有明确的吸入异物病史,并出现相关临床症状,表现为呛咳、咳嗽、咳痰、呼吸困难、咯血、发热,严重者可在很短时间内窒息死亡。有学者曾遇一例 6 岁患儿,因口含黄瓜蒂玩耍造成误吸死亡的病例。但无明确病史的患儿甚至成年患者也不少见。

(一)临床分期

根据异物停留时间的长短,临床上分为 3 期。

1.急性期(24 小时)

有黏膜刺激症状和呼吸困难,并伴有胸痛,少数患者出现发绀及发音困难。

2.亚急性期(2~4 周)

由于异物产生呼吸道局部炎症反应,伴随有支气管黏膜刺激症状,出现黏膜溃疡、软骨坏死及蜂窝织炎等。

3.慢性期(1 个月以上)

此时异物反应轻的患者可无症状,如出现较大支气管的完全性或不完全性阻塞,则可出现与局限性肺气肿、肺不张或肺化脓症及脓胸相应的症状。

(二)临床症状

在临床工作中如果发现小儿在进食或口含物品玩耍时发生呛咳、哮喘,甚至呼吸困难、发绀等,要考虑有吸入性异物的可能。对于儿童不明原因的肺炎、肺不张等与常见肺炎临床症状不符时应考虑支气管异物的可能性。

(三)放射诊断

气管、支气管异物最基本的检查方法是胸部正侧位 X 线片,对于金属和不透 X 线的异物可以确定异物位置,对 X 线不能显示者可以发现异物堵塞区肺炎、肺不张等间接征象。对高度怀疑的患者应行纤维支气管镜检查以明确诊断并能给予及时治疗,少数病例尚需支气管造影、断层扫描、CT 检查等,均可显示支气管管腔充盈缺损。

四、治疗

(一)误吸异物家庭自救的方法

(1)立即以示指或拇指突然按压颈段(环状软骨以下至胸骨切迹处)气管,刺激患者咳嗽反射,将异物咳出。

(2)可立即抓住婴幼儿双踝部使倒立位,并行原地转圈,迅速加快,由于离心力作用即可使异物排出。

(二)经支气管镜检查和异物摘除

气管、支气管异物能自动咳出的占 1%～2%,因此应积极治疗,以免延误病情,发生并发症。气管、支气管吸入异物后,多数可通过镜检顺利取出,但也有少数病例取出困难,或者出现窒息等并发症。特殊类型的气管异物由于形状特殊、体积较大,一般应选择全身麻醉。全身麻醉可使患儿减少躁动、气管内平滑肌松弛,利于异物的取出。但全身麻醉应达到一定的深度,既保留患儿的自主呼吸,又尽量在置入气管镜和异物出声门时达到肌肉松弛、分泌物少和止痛的要求。

(三)剖胸手术适应证

剖胸手术仅适用于下列情况:①经支气管镜摘除困难或估计摘除过程中有很大危险;②异物已引起肺部明显化脓性感染。

(四)手术

应注意做好术前准备,确定异物形态、性质及停留部位,手术当天应复查胸部 X 线片,以防止异物移位。对于球形、光滑的支气管异物,为预防由于体位变动或操作时异物滑入对侧支气管,可采用双腔管或单侧支气管插管。

手术方式有以下两种。

(1)行支气管膜部切开术时,切开胸膜,显露支气管膜部,在该处扪及异物,纵向切开膜部,取出异物,然后间断缝合膜部切口,并以胸膜覆盖。

(2)肺叶或全肺切除术适用于由于异物停留时间长,已引起严重的肺部不可逆感染或化脓,患部肺功能难以恢复者。

第五节　气管、支气管损伤

气管、支气管损伤是指环状软骨以下到肺段支气管分叉之前的气道损伤,临床比较少见。国内报道占胸部伤的 1%左右,国外报道则为 3%～6%,但伤情较重,多合并有严重创伤,发生率有增多趋势。Chesteman 等收集闭合性气管、支气管伤 200 例文献报道,发现病死率为30%,其中 50%死于伤后 1 小时,65%发生于 30 岁以下的青少年。低氧血症是造成伤员死亡最常见的原因。多数学者认为要降低病死率和预防并发症,必须早期诊断,并立即手术。

一、病因

根据气管所处的部位,其损伤的原因也有所不同。

(一)颈段气管

颈段气管比较表浅,多为遭受直接暴力切割、刎颈损伤所致,例如乘坐摩托车、跑马等高速载体,颈部突然撞击电线、绳索而致伤。

(二)胸段气管

胸段气管多在交通车辆突然减速,乘客颈、胸部撞击扶手或方向盘时损伤,常合并颈胸部血管、食管或脊柱椎体等毗邻组织器官损伤,重者或因气管、支气管断裂、出血、错位、缩短、软组织嵌塞窒息立即死亡,轻者胸段气管撕裂,膜部破裂。如果轴线改变不大,除急性出血堵塞或压迫气管有危险外,一般预后较好。

二、发病机制

(一)颈段气管的损伤机制

颈段气管位置表浅,其前方仅有软组织覆盖,后方是颈椎,左右活动度较大。因此颈前锐器伤容易伤及气管,而颈前的突发钝性伤由于气管活动度小可造成气管裂伤。

(二)胸段气管、支气管损伤机制

(1)胸廓突然遭受严重撞击挤压,使胸腔压力剧增,同时伤员常作保护性反射,使声门紧闭、气管内压急剧增高,同时腹肌也反射性收缩和屏气,使腹内压和膈肌同时升高,在这种内、外双重压力作用下,可导致气管、支气管破裂。

(2)胸廓受挤压时,前后径明显缩短,而左右径突然增大,双肺向两侧后分离,使一侧或另一侧主支气管向外侧过度分开,而气管分叉处(指隆突)较多固定,在这种动与不动剪切力的作用下,容易使一侧主支气管裂伤或横断。80%~86%发生在主支气管离气管隆突约 2.5 cm 处。右主支气管损伤较左侧多见。

三、临床表现

患者有急性撞击伤或挤压伤史,如汽车撞伤、坠落伤以及颈部刀刃刺伤病史。气管、支气管损伤的早期症状及体征取决于损伤的部位、程度、纵隔胸膜是否完整和血胸程度等因素。伤后早期出现呼吸困难,颈、胸部大量皮下积气,有张力性气胸者可见口唇发绀、端坐呼吸、极度呼吸困难,可以伴有多发性肋骨骨折及血气胸。陈旧伤者由于支气管断裂收缩、血凝块堵塞支气管断端,造成断裂支气管所属肺不张。胸部 X 线检查显示气胸、血气胸、纵隔、颈、胸部皮下气肿及肺不张,部分病例可出现典型的"肺坠落征",螺旋 CT 加三维重建和 MRI 可显示支气管断裂。纤维支气管镜检查见气管及支气管大小不等的裂口和裂伤,可伴有出血以及支气管腔内肉芽瘢痕组织堵塞管腔。

四、诊断

颈段开放性气管损伤的诊断并不困难。如听到气体进出破口的"嘶嘶"声或以导尿管试插进入气管后,可立即吸出血痰或出现咳嗽反射,即可确诊。而闭合性气管损伤,由于损伤程度和病理变化的差异,症状、体征、X 线表现又无特异性,又多有严重合并伤的掩盖,导致闭合性颈胸段气管、支气管损伤的诊断则多较困难。有学者统计,伤后 24 小时内确诊不到 1/3,1 周内确诊率仅增加 15%~25%,1 个月内确诊率约 50%,6 个月以上尚有 10%难以确诊,甚至有伤后 15 年在手术探查时才确诊的。

对于有胸部外伤史如车祸、从高处跌下等病史者,应警惕胸内气管、支气管断裂的可能性。如表现为气胸经胸腔闭式引流有持续大量气体溢出而肺膨胀不良或 X 线检查表现为"肺坠落征",应考虑气管、支气管断裂可能。部分病例可以行 CT 或 MRI 诊断,必要时可以行支气管镜检查,如发现支气管裂口即可诊断。螺旋 CT 加三维重建对气管、支气管断裂的早期诊断价值非常大,因为均为无创检查,风险较小,特别适合于一般情况差的患者。陈旧伤者由于支气管断裂收缩、血凝块堵塞支气管断端,造成断裂支气管所属肺不张,纤维支气管镜检查可见断端支气管狭窄阻塞机化。

五、治疗

根据伤员就诊的早晚,临床诊断时常把气管、支气管损伤分为急性期(早期)和慢性期(晚期)损伤。

(一)急性期(早期)诊断和手术探查指征

(1)有严重颈、胸部外伤史和张力性气胸表现,经第1或第2肋间胸腔闭式引流,仍有持续大量漏气及低氧血症难以改善,或加负压吸引时,因对侧气道的有限气体也被吸出而呼吸困难加重,甚至发生窒息,断裂破口越大越易发生,应立即停止负压吸引,或经引流管注入亚甲蓝由气道咳出者,均应作双腔健侧气管插管,行伤侧或正中切口急诊手术探查。

(2)早期纤维支气管镜检查,是诊断气管、支气管损伤最有效的方法。该方法既可了解损伤的部位、程度和管腔阻塞情况,决定术式、切口径路,又可提供止血、吸痰、排除健侧气管阻塞内容物,还可在内镜外套上气管插管,并在内镜引导下进行健侧麻醉插管,保证气道通畅,减少因头、颈过度后伸加重脊髓损伤的危险,了解声带功能,避免因盲目插管推移气管下断端扩大损伤。但纤维支气管镜检查有一定风险,最好在手术室中进行,以便随时作气管切开和紧急开胸手术。

(3)放射学检查是提示和补充诊断气管、支气管损伤的重要参考和依据。胸部X线片、断层片可见有以下直接、间接征象:①颈深部、椎旁、纵隔气肿,单侧或双侧气胸,经闭式引流后难以消失;②气管、支气管壁影的延续突然中断或有含气或血凝块阴影;③伤侧肺萎陷、肺不张,咳嗽、深吸气,也不能复张,并下垂于肺门以下,又称"肺坠落征",是诊断气管、支气管完全断裂的重要依据。结合有受伤史、难治性气胸,应当确诊和手术。尚难确定时,宜尽早作纤维支气管镜检查和手术探查。

严重胸部损伤中气管、支气管断裂,多合并胸部其他脏器和其他部位器官损伤,如不能及时明确诊断、早期手术治疗,常危及生命。外伤性支气管断裂早期行重建术在操作上无多大困难,因支气管断面新鲜、解剖结构清晰,清除周围血肿后,断端稍加修整即可吻合。早期接受支气管重建术患者有较好的远期治疗效果。

(二)慢性期(晚期)诊断及手术适应证

1.陈旧性气管、支气管损伤

多为急性期误诊所致,一般指受伤后7日以上,原因是伤后断端收缩移位,断裂口被软组织、血块或分泌物完全或部分堵塞,早期经胸腔闭式引流术症状明显改善,支气管断裂处为增生肉芽组织所填充。

2.气管、支气管损伤的晚期手术适应证

(1)气管、支气管外伤后有吸气性呼吸困难或喘鸣,气管镜和CT断层片发现有肉芽、瘢痕或软组织狭窄,影响正常呼吸者。

(2)支气管外伤后,断端远端堵塞并发肺叶或全肺不张或感染实变完全失去肺功能者。前者即使时间久远,只要在直视下插入导尿管反复灌洗,彻底清创,绝大多数均可复张。将断端清创吻接,预后多较良好。对于感染严重者可行肺切除手术。

(3)胸部外伤后出现进食尤其饮水呛咳,或口服亚甲蓝即有气管咳出蓝色痰液,又排除喉返神经损伤,应以内镜和造影确诊内瘘部位、方向、大小,一经确诊,必须考虑外伤性食管、气

管、支气管瘘,行手术切除和食管、气管修补手术或行食管覆膜支架置入。

(三)手术时机选择

陈旧性气管、支气管断裂患者,手术目的是争取切除狭窄部分,重建气道,使肺复张。通常在伤后6个月内手术为宜。也有支气管断裂后阻塞15年,术后肺功能尚可恢复的报道。笔者曾诊治一例因砖窑倒塌致左侧支气管断裂后6个月来就诊,手术发现左主支气管根部断裂并肺实变合并感染者,行支气管吻合后肺复张的病例。这种情况少见,对严重肺部感染者应作切除。但一般而言,距外伤时间越近,肺复张的概率越高,肺功能恢复越好,故在病情允许的情况下应尽早手术。

(四)手术方式和技巧

陈旧性气管、支气管断裂的患者,由于胸腔粘连,两断端回缩,加之瘢痕组织形成,寻找断端困难。手术有以下要领。

(1)分离胸内粘连,剥除肺表面的纤维膜至肺门处。

(2)解剖暴露出肺动脉干,在其分支处找到支气管远端,切除狭窄部分及瘢痕组织。判定肺功能恢复与否依下述方法进行:把远端支气管游离后切开支气管,吸去管腔内胶冻状黏液,吸净后用生理盐水反复冲洗干净,用麻醉机气囊加压充气,若肺膨胀良好,说明肺功能可全部或部分恢复,重建气道后仍具有通气和换气功能。完全断裂的主支气管管口立即回缩入纵隔并被血块等堵塞,远侧端的肺完全萎缩,但很少发生感染。

(3)最后,沿肺动脉干找到近端支气管,切除瘢痕及狭窄,与远端吻合。寻找断端和肺功能的鉴定是手术难点及关键。

(五)吻合注意事项

对于陈旧性气管、支气管断裂,一般游离范围应距上下支气管断端0.15 cm以上。对于形成瘢痕狭窄的切除范围应超出瘢痕0.12～0.14 cm,吻合时两端修剪整齐,口径大小接近,膜部稍长,以便吻合时调整。用3-0 prolene线缝合,吻合口处再缝1～2针减张丝线,同时游离下肺韧带,降低吻合口张力,经张肺试验吻合部位无明显漏气后,用附近带蒂胸膜覆盖吻合口。

由于伤员就诊较晚或急性期损伤较轻,裂口<1 cm或横断周径不超过1/3,或气管远端及支气管两断端被血凝块、分泌物或周围组织封堵,远端为肺不张、肺炎、感染实变,断端局部瘢痕、狭窄,甚至支气管横断,两断端收缩,其间形成软组织隧道通气,也可在短时间内维持平静的呼吸,一旦活动量大,即可出现吸气性呼吸困难和喘鸣。

第六节　肺脓肿

一、概述

肺脓肿是肺组织因化脓菌感染引起组织炎症坏死,化脓性物质在坏死的空腔内积聚。这一定义需除外肺大疱或肺囊肿继发感染,但肺大疱或肺囊肿继发感染在诊断和处理上与真正的肺脓肿有共性。虽然肺脓肿多数为单一的,但也可以见到在原发细菌感染和继发免疫缺陷的患者发生多发性脓肿。肺脓肿可以在任何年龄段发病,多发生于青壮年,男性多于女性。婴幼儿时期的肺脓肿大都继发于化脓性肺炎之后,特别是在耐药性金黄色葡萄球菌肺炎病程中最易发生,成为该病的特征之一。近年来,由于广谱抗生素的广泛应用,急性期肺脓肿逐渐减少,需要外科治疗的病例也在逐年减少。但起病隐匿、临床症状不典型的肺脓肿发病者仍不少见。

临床上将1.5个月以内的肺脓肿划归为急性期肺脓肿,病程超过1.5个月而短于3个月为亚急性期肺脓肿,病程在3个月以上的为慢性肺脓肿。

1942年Brock及其同事详细描述了肺脓肿的临床特征,并假设其病原是由于吸入咽喉部感染性分泌物所致,他们观察到大多数肺脓肿发生在右肺上叶后段、右肺下叶背段和左下肺叶。Neuhoff等报道采用外科引流方法治疗肺脓肿的临床经验,认为绝大多数肺脓肿需要外科手术处理。随着1938年磺胺和1941年青霉素的问世,彻底改变了临床医师治疗肺脓肿的思路。由于抗生素的应用,许多肺炎得到有效控制,肺部感染很少会发展到肺脓肿阶段,需要外科手术治疗的肺脓肿很少。近年来,癌症化疗、器官移植后应用免疫抑制剂、自身免疫病、HIV感染等使非寻常的条件致病菌引起的肺脓肿的发生有所增加。

二、病因及发病机制

急性期肺脓肿的病因常来自上呼吸道、口腔细菌或分泌物的感染。致病菌以厌氧菌为主,占85%～94%,而单纯厌氧菌感染者约58%,同时合并需氧菌及兼性厌氧菌者约42%,需氧菌中又以革兰阴性杆菌最多见。

根据感染途径肺脓肿分为以下4种类型。

(一)吸入性肺脓肿

吸入性肺脓肿是最常见的类型,约占60%,病原体经口腔、上呼吸道吸入致病,误吸是常见病因。正常情况下,约50%健康成年人在睡眠时可将口咽部的分泌物吸入下呼吸道,但借助咳嗽反射和其他呼吸道防御机制如支气管黏膜纤毛运动、肺泡巨噬细胞对细菌的吞噬作用而不致引起肺部感染。但在意识障碍、咽部神经功能障碍和吞咽障碍的患者,正常机械性屏障受破坏(气管切开或鼻饲者)易发生误吸。通常是由于扁桃体炎、鼻窦炎、齿槽脓溢或龋齿等脓性分泌物,口腔、鼻、咽部手术后的血块,齿垢或呕吐物等,在神志不清、全身麻醉等情况下,经气管被吸入肺内,造成细支气管阻塞,致病细菌繁殖形成化脓性炎症,小血管炎性栓塞,中心部位缺血、炎性坏死、液化后排出,脓腔形成。此外,有一些患者未能发现明显诱因,国内和国外报道的病例分别为29.3%和23%。可能由于受寒、极度疲劳等诱因的影响,全身免疫状态与呼吸道防御功能减低,在深睡时吸入口腔的污染分泌物而发病。

吸入性肺脓肿常为单发型,其发生与解剖结构及体位有关。由于右总支气管走行较陡直,且管径较粗,吸入性分泌物易吸入右肺,故右肺发病多于左肺。在仰卧位时,好发于上叶后段或下叶背段;在坐位时,好发于下叶后基底段;右侧位时,好发于右上叶前段和后段。

(二)继发性肺脓肿

(1)细菌性肺炎、支气管扩张症、支气管囊肿、支气管肺癌、肺结核空洞等引起肺脓肿,常见细菌为克雷伯杆菌、星形诺卡菌、结核分枝杆菌等。

(2)邻近部位化脓性病变穿破至肺,如膈下脓肿、肾周围脓肿、脊柱脓肿或食管病变穿破至肺引起肺脓肿,常见细菌为大肠埃希菌、粪链球菌等。

(3)支气管异物气道阻塞,是引起肺脓肿特别是小儿肺脓肿的重要因素。

(三)血源性肺脓肿

肺外部位感染病灶的细菌或脓毒性栓子经血行途径播散至肺部,导致小血管栓塞,肺组织化脓性炎症坏死而形成肺脓肿。病原菌以金黄色葡萄球菌多见,其肺外病灶多为皮肤创伤感染、疖肿、化脓性骨髓炎等。泌尿系统、腹腔或盆腔感染产生败血症所致肺脓肿的病原菌常为革兰阴性杆菌,少数为厌氧菌。病变常为多发性,无一定分布,常发生于两肺的外周边缘部。

(四)阿米巴肺脓肿

多继发于阿米巴肝脓肿。由于肝脓肿好发于肝右叶的顶部,易穿破膈肌至右肺下叶,形成阿米巴肺脓肿。

三、病理

早期细支气管阻塞,肺组织发炎,小血管栓塞,肺组织化脓、坏死,终至形成脓肿。急性期肺脓肿镜检示有大量中性粒细胞浸润,伴有不同程度的大单核细胞。病变可向周围扩展,甚至超越叶间裂侵犯邻接的肺段。菌栓使局部组织缺血,助长厌氧菌感染,加重组织坏死。液化的脓液,积聚在脓腔内引起张力增高,最后破溃到支气管内,咳出大量脓痰。若空气进入脓腔,脓肿内出现液平面。有时炎症向周围肺组织扩展,可形成一个至数个脓腔。若脓肿靠近胸膜,可发生局限性纤维蛋白性胸膜炎,引起胸膜粘连。位于肺脏边缘部的张力性脓肿,若破溃到胸膜腔,则可形成脓气胸。若支气管引流不畅,坏死组织残留在脓腔内,炎症持续存在,则转为慢性肺脓肿。脓腔周围纤维组织增生,脓腔壁增厚,周围的细支气管受累,致变形或扩张。

四、临床表现

(一)急性期肺脓肿

急性期肺脓肿占肺脓肿的 70%～90%,临床表现为高热、寒战、咳嗽、胸痛、气短、心跳加快、出汗、食欲缺乏。在脓肿破入支气管后,则有大量脓痰,每天可达数百毫升,咳出脓痰静置后分层,有时为血性痰,如为厌氧菌感染,则痰有臭味。

此时如支气管引流通畅,脓液顺利排出,加上药物治疗,病变可逐渐愈合,留下少量纤维组织。如细菌毒力强,治疗不适当,支气管引流不畅,则病变扩大,病变可侵及邻近肺段或肺叶,甚至侵及全肺。支气管内如有活瓣性堵塞,则可形成张力性空洞,且易破入胸膜腔。

体征:体征与病变大小有关,病变小,部位深,多无异常体征;病变较大,可有叩诊浊音、呼吸音减弱或湿啰音;如空洞较大,接近胸壁,则可闻及支气管呼吸音。因胸膜表面多有纤维渗出,常可听到胸膜摩擦音。如出现突发的气急、胸痛,提示脓肿破溃至胸腔,可查到液气胸体征。

(二)慢性肺脓肿

急性期肺脓肿未能及时控制,病程在 6～12 周后,则成为慢性肺脓肿。反复发热、咳嗽、咳脓血痰,常有中大量咯血,甚至是致命性咯血,可伴贫血、消瘦、营养不良与水肿。有时发热、感染中毒性症状加重,排痰量却明显减少,提示引流支气管阻塞。

体检可见胸膜肥厚体征,杵状指(趾)较急性期者常见。一些患者可在患侧胸壁闻及血管杂音。

(三)血源性肺脓肿

多有原发病灶引起的畏寒、高热等全身脓毒血症症状,呼吸道症状相对较轻,极少咯血,肺一般无异常体征。多能查到皮肤创伤感染、疖痈等原发灶。

五、实验室和其他检查

(一)血象

急性期肺脓肿白细胞总数达$(20\sim30)\times10^9/L$,中性粒细胞占比达 90% 以上。核左移明显,常见中毒颗粒;慢性者血白细胞数可稍升高或正常,红细胞和血红蛋白减少。

(二)X 线及 CT 检查

肺脓肿的 X 线及 CT 表现因病变类型及疾病的不同时期而不同。

吸入性肺脓肿早期、急性期肺脓肿早期 X 线及 CT 检查表现为大片状实变,中心密度较浓,边缘模糊。坏死组织从支气管排出后,则在致密实变中出现含有液气平面的厚壁空洞,是急性期肺脓肿较为特征性的X线表现。病情严重者可侵犯胸膜导致脓胸或脓气胸。

慢性肺脓肿在急性期肺脓肿的基础上,为周围炎性浸润吸收、纤维组织增生所致,X 线检查表现为不规则厚壁空洞,伴有索条或片索状阴影,脓腔壁增厚,内壁不整齐,常有周围纤维组织广泛增生和程度不同的支气管扩张,可有局部胸膜增厚和纵隔向患侧移位。病变范围较广泛者可形成多个脓腔,邻近健康肺易有代偿性肺气肿。

血源性肺脓肿,早期多表现为两侧肺周围散在多发性周边模糊的炎症性云团样阴影或边缘较清楚的球形阴影,进而可见小脓腔及液平面,其特点为易形成张力性薄壁气囊肿,短期内阴影变化大,发展快和多变、易变。炎症吸收后可见局灶性纤维化或小气囊形成阴影。

继发性肺脓肿可见原发疾病的表现,如支气管扩张、支气管肺癌等阴影的基础上伴发肺脓肿阴影。并发脓胸时,患侧胸部呈大片状密度增高的阴影,其上缘呈倒抛物线状的胸腔积液征象。

(三)细菌检查

有助于合理选择有效的抗生素。行痰培养时,为避免痰受口腔常存菌污染,应采集合格痰标本送检,且可做痰细菌定量培养或经环甲膜穿刺,经纤维支气管镜双塞保护法采痰进行检查。并发脓胸时,抽胸液培养,血源性肺脓肿则采血培养意义较大。

(四)纤维支气管镜检查

有助于病因、病原学诊断和治疗。如为异物,可取出异物;疑为肿瘤阻塞,可作病理活检诊断;并可吸引脓液、解除阻塞、局部注药,提高疗效,缩短疗程。

六、诊断与鉴别诊断

(一)诊断

1.急性期肺脓肿

在鼻咽、口腔手术,醉酒、昏迷、呕吐后,突发畏寒、高热、咳嗽,咳大量脓臭痰,白细胞总数和中性粒细胞占比显著增高者即应考虑,X 线检查示炎性阴影中伴有液平的空洞,即可确定。

2.血源性肺脓肿

有皮肤创口感染,疖、痈等化脓性病灶者,出现持续发热、咳嗽、咳痰,X 线检查见两肺有多发片状影及空洞,即可诊断。

(二)鉴别诊断

1.细菌性肺炎

早期肺脓肿与细菌性肺炎在症状和胸部 X 线片上表现很相似,但常见肺炎球菌肺炎多伴有口唇疱疹、咳铁锈色痰、唇周疱疹,而无大量脓痰,大剂量抗生素治疗迅速出现良好反应,无空洞形成。胸部 X 线片上显示肺叶或肺段性病变,呈薄片状密度增高影,边缘不清,当应用抗生素治疗高热不退、咳嗽、咳痰加剧,并咳出大量脓痰时,应考虑为肺脓肿。

2.空洞型肺结核继发感染

当空洞型肺结核合并急性肺部感染时出现咳脓痰,痰中不易查见结核菌时极似肺脓肿。但空洞型肺结核通常伴有午后低热、乏力、盗汗等结核中毒症状,大部分患者有结核病史,胸部 X 线片可见在空洞周围有纤维化、硬结病变,或播散病灶;如一时难以分辨,则按肺脓肿积极抗感染治疗,待感染控制后,不但痰结核菌阳转,且 X 线重现结核原有特点,不难鉴别。

3.支气管肺癌

两种情况需要鉴别。一是肺癌阻塞引起远端肺化脓性感染,也有脓痰与空洞形成;但若发病年龄在40岁以上,起病缓慢、渐进,脓痰量较少,抗生素规则治疗效果不佳,即应疑诊肺癌致阻塞性肺炎。二是肺鳞癌当病灶较大时,中心部可因缺血坏死液化形成空洞,极似肺脓肿,但若注意病灶特点:空洞偏心,壁厚薄不均,内壁凹凸不平,空洞周围少见炎性浸润,并伴有经常咯血、缺少脓痰与明显发热等症状,应怀疑肺癌,注意肺门淋巴结肿大情况,痰细胞学检查与CT 检查,进而行纤维支气管镜检查可确诊。

4.肺囊肿继发感染

两者 X 线均见伴有液平面的空腔病变,但肺囊肿的囊壁较薄,并伴有液平面,囊肿周围无炎性病变或较轻,如与既往胸部 X 线片对比更容易分辨;如经抗生素抗感染治疗后,复现光洁整齐的囊肿壁,即可明确诊断。临床表现上肺囊肿一般症状轻,中毒症状不明显。

七、治疗

(一)内科保守治疗

1.抗感染治疗

当高度怀疑肺脓肿时,早期选用广谱抗生素,待有痰培养结果时,可以根据培养结果选用敏感抗生素。停药指征:体温正常,脓痰消失,X 线和 CT 检查显示空洞和炎症消失或仅留少许纤维条索影。

2.纤维支气管镜局部冲洗治疗

由于血支气管屏障、组织包裹、脓液的理化性质及局部解剖结构的改变,黏膜水肿及脓性分泌物增加,脓腔外纤维组织形成,抗生素不易进入脓腔。同时由于炎症刺激肺脓肿所在支气管开口均有不同程度狭窄,脓栓阻塞支气管,使大量脓性分泌物引流不畅,即使体位引流,排脓效果仍差。再者由于耐药菌株的增加造成肺脓肿的治疗效果不满意,所以肺脓肿的局部治疗受到临床医师的重视。在纤维支气管镜直视下吸痰,能够非常有效而彻底地排痰,促进支气管内脓液分泌物排出,同时应用有效抗生素冲洗局部支气管内病灶,直接起到杀菌作用,取得了满意的疗效。

3.支持治疗

支持治疗包括营养支持、胸部物理治疗等。

(二)外科治疗

1.脓腔引流

外科施行的脓腔引流包括经皮穿刺置管引流和胸腔造口脓腔引流。其指征是:患者持续发热超过10天至2周,经内科保守治疗6～8周胸部X线片上无改善的征象,或在治疗中出现某些合并症,如咯血、脓胸或支气管胸膜瘘,则需要外科引流处理。

经皮穿刺引流是一种微创的外科治疗方法,包括CT和超声引导下的穿刺引流,引流管为专用的胸腔引流管,前端呈弧状,不易发生堵塞,置管后可以彻底冲洗脓腔,还可向脓腔内注入敏感的抗生素。冲洗过程中注意注入量小于抽出量,注入生理盐水或抗生素时压力不宜过大,否则容易造成脓腔破裂引起感染扩散。临床经验显示,经皮穿刺引流一般不会造成脓胸,即便是在正压通气的情况下,经皮穿刺引流也可获得成功,而无并发症。

7岁以下儿童患者对保守治疗反应很差,经皮穿刺引流应及早进行。巨大肺脓肿也应进行早期引流。

外科胸壁造口直接进行肺脓肿引流,是治疗急性期肺脓肿的有效方法。在操作过程中要注意定位准确,可以采用正侧位胸部X线片、胸部CT和B超定位脓肿,找到胸壁距脓肿最近的部位。另外,需要确定脓肿近胸壁的肺组织与胸壁产生粘连,以免在造口引流过程中造成脓液的胸膜腔播散。胸壁造口肺脓肿引流一般需在全身麻醉下进行,双腔气管插管,在胸壁造口前,应先在预切开部位再次注射针穿刺抽出脓液,确定肺脓肿的位置和深度,并经脓液送检细菌培养和药物敏感试验,去除局部4～5 cm肋骨,经粘连的肺组织切入脓腔,用吸引器将脓液吸净,并置入粗口径引流管。引流后患者的感染中毒症状会迅速好转,胸管可能漏气,随着引流后脓腔的逐渐缩小,一般在数天至2周内漏气会停止,很少出现支气管胸膜瘘。出血、脓气胸和脑脓肿是胸壁造口肺脓肿引流的并发症。近年来,由于介入穿刺技术的提高,经胸壁造口直接肺脓肿引流已经很少采用。

2.手术治疗

(1)手术适应证。①慢性肺脓肿,经内科积极治疗,症状及X线表现未见明显改善者,则需手术治疗。需要注意的是有部分患者经内科治疗,症状改善或消失,X线片表现为一些纤维条状影,但CT检查仍可发现脓腔存在,须严密观察,如严格保守治疗2～5周后,脓腔继续存在、直径大于2 cm、壁厚,或间断出现症状,则仍需手术治疗。②慢性脓肿空洞形成不能除外癌性空洞者。③有大咯血史,为防止再次咯血窒息。④并发脓胸、支气管胸膜瘘或食管瘘反复出现气胸或脓气胸。

(2)术前准备。肺脓肿术前只有经过充分的术前准备才能保证手术的成功,降低术后并发症的发生。①术前应根据痰培养结果选用有效的抗生素控制肺部炎症。②手术前应积极体位排痰,使每天排痰量在50 mL左右,但不能过分强求,以免失去手术时机。③纠正贫血、低蛋白血症,最理想的术前状态应为中毒症状消失,体温基本恢复正常。④心、肺、肝、肾功能检查,全面了解患者重要脏器的状况,对凝血功能不正常者应予以治疗纠正。⑤对于张力较大的肺脓肿,可以在CT引导下穿刺置管,张力减小后再行手术治疗,可以降低手术中脓肿破裂污染胸腔的机会。

（3）术中注意事项。①肺脓肿患者一般病程长，术中多见肺、胸膜粘连严重，肺裂界限不清，一般均需行肺叶或全肺切除。外科肺叶切除一般来说有一定难度，由于反复炎症使血管和肺门淋巴结周围反应较重，控制肺门不易。手术中，对于水肿较重、肺门结构不清者，不要盲目游离肺门，从相对容易入手的部位游离，如叶间裂。②肺门粘连严重，支气管动脉增多、增粗，解剖结构常有改变，出血较多。手术中应先处理较容易游离的肺动脉分支，然后游离肺叶支气管，予以切断缝合，再沿肺裂游离其余肺动脉分支并予以处理，即非规范性肺叶切除；肺门无法分离时，可切开心包，在心包内游离肺动、静脉干，套线，必要时用血管阻断钳控制血管，防止意外出血。这样即便在手术中损伤肺动脉，也可以阻断心包内的血管主干，从容地用 5-0 Prolene 线修补、缝合损伤的肺动脉。也可行"逆行切除"，相对于肺动脉来说，肺静脉的游离可能会容易一些，故可先处理肺静脉，然后处理支气管，最后将粘连较重、结构不清的肺动脉把控在手中，进行处理，从而提高手术的安全系数。③术中最重要的是保护对侧肺，麻醉应用双腔气管插管、支气管堵塞器或将气管插管插入对侧主支气管，减少术中脓液进入健侧肺。特别是在大咯血的患者，需要快速、紧急控制气道。对无法行双腔气管内插管者，术中要注意吸痰，术中防止过度挤压肺组织，如有可能先夹闭支气管，术毕仰卧，进一步充分吸尽气管内分泌物，防止并发症发生。

（三）预后

在抗生素诞生之前，肺脓肿的病死率为30％～50％，在现代，其病死率降至5％～20％，其中75％～88％单纯应用抗生素治疗就能痊愈。外科治疗的成功率为90％左右，病死率为1％～13％。经皮穿刺肺脓肿引流的成功率在73％～100％，尚无死亡报道。近年来，由于免疫抑制而出现肺脓肿的患者增多，文献报道这类人群患肺脓肿的病死率为28％。

与肺脓肿病死率相关的因素有：多器官功能衰竭、慢性阻塞性肺疾病（COPD）、肺炎、肿瘤、意识障碍、免疫抑制、全身运动障碍。肺的大脓肿会增加住院时间，也有较高的病死率。

第七节　肺大疱

肺大疱是由于肺泡组织破坏引起的肺实质内充满气体的空腔，其内有纤维壁和残余的肺泡间隔构成的分隔。往往由于引起自发性气胸或体积巨大需要外科手术以减轻气急症状，改善肺功能。但至今尚无一种术前检查可以精确评估手术对肺功能的改善程度。另外，未被切除的肺大疱的自然病程目前尚不明了，因为有些患者病情发展迅速，而有些患者可以长时间无变化。

一、病理

（一）肺小疱

小疱是在脏层胸膜下，由于肺泡破裂引起的胸膜下气体聚集，包裹在脏层胸膜中，气体通过间质进入到胸膜薄弱的纤维层中，逐渐扩大形成一个小疱，此种小疱在临床上很容易发生破裂导致气胸，手术中多见于肺脏层胸膜下小于 0.3 cm 甚至更小的疱性病变。肺小疱通常位于肺尖部,少数可发生在下叶上缘。肺小疱可融合成较大乃至巨大的肺大疱。

(二)肺大疱

肺大疱又称大疱性肺气肿,是由于肺泡组织破坏引起的肺实质内充满气体的空腔,其内有纤维壁和残余的肺泡间隔构成的分隔,几乎都是多发,但多局限在一个肺段或肺叶。肺大疱的病理结构分内外两层,内层由气肿的肺泡退变形成,外层则是脏层胸膜形成的纤维层。肺大疱里面有由残余肺泡及其间隔形成的纤维小梁,小血管贯穿其内,数根细支气管开口于其基部。

Davies 等建议将肺大疱分成三型:第 1 型为小部分肺过度膨胀所形成的肺大疱,特征是有一狭窄的颈部并与胸膜有明显界限;第 2 型肺大疱浅埋于薄层肺内;第 3 型肺大疱基底宽大并延伸到肺组织的深部。

然而,绝大多数学者倾向根据无大疱区肺组织有无明显阻塞性肺病对肺大疱进行分类,第 1 型约占 20%,肺组织正常或接近正常,此型患者基本无症状,肺功能接近正常。从病理学角度看,此型有不同程度间隔旁型肺气肿,巨大的肺大疱常占据一侧胸腔至少 1/2 的容量。第 2、第 3 型占 80%,肺组织有弥漫性肺气肿。第 2 型事实上是弥漫性全小叶型肺气肿的局限性加重,多为双侧多发,大小不一。第 3 型为毁损肺,肺间质被多发性小肺大疱所取代,常伴有严重的呼吸困难、呼吸衰竭和肺心病。

二、病因和发病机制

经典的对肺大疱的起因及其生物学行为的理解都基于 Baldwin 和 Cooke 的早期观察得出的球瓣学说,他们认为支气管的炎性损坏导致其远端肺泡内气体只进不出,肺大疱因其内压的不断增高而进行性增大并压迫其周围的肺组织使之萎陷,即病变组织压迫正常功能的肺组织。

Fitzgerald 进一步认为肺气肿引起的正常肺容量减少及肺弹性回缩力的下降,将使其周围细小支气管受压变窄而造成相对正常肺组织出现呼气性阻塞。

Morgan 通过动态 CT 扫描观察、大疱内压测定及手术标本的病理学研究否定了上述理论,他认为肺大疱周围的肺组织其顺应性低于肺大疱,即肺大疱所需的膨胀压低于其周围肺组织,因而在同等的胸腔负压下肺大疱常比其周围的肺组织优先完全膨胀。因此当某一部位的薄弱肺间质达到一定大小时,其周围肺组织的弹性回缩力将使其形成肺大疱并逐渐增大。根据这一理论,外科治疗的目的应更注重于恢复肺组织的结构和弹性,而不是单纯切除肺大疱病变。

尽管有大量报道认为肺大疱的病因与吸烟和 α_1 抗胰蛋白酶缺陷有关,但目前引起大疱性肺气肿的确切病因尚不详。

此外,原发性肺癌伴发于肺大疱较为常见,可能的机制是:①肺癌好发于诱发肺大疱的瘢痕;②被肺大疱压缩的肺间质易于癌变;③肺大疱通气差,致癌物质滞留诱发肺癌。因此预防性肺大疱切除可能减少肺癌发生率。

三、临床表现

肺大疱可并发自发性气胸、感染、咯血和胸痛。

(一)自发性气胸

自发性气胸是大疱性肺气肿常见的并发症,由于限制性通气功能障碍,这类患者往往不能耐受少量的气胸,肺大疱引起的气胸复发率高达 50% 以上,明显高于肺小疱病变(12%～

15%),而且这类气胸自然愈合时间长,易继发感染,因此常常需早期手术治疗。

(二)感染

事实上肺大疱本身的感染少见,多为大疱旁肺组织继发感染造成肺大疱内反应性积液,胸部 X 线片显示液平面,绝大多数的积液无菌,吸收后肺大疱可能自然消失。因而,肺大疱继发感染宜选择保守治疗。

(三)咯血

肺大疱继发咯血比感染少见,因此当肺大疱患者出现咯血时应排除伴发肿瘤及支气管扩张可能,术前对出血部位也应做出评估。

(四)胸痛

胸痛是肺大疱的主要临床症状之一,多在胸骨后且疼痛性质类似心绞痛,手术切除肺大疱后疼痛即缓解。

四、诊断要点

较小的单发肺大疱可无任何症状,体积较大或多发的肺大疱可有气急、胸痛、胸闷、呼吸困难等症状,与慢性阻塞性肺疾病难以鉴别。当出现并发症时可有相应的症状。

诊断肺大疱主要靠影像学检查。胸部 X 线片显示无肺纹理的薄壁空腔,可占据一个肺叶或整个胸腔,有时难以与气胸鉴别。CT 检查有助于明确诊断。

五、治疗

(一)手术适应证

1.无症状的肺大疱

预防性手术可定义为切除无症状的肺大疱。尽管治疗并发症比预防手术难度要大,但由于肺大疱自然转归的不确定性,导致目前对预防性手术尚存有争论。巨大的无症状肺大疱可因突发并发症如气胸(尤其是张力性气胸)、肺大疱感染、呼吸衰竭及肺心病而导致患者死亡,绝大多数外科医师同意,当肺大疱占据胸腔容积 50% 或以上、正常肺组织受压或短期增大明显时应视为手术指征。

2.慢性呼吸困难及活动能力下降

慢性呼吸困难及活动能力下降是主要的肺大疱切除指征。切除肺大疱可减轻限制性通气功能障碍,使大疱旁肺组织的弹性回复力得以恢复,改善通气血流比,减少生理无效腔以达到减小呼吸做功的目的。另外,切除肺大疱使胸腔内压下降,将纠正因高胸腔内压对肺动脉和体静脉回流的影响(气体压塞综合征)所造成的血流动力学失常,而这也是呼吸困难的主要原因之一。切除肺大疱还可恢复重要呼吸肌如膈肌、肋间肌等的长度、张力及收缩力的关系以改善其功能。

(二)术前评估

由于大疱性肺气肿与慢性阻塞性肺疾病的特殊关系,目前尚无检查手段精确评估肺大疱对其临床症状所产生的比例,因此切除肺大疱对肺功能的改善程度是无法预见的。

手术前至少应对下述三方面进行仔细分析评估。

1.临床评估

临床上有明确慢性支气管炎、支气管痉挛或反复感染发作史的患者手术风险大而手术效果也差。极度呼吸困难者,不管有无缺氧和(或)低氧血症,都非手术禁忌,甚至有的学者认为是最佳手术适应证。是否对呼吸机支持的患者进行手术尚存争论。

有证据表明,戒烟可增进手术疗效,而继续吸烟将加速肺大疱切除术后肺功能的恶化。术后体重下降往往是手术效果良好的标志。

2.解剖学评估

影像学检查可以较准确地反映肺大疱的大小、部位以及周边肺组织的受压情况。当单个肺大疱占据一侧胸腔容积的 $40\%\sim50\%$,与周边肺组织有明确界限,且短期增大明显或病情恶化时,手术效果好。而弥漫性肺气肿患者即使切除较小肺大疱也可使其肺功能和症状得到明显改善。而影像学检查显示肺大疱旁肺组织无明显受压受限时,手术切除肺大疱可能使肺功能进一步受损并形成新的肺大疱。尽管标准胸部 X 线片可对肺大疱做出较准确的诊断,但胸部 CT 可更为精确地了解肺大疱情况。CT 可以对肺气肿进行分型,了解肺大疱数量、大小、位置、胸部 X 线片不能显示的较小肺大疱以及肺部其他病变如肺癌等。

3.肺功能评估

肺功能检查可以了解肺大疱以外肺组织功能情况,判断肺气肿严重程度,用力肺活量和一秒用力呼气容积(FEV_1)可以粗略估计肺大疱切除后的临床效果,因此尤为重要。当 FEV_1 低于预计值的 35% 时手术效果明显下降;呼气流率下降,呼吸道阻力增高往往提示支气管树受肺大疱压迫,术后肺功能会明显改善。

慢性阻塞性肺疾病患者肺弥散功能障碍与肺气肿程度呈正相关,这类患者静息状态氧分压可能正常,运动耐量试验时氧分压将明显下降。有些重度肺动脉高压可能与肺大疱压迫血管床有关,因此这些患者并非绝对手术禁忌,应从多方面考虑。

(三)术前准备

术前准备极其重要,包括指导患者正确的咳嗽方法、深呼吸、呼吸功能锻炼器的正确使用、胸部理疗(CPT)等;戒烟;控制肺感染;停用阿司匹林及甾体激素;术前皮下注射小剂量肝素及 $10\sim15$ 日的营养支持。

(四)手术方法

肺大疱切除手术的术式选择应遵循的原则是保护所有的血管和尽可能地保留有功能的肺组织。肺大疱局部切除可最大限度改善肺功能。胸膜下肺大疱可电凝去除,基底窄的肺大疱可于基底部结扎、切除,基底宽的肺大疱可缝扎或折叠缝合,基底宽而巨大的肺大疱,要切开肺大疱,沿其正常边缘切除肺大疱壁。因肺大疱并不局限于解剖肺段内,故肺段切除很少采用。因肺叶切除可导致严重的肺功能损害,所以很少行肺叶切除术。

(五)术后处理

术后处理包括 ICU 密切监护,及时发现并处理并发症,早期下床活动,胸部理疗,合理用药,新法镇痛(如硬膜外阻滞等),纤维支气管镜或环甲膜穿刺吸痰等。与肺大疱切除直接相关的并发症包括肺膨胀不全、长时间漏气、胸腔肺感染以及呼吸衰竭。如果病例选择得当,呼吸衰竭并不常见,肺膨胀不全与漏气经过一段时间多能获得痊愈。

第九章　骨外科疾病

第一节　脊髓损伤

一、定义与分类

(一)定义

脊髓损伤(SCI)是指由于外界直接或间接因素导致脊髓损伤,在损害的相应节段出现各种运动、感觉和括约肌功能障碍,肌张力异常及病理反射等的相应改变。

脊髓损伤的程度和临床表现取决于原发性损伤的部位和性质。脊髓损伤是脊柱骨折的严重并发症,由于椎体的移位或碎骨片突出于椎管内,使脊髓或马尾神经产生不同程度的损伤。胸腰段损伤使下肢的感觉与运动产生障碍,称为截瘫,而颈段脊髓损伤后,双上肢也有神经功能障碍,为四肢瘫痪,简称"四瘫"。

(二)病理生理

脊髓损伤后病理过程分为3期:①急性期,伤后立即出现组织破裂、出血,数分钟即出现水肿,1~2小时肿胀明显,出血主要在灰质,毛细管内皮肿胀,致伤段缺血、代谢产物蓄积,轴突变性、脱髓鞘;②中期,损伤中心区坏死碎片被巨噬细胞移除,胶质细胞和胶原纤维增生;③晚期,大约半年后,胶质细胞和纤维组织持续增生,取代正常神经组织,完全胶质化。

病理上按损伤的轻重可分为脊髓震荡、脊髓挫伤和出血、脊髓压迫、脊髓横断伤。

1.脊髓震荡

脊髓震荡与脑震荡相似,是最轻微的脊髓损伤。脊髓遭受强烈震荡后立即发生弛缓性瘫痪,损伤平面以下感觉、运动、反射及括约肌功能全部丧失。因在组织形态学上并无病理变化发生,只是暂时性功能抑制,在数分钟或数小时内即可完全恢复。

2.脊髓挫伤与出血

脊髓挫伤与出血为脊髓的实质性破坏,外观虽完整,但脊髓内部可有出血、水肿,神经细胞破坏和神经传导纤维束的中断。脊髓挫伤的程度有很大的差别,轻者为少量的水肿和点状出血,重者则有成片挫伤、出血,可有脊髓软化及瘢痕形成,因此预后极不相同。

3.脊髓压迫

骨折移位,碎骨片与破碎的椎间盘挤入椎管内,可以直接压迫脊髓,而皱褶的黄韧带与急速形成的血肿也可以压迫脊髓,使脊髓产生一系列脊髓损伤的病理变化。及时去除压迫物后,脊髓的功能可望部分或全部恢复;如果压迫时间过久,脊髓因血液循环障碍而发生软化、萎缩或瘢痕形成,则瘫痪难以恢复。

脊髓压迫可分为原发性脊髓损伤与继发性脊髓损伤,前者是指外力直接或间接作用于脊髓所造成的损伤,后者是指外力所造成的脊髓水肿、椎管内小血管出血形成血肿、压缩性骨折以及破碎的椎间盘组织等形成脊髓压迫所造成的脊髓的进一步损害。

（1）原发性脊髓损伤。

1）脊髓休克：当脊髓与高位中枢断离时，脊髓暂时丧失反射活动的能力而进入无反应状态的现象称为脊髓休克。临床上主要指脊髓损伤的急性期，表现为弛缓性瘫痪，出现肢体瘫痪、肌张力减低、腱反射消失、病理反射阴性，休克期一般持续2～4周，随后肌张力逐渐增高，腱反射活跃，出现病理反射，但是脊髓功能可能无恢复。

2）脊髓挫伤：①血管损伤；②神经细胞损伤；③神经纤维脱髓鞘变化。有不同程度瘫痪表现，有后遗症，程度不同，表现不同。

3）脊髓断裂：伤后4小时断端灰质出血、坏死，白质无改变；24小时断端中心损害，白质开始坏死；伤后72小时病变达到最大程度，3周病变结束成为瘢痕。

（2）继发性脊髓损伤。①脊髓水肿：创伤性反应、缺氧、压迫均可造成脊髓组织水肿，伤后3～6天最明显，持续15天。②脊髓受压：移位的椎体、骨片、破碎的椎间盘均可压迫脊髓组织，及时解除压迫后，脊髓功能有可能全部或大部恢复。③椎管内出血：血肿可压迫脊髓。

4.脊髓断裂（脊髓横断伤）

脊髓的连续性中断，可为完全性或不完全性。不完全性常伴有挫伤，又称挫裂伤。脊髓断裂后恢复无望，预后恶劣。

（三）病因分类

脊髓损伤是因各种致病因素（外伤、炎症、肿瘤等）引起的脊髓的横贯性损害，造成损害平面以下的脊髓神经功能（运动、感觉、括约肌及自主神经功能）的障碍。脊髓损伤可根据病理情况、致病因素及神经功能障碍情况进行分类。

1.外伤性脊髓损伤

外伤性脊髓损伤是因脊柱脊髓受到机械外力作用，包括直接或间接的外力作用造成脊髓结构与功能的损害。脊柱损伤造成了稳定性的破坏，而脊柱不稳定是造成脊髓损伤，特别是继发性损伤的主要原因。

（1）直接外力：刀刃刺伤脊髓或子弹、弹片直接贯穿脊髓，可造成开放性的脊髓损伤。石块或重物直接打击于腰背部，造成脊柱骨折而损伤脊髓。

（2）间接外力：交通事故、高处坠落及跳水意外时，外力多未直接作用于脊柱、脊髓，但间接外力可引起各种类型不同的脊柱骨折、脱位，导致脊髓损伤。间接外力作用是造成脊柱、脊髓损伤的主要原因。

2.非外伤性脊髓损伤

非外伤性脊髓损伤的发病率难以统计，有的学者估计与外伤性脊髓损伤近似。非外伤性脊髓损伤的病因很多，Burke与Murra将非外伤性脊髓损伤的原因分为两类。

（1）发育性病因：发育性病因包括脊柱侧弯、脊椎裂、脊椎滑脱等。脊柱侧弯主要是先天性脊柱侧弯，易引起脊髓损伤；而脊椎裂主要引起脊髓栓系综合征。

（2）获得性病因：获得性病因主要包括感染（脊柱结核、脊柱化脓性感染、横贯性脊髓炎等）、肿瘤（脊柱或脊髓的肿瘤）、脊柱退化性、代谢性、医源性等疾病。

(四)临床分类

1.完全性脊髓损伤

损伤后在病理上损伤平面的神经组织与上级神经中枢的联络完全中断。临床上表现为损伤的神经平面以下:①深、浅感觉完全丧失,包括鞍区感觉;②运动功能完全丧失;③深、浅反射消失;④大小便功能障碍,失禁或潴留。急性脊髓损伤的早期,常出现脊髓休克,主要表现为肢体瘫痪、肌张力减低、腱反射消失、病理反射阴性。休克期长短各异,短则 2 周,长则可达2个月。休克期过后,损伤平面以下脊髓功能失去上运动神经元的抑制,表现出损伤平面以下肌张力增高、腱反射亢进、病理征阳性,即痉挛性瘫痪。但是患者仍然表现为全瘫,不能自主活动,感觉障碍,括约肌功能障碍。

2.不完全性脊髓损伤

损伤后损伤平面以下感觉与运动功能,或者括约肌功能不完全丧失。如损伤平面以下可以无运动功能,但是存有感觉,包括鞍区感觉,也可以保留部分肌肉的运动功能,而无感觉功能。包括以下 4 个类型:脊髓半侧损伤综合征(Brown-Sequard 综合征)、中央型脊髓损伤综合征、前侧型脊髓损伤综合征、脊髓后侧损伤。

(1)脊髓半侧损伤综合征:常见于颈椎或胸椎的横向脱位损伤,也可见于锐器刺伤半侧脊髓,损伤了同侧的下行运动纤维(皮质脊髓束),也损伤了对侧传过来上行的感觉束(丘脑脊髓束)。临床表现为伤侧平面以下运动功能及深感觉障碍,对侧浅感觉和皮肤痛觉、温觉障碍。

(2)中央型脊髓损伤综合征:常见于颈椎后伸损伤和颈椎爆裂性骨折,脊髓受到前后方挤压,导致中央部位缺血(或出血)损伤,而周边相对保留。临床表现为运动感觉障碍,上肢瘫痪症状较下肢重,近端重于远端;圆锥部位神经功能大多保留,浅感觉多保留。

(3)前侧型脊髓损伤综合征:常见于颈椎爆裂骨折或者颈椎后伸损伤,损伤了脊髓前部,而脊髓后方未受到损伤。临床表现为损伤平面以下深感觉、位置觉保存,浅感觉和运动功能受到不同程度的损伤。

(4)脊髓后侧损伤:较少见,常见于椎板骨折向内塌陷压迫脊髓后部,而前侧脊髓未受到损伤,临床表现为脊髓深感觉障碍或者丧失,运动功能保留或轻度障碍。

3.无骨折脱位脊髓损伤

(1)颈椎无骨折脱位脊髓损伤:颈椎无骨折脱位脊髓损伤多见于中老年人,跌倒或者交通意外等导致头部碰撞,致头颈部过伸(或者过度屈曲)损伤。这类患者通常既往有颈椎病史或颈椎管狭窄的病理基础。临床多为不全性脊髓损伤的表现,严重时也可能出现完全性脊髓损伤。因为患者既往有颈椎病史,所以部分患者有肌张力增高、腱反射亢进、病理征阳性的上运动神经元损伤表现。MRI 检查能够显示狭窄的椎管和脊髓损伤的表现。儿童在车祸伤或者高处坠落伤时,颈椎过度屈曲和拉伸,也可能出现脊髓损伤,但是较少见。

(2)胸椎无骨折脱位的脊髓损伤:胸椎无骨折脱位的脊髓损伤主要发生于儿童和青壮年,多数因为严重的外伤、碾压伤和砸伤直接作用于胸腰部脊髓导致损伤,也可见于儿童的过度训练致伤。临床表现为损伤平面以下的脊髓功能障碍,多数为完全性脊髓功能障碍,可能与损伤时脊髓直接受损、脊髓血管缺血、脊髓内压力增高有关。

4.圆锥损伤

脊髓圆锥在第 1 腰椎平面水平,故第 1 腰椎体骨折脱位是圆锥损伤最常见的原因。损伤后出现鞍区、肛周、阴茎的感觉障碍,肛门括约肌和尿道括约肌功能障碍,球海绵体反射、肛门反射消失,患者出现大小便功能障碍。

5.马尾神经损伤

第 2 腰椎以下为马尾神经损伤,由于马尾神经相对耐受性好,而且是周围神经,故损伤的表现多数为损伤神经的支配区感觉、运动功能障碍或者大小便功能障碍。

二、病理机制

目前普遍认为急性脊髓损伤包括原发和继发损伤两个阶段。既然原发损伤已经发生,那么对于到医院治疗的患者,医师的目的就在于尽最大可能减少继发损伤。

在原发损伤基础上发生的多种因素参与的序列性组织自毁性破坏的过程称为继发损伤。脊髓继发损伤是脊髓组织对创伤所产生的组织反应,组织反应可加重脊髓原发损伤。其程度取决于原发损伤的大小,一般不会超过原发损伤的程度。

(一)脊髓原发与继发损伤的定义

1.脊髓原发损伤

脊髓原发损伤指受伤瞬间外力或骨折脱位造成的脊髓损伤。根据损伤的程度,临床可见脊髓组织破碎或断裂,也可见脊髓外形完整,但由于血管和组织细胞损伤,常导致出血、血管闭塞、循环障碍、组织细胞水肿等。

2.脊髓继发损伤

脊髓继发损伤指组织遭受外力损伤后,组织细胞对创伤发生的系列反应与创伤的直接反应分不开,包括出血、水肿、微循环障碍等。此外,还包括组织对创伤发生的生化分子水平反应等,如钙通道改变、自由基蓄积、神经递质内源性阿片增加、细胞凋亡加快、一氧化氮及兴奋性氨基酸增加等。组织的这些变化,使该处的组织细胞受到损伤,加重损伤。对继发损伤的两点说明:①继发损伤是在组织受伤后发生的生化分子水平的反应,是在受伤的生活组织中发生,组织破碎、细胞死亡,则无从发生反应;②脊髓原发损伤程度决定脊髓继发损伤程度。组织受伤重,其组织反应也重;组织受伤轻,其组织反应也轻。

(二)完全脊髓损伤的原发与继发损伤

1.完全脊髓损伤的组织病理学改变

在实验中,完全脊髓损伤模型的脊髓组织并未破裂,但损伤不可逆转。伤后 30 分钟,可见伤段脊髓灰质出血,有多个出血灶;伤后 6 小时,灰质中神经细胞退变、坏死;伤后 12 小时,轴突退变,白质出血,灰质开始坏死;伤后 24 小时,白质也坏死,致该节段脊髓全坏死,失去神经组织,以后则由吞噬细胞移除坏死组织,并逐渐由胶质组织修复,大约 6 周,达到病理组织改变的终结。这一完全脊髓损伤的过程是进行性加重的过程。

Tator 将此过程分为损伤期、继发反应损伤期和后期。

Kakulas(1999 年)将人体完全脊髓损伤的组织病理学改变归纳为 3 期。①早期:急性期,伤后即刻发生组织破裂出血,数分钟出现水肿,1~2 小时肿胀明显。出血主要在灰质,尚存的毛细血管内皮细胞肿胀,伤段血供障碍,细胞缺血坏死,轴突溃变。②中期:组织反应期,在伤后数小时开始,代谢产物蓄积,白细胞从血管壁中移出成吞噬细胞,移除坏死组织及发生一系列生化改变,24小时胶质细胞增多,断裂轴突溃变,5～7天胶质增生。③晚期:终期,坏死组织移除后遗留囊腔,胶质增生,有的囊腔内有胶质细胞衬里,有的伤段脊髓完全胶质化,约6个月后组织改变结束。

在临床上,24～48小时手术常见的脊髓伤段改变有:脊髓和硬膜断裂、硬膜破口、豆腐状脊髓组织溢出,说明脊髓伤段碎裂。也可见脊髓和硬膜的连续性存在,伤段硬膜肿胀,触之硬,硬膜下脊髓呈青紫色出血、苍白缺血或脊髓稍肿胀,外观近于正常,背侧血管存在。

2.继发损伤与原发损伤的关系

发生完全脊髓损伤后,继发损伤的反应主要在脊髓伤段的两端紧邻组织处,可发生退行性变甚至坏死。

如脊髓断裂或碎裂节段原始有2 cm长度者,由于两端组织坏死,坏死长度可达3 cm。

(三)不全脊髓损伤的原发与继发损伤

1.不全脊髓损伤的病理组织学改变

不论实验观察、Kakulas人体不全脊髓损伤解剖所见,还是临床手术所见,不全脊髓损伤后脊髓伤段外观正常或稍肿胀,早期可见灰质中出血灶,从伤后即刻至伤后24小时,出血灶虽有所扩大,但未导致大片白质出血;晚期可见囊腔形成。严重的不全脊髓损伤,灰质发生坏死,部分白质保存;轻度不全脊髓损伤,灰质中神经细胞退行性变,大部分白质保存。因此,不全脊髓损伤多可恢复,但不能完全恢复。

2.不全脊髓损伤的继发损伤

在脊髓伤段及其邻近部位可发生继发损伤的组织反应,由于脊髓组织原发损伤轻,其组织反应也轻,继发损伤的程度也轻,并未超过脊髓原发损伤程度。这主要表现在:①在组织学上,伤后24小时,未见组织损伤加重;②继发损伤的动物实验模型均为不全脊髓损伤,伤后未治疗均有脊髓功能恢复,未见加重成完全脊髓损伤;③临床治疗的不全脊髓损伤,如治疗得当,患者均有不同程度恢复。

(四)继发性脊髓损伤的发生机制

研究较多的参与机制有血管学说、自由基学说、电解质失衡学说等。

1.血管学说

在所有脊髓二次损伤机制中,血管学说的地位相对重要。其中比较明确的机制有微循环障碍、小血管破裂出血、自动调节功能丧失及氨基酸介导的兴奋毒性作用。脊髓损伤后损伤区域局部血流量立即降低,此时若不经治疗,则会出现进行性加重的缺血。脊髓损伤后进行性缺血的确切机制还不清楚,目前认为全身性因素及局部因素均参与这一过程。严重脊髓损伤导致交感神经兴奋性降低,血压下降,从而使脊髓不能得到有效的局部血液供应。Akdemir等通过研究实验性脊髓损伤发现,损伤后几小时内脊髓血流量进行性下降,可持续24小时,且以脊髓灰质最为明显。他们经过病理学检查发现损伤区早期中央灰质出血,之后范围逐渐扩大并向周围蔓延,伤后24～48小时出血区及其周围白质发生与周围界限清楚的创伤后梗死。有研究显示,有强烈而持久缩血管作用的内皮素(ET)可能在急性脊髓损伤的继发损伤中起重要作用,而利用药物改善局部血流,随着血流的恢复,坏死面积及功能丧失均明显减少。

2.自由基学说

脊髓损伤后由于局部缺血、缺氧,导致能量代谢障碍,兴奋性氨基酸积聚,自由基增加,通过脂质过氧化损伤细胞膜的结构、流动性和通透性,使 Na^+-K^+-ATP 酶活性下降,细胞能量代谢失常,细胞内钙超载,最终导致组织坏死和功能丧失。普遍认为脊髓损伤急性期产生的自由基是引起继发性坏死的主要原因。自由基对细胞膜双磷脂结构进行过氧化作用,生成多种脂质过氧化物,损伤细胞膜,并引起溶酶体及线粒体破裂。脊髓损伤后内源性抗氧化剂明显减少或耗竭,基础及临床研究认为预先给予抗氧化剂如维生素 E、甲泼尼龙(MP)等可明显减轻组织损害。

3.电解质失衡学说

电解质的平衡对于维持机体生理功能有极为重要的作用,而脊髓损伤后局部内环境破坏,引起离子失衡,诱发脊髓的继发性损害。Ca^{2+} 是脊髓继发损伤连锁反应过程中的重要活性离子之一,发挥着极大的作用。脊髓损伤后,脊髓局部血流量进行性下降,脊髓缺血、缺氧,组织细胞膜上的 Ca^{2+} 通道超常开放,Ca^{2+} 大量内流并聚集在细胞内,而细胞内钙超载,会激活多种蛋白酶及磷脂酶 A_2,经过一系列生化反应,产生大量自由脂肪酸,通过脂质过氧化反应损害细胞器及膜结构,导致细胞自溶,后者又加重微循环障碍,形成恶性循环。

脊髓损伤后病理生理变化是一个由多种因素参与的复杂过程,众多机制均起作用。随着脊髓损伤基础与临床研究的不断深入,对损伤机制的不断明确,最终会探索出比较完善的脊髓损伤治疗方案,进一步改善患者的预后。

三、诊断与治疗

(一)脊髓损伤的临床表现

在脊髓休克期间表现为受伤平面以下出现弛缓性瘫痪,运动、反射及括约肌功能丧失,有感觉丧失平面及大小便不能自解,2～4 周后逐渐演变成痉挛性瘫痪,表现为肌张力增高、腱反射亢进,并出现病理性锥体束征。

胸段脊髓损伤表现为截瘫,颈段脊髓损伤则表现为四肢瘫,上颈椎损伤的四肢瘫均为痉挛性瘫痪,下颈椎损伤的四肢瘫由于脊髓颈膨大部位和神经根毁损,上肢表现为弛缓性瘫痪,下肢仍表现为痉挛性瘫痪。

(二)脊髓损伤的神经学检查

1.“瘫痪”的定义和术语

(1)四肢瘫:指由于椎管内的颈段脊髓神经组织受损而造成颈段运动和(或)感觉的损害或丧失。四肢瘫导致上肢、躯干、下肢及盆腔器官的功能损害,即功能受损涉及四肢。但本术语不包括臂丛损伤或者椎管外的周围神经损伤造成的功能障碍。

(2)截瘫:指椎管内神经组织损伤后,导致脊髓胸段、腰段或骶段(不包括颈段)运动和(或)感觉功能的损害或丧失。截瘫时,上肢功能不受累,但是根据具体的损伤水平,躯干、下肢及盆腔脏器可能受累。本术语包括马尾和圆锥损伤,但不包括腰骶丛病变或者椎管外周围神经的损伤。

(3)四肢轻瘫和轻截瘫:不提倡使用这些术语,因为它们不能精确地描述不完全性损伤,同时可能错误地暗示四肢瘫和截瘫,仅可以用于完全性损伤。相反,用 ASIA 残损分级较为精确。

(4)皮节:指每个脊髓节段神经的感觉神经(根)轴突所支配的相应皮肤区域。

(5)肌节:指受每个脊髓节段神经的运动神经(根)轴突所支配的相应一组肌群。

(6)感觉平面:通过身体两侧(右侧和左侧)各 28 个关键点的检查进行确定。根据身体两侧具有正常针刺觉(锐或钝区分)和轻触觉的最低脊髓节段进行确定。身体左右侧可以不同。

2.感觉检查

感觉检查的必查部分是检查身体左右侧各 28 个皮节的关键点($C_2 \sim S_{4 \sim 5}$)。关键点应为容易定位的骨性解剖标志点。

3.运动检查

肌肉的肌力分为 6 级。①0＝完全瘫痪。②1＝可触及或可见肌收缩。③2＝去重力状态下全关节活动范围(ROM)的主动活动。④3＝对抗重力下全 ROM 的主动活动。⑤4＝肌肉特殊体位的中等阻力情况下进行全 ROM 的主动活动。⑥5＝(正常)肌肉特殊体位的最大阻力情况下全 ROM 的主动活动。最大阻力根据患者功能假定为正常的情况进行估计。⑦$5^*$＝(正常)假定抑制因素(即疼痛、失用)不存在情况下,对抗重力和足够阻力情况下全 ROM 的主动活动,即认为正常。

应用上述肌力分级法检查的肌肉(双侧)如下。①C_5 屈肘肌(肱二头肌、肱肌)。②C_6 伸腕肌(桡侧伸腕长肌和短肌)。③C_7 伸肘肌(肱三头肌)。④C_8 中指屈指肌(指深屈肌)。⑤T_1 小指外展肌(/b 指外展肌)。⑥L_2 屈髋肌(髂腰肌)。⑦L_3 伸膝肌(股四头肌)。⑧L_4 踝背伸肌(胫前肌)。⑨L_5 足拇长伸趾肌(足拇长伸肌)。⑩S_1 踝跖屈肌(腓肠肌和比目鱼肌)。

选择这些肌肉是因为它们与相应节段的神经支配相一致,至少接受 2 个脊髓节段的神经支配,每块肌肉都有其功能上的重要性,并且便于仰卧位检查。

4.Frankel 脊髓损伤分级法

目前临床上应用较多的还有 Frankel 脊髓损伤分级法(表 9-1)。

表 9-1　Frankel 脊髓损伤分级法

等级	功能状况
A	损伤平面以下深、浅感觉完全消失,肌肉运动功能完全消失
B	损伤平面以下运动功能完全消失,仅存某些包括骶区感觉
C	损伤平面以下仅有某些肌肉运动功能,无有用功能存在
D	损伤平面以下肌肉功能不完全,可扶拐行走
E	深、浅感觉,肌肉运动及大小便功能良好。可有病理反射

(三)诊断

在临床上诊断并不很困难。根据患者提供的病史、症状,经过全面系统的神经功能检查,再结合 X 线片、CT 和 MRI 等影像学资料,以及诱发电位辅助检查,可得出完整的结论。

(四)治疗

1.合适的固定

防止因损伤部位的移位而产生脊髓的再损伤。一般先用颌枕吊带牵引或持续的颅骨牵引。

2.减轻脊髓水肿和继发性损害

(1)地塞米松:10～20 mg 静脉滴注,连续应用 5～7 天后,改为口服,每天 3 次,每次 0.75 mg,维持2周左右。

(2)甘露醇:20％甘露醇 250 mL 静脉滴注,每天 2 次,连续 5～7 次。

(3)甲泼尼龙冲击疗法:每千克体质量 30 mg 剂量一次给药,15 分钟静脉注射完毕,间隔 45 分钟后,再以 5.4 mg/(kg·h)维持。脊髓损伤 3 小时内维持 23 小时。脊髓损伤 3～8 小时内维持 47 小时。

(4)高压氧治疗:根据动物实验,伤后 2 小时进行高压氧治疗效果最好,这显然不适合于临床病例,根据实践经验,一般伤后 4～6 小时应用可收到良好的效果。

3.促进神经恢复药物

(1)神经营养因子(NTFs):目前临床较为常用的为鼠神经生长因子(恩经复):18 μg 肌内注射,每天1 次,4 周 1 个疗程。

(2)神经节苷脂(Ganglioside,GM-1):每天 20～40 mg,遵医嘱一次或分次肌内注射或缓慢静脉滴注。在病变急性期(尤急性创伤)每天 100 mg,静脉滴注;2～3 周后改为维持量,每天20～40 mg,一般 6 周。

4.手术治疗

手术治疗的目的是解除对脊髓的压迫、减轻神经的水肿和恢复脊椎的稳定性。手术的途径和方式视骨折的类型和致压物的部位而定。如果外伤后诊断明确,有明确的骨折脱位压迫神经,原则上无绝对手术禁忌证的情况下急诊手术,可以尽可能挽救患者的神经功能,即便患者神经严重损伤,估计无恢复的希望,也可以稳定脊柱,便于术后护理,大大减少术后并发症。

5.陈旧性脊髓损伤的治疗

实际上是陈旧性脊椎损伤合并脊髓损伤。临床上超过 2 周甚至 3 周,除非手术切开,已不能通过间接整复骨折脱位者为陈旧性脊椎骨折脱位合并脊髓损伤。

陈旧性脊髓损伤分为稳定型和不稳定型,功能障碍主要由不稳定型所致。不稳的发生可以是急性、亚急性或慢性,并可引起临床症状和影像学异常进行性加重。不稳定型损伤伴有临床症状者一般需要手术治疗,其目的是:①解除疼痛症状;②改善神经功能;③维持脊柱稳定性,在可能情况下纠正畸形。

四、早期药物治疗与预后评估

(一)脊髓损伤与早期药物治疗的关系

1.脊髓损伤早期药物治疗

治疗的时间窗非常短暂。从病理组织改变看,伤后 12 小时灰质坏死,24 小时伤段脊髓坏死,因此用 MP 治疗的时间应控制在伤后 8 小时之内,此时组织的反应已开始,用药可减轻继发损伤。

2.完全脊髓损伤早期药物治疗效果

美国国家急性脊髓损伤研究所(NASCISⅢ)对 499 例脊髓损伤进行治疗,其中完全脊髓损伤占51.5％,分别用 MP 24 小时、48 小时和替拉扎特(tirilazadmesylate,TM)治疗,在 6 个月时,按美国脊髓损伤协会(ASIA)运动评分,MP 24 小时组为 1.7 分,MP 48 小时组为 4.6 分,TM 组在两者之间,可见完全脊髓损伤,早期药物治疗的效果非常有限,仅有 1 块肌肉功能有所恢复。

据临床观察,完全脊髓损伤早期药物及手术治疗后,颈脊髓损伤可见到 1 个神经根恢复,胸腰段可见腰丛神经根恢复,而胸脊髓伤未恢复。这也说明完全脊髓损伤的药物治疗效果有限。这是因为脊髓已受到完全程度的损伤,继发损伤的作用已经很小。在颈脊髓,同序数神经根是从同序数颈椎的上缘离开颈椎,当颈椎骨折致脊髓损伤时,同序数颈脊髓与其神经根不在损伤的中心而在损伤的上部,损伤相对较轻,故可能恢复。在胸腰段,腰丛($L_2 \sim L_4$)的脊髓在 T_{12} 平面内,L_1 椎体平面为骶髓,当 T_{12}、L_1 骨折脱位时,L_1 骨折,T_{12} 向前脱位,损伤了 T_{12}、L_1 之间的 L_5 与骶髓及其间的腰丛神经根。因为神经根为纤维组织,较脊髓更耐受损伤,所以当脊髓完全损伤时,神经根不一定完全损伤。另外,由于 $L_2 \sim L_4$ 脊髓在 T_{12} 椎管内,它们同时向前移位,不一定损伤,故 $L_2 \sim L_4$ 神经根有可能恢复。

3.不全脊髓损伤早期药物治疗效果

有研究对 48.5% 的不全脊髓损伤患者进行治疗,治疗后 6 个月 ASIA 运动评分:MP 24 小时组为 25.4 分,MP 48 小时组为 28.9 分,TM 组在两者之间,较完全脊髓损伤好。这主要由于脊髓损伤较轻、可逆,抑制继发损伤,有利于脊髓功能恢复。笔者在临床中见到较重的不完全脊髓损伤患者(仅保留骶区肛门感觉,上下肢损伤平面以下皆瘫),经 MP 24 小时治疗及手术减压后 1 年,上下肢感觉和运动均恢复,排尿功能正常,但遗留病理反射。需要说明的是,虽然在实验研究中许多继发损伤因素分别被抑制后,脊髓功能恢复较对照组佳,但在临床中许多继发损伤因素被抑制后并未见到功能改善,这可能与继发损伤的因素多而仅抑制其中一部分,且所占比例或所起作用又较小有关。因此,治疗脊髓继发损伤应采用多方法联合治疗。

(二)预后

一般情况下,完全性四肢瘫患者如果损伤超过 1 个月时感觉和运动仍完全丧失,则下肢运动功能几乎没有恢复的可能。也有学者认为伤后完全性截瘫 48 小时而无丝毫恢复者,其功能将永久丧失。完全性脊髓损伤患者的大部分神经恢复发生在损伤后 6~9 个月,损伤后 12~18 个月则为进一步恢复的平台期,随后恢复的速度则迅速下降。不完全性截瘫患者损伤 1 个月后肌力 1 级或 2 级的肌肉在 1 年后有 85% 肌力提高到 3 级。故目前临床上不管是颈椎还是腰椎或者胸椎损伤,对于不完全瘫痪的患者预后较为乐观,而完全性瘫痪的患者,L_2 以下的损伤可能有部分恢复,也可能由于神经损伤严重无任何恢复。

五、展望

脊髓损伤的发病率高,给患者和家属带来严重的身体负担和经济负担,也消耗了大量的医疗资源。目前,关于脊髓损伤的治疗是全世界迫切需要解决的问题。从研究损伤的机制,到干细胞治疗、转基因治疗,投入了大量的人力和资金。另外,为了脊髓损伤的康复治疗,各种先进的支具也逐渐得到研究发展。笔者相信,经过不断地完善和改进,伴随着科学技术的发展,脊髓损伤治疗必将取得更大的突破,使更多的截瘫患者站起来成为可能。

第二节 锁骨骨折

一、功能解剖

锁骨属长管状骨,连接于肩胛骨与胸骨之间,外形呈"∽"状,内侧向前突出成弓状,外侧向后弯曲,如弓的末端凹进。锁骨中 1/3 以内的截面呈棱柱状,外 1/3 截面呈扁平状。中 1/3 段直径最细,是薄弱之处,若纵向或横向暴力作用于此,其弓状突出部位容易发生骨折。中 1/3 与外 1/3 交界处是棱柱状与扁平状的交接处,这种生理解剖的改变也是骨折的好发部位。

锁骨内端与胸骨的锁骨切迹构成胸锁关节,外端与肩峰形成肩锁关节。锁骨外端被喙锁韧带、肩锁韧带、三角肌及斜方肌附着而稳定。

锁骨与下后方的第 1 肋骨之间有肋锁间隙,间隙中有锁骨下动脉、静脉及臂丛神经通过。锁骨骨折内固定时应小心保护血管和神经。

锁骨的功能和作用较多。①锁骨桥架于胸骨与肩峰之间,使肩部宽阔、壮实而美观,如果锁骨缺如,肩部就会狭窄而下垂。②锁骨通过韧带和软组织作用牵动肩胛带上举,带动肋骨上移,有协同呼吸和保护肺脏的作用。③为肌肉提供附着点。胸锁乳突肌附着在锁骨内 1/3,胸大肌附着在锁骨前缘,三角肌和斜方肌附着在锁骨外 1/3。④锁骨的骨架支撑作用不仅串连内侧的胸锁关节和外侧的肩锁关节,而且通过韧带辅助肩胛带和肩关节进行相关活动。⑤锁骨中段的前凸和外侧的后凹,宛如动力机的曲轴,锁骨纵轴发生旋转时(可在纵轴上旋转 50°),可带动肩胛带发挥旋转和升降作用。⑥为通过锁骨下方的血管和神经提供支撑和保护作用。

二、损伤机制及分类

间接与直接暴力均可引起骨折,以间接居多。体操运动员跌倒时手掌支撑肩部着地,自行车运动员在运动中突然翻车,双足不能及时抽出,肩部着地跌倒,地面的反作用力与撞击力相互作用造成锁骨骨折,大多为斜行或横断骨折(图 9-1)。直接暴力即运动员肩部直接撞击在器械或物件上,形成斜行或粉碎性骨折。幼儿或青少年大多为横断或青枝骨折,如检查不仔细,容易漏诊。竞技运动所发生的锁骨骨折,研究损伤机制要重视运动员摔倒的速度和体重作用于着力点的力量。摔倒时手掌先行撑地,但如速度很快,惯性力量带动体重使肩部直接撞击物件或地面而损伤。

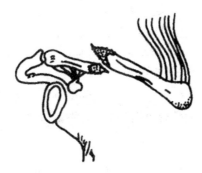

图 9-1 锁骨外 1/3 斜行骨折

锁骨骨折的分类若按部位可分为内 1/3 骨折、中 1/3 骨折及外 1/3 骨折。锁骨内侧半向前凸,外侧半向后迂回,交接处正是力学上的薄弱之处,所以中 1/3 骨折最多见,占所有锁骨骨折的75%~80%。

锁骨中段骨折近侧端因受胸锁乳突肌牵拉可向上、向后移位,远侧端因上肢的重量和肌肉牵拉而向下向前内移位(图 9-2)。

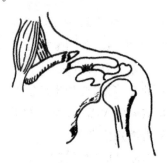

图 9-2 锁骨中段粉碎性骨折,骨折端移位

三、症状与诊断

(一)受伤史

有摔倒时一侧上肢撑地或肩锁部位直接撞击损伤史。

(二)肩锁部位疼痛、肿胀、畸形

锁骨骨折后肩锁部位疼痛明显,骨折处有肿胀,且有向前突起畸形。患肢不敢活动,患者常用健手托住患肢肘部以减少肩部疼痛。

(三)骨擦音

于锁骨骨折处触诊时有骨折端移动的骨擦音,表示骨折端有错位。

(四)X 线检查

X 线拍片检查多能显示骨折形式和移位状况。锁骨骨折后,由于胸锁乳突肌的牵拉,近骨折端向上向后移位,远骨折端因为上肢的重力作用和韧带的牵拉大多向下向内移位。

四、治疗

(一)悬吊

儿童青枝骨折、不完全骨折或成人无移位骨折,用三角巾或颈腕吊带悬吊 1~2 周即可自愈。

(二)绷带固定

对常见的中 1/3 段移位骨折可采用闭合复位绷带固定。

复位方法:以 1%~2% 普鲁卡因局部麻醉。伤员取坐位,双手叉腰挺胸,双肩后伸。医师立于伤员背后,双手握住伤员两肩向后上扳提,同时以一侧膝部顶住其背部起对抗作用,大多能复位(图 9-3)。有时需术者将两骨折端向前牵拉方能复位。为使骨折端维持对位,以适当厚度的棉垫压住骨折近侧端,用胶布固定在皮肤上(图 9-4)。复位后双侧腋窝垫棉垫保护,以"∞"字绷带固定。"∞"字绷带的松紧度要恰当,太松不起作用,形成骨折移位,太紧压迫损伤神经血管,应恰如其分(图 9-5)。

(三)手术切开复位

手术切开皮肤遗留瘢痕不雅观,且切开骨膜会延迟愈合时间,所以一般不采用。但严重粉

碎性骨折合并神经血管损伤者可谨慎选用。锁骨位于皮下,血液循环并不十分丰富,骨折愈合所需要的血液供应主要依靠骨膜。锁骨骨折行钢板内固定如骨膜剥离太多,容易发生延迟愈合与不愈合。锁骨骨折内固定方式较多,主要有克氏针交叉内固定、钢板螺钉内固定及张力带钢丝内固定等(图9-6)。其中克氏针交叉内固定不必剥离骨膜,其他各种方式也应尽一切努力减少剥离骨膜的范围,使术后的骨折愈合能得以顺利进行。

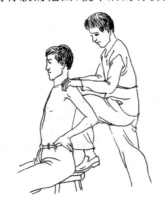

图 9-3　锁骨骨折整复方法

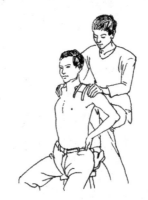

图 9-4　放置棉垫

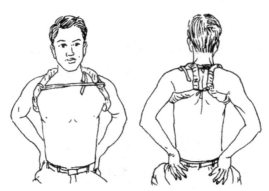

图 9-5　锁骨骨折"∞"字绷带固定法

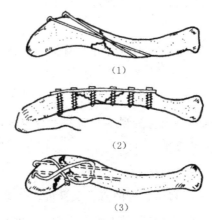

(1)

(2)

(3)

图 9-6　锁骨骨折内固定

(1)克氏针交叉内固定;(2)钢板螺钉内固定;(3)张力带钢丝内固定

第三节　肩胛骨骨折

肩胛骨位于两侧胸廓后上方,周围有丰厚的肌肉覆盖,骨折较为少见。肩胛骨对上肢的稳定和功能起着重要的作用,骨折后如不能得到正确治疗,可能会对上肢功能造成严重影响。

一、骨折分类

(一)按部位分类

肩胛骨骨折按解剖部位可分为肩胛体骨折、肩胛冈骨折、肩胛颈骨折、肩胛盂骨折、喙突骨折和肩峰骨折等。肩胛体和肩胛冈骨折最为常见,其次为肩胛颈骨折,然后是肩胛盂骨折、肩峰骨折、喙突骨折,不少骨折属于上述各类的联合骨折。另外,还有肌肉和韧带附着点的撕脱骨折、疲劳或应力骨折。

1.肩胛盂关节内骨折

此类骨折可进一步分为 6 型。①Ⅰ型盂缘骨折:通常合并肩关节脱位。②Ⅱ型骨折:是经肩胛盂窝的横行或斜行骨折,可有肩胛盂下方的三角形游离骨块。③Ⅲ型骨折:累及肩胛盂的上 1/3,骨折线延伸至肩胛骨的中上部并累及喙突,经常合并肩锁关节脱位或骨折。④Ⅳ型骨折:骨折线延伸至肩胛骨内侧。⑤Ⅴ型骨折:是Ⅱ型和Ⅳ型骨折的联合类型。⑥Ⅵ型骨折:是肩胛盂的严重粉碎性骨折。

2.喙突骨折

根据骨折线与喙锁韧带的位置关系,可进一步分成两型。①Ⅰ型骨折:位于韧带附着点后方,有不稳定倾向。②Ⅱ型骨折:位于韧带前方,稳定。

(二)按关节内外分类

根据骨折是否累及肩盂关节面,肩胛骨骨折可分为关节内骨折和关节外骨折。关节外骨折根据稳定性,又可进一步分为稳定的关节外骨折和不稳定的关节外骨折两种。

1.关节内骨折

此类骨折为涉及肩胛盂关节面的骨折,常合并肱骨头脱位或半脱位。肩胛盂骨折中只有10%有明显的骨折移位。

2.稳定的关节外骨折

此类骨折包括肩胛体骨折、肩胛冈骨折和一些肩胛骨骨突部位的骨折。单独的肩胛颈骨折一般较稳定,也属稳定的关节外骨折。

3.不稳定的关节外骨折

此类骨折主要指合并锁骨中段移位骨折的肩胛颈骨折,即"漂浮肩"(图 9-7)损伤。该损伤常由严重暴力引起,此种骨折造成整个肩胛带不稳定。由于上臂的重力作用,它有向尾侧旋转的趋势。常合并同侧肋骨骨折,也可损伤神经血管束,包括臂丛神经。

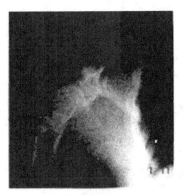

图 9-7　"漂浮肩"损伤

二、临床表现及诊断

肩胛骨骨折根据外伤史、症状、体征及 X 线检查,可明确诊断。

(一)病史

1.肩胛体骨折

常为直接暴力引起,受伤局部常有明显肿胀,皮肤常有擦伤或挫伤,压痛也很明显,由于血肿的刺激可引起肩袖肌肉的痉挛,使肩部运动障碍,表现为假性肩袖损伤的体征。但当血肿吸收后,肌肉痉挛消除,肩部主动外展功能即恢复。喙突骨折或肩胛体骨折时,当深吸气时,由于胸小肌和前锯肌带动骨折部位活动可使疼痛加剧。

2.肩胛盂和肩胛颈骨折

多由间接暴力引起,即跌倒时肩部外侧着地,或手掌撑地,暴力经肱骨传导冲击肩胛盂或肩胛颈造成骨折。多无明显畸形,易于漏诊。但肩部及腋窝部肿胀、压痛,活动肩关节时疼痛加重,骨折严重移位者可有肩部塌陷,肩峰相对隆起呈方肩畸形,犹如肩关节脱位的外形,但伤肢无外展、内收、弹性固定情况。

3.肩峰骨折

肩峰突出于肩部,多为自上而下的直接暴力打击,或由肱骨突然强烈的杠杆作用引起,多为横断面或短斜面骨折。肩峰远端骨折,骨折块较小,移位不大;肩峰基底部骨折,远侧骨折块受上肢重量的作用及三角肌的牵拉,向前下方移位,影响肩关节的外展活动。

(二)X 线检查

多发损伤患者或怀疑有肩胛骨骨折时,应常规拍摄肩胛骨 X 线平片,常用的有肩胛骨正位、侧位、腋窝位和穿胸位 X 线平片。注意肩胛骨在普通胸部正位片上显示不清,因为肩胛骨与胸廓冠状面相互重叠。此外,还可根据需要加拍一些特殊体位平片,如向头侧倾斜 45°的前后位平片可显示喙突骨折。CT 检查能帮助辨认和确定关节内骨折的程度和移位,以及肱骨头的移位程度。因为胸部合并损伤的发生率高,胸部 X 线片应作为基本检查方法的一部分。

(三)合并损伤

诊断骨折的同时,应注意检查肋骨、脊柱以及胸部脏器的损伤。肩胛骨周围有肌肉和胸壁保护,所以只有高能量创伤才会引起骨折。由于肩胛骨骨折多由高能量直接外力引起,因此合并损伤发生率高达 35%～98%。合并损伤常很严重,甚至危及生命。然而,在初诊时却常常漏诊。最常见的合并损伤是同侧肋骨骨折并发血气胸,其次是锁骨骨折、颅脑闭合性损伤、头面部损伤、臂丛损伤。肩胛骨合并第 1 肋骨骨折时,因可伤及肺和神经血管,故特别严重。

三、治疗

绝大多数肩胛骨骨折可采用非手术方法治疗,只有少数患者需行手术治疗。由于肩胛骨周围肌肉覆盖多,血液循环丰富,骨折愈合快,骨折不愈合很少见。

(一)肩胛体和肩胛冈骨折

肩胛体和肩胛冈骨折一般采用非手术治疗,可用三角巾或吊带悬吊制动患肢,早期局部辅以冷敷,以减轻出血及肿胀。伤后 1 周内,争取早日开始肩关节钟摆样功能锻炼,以防止关节粘连。随着骨折愈合及疼痛减轻,应逐步锻炼关节的活动范围和肌肉力量。

(二)肩峰骨折

如肩峰骨折移位不大,或位于肩锁关节以外,用三角巾或吊带悬吊患肢,避免作三角肌的抗阻力功能训练。如骨折块移位明显,或移位到肩峰下间隙,影响肩关节运动功能,则应早期手术切开复位内固定。手术取常规肩部切口,内固定可采用克氏针及张力带钢丝,骨块较大时也可选用拉力螺钉内固定。如合并深层肩袖损伤,应同时进行相应治疗。

(三)喙突骨折

对不稳定的 I 型骨折应行手术治疗。对单纯喙突骨折可以保守治疗,因为喙突是否解剖复位对骨折愈合及局部功能没有影响。但如合并有肩锁分离、严重的骨折移位、臂丛受压、肩胛上神经麻痹等情况,则需考虑手术复位,松质骨螺钉固定治疗。

(四)肩胛颈骨折

对无移位或轻度移位的肩胛颈骨折,可采用非手术方法治疗。用三角巾制动患肢 2～3 周,4 周后开始肩关节功能锻炼。

肩胛颈骨折在冠状面和横截面成角超过 40°或移位超过 1 cm 时,需要手术治疗。根据骨折片的大小和骨折类型,内固定物是在单纯的拉力螺钉和支撑接骨板之间选择。使用后入路,单个螺钉可从后方拧入盂下结节。骨折片很大时,应在后方使用 1/3 管状接骨板支撑固定,使带有关节面的骨片紧贴于肩胛骨近端的外缘。接骨板与直径为 3.5 mm 的皮质骨拉力螺钉的结合使用,增加了固定的稳定程度。合并同侧锁骨骨折的肩胛颈骨折,即"漂浮肩"损伤,由于肩胛骨很不稳定,移位明显,应采用手术治疗。通常先复位固定锁骨,锁骨骨折复位固定后,肩胛颈骨折也可得到大致的复位,如肩胛骨稳定就不需切开内固定肩胛颈骨折;如锁骨复位固定后肩胛颈骨折仍不能有效复位,或仍不稳定,就需进一步手术治疗肩胛颈骨折。

(五)肩胛盂骨折

肩胛盂骨折只占肩胛骨骨折的 10％,而其中有明显骨折移位者占肩胛盂骨折的 10％。对大多数轻度移位的骨折可用三角巾或吊带保护,早期开始肩关节活动范围的练习。一般制动 6 周,去除吊带后,继续进行关节活动及逐步开始肌肉力量的锻炼。

1. I 型盂缘骨折

如骨折块面积占肩胛盂面积的 25％(前方)或 33％(后方),或移位＞10 mm 将会影响肱骨头的稳定并引起半脱位现象,应考虑手术切开解剖复位和内固定。目的在于重建骨性稳定,以防止慢性肩关节不稳。以松质骨螺钉或以皮质骨螺钉采用骨块间加压固定(图 9-8)。如肩胛盂骨块粉碎,则应切除骨碎片,取髂骨植骨固定于缺损处。小片的撕脱骨折,一般是肱骨头脱位时由关节囊、盂唇撕脱所致。前脱位时发生在关节盂前缘,后脱位时见于关节盂后缘。肱骨头复位后,采用三角巾或吊带保护3～4周。

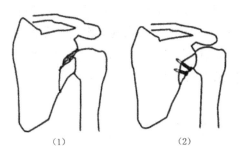

（1）　　　　　　　　　（2）

图9-8　盂缘骨折松质骨螺钉内固定

（1）盂缘骨折;（2）松质骨螺钉内固定

2.Ⅱ型骨折

如果出现台阶移位5 mm,或骨块向下移位伴有肱骨头向下半脱位,应行手术复位固定。可采用后方入路,复位关节盂下缘骨折块,以拉力螺钉向肩胛颈上方固定。也可采用易调整外形的重建钢板,置于颈的后方或肩胛体的外缘固定。

3.Ⅲ～Ⅴ型骨折的手术指征

骨折块较大合并肱骨头半脱位,采用肩后方入路,复位关节盂下缘骨折块,以拉力螺钉向肩胛颈上方固定。也可采用易调整外形的重建钢板,置于肩胛颈的后方或肩胛体的外缘固定（图9-9）;关节面台阶≥5 mm,上方骨块向侧方移位或合并喙突、喙锁韧带、锁骨、肩锁关节、肩峰等所谓肩上部悬吊复合体（SSSC）损伤时,可采用后上方入路复位骨折块,采用拉力螺钉,将上方骨折块固定于肩胛颈下方主骨上。手术目的是防止肩关节的创伤性骨关节炎、慢性肩关节不稳定和骨不愈合。

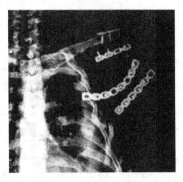

图9-9　肩胛骨骨折合并肩锁关节脱位,切开部位重建钢板、锁骨钩钢板内固定术后

4.Ⅵ型骨折

较少见,也缺乏大宗病例或对照研究结果指导治疗。由于盂窝严重粉碎,不论骨块移位与否或有无肱骨头半脱位的表现,一般都不行切开复位。可采用三角巾悬吊制动,或用外展支架制动,也可采用尺骨鹰嘴牵引,早期活动及锻炼肩关节。如果肩上方悬吊复合体有严重损伤,可行手术复位、固定,如此可间接改善盂窝关节面的解剖关系。

(六)上肩部悬吊复合体损伤

上肩部悬吊复合体(SSSC)是在锁骨中段和肩胛体的外侧缘间组成的一个骨和软组织环,由肩盂、喙突、喙锁韧带、锁骨远端、肩锁关节和肩峰组成。SSSC 的单处损伤,不会影响其完整性,骨折移位较小,只需保守治疗;两处损伤则会影响其完整性,可能会引起一处或两处明显移位,对骨折愈合不利,影响其功能。对这种骨折,只要有一处或两处存在不能接受的移位,就应行切开复位内固定。即使只固定一处,也有利于其他部位骨折的间接复位和稳定。

第四节　骨盆骨折

一、概述

骨盆是由骶骨、尾骨和两侧髋骨(髂骨、耻骨、坐骨)接连而成的坚强骨环,形如漏斗。两髂骨与骶骨构成骶髂关节;髋臼与股骨头构成髋关节;两侧耻骨借纤维软骨构成耻骨联合;三者均有坚强的韧带附着。骨盆上连脊柱,支持上身的体重,同时又是连接躯干和下肢的桥梁。躯干的重力通过骨盆传达到下肢,下肢的运动必须通过骨盆才能传达到躯干。

骨盆环的后方有两个负重主弓,骶骨是两个主弓的汇合点。股骶弓由两侧髋臼向上,通过髂骨的加厚部分到达骶骨称为股骶弓,此弓在站立时支持体重。坐骶弓由两侧坐骨结节向上,经过坐骨体从髂骨的加厚部分到达骶骨,此弓在坐位时支持体重。

前方上下各有一个起约束作用的副弓,上束弓经耻骨体及耻骨上支,防止股骶弓分离;下束弓经耻骨下支及坐骨下支,支持坐骶弓,防止骨盆向两侧分开。副弓远不如主弓坚强有力。受外伤时副弓必先分离或骨折,当主弓有骨折时,副弓很少不发生骨折(耻骨联合分离时可无骨折),耻骨上支较下支更易骨折。

骨盆外围是上身与下肢诸肌的起止处。如外后方有臀部肌肉(臀大、中、小肌)附着,坐骨结节处有股二头肌、半腱肌、半膜肌附着;缝匠肌起于髂前上棘,股直肌抵止于髂前下棘,在耻骨支、坐骨支及坐骨结节处有内收肌群附着;骨盆的上方,在前侧有腹直肌、腹内斜肌、腹横肌分别止于耻骨联合及耻骨结节和髂嵴上;在后侧有腰方肌抵止在髂嵴。这些肌肉的急骤收缩均可引起附着点的撕脱骨折,同时也是骨盆骨折发生移位的因素之一。

骨盆对盆腔内的脏器和组织(如膀胱、直肠、输尿管、性器官、血管和神经)有保护作用。严重的骨盆骨折,除影响其负重功能外,常可伤及盆腔内脏器或血管及神经,尤其是大量出血会造成休克,管腔脏器破裂可造成腹膜炎,能危及生命。

骨盆结构坚固,适应在活动和负重时生物力学的要求,因此在骨关节损伤中骨盆伤的发生率相对较低。骨盆损伤多为高能量外力所致,交通伤是骨盆伤的重要原因,重物砸伤和高处坠落伤是造成骨盆损伤的另一重要原因。

近 20 年来的资料表明,造成骨盆骨折的主要原因是伴发的严重损伤。骨盆开放性损伤死亡率高达30%～50%。

(一)病因病理

骨盆骨折多由强大的直接外力所致,也可通过骨盆环传达暴力而发生它处骨折。如车轮辗轧、碰撞、房屋倒塌、矿井塌方、机械挤压等外伤所造成,个别是由摔倒或由肌肉强力牵拉而致骨折。如骨盆侧面受挤压时,可造成耻骨单侧上下支骨折、耻骨联合分离、骶髂关节分离、骶骨纵行骨折、髂骨翼骨折。如暴力来自骨盆前、后方,可造成耻骨上下支双侧骨折、耻骨联合分离,并发骶髂关节脱位、骶骨骨折和髂骨骨折等,并易引起膀胱和尿道损伤。如骨盆超过两处以上骨折,且骨盆环断裂,则骨折块会有上下较大的移位,引起骨盆腔内大出血。如急剧的跑跳、肌肉强力收缩,则会引起肌肉附着点撕脱性骨折,常发生在髂前上棘和坐骨结节处。

(二)分类

骨盆骨折的严重性,决定于骨盆环的破坏程度及是否伴有盆腔内脏、血管、神经损伤。因此在临床上可将骨盆骨折分为三大类。

1.骨盆边缘骨折

这类骨折不影响骨盆的完整性,病情较轻。如髂前上棘、髂前下棘、坐骨结节、尾骨等骨折。

2.骨盆环单弓断裂无移位骨折

这类骨折影响到骨盆环,但未完全失去连接,基本保持环状结构的完整。如一侧耻骨上支或下支或坐骨上支或下支单独骨折、髂骨翼骨折、骶骨骨折等。骨折仅表现为裂纹骨折,或有轻度移位,但较稳定,预后良好。

3.骨盆环双弓断裂移位骨折

这类骨折均由强大暴力引起,多为挤压伤,由于骨折移位和伴有关节错位,而致骨盆环的完整性遭到破坏,不但导致功能的严重障碍,而且常损伤盆腔内脏器或血管、神经,产生严重后果。常见有以下 5 种:一侧耻骨上下支或坐骨上下支骨折伴耻骨联合分离;双侧耻骨上下支或坐骨上下支骨折;髂骨骨折伴耻骨联合分离;耻骨或坐骨上下支骨折伴骶髂关节错位;耻骨联合分离并骶髂关节错位及骨盆环多处骨折。上述骨折共同特点是折断的骨块为骨盆环的一段,处于游离状态,移位较大而且不稳定。

根据骨折局部骨折块的移位及骨盆环是否稳定可分为稳定性骨折和不稳定性骨折。骨盆环稳定性骨折和脱位即骨折与脱位后不影响骨盆环的稳定者,如耻骨单支骨折、髂骨翼骨折、髂前上下棘骨折、坐骨结节骨折、髋臼底骨折、骶尾骨折、耻骨联合分离等,为轻伤。骨盆环非稳定性骨折和脱位即骨折与脱位后骨盆变形,骨折上下移位严重,影响了骨盆环的稳定者,可并发脏器损伤、血管损伤,给治疗带来麻烦,如双侧耻骨上下支骨折、单侧耻骨上下支骨折合并骶髂关节脱位或骶骨骨折、耻骨联合分离合并骶髂关节脱位及骶骨骨折或髂骨骨折等,均属重伤。

二、临床表现

单处骨折且骨盆环保持完整者,除局部疼痛及压痛外,常无明显症状。但骨盆环的完整性遭到破坏后,患者多不能起坐、翻身,下肢活动困难。用手掌按住左右两侧髂前上棘,并向后外轻轻推压,盆弓连接不完整时,骨折处因分离而发生疼痛,称为骨盆分离试验阳性。用手掌扶托两侧髂前上棘并向内相对挤压,盆弓连接不完整时,也可产生疼痛,称为骨盆挤压试验阳性。直接挤压耻骨联合,不但耻骨支骨折处和耻骨联合分离处可以产生疼痛,髂骨翼骨折因受牵拉,也可产生疼痛。骶尾椎骨明显压痛,肛门指检有压痛或异常活动或不平骨折线,为骶尾椎骨折。髋关节活动受限且同侧肢体短缩,为髋臼骨折合并股骨头中心性脱位。

三、并发症

骨盆骨折多由强大暴力所造成,可合并头、胸、腹及四肢的复合性损伤,而且较骨折本身更为严重。常见的合并症有以下 4 种。

(一)血管损伤

骨盆各骨主要为松质骨,盆壁肌肉多,其邻近又有较多的动脉和静脉丛,血管供应丰富。骨折后可引起广泛出血,甚至沿腹膜后的疏松结缔组织间隙蔓延至肾区和膈下,形成腹膜后血肿。髂骨内外动脉或静脉或其分支,可被撕裂或断裂,引起骨盆内大出血。患者可有腹胀及腹痛等腹膜刺激征;大血管破裂可因出血性休克迅速死亡。为了鉴别腹膜后血肿与腹腔内出血,须行诊断性穿刺,即让患者侧卧一分钟后,取下腹部髂前上棘内上方 2~3 cm 处穿刺,然后向另一侧侧卧,再按上法穿刺。若针尖刚进入腹腔即很容易抽出血液,为腹腔内出血,若无血液抽出,为腹膜血肿。

(二)膀胱或尿道损伤

骨盆骨折时,骨折断端可刺破膀胱,在膀胱膨胀时尤易发生。如破裂在前壁或两侧未被腹膜覆盖的部位,尿渗入膀胱周围组织,可引起腹膜外盆腔蜂窝织炎,直肠指检有明显压痛和周围软组织浸润感;如破裂在膀胱顶或后壁腹膜覆盖部位,尿液进入腹膜腔,可引起明显腹膜刺激症状。患者除有休克、下腹部疼痛外,可有排尿障碍。膀胱破裂诊断有困难时,可经尿道插入导尿管,并经导尿管注入 50~100 mL 的生理盐水,如不能抽出等量液体,则明确膀胱已破裂。尿道损伤更为常见,多发生在后尿道。患者有尿痛、尿道出血、排尿障碍、膀胱膨胀和会阴部血肿。渗尿范围随损伤部位而不同。后尿道膜上部破裂时,因有尿生殖隔的限制,外渗尿液局限于膀胱周围;尿道球部破裂时,外渗的尿液可随会阴浅筋膜蔓延至阴茎、阴囊、前腹壁。尿外渗容易引起组织坏死和感染。

(三)直肠损伤

直肠上 1/3 位于腹膜腔内,中 1/3 仅前面有腹膜覆盖,下 1/3 全无腹膜。如破裂在腹膜反折以下,可引起直肠周围感染,常为厌氧菌感染;如损伤在腹膜反折以上,可引起弥漫性腹膜炎。

(四)神经损伤

多因骨折移位牵拉或骨折块压迫所致。伤后可出现括约肌功能障碍,臀部或下肢某些部位麻木,感觉消退或消失,肌肉萎缩无力,多为可逆性,一般经治疗后能逐渐恢复。

四、诊断

根据病史、临床表现及辅助检查多可确诊。X 线检查能够明确骨折的部位及移位。根据情况,可进行骨盆的前后位、入口位、出口位以及髂骨斜位和闭孔斜位的投照,可以清晰地显示骨盆各部位的损伤。对于骨盆有严重创伤以及怀疑是否有不稳定分离的患者,应考虑做 CT 检查。CT 能弥补 X 线片的不足,清楚显示骨盆的移位平面和立体方向,能详细地显示髋臼情况。

五、治疗

(一)急症处理

骨盆骨折可以引起严重的并发症,死亡率较高。及时合理的早期救治是减少骨盆骨折患者疼痛、控制出血、预防继发的血管神经损伤和脂肪栓塞综合征、凝血障碍等晚期并发症的首要环节。在现场和转送途中即院前阶段,根据患者伤情进行基本生命支持,即初级 ABC 和止血包扎固定搬运四大技术;对病情严重者要施行生命支持,即上述急救内容加上气管插管输液和抗休克等措施。

首先应把抢救创伤性出血休克放在第一位,应抓紧时间进行抢救。对于失血过多造成血脱者,应迅速补足血容量。对骨盆骨折合并休克,采取以下抢救措施:①立即建立静脉输液通路,必要时同时建立3～4条。②在 20 分钟内输入 2 000～2 500 mL 液体后再补全血。③氢化可的松 20～50 mg/kg,也可达50～150 mg/kg。④经大剂量补液、补血不能纠正休克时要积极考虑髂内动脉结扎术。

如有较大的血管损伤,患者陷于严重的休克状态,估计出血量已接近或超过总量的1/2,在有效抗休克的治疗下,血压不稳而且逐渐下降,血红蛋白和红细胞继续降低,同时腹膜后血肿也逐渐增大,则应考虑手术探查,及时结扎髂内动、静脉止血,可挽救生命。如合并盆腔内脏损伤者,应立即进行手术修补。

(二)非手术治疗

非手术治疗是传统的治疗方案,包括卧床、手法复位、下肢骨牵引和骨盆悬吊牵引。

1.复位手法

(1)骨盆边缘骨折:髂前上、下棘骨折,骨折块有移位者,应予以手法复位。患者仰卧,患侧膝下垫高,使髋膝关节呈半屈曲位,术者以捏挤按压手法将骨折块推回原位。坐骨结节骨折,患者侧卧位,使髋伸直膝屈曲,术者以两手拇指按压迫使骨折块复位。复位后保持患肢伸髋、屈膝位休养,以松弛腘绳肌防止再移位。

(2)骨盆环单弓断裂无移位骨折:骨盆环虽有骨折但无移位,骨盆环保持完整而稳定。如髂骨翼骨折,一侧耻骨上、下支或坐骨上、下支单独骨折,骶骨裂纹骨折等。一般无须整复。

(3)盆环双弓断裂移位骨折有以下 3 种情况。

1)双侧耻骨上、下支与坐骨上、下支骨折:此骨折致骨盆环的前方中间段游离,由于腹肌的牵拉而往往向上、向右移位。整复时患者仰卧屈髋,助手把住腋窝向上牵拉,术者双手扣住耻骨联合处,将骨折块向前下方扳提,触摸耻骨联合之两边骨折端平正时,表示已复位。整复后,术者以两手对挤髂骨部,使骨折端嵌插稳定。一侧耻骨上、下支与坐骨上、下支骨折伴耻骨联合分离者,触摸耻骨联合处整齐无间隙,则表示复位。

2)髂骨骨折合并耻骨联合分离:骨块连同伤侧下肢多向外上方移位,并有轻度外旋。此时患者仰卧,上方助手把住腋窝向上牵引,下方助手握患肢踝部向下牵引同时逐渐内旋。术者立于患侧,一手扳住健侧髂骨翼部,一手向前下方推按骨折块,触摸耻骨联合平正无间隙,提示已复位。

3)耻骨或坐骨上、下支骨折伴同侧骶髂关节错位:伤侧骨块连同下肢常向上移位并有外旋,因骶髂关节错位而不稳定。整复时患者仰卧,上方助手把住腋窝向上牵拉,下方助手握伤肢踝部向下牵引并内旋,术者立于患侧向下推按髂骨翼,测量两侧髂嵴最高点在同一水平时,再以对挤手法,挤压两髂翼及两髋部,使骨折块互相嵌插,触摸骨折处无凹凸畸形,即已复位。耻骨联合分离并一侧骶髂关节错位复位手法基本相同。

2.固定方法

对于髂前上、下棘骨折,复位后可采取屈髋屈膝位休息,同时在伤处垫一平垫,用多头带或绷带包扎固定。3～4周去固定,即可下床活动。骶尾部骨折,一般不需固定,如仰卧位可用气圈保护。4～5周即可愈合。

(1)骨盆环单弓断裂无移位骨折:可用多头带及弹力绷带包扎固定,4周解除固定。

(2)骨盆环双弓断裂有移位骨折:必须给予有效的固定和牵引。对于双侧耻骨上下支和坐骨上下支、一侧耻骨上下支或坐骨上下支骨折伴耻骨联合分离者,复位后可用多头带包扎固定,或用骨盆兜带将骨盆兜住,吊于牵引床的纵杆上,4～6周即可。对于髂骨骨折合并耻骨联合分离、耻骨上下支或坐骨上下支骨折伴同侧骶髂关节错位、耻骨联合分离并一侧骶髂关节错位者,复位后多不稳定,除用多头带固定外,患肢需用皮肤牵引或骨骼牵引,床尾抬高。如错位严重行骨骼牵引者,健侧需上一长石膏裤,以作反牵引。一般6～8周即可去牵引。

3.下肢骨牵引和骨盆悬吊牵引

采用胫骨结节或股骨髁上持续骨牵引,使骨盆骨折逐渐复位,是最基本、常用和安全的方法。若需牵引力量较大,最好用双侧下肢牵引,可以更好地使骨盆固定,防止骨盆倾斜。牵引重量一般为体重的1/7～1/5,注意开始时重量要足够大,3～4天后,摄X线片复查骨折复位情况,再酌情调整,直至复位满意为止。维持牵引至骨折愈合,一般需8～12周,不宜过早去掉牵引或减重,以免骨折移位。具体应用时还需根据骨折类型、骨盆变位情况,给予相应牵引。

垂直型骨盆骨折、单侧骨盆向上移位及轻微扭转变形者,可选用单纯持续骨牵引;骨盆变形属分离型者,可同时加用骨盆兜悬吊骨盆,使外旋的骨盆合拢复位。但也需注意防止过度向中线挤压骨盆,造成相反畸形;压缩型骨盆骨折,禁用骨盆兜牵引,可在牵引的同时辅以手法整复,即用手掌自髂骨嵴内缘向外挤压,以矫正髂骨内旋畸形。少数内旋畸形严重者,必要时,牵引前也可先用"4"字形正复手法矫正,即髋关节屈曲、外展,膝关节屈曲,使患侧足放置于对侧膝关节前面,双腿交叉呈"4"字形,术者一手固定骨盆,一手向下按压膝关节,使之向外旋转复位,然后行骨牵引。若半侧骨盆单纯外旋,同时向后移位,也可采用90°－90°－90°牵引法。即行双侧股骨下端骨牵引,将髋、膝和踝3个关节皆置于90°位,垂直向上牵引,利用臀肌作兜带,使骨折复位。此种方法的优点是便于护理,并可减少对骶部的压迫,避免发生压疮。对骨盆多发骨折,可根据X线片所示骨盆变形及骨折移位情况,给予相应的牵引,力争较好地复位。一般牵引6周内不应减量,以防止再移位,直至骨愈合,一般约12周,如位置理想、疼痛消失,可去牵引活动。

4.练功活动

骨盆周围有坚强的筋肉,骨折复位后不易再移位,且骨盆为骨松质,血运丰富,容易愈合。未损伤骨盆后部负重弓者,伤后第1周练习下肢肌肉收缩及踝关节伸屈活动,伤后2周练习髋关节及膝关节伸屈活动,3周后可扶拐下地活动。如骨盆后弓损伤者,牵引期间应加强下肢肌肉收缩锻炼及踝关节活动,解除固定后,应抓紧时间进行各方面的功能锻炼。

5.药物治疗

由于骨盆骨折并发症多,对全身影响较大,故药物治疗更为重要。如因出血过多引起休克时,可内服独参汤加附子、炮姜,同时冲服三七粉或云南白药。若局部肿胀、疼痛严重者,应活血化瘀,消肿止痛,可选用复元活血汤或活血止痛汤。如伤后肠胃气滞,腹胀纳呆,呕吐,二便不通者,治宜活血顺气、通经止痛,可选用顺气活血汤或大成汤。如伤后小便不利、黄赤刺痛,小腹胀满,口渴发热等,治宜滋阴清热解毒,通利小便,可应用导赤散合八正散加减。中期以续筋接骨为主,内服接骨丹。后期应补肝肾、养气血、舒筋活络为主,可选用生血补髓汤、健步虎潜丸、舒筋活血汤,外用2号洗药或活血止痛散,水煎外洗。

(三)骨盆外固定器固定

外固定器的适应证有以下3个方面。

(1)在急诊科用于有明显移位和不稳定型骨盆骨折,特别是并发循环不稳定者,以求收到固定骨盆和控制出血的目的并有减轻疼痛和便于搬动伤员的作用。

(2)旋转不稳定的确定性治疗。

(3)开放性不稳定型骨折。外固定器品种多样,多数不能保持有半盆向头侧移位的骨折,故应加用患侧骨牵引,以防止半盆上移。Riemer等将外固定器列入救治循环和骨折不稳定的骨盆骨折救治方案,结果使此类损伤的死亡率自22%下降到8%。Meighan明确指出,外固定是急诊处理严重骨盆骨折最为恰当的措施。此外,为了控制出血和稳定后环,Ganz推出了抗休克钳,又称AOC形钳,用于急诊科作为临时固定并取得相应效果。骨盆外固定器的并发症主要是针道感染。

(四)手术治疗

切开复位内固定的适应证尚不统一,Tile提出,前环外固定后,后环移位明显不能接受者,需要坐位的多发伤者和经选择的开放性骨折是切开复位内固定的对象。Matta主张经非手术治疗后,骨折移位超过1 cm,耻骨联合分离3 cm以上合并髋臼骨折以及多发伤者应行内固定。由于骨盆骨折形式多样,即使同一分型也不尽相同,且伤员全身伤情不同,术者对内固定方法的选择不同,因而内固定的方法繁多,手术入路也不同。

第五节 骶骨骨折

骶骨骨折因为其发生部位在解剖上连接了两种非常不同的学科——脊柱外科和创伤骨科(骨盆骨折外科)。骶骨本身为脊柱节段的最下端,内部包含了神经组织并构成腰骶间的脊柱结合部位,也就是最后一个可以活动的脊柱关节。同时骶骨也是参与构成骨盆后环的重要结构,通过牢固的骶髂关节连接着双侧半骨盆和下身附肢骨骼。在人体这个区域的创伤和病理机制还没有完全弄清楚,一部分原因是因为脊柱外科医师看待骶骨时本着脊柱力学、排列和功能认为它是一个椎体节段;而创伤骨科专家们则认为骶骨就是构成骨盆环后方的中心结构,因此创伤骨科医师处理骶骨骨折时是本着骨盆和髋关节力学原理和功能及排列关系。因为每个不同的附属专业都只专注于本专业生物力学及生理原理,而忽略了其他学科的问题。

本节内容用一种整合了两个学科的思想体系的方法概述骶骨的损伤，并提出了一种对于诊断和治疗骶骨骨折有用的方法。

一、解剖

尽管有关骶骨的解剖问题在相关文献有详尽的叙述，还有几个重要的地方需要回顾一下。骶骨是一块倒置的三角形骨骼，从侧面看上去并不平坦反倒很凸凹有致。通过骶髂关节连接两侧的髂骨。骶髂关节由于其骨性解剖结构具有天生的不稳定性而完全依靠其关节韧带组织（骶髂前、骶髂后和骶髂关节间韧带）维持其稳定。骶髂后韧带是维持关节稳定的主要稳定结构，也是人体中最坚固的稳定结构，抵抗由于负重导致的髂骨向头端及向后的趋势。骶结节韧带和骶脊韧带为其次的稳定结构（图 9-10）。

骶骨同时还通过前方的 $L_5 \sim S_1$ 椎间盘及后方的一对 $L_5 \sim S_1$ 小关节与第 5 腰椎构成腰骶关节。与其他椎体关节不同，$L_5 \sim S_1$ 节段有一个和水平面将近 30°的倾角，它继发于前方骨盆的倾斜（矢状面向前的旋转或者是骨盆的伸展）。L_5 椎体则由从 L_5 横突发出达髂后上棘上方髂嵴的坚固髂腰韧带固定在骨盆上。

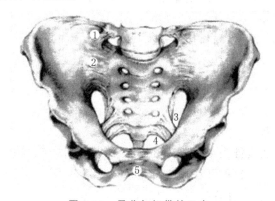

图 9-10　骨盆与韧带的示意

1.髂腰韧带；2.S_1 韧带；3.骶棘韧带；4.骶结节韧带；5.耻骨联合韧带

因为腰骶关节是移行区，分割不全和畸形经常发生，所以在外科手法复位和器械操作之前诊断必须明确。分割不全经常发生在 L_5 椎体部分或者全部与 S_1 椎体联合，可以存在或者根本没有残存的椎间隙。有时 L_5 椎体的横突增大，单侧与髂骨或者骶骨翼形成关节。在其他情况下，S_1 椎体与 S_2 椎体可以是完全分割的，好像一块"第 6 腰椎"。其他几种影像学标志也可以提示这种异常分割。$L_4 \sim L_5$ 椎间隙通常在髂棘水平。如果可以拍摄胸部 X 线片的话，也可以从 T_1 椎体（颈胸结合部位第一个拥有朝向头端横突的椎体）往下数。

脊髓一般终止于 $L_1 \sim L_2$ 水平，因此骶骨骨折并不会引起脊髓损伤。硬膜囊在这个水平包含有马尾神经和骶神经根。L_5 神经根发出于椎间孔，刚好走行于骶骨翼上并加入骨盆的腰骶神经丛。这个节段的神经损伤决定于骨折的位置和分型。表 9-2 描述了腰骶丛的神经支配情况。

表 9-2 腰骶丛神经分布

神经根	运动功能	感觉功能
L_5	长伸肌,趾长伸肌	小腿外侧,足背,足底中心
S_1	外侧腘绳肌、腓肠肌复合肌群	大、小腿后外侧,足底外侧
S_2	长屈肌,趾长屈肌,括约肌	大、小腿中后侧,足底外侧
S_3	长屈肌,趾长屈肌,括约肌	臀部,会阴部
S_4	括约肌	会阴部,肛周
S_5	尾骨肌	会阴部,肛周

二、诊断与分型

骶骨骨折可以由很多因素导致。根据患者的人群类型和骶骨承受的能量大小一般将这种骨折分为三大类:①低能量作用在有骨质疏松的骨骼上造成的不完全骨折;②正常骨受到持续循环的低能量作用导致的疲劳性骨折或者应力性骨折;③高能量作用于任何骨质上导致的创伤性骨折。

骨质疏松患者的不完全骨折常发生于以下人群:老年患者(年老衰弱的患者,或者患有绝经后骨质疏松症的患者);药物应用相关的患者(糖皮质激素、肝素、苯妥英类药物)或者放疗诱发的骨质疏松症患者;还有孕期及产后的妇女。在美国,骨质疏松症是一种迅速增长的临床问题,4 400 万人有发生这种情况的危险。每年骨质疏松症骨折发病率为 1 500 万人次,其中大多发生在髋部、手腕和脊柱。

尽管通过放射学检查脊椎压缩骨折、髋部及腕骨折很容易诊断,但骶骨不完全骨折很难诊断。这个诊断以前在文献中根本不存在,直到 1982 年有一篇描述了 3 例"骶骨自发性骨质疏松骨折"。骶骨不完全骨折的诊断很困难。患者通常没有明确相关的创伤史,他们会诉运动相关(承重相关)的下腰部及臀部疼痛。通常患者会把压痛点定位在骶骨上。如果骨折是单侧的,那么单腿站立的姿势会导致患者疼痛。一般在患者将重量转移至健侧下肢时疼痛可以缓解。骶髂关节压力活动试验(Patrick's 试验和 Gaenslen's 试验)很可能是阳性的。神经症状很少发生,大约占 2%的患者,其中更多是与括约肌功能障碍(尿失禁伴或不伴随大便失禁)后出现的下肢感觉异常和乏力相关。

骶骨和脊椎 X 线片上的正常所见使骶骨不完全骨折的诊断变得更为复杂。在患有严重骶骨不完全骨折的患者中,侧位 X 线片可能提示患者有压缩、前方位移、后凸畸形,但是并不是绝对的。CT 可以显示出骶骨翼前方的骨痂或者骨膜反应,但同样也不是绝对的。

为了明确诊断,还需要做 MRI 扫描/骨扫描。骶骨不完全骨折的一个典型特征是骶骨翼的高信号/高摄取表现(有时是双侧的),呈"H"形。尽管并不是所有的患者都具有这个特征,但是不伴有身体其他部位高摄取的某些变异征象同样高度提示可能有骶骨骨折存在。而因为骨扫描检查需要大量的放射剂量(大约等于做 200 个胸部 X 线片的放射剂量),所以 MRI 检查为首选方法。在有癌症病史的老年患者,疼痛和 MRI 上的高信号/高摄取则通常需要作更多的病情检查和活检以排除癌症的转移。但是孤立的骶骨转移灶很罕见。而 MRI 诊断中的压脂技术则有助于除外新生物的诊断。

骶骨的应力性或者疲劳性骨折一般发生在一些年轻患者身上,他们的骨骼都正常但是却处于一种不正常的持续循环受力状态下。典型的患者可以是年轻职业运动员或者是部队的新兵。临床主诉通常和那些骶骨不完全骨折患者的主诉很相似——活动相关的下腰部和臀部疼痛。病史一般是疼痛始发于运动之后，随着病情的进展，先是重体力劳动后疼痛，然后是一般运动后疼痛。神经症状很罕见，如果有的话，通常为骨痂形成导致的 L_5 或 S_1 神经根刺激征。

骶骨应力性骨折与不完全骨折的不同在于：应力性骨折是由于骨骼反复承受阈值应力以下的力而造成的不愈合的微骨折和损害所导致的；而在不完全骨折患者诊断过程中，需要的是医师高度的临床预测和通过 MRI/骨扫描检查确诊的能力。

根据骨折的类型和部位，高能量致创伤性骶骨骨折又可以细分为几组。Denis 分型法是现在最常用的方法，它通过骨折线的方向和位置划分骨折类型（图 9-11）。在所有骨盆环的损伤中，创伤性骶骨骨折占大约 30%。1 区垂直或斜行并经骶孔外侧的骨折，占了骶骨骨折的50%，其中有 6% 的患者出现神经损伤。2 区垂直或斜行并经过 1 个或多个骶孔的骨折，占了骶骨骨折的 36%，其中有 30% 的患者出现神经损伤。3 区的骨折更加复杂，可以是水平的或是垂直的，但是全部在骶孔内侧并进入骶管内。3 区骨折仅占骶骨骨折的 16%，但是神经根和马尾神经损伤的风险却高达 60%。

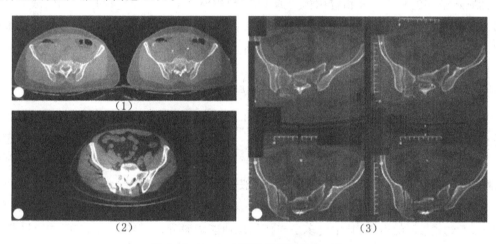

图 9-11 Denis 分型法骨折轴位 CT 像

(1)1 区骨折的轴位 CT 像；(2)2 区骨折的轴位 CT 像；(3)3 区骨折的轴位 CT 像

1 区和 2 区的骶骨骨折影响了骨盆环的稳定性。但除非骨折线向头端延伸到 $L_5 \sim S_1$ 关节，并不影响脊柱的稳定性。3 区骨折由于本身骨折的类型，既打破了骨盆环的稳定性也影响了脊柱本身的稳定性。

垂直正中的劈裂骨折是伴有骨盆环前后压缩的不稳定型骨折。而水平骨折类型则不影响骨盆环的稳定性，但是根据骨折位置与骶髂关节的关系可能影响脊柱的稳定性。骶髂关节水平以下的水平骨折属于稳定型损伤，但却有继发于骨折块突入骶管导致骶管闭塞造成马尾神经损伤的风险。

在骶髂关节平面的水平骨折总是存在双侧垂直的劈裂（多数经过骶孔）造成一种"U"形或者是"H"形的骨折类型。与其他骶骨骨折（1 型和 2 型）垂直的剪切力伴或不伴对骨盆环的内外旋损伤机制不同，这种骨折类型是由于骨盆和腰骶结合部位快速、极度过屈导致的损伤。这种不稳定的骨折类型导致脊柱与骨盆的分离二者之间机械连续性消失，造成脊柱的后凸畸形并对骶管造成破坏（图9-12）。骶骨骨折想要立即做出诊断是很困难的，尤其是3型骨折。患者多会有明显的创伤性病史，像高空坠落或者车祸，当然也有下腰部疼痛。

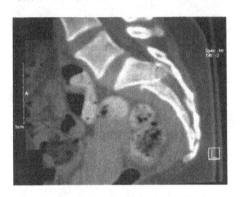

图 9-12　骶骨"U"形骨折的矢状片重建

1型和2型骨折患者都有骨盆环的损伤。根据能量吸收的大小和受力方向，这些患者可能有外侧的压缩、前后的压缩、垂直剪切，或者某些损伤类型的综合伴有轻度的移位。或者广泛开放的不稳定的骨盆骨折。骶骨微小的移位或者撞击骨折在骨盆前后位X线平片上很难看到，但是如果有创伤病史的患者诉下腰部及臀部疼痛，要高度怀疑骶骨骨折。因为骨盆是一个环形结构，骨盆环前方的微小移位就为骨盆环后方的破坏提供了一些线索。而通过3 mm的骨盆CT扫描则可以显示出潜在于骶骨后方的骨折。

患者如果是承受更高能量的骨折和破坏，则会因为不稳定的半骨盆受到垂直剪切力导致肢体长度的不等长。在开书型（open-book，即骨盆开口型）骨折患者中可见患侧下肢外旋，伴有阴囊/阴唇的皮下血肿。为了排除因骨折断端导致的黏膜穿通，肛诊和阴道检查也是必要的。另外，还必须行膀胱造影检查以排除膀胱和尿道损伤。

如果没有高度可疑损伤的征象，3型骨折患者的诊断常被延误。横行和"U"形的骶骨骨折在创伤造成的骨折骨盆前后位X线平片中很不明显（图9-13）。典型的X线特征是在骶骨近端入口位与远端出口位上。骨盆和骶骨的侧位片提示有骶骨锐性成角伴或不伴前后移位是诊断的关键。这类损伤在轴向扫描的CT上有可能被漏诊，因为骨折部位很可能在扫描断层之上而没有被扫到。而矢状位的重建则有助于诊断，所以应同时行CT平扫加矢状位重建。CT图像还有助于评估继发于骨折块和畸形造成的骶孔和骶管狭窄。

如果怀疑有骶骨骨折，为了排除马尾神经综合征必须要进行肛门指诊。对于有骨盆环骨折的患者，通常需要做一个简单的下肢神经损伤查体，最好评估一下 $L_4 \sim S_1$ 的神经损伤。当然即便患者可能因为马尾神经受压或骶神经根嵌压导致有 $S_2 \sim S_4$ 节段的感觉完全丧失，这些查体也可能没有什么异常。肛诊时的神经查体可以着重检查是否有肛周感觉损害。直肠肌张力消失，能否自主收缩肛门括约肌，还有球海绵体肌反射。要引出球海绵体肌反射可以通过挤压男性患者的龟头或者轻轻牵拉女性的尿道。

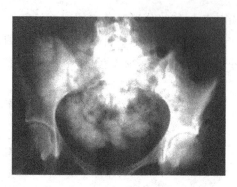

图 9-13 "U"形骨折患者的前后位 X 线平片，注意近端入口和远端出口部细微之处

三、治疗

(一)骶骨不完全骨折

骶骨不完全骨折的治疗，一般来说是经过 3～5 周的卧床休息同时应用止痛药物后，再进行活动和理疗。如果需要的话，可以开始治疗骨质疏松症。但是老年患者长期卧床引起的并发症仍然是需要考虑的。有些医师发现即刻的活动、适当镇痛药物应用和骨质疏松症治疗对患者大有益处。大多数患者在经过 3 个月的卧床休息和活动的保守治疗后，症状有所缓解。也有一小部分患者的症状并没有缓解，而感到活动时持续疼痛，影响了他们的日常生活。对于这部分患者，一些学者建议行骶骨成形术。

骶骨成形术涉及经皮注射聚甲基丙烯酸甲酯(骨水泥)到骨折区域使之增强，过程类似于脊柱椎体压缩骨折的骨水泥注射(椎体成形术/后凸成形术)。2002 年，在通过治疗骶骨转移病灶并取得显著成效后，骶骨成形术才第一次作为治疗骶骨不完全骨折的治疗方法在文献中出现。在过去的几年里，有大量报告报道了经骶骨成形术治疗后患者症状几乎立刻减轻或者是明显缓解。

(二)骶骨应力性或疲劳性骨折

骶骨应力性或疲劳性骨折治疗起来要更加困难一些，因为这类骨折的患者多为年轻、运动性很强的运动员，而他们的依从性很差，常不能配合固定或者制动的医嘱。一般来讲，如果患者可以做到 6 周内避免造成骶骨受力的活动，然后再逐渐进行 6 周的身体调理、力量锻炼，并给予产生应力的运动指导，骶骨疲劳性骨折是可以自愈的。其间为了保持有氧运动的状态，可以做一些水中的活动和骑车运动。

如果患者的症状是慢性的，常在日常活动后发作，就需要制动。与老年人因为有骨质疏松症而多为双侧疲劳性骨折相比，年轻患者的疲劳性骨折通常为单侧骨折。在指导下逐步恢复体力活动和负重运动之前，建议有长期症状的患者拄拐一段时间来减轻身体负重，这可以起到明显的治疗作用。随着骨折治愈和骨痂缩小，根性症状可以消退。而骶骨成形术并不适用于年轻患者骶骨疲劳性骨折的治疗。

(三)创伤性骶骨骨折

创伤性骶骨骨折合适的治疗方案取决于骨折的部位和类型、是否存在骨折嵌插、L_5～S_1小关节的完整性以及是否存在神经功能损伤(神经根病或者马尾神经综合征)。任何纵行的嵌插形骶骨骨折如果没有垂直移位和下肢不等长的话都可以首先尝试保守治疗,因为嵌插骨折本身也为骨折部位和骨盆环提供了一定的稳定性。卧床休息3～5天后,再在有支具保护的情况下活动是比较安全的,并在刚开始活动的第一个星期内重复检查骨盆出口、入口和骨盆前后位X线平片。如果骨折部位没有发生移位,建议在影像学检查随访的条件下,继续在支具保护下负重治疗12周时间。

对于一个没有骨折移位的卧床患者来说,能否保守治疗,患者的主诉起到很好的指导作用。如果患者没有严重的下腰部疼痛,但是靠一侧扶手仍不能翻身的话,很可能存在不稳定的损伤,这就需要在全身麻醉下行X线检查对骨盆环的稳定性进行评估。如果患者全身麻醉后评估仍存在有明显的不稳定,建议手术治疗,重建稳定,并早期活动。为了骨盆血肿和凝血的稳定而推迟手术3～5天以减少患者手术时的出血也是可以的。患者应该绝对卧床行骨牵引术来减轻远期下肢不等长的影响。

(四)1型骶骨骨折:有移位但无嵌插

对于仅有轻度移位的1型骶骨骨折患者,骨盆前环(耻骨联合或耻骨支骨折)的切开复位内固定术有助于前半骨盆复位,并间接地整复骶骨骨折,利于经皮骶髂螺钉置入。这个手术可以在患者仰卧位下进行。但是,如果骶骨骨折有比较大的移位,那么为了能使后骨盆环可以自行复位,切开复位内固定术就应该经后路完成。当然仍然可以应用骶髂螺钉固定。如果必要的话可以重摆体位为仰卧,经前路切开复位内固定(图9-14)。

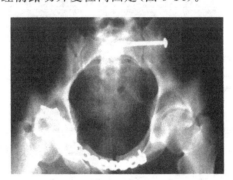

图9-14 1型骨折骶髂螺钉固定

(五)2型骶骨骨折:有移位无嵌插

从定义上说2型骶骨骨折都是经过骶孔的。这类损伤的治疗和固定方法必须要重视其可能潜在的、由医源性造成的L_5和骶神经根损伤。因此,术前要做仔细的神经科查体并记录骶神经根功能。CT扫描一定要仔细评估,以排除由于骨折块或任何损伤,包括L_5～S_1小关节面潜在的不稳定造成残余的骶神经根的神经压迫。如果确实发现残余神经根压迫,患者存在由于该压迫导致的神经功能缺失症状,应行骶神经根减压性的椎板切开,并复位与固定。

对于那些仅有一侧L_5～S_1小关节面微小或没有粉碎性骨折的患者(这类骨折仅有很小的概率发生垂直移位),如果患者可以保持患侧肢体减轻负重10～12周,应采用髂骶螺钉固定并附加前方的固定。而对于那些L_5～S_1小关节面有着明显粉碎性骨折或者移位很大的患者,甚或L_5～S_1小关节面发生破坏,骶髂关节螺钉的固定就没有那么可靠了。因为不论是临床还是生物力学研究都报道了这种骨折固定的高失败率(图9-15)。对于这种特殊的骶骨骨折类型应用螺钉内固定技术会导致骶骨丧失对于垂直剪切致变形力的抵抗力。

脊柱骨盆固定术(又称腰椎骨盆固定术或三角区接骨术)已用于这些特殊类型骨折的临床治疗。腰椎椎弓根螺钉和一枚固定在髂后上嵴的髂骨螺钉连接起来。这种连接构成一种固定角度的夹具,可以允许内固定垂直方向的移动,从而对垂直剪切力起到抵抗作用。这种内固定经常会配一个固定位置的髂骶螺钉(并不是压入髂骨的)以抵抗环绕髂骶螺钉的旋转力。生物力学研究和临床研究已经证实这种内固定技术治疗这种特殊损伤类型的骶骨骨折要优于单纯骶髂关节螺钉固定技术(图 9-16)。

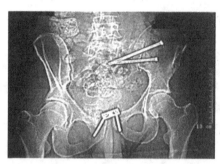

图 9-15　应用髂骶螺钉治疗 2 型不稳定的粉碎性骨折失败,螺钉松动,半侧骨盆垂直移位

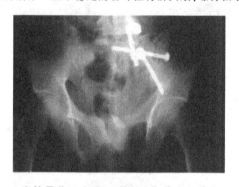

图 9-16　脊柱骨盆固定用于治疗垂直剪力所致的 2 型骨折

(六)脊柱骨盆固定术的利与弊

因为脊柱骨盆固定技术是坚强固定与角度固定,早期(6 周内)的负重锻炼是允许的。而与传统的骶髂螺钉内固定术相比,很少有术后复位丢失或不良报道。但是,对于比较瘦的患者来说在髂后上嵴上的内固定的突出过于明显。这个内固定跨过两个潜在的正常关节即骶髂关节和腰骶关节,使这两个关节的正常活动受限。大多数患者都会抱怨活动后下腰部痛或是内固定植入物处不适,几乎所有人在骨折愈合后都要求取出内固定。术后 6 个月行 CT 扫描可以明确骨折是否痊愈。

(七)3 型骶骨骨折

3 型骶骨骨折通常牵扯到一种开书型骨折,即前方骨骼分离造成骶骨后方的裂缝,它继发于半侧骨盆的外旋。由于 L_5 椎体和 $L_5 \sim S_1$ 小关节的支撑作用,使得骨折很少继发垂直的剪切或者移位。当然如果能量过大并且 $L_5 \sim S_1$ 小关节也被破坏的话,还是有可能出现垂直的劈裂骨折。这种骨折可以经前路将骨盆环关闭。如果骶骨还存在残留的骨折缝隙,可摄前后位(A),侧位(B)术后 X 线片,显示"U"形骨折在减压、复位和固定之后的形状。以穿过对侧髂骨翼打一根长骶髂螺钉加压使骨折闭合以防纤维性骨折不愈合。如果同时存在垂直劈裂和粉碎性骨折并伴有小关节面的破坏,则应考虑是否行脊柱骨盆固定术。

(八)横行和"U"形骶骨骨折

横行和"U"形骶骨骨折并不破坏骨盆环的完整性,但是却可以导致脊柱和骨盆的不连续(脊柱骨盆分离)或者骶管内神经压迫和马尾综合征。而在骶髂关节平面以下的横行骨折也不会影响骨盆环和脊柱骨盆的稳定性。如果患者存在马尾神经损害应是外科手术治疗的适应证,只要患者条件允许,应尽快行骶骨椎板切除术。手术有助于预防长期的排便、膀胱和性功能障碍。

在骶髂关节平面的横行骨折一般有双侧的纵行骨折,通常为 2 区骨折型。这些骨折在脊柱骨盆结合部高度失稳并伴有脊柱后凸畸形或平移畸形。如果有手术指征的话,为了活动和骶管减压则需要做外科手术固定,治疗包括骶管减压、畸形复位和骨折固定。将患者体位摆成俯卧位或者伸髋常对复位和骶管减压有一定影响。如果患者有马尾神经损伤症状,应行骶骨椎板切除术。

稳定性涉及对矢状面畸形的控制(后凸加剧或者向前方移位)。为了有效地控制矢状面上的畸形应力,骶骨后方的张力带必须保留。不管是脊柱骨盆固定术还是标准的腰骶椎固定术,都有能力锁定腰椎并在对抗向前的旋转和移位的同时重建与骨盆的稳定连接(图 9-17)。然而,也有文献报道主张单独应用双侧的骶髂螺钉固定治疗这类骨折。

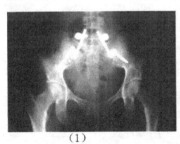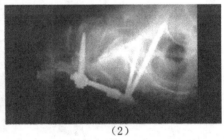

(1)　　　　　　　　　　　　(2)

图 9-17　前后位(1),侧位(2)术后 X 线片,显示"U"形骨折在减压、复位和固定之后的形状

骶骨骨折本身囊括了一系列的损伤,它们可以是由于骨质疏松症导致的低能量骨折,也可以是健康骨骼受到巨大能量冲击导致的创伤性骨折。骶骨骨折会影响腰骶关节和骨盆环的稳定性。因为这些各种各样的因素,使得骶骨骨折的诊断和治疗变得很复杂。

第六节　踝关节骨折

踝关节骨折是一种常见损伤,可有多种损伤机制和骨折模式。踝关节骨折常见于扭伤、交通事故、坠落伤、运动损伤等。踝关节骨折多由于间接暴力引起踝部扭伤后发生。根据暴力方向、大小及受伤时足的位置不同可引起各种不同类型的骨折。踝关节骨折是骨科常见的损伤,约占全身骨折总数的 3.92%,其发病率占各个关节内骨折的首位。踝关节骨折的治疗要求根据不同骨折分型进行治疗,强调解剖复位,坚强固定。

一、损伤机制

在损伤瞬间,足的位置和在此位置上变形力的方向会影响损伤的类型,而足的位置有旋前和旋后,变形力的方向有内收、外展和外旋。通常,变形力作用是内收、外展、外旋和垂直。

二、分型

踝关节骨折分型常用 AODanis-Weber 分型和 Lauge-Hansen 分型。虽然两种分型系统都很常用,但都不完美。AO 分型对手术治疗有一定指导意义。Lauge-Hansen 分型主要基于踝关节的间接损伤机制,常用来指导骨折的闭合复位。

(一)AO 分型

AO 分型(Danis-Weber 分型)基于腓骨骨折线和下胫腓联合的位置关系,将踝关节骨折分为三型和相应亚型(图 9-18)。

(1)A 型:下胫腓联合平面以下腓骨骨折。①A1:单纯腓骨骨折。②A2:合并内踝损伤。③A3:合并后内侧骨折。

(2)B 型:下胫腓联合平面腓骨骨折。①B1:单纯腓骨骨折。②B2:合并内侧损伤。③B3:合并内侧损伤及胫骨后外侧骨折。

(3)C 型:下胫腓联合平面以上腓骨骨折。①C1:单纯腓骨干骨折。②C2:复合性腓骨干骨折。③C3:近端腓骨骨折。

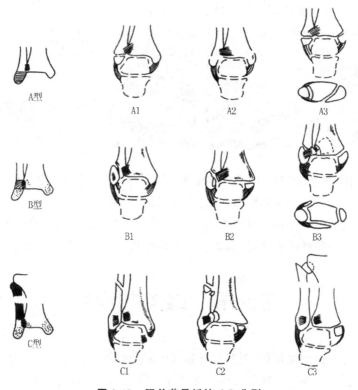

图 9-18　踝关节骨折的 AO 分型

(二)Lauge-Hansen 分型

Lauge-Hansen 根据受伤时足部所处的位置、外力作用的方向以及不同的创伤病理改变主要将踝关节骨折分为 4 型(图 9-19)。

1.旋后—内收型

(1)腓骨在踝关节平面以下横行撕脱骨折或者外侧副韧带撕裂。

(2)内踝垂直骨折。

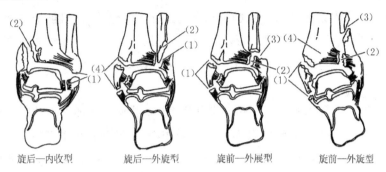

图 9-19　Lauge-Hansen 分型

2.旋后—外旋型

(1)下胫腓前韧带断裂。

(2)腓骨远端螺旋斜行骨折。

(3)下胫腓后韧带断裂或后踝骨折。

(4)内踝骨折或三角韧带断裂。

3.旋前—外展型

(1)内踝横行骨折或三角韧带撕裂。

(2)联合韧带断裂或其附着点撕脱骨折。

(3)踝关节平面以上腓骨短、水平、斜行骨折

4.旋前—外旋型

(1)内踝横行骨折或三角韧带断裂。

(2)下胫腓前韧带断裂。

(3)踝关面以上腓骨短斜行骨折。

(4)后胫腓韧带撕裂或胫骨后外侧撕脱骨折。

三、临床表现与检查

(一)症状和体征

踝关节局部肿胀、疼痛和功能障碍是踝关节骨折的主要临床表现。查体时可见小腿正常皮纹消失,表皮发亮,甚至出现张力性水疱,伴有踝关节脱位时常有踝关节畸形。接诊时应详细询问患者的受伤机制,并重点检查患处的皮肤和血运情况。

(二)影像学检查

1.X 线片

踝关节骨折的 X 线检查应包括 3 个方面:前后位、侧位、内旋 $15°\sim20°$ 的前后位(踝穴位),X 线检查范围应包括膝关节,以防止漏诊腓骨头骨折。

2.CT 检查

当骨折较粉碎或合并有后踝骨折时,三维重建技术的应用可以立体、直观地显示骨折,准确地显示骨折类型及移位程度,为临床医师制订术前计划提供参考。

3.MRI 检查

MRI 在诊断踝关节周围韧带和肌腱损伤方面具有重要价值,而且能准确地诊断出隐性骨折和骨挫伤。检查时强调采用薄层摄影(层厚 3～5 mm)。MRI 对距腓前韧带损伤的检出率最高(90%～100%),而对于跟腓韧带和三角韧带的检出率相对较低。

4.快速成型技术

基本步骤是通过计算机专用软件对三维重建 CT 扫描所获得的图像数据信息逐层进行转换,变成数控加工命令,控制机床依次逐层加工制作内、外部三维结构完全仿真的生物模型。该技术的出现更增加了直观和准确性,有利于制订更合理的手术方案,节省手术时间。

四、踝关节骨折的治疗

(一)非手术治疗

稳定型骨折可以考虑保守治疗,如石膏、支具等固定踝关节于中立位 6～8 周,但在早期,每隔1～2 周应复查 X 线片,如发现骨折移位,应及时处理。

(二)手术治疗

手术适应证:如果踝关节骨折后不能得到稳定的解剖复位,则考虑行切开复位内固定。

1.急诊手术时机

闭合性骨折急诊的内固定手术应在伤后 6～8 小时进行,否则可能产生严重的软组织水肿。此时应延迟手术至伤后 3～7 天,皮肤重新出现皱褶等消肿迹象出现时。

2.手术治疗

应先对骨折进行手法复位并临时石膏固定或跟骨牵引、抬高患肢、冰敷、足底静脉泵等治疗。如果伴有距骨严重脱位而手法复位失败,应进行紧急的切开复位。

3.术前抗生素的应用

为防止踝部骨折术后感染,应常规于切皮前半小时应用抗生素。但因踝部骨折的感染率很低,尚没有明确的证据表明抗生素可以有效降低感染率。

五、踝关节旋后(内翻)内收损伤

(一)损伤特点

损伤时足部处于旋后位,距骨内翻,首先造成外踝撕脱骨折,骨折线呈横行,且位于踝关节平面以下。在外侧结构破裂后若伤力继续作用,则距骨继续内翻,与内踝撞击产生内踝骨折,骨折起自胫骨远端关节面与内踝相连处,骨折线倾向于垂直。这时可以有踝穴内上角关节软骨下骨质的压缩或软骨面的损伤。

(二)诊断要点

旋后(内翻)内收型骨折,诊断的关键是外踝典型的横行骨折,骨折线在关节面或以下,而内踝骨折线为斜行或垂直型。如外踝孤立性骨折,则距骨无移位和半脱位,或极少移位。

(三)治疗

1.闭合复位

在麻醉下进行,膝关节屈曲90°,放松腓肠肌,胫骨远端向内推挤,另一手握住后侧足跟,把足向前拉,并外展,背屈踝关节到90°,小腿石膏固定。因有时外踝骨折可伴有胫腓下联合前韧带及后韧带断裂,石膏固定踝关节,背屈不应超过90°,不然踝穴会增宽。

2.手术治疗

闭合复位不满意者,应切开复位内固定。

(1)外踝撕脱骨折的手术。①"8"形张力带钢丝内固定,外踝横行骨折适宜张力带钢丝内固定。先在骨折线近侧1 cm处,由前向后钻孔,将外踝复位,平行穿入两根克氏针,克氏针自外踝尖端骨折线进入近端腓骨髓腔。用一根钢丝穿过腓骨之孔,钢丝两端在骨折线之外侧面交叉,再绕经外踝尖端之克氏针,然后在腓骨后面,两钢丝端扭紧固定。克氏针尖端弯成"L"形。②髓内固定,可以用三角针或Rush杆或螺丝钉作髓内固定,主要维持骨折对线,但不能克服旋转及缩短。③纵向螺丝钉固定,直视下将骨折复位,自外踝尖端向外面钻孔,经骨折线后,由腓骨近端向内穿出,螺丝钉长5~8 cm。螺丝钉末端固定于腓骨的皮质骨,骨折片间有一定压力,但抗旋转作用小。④接骨板螺丝钉固定,多数用于骨干骨折,可使用半管状接骨板或普通接骨板螺丝钉固定。

(2)内踝固定。内踝骨折片较大时,用2~3枚粗纹螺丝钉固定。如固定垂直型和斜行骨折,使用加压螺丝钉或抗滑接骨板固定(图9-20),防止骨片向近端移位。

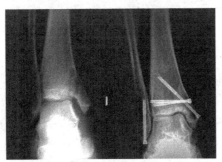

图9-20　旋后(内翻)内收损伤的手术治疗

六、踝关节旋后(内翻)外旋损伤

(一)损伤特点

旋后(内翻)外旋损伤在踝关节损伤中最为常见,占40%~70%。这类损伤的过程如下:当足处在旋后位时,三角韧带松弛,这时由于伤力的作用距骨外旋推挤外踝,迫使腓骨外旋,致胫腓下联合前韧带撕裂(Ⅰ度)。胫腓下联合前部分增宽2~3 mm。若伤力停止,腓骨可自行恢复到正常位置。骨折线非常特殊,起自胫腓下联合前韧带附着点或其上面,然后向后向上延伸至不同距离。外旋伤力如仍继续,外踝不仅外旋,而且同时向外向后及近侧移位。此时胫腓下联合牵拉,产生胫腓下联合后韧带撕裂或胫骨后唇骨折,即Ⅲ度损伤。胫骨后唇骨折片借胫腓下联合后韧带牢固地与腓骨相连。骨折片一般很小,但也可能很大,甚至可累及胫骨远端关节面。此时,常伴有一定程度的前关节囊或前内关节囊撕裂,如伤力继续作用,则三角韧带紧张。紧张的三角韧带牵拉内踝,使其旋转和受半脱位距骨的后内部分撞击,产生内踝骨折,也可以是三角韧带损伤(Ⅳ度)。

(二)诊断要点

外踝的螺旋形骨折常在胫腓下联合的附近,且骨折线起自前下方向后上方延伸。

(三)治疗

1.闭合复位

应于伤后立即复位。复位可在麻醉下进行。膝关节屈曲90°,放松小腿三头肌,按骨折移位相反方向使用外力。首先将患足内翻外旋,解脱骨折面嵌插,患足跖屈位牵引,恢复腓骨长度。再将足牵向前方,纠正距骨向后移位及胫骨后唇的移位。另一助手同时将外踝推向前,然后患足内旋纠正距骨及外踝外旋,并由助手向内推挤外踝。最后患足置90°并内旋位,石膏固定。足后部置于内翻位。

2.切开复位内固定

在治疗Ⅳ度内翻外旋损伤中,先修复外侧损伤,然后治疗内侧的内踝或三角韧带损伤。将外踝解剖复位并牢固地固定,往往内踝也随之被整复。在外踝固定前,内踝骨折端应同时暴露,清除嵌入软组织及关节内的碎骨片。

(1)腓骨远端长螺旋形骨折的治疗。①骨折片间压缩和非压缩接骨板,如果术后不用外固定,在按骨片间压缩固定方法用螺丝钉固定后,附加5~6孔的非压缩接骨板,此接骨板起支持作用,消除骨片间扭转应力,保护骨片间的固定。此接骨板称为中和接骨板,也可用1/3管形接骨板固定。②钢丝固定,指钢丝环扎固定。暴露到骨折端足以复位,钢丝在骨膜外穿过,于骨折线的范围将腓骨扎紧。

(2)三角韧带治疗。内踝与距骨间隙增宽,常表示软组织被嵌顿在其间,应切开复位,如有外踝骨折并需切开复位内固定,应探查和修补三角韧带。如内踝近基底部骨折,注意清除软组织碎片,清除嵌入骨折端之间的软组织。如为三角韧带损伤,为了手术方便及显露清楚,先将缝线穿过韧带深层,暂不打结扎紧,待外踝骨折牢固地固定后,修补韧带将缝线穿过内踝孔道。而当三角韧带在距骨附着点撕裂,缝线可穿过距骨的孔道结扎固定。近期有很多学者认为治疗踝关节骨折时如果不重视三角韧带损伤的修复容易引起复位不良,韧带松弛造成慢性踝关节不稳定,这也是引起踝部慢性疼痛的重要原因之一。

(3)胫腓下联合治疗。在内翻外旋损伤中,如胫腓下联合韧带未完全断裂,因在近端腓骨与胫骨之间有骨间韧带及骨间膜连接,固定重建腓骨的连续性后,胫腓骨即恢复正常解剖关系,因而无必要常规固定胫腓下关节。但偶尔在手术时,因广泛剥离腓骨片近端,将导致明显的胫腓下联合不稳定,或某些病例的腓骨骨折较高,伴胫腓下联合损伤。在腓骨固定后,胫腓下联合稳定性必须作一试验,其方法是用巾钳夹住外踝向外牵拉,外踝有过度移动,表示胫腓下联合分离且不稳定,因而必须固定胫腓下联合。胫骨后唇的治疗在胫腓下联合后韧带损伤的病例中,多数胫骨后唇发生撕脱骨折。胫骨后唇骨片与距骨仅有关节囊相连,而腓骨与胫骨后唇有胫腓下联合后韧带牢固地连接。腓骨外踝良好复位,胫骨后唇也随之自动复位。虽然后踝骨折块一般较小,不会引起踝关节应力分布的明显改变,但后踝固定后通过附着的下胫腓后韧带的作用能够明显恢复下胫腓的稳定性。如果后唇骨片大于关节面的1/3,经闭合复位又失败者,则必须切开整复并作内固定,手术时要在腓骨固定前先固定胫骨后唇(图9-21)。

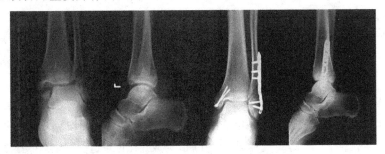

图 9-21　旋后(内翻)外旋损伤的手术治疗

七、踝关节旋前(外翻)外旋损伤

(一)损伤特点

旋前(外翻)外旋损伤占踝关节损伤的 7%～19%。损伤过程如下:足在外翻(旋前)位置,三角韧带处于紧张状态,这时因伤力作用,距骨外旋,三角韧带遭受牵拉的力增加,导致三角韧带撕裂或内踝撕脱骨折(Ⅰ度)。伤力继续作用,则同时引起胫腓下联合的前韧带、骨间膜和骨间韧带撕裂,胫腓骨下端分离(Ⅱ度)。损伤时腓骨向外移位。若伤力到此停止作用,腓骨即能回复到正常解剖位。如果伤力仍继续,则距骨可进一步外旋,腓骨按其纵轴旋转,腓骨在胫腓下联合近侧产生螺旋形骨折(Ⅲ度),骨折发生在距外踝尖端8～9 cm 处,骨间膜也向上撕裂至该处。腓骨和距骨向后移位,因此骨折的腓骨呈向前成角畸形。若伤力持续,使足继续外旋和向外移位,距骨撞击胫骨后外角,同时胫腓下关节后韧带受到牵拉,张力可增加,直到胫腓下关节后韧带撕裂或胫骨后唇骨折(Ⅳ度)。

(二)诊断要点

1.胫腓下联合分离

90%以上的旋前外旋损伤会有胫腓下联合分离。当伤力停止作用后,外踝及距骨即恢复到原位,X 线片上并不能显示胫腓下联合损伤,如有怀疑,应作应力摄 X 线片。

2.X 线片表现

X 线片并不能完全揭示旋前外旋损伤的程度,Ⅳ度损伤可能只有腓骨骨折,其余组织的损伤均为韧带。

3.腓骨骨折特点

腓骨有螺旋形或斜行骨折,骨折线多在胫腓下联合的近侧,起自前上方,向后下方延伸。

(三)治疗

1.闭合复位

麻醉下膝关节屈曲90°,以便腓肠肌松弛。方法类似内翻外旋型损伤的治疗,只是旋转方向不同,首先使足外翻,分离骨折面,跖屈纵向牵引,恢复腓骨长度和胫骨后唇向近侧移位,然后患足牵向前,纠正距骨向后半脱位,纠正外踝和胫骨后唇移位。内旋患足,纠正距骨和腓骨的外旋,最后将患足内翻背屈,石膏固定。患足后部分也应在内翻位,防止距骨向外移位和倾斜。

2.切开复位和内固定

治疗前要区别是旋前外旋型还是旋后外旋型损伤，在旋前外旋型损伤做手术时应同时显露踝关节的内、外侧，在内侧的内踝骨折部位，清除嵌入间隙内的软组织，如三角韧带断裂，应将缝线贯穿两端，但暂不能结扎拉紧，待外侧固定后，再拉紧内侧缝线并结扎。对内踝骨折，也可以先处理外侧的骨折，等固定后再选用妥当的方法作内踝固定。

3.外踝或腓骨的治疗

这是治疗踝关节损伤中的关键部位。短斜行骨折可用髓内钉固定。外踝有向外成15°的弧度，故不能用逆行插钉方法，应先在外踝外侧钻一成15°的通道，将固定腓骨之髓内钉远端弯成约15°的弧度，然后插入腓骨远端，至髓内针尖端触及腓骨对侧皮质后，旋转髓内针避开对侧皮质，继续插入髓内针直至跨过骨折面。长斜行骨折可用2～3枚螺丝钉固定，或用钢丝环扎固定之。短斜行骨折也可用接骨板螺丝钉固定。

4.胫腓下联合分离的治疗

踝关节背伸跖屈时，腓骨也随之内旋和外旋。由于胫腓下联合分离会使内踝间隙明显增宽，使踝关节出现明显的不稳定。用螺钉固定会影响胫腓下联合的生理活动；而不固定胫腓下联合是否会稳定？通常踝关节的稳定性有赖于三组结构的完整性。即内侧复合体（内踝和三角韧带）、外侧复合体（外踝和外侧韧带）及胫腓下联合复合体（胫腓下联合前后韧带和骨间韧带），当三组结构中的两组遭受破坏，踝关节即不稳定。生物力学研究显示单独胫腓下联合韧带损伤，踝关节并未发生不稳定，但同时切断胫腓下联合韧带和三角韧带，距骨就会向外移位。

5.内踝骨折的治疗

切开复位后内固定方法同内翻外旋骨折，一般使用粗螺丝钉固定（图9-22），骨片较小或骨质疏松用"8"字形张力带钢丝固定。

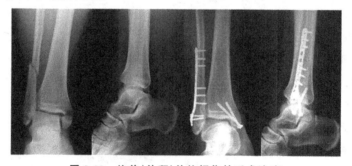

图9-22　旋前(外翻)外旋损伤的手术治疗

八、踝关节旋前(外翻)外展损伤

(一)损伤特点

旋前(外翻)外展损伤占所有踝关节损伤的5%～21%。损伤过程如下：足部处于外展位，因伤力的作用距骨外展，三角韧带紧张，继之造成三角韧带撕裂或内踝撕脱骨折，即为Ⅰ度损伤。如伤力继续外展，距骨可向外推挤腓骨，胫腓下联合前韧带及后韧带撕裂即为Ⅱ度损伤。如果外展伤力仍起作用，腓骨骨折，骨折线在踝关节近侧0.5～1 cm处，骨折线呈斜行或短斜行，外侧伴有一块三角形骨片(Ⅲ度)。由于骨间韧带及骨间膜完整，近端腓骨与胫骨保持正常解剖关系。

(二)诊断要点

主要特征是外踝具有横行骨折线,腓骨外侧皮质粉碎,有三角形小骨片,骨折线可以恰巧在胫腓骨关节平面或在其近侧或在胫腓下联合之近侧。常规 X 线摄片难以确认胫腓下联合,应通过应力位摄 X 线片判断。

(三)治疗

复位时,与骨折移位相反方向使用压力,术者一手将胫骨远端推向外,另一手将患足推向内,同时使足跟内翻,小腿石膏固定。但复位常失败,故应考虑手术复位。根据腓骨骨折情况,选用接骨板螺丝钉,或半管形接骨板螺丝钉,或髓内钉,或螺丝钉等。内踝骨折一般使用粗纹螺丝钉固定或"8"字形张力带钢丝固定。胫腓下联合是否固定,取决于腓骨固定后,胫腓下联合的稳定性(图 9-23)。

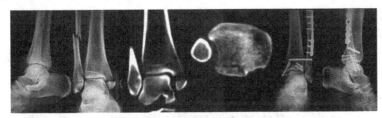

图 9-23　旋前(外翻)外展损伤的手术治疗

九、踝关节骨折术后康复及并发症的预防

踝关节骨折脱位常见的并发症为骨折不愈合、畸形愈合与踝关节创伤性关节炎。

(一)骨折不愈合

在骨折不愈合中,内踝骨折不愈合较常见,其主要原因是三角韧带的牵拉导致断端分离。外踝骨折不愈合较少见,但外踝骨折不愈合产生症状的后果比较严重。由于其不愈合后外踝不稳定导致运动时距骨发生运动轨迹改变,最终将导致踝关节创伤性关节炎,因此,如明确诊断骨折不愈合,应行切开复位,清理断端,行植骨内固定术。

(二)骨折畸形愈合

踝关节骨折畸形愈合多由腓骨骨折的一期复位不良引起,也见于儿童踝关节骨骺损伤以后导致的生长发育障碍。

(三)创伤性关节炎

踝关节骨折后发生创伤性关节炎的影响因素主要有原始损伤的严重程度、骨折复位的质量、患者的年龄等。文献显示,后踝骨折块较大时,无论复位质量如何,发生创伤性关节炎的概率均较大。目前,踝关节融合仍是治疗踝关节创伤性关节炎的金标准,但是随着踝关节假体材料和设计的不断改进,其在临床上的应用也逐渐增多,但应严格掌握置换的适应证。

(四)踝关节骨折的术后康复

术后抬高患肢,踝关节 90°中立位石膏或支具固定,冰敷和足泵对消肿有一定作用。3 天左右疼痛减轻后开始进行足趾的主动功能锻炼。术后 4～6 周后开始部分负重练习,一般来说,8 周后可以完全负重。

十、踝关节骨骺损伤

胫腓骨远端骨骺损伤占儿童全部骨骺损伤的 25％～38％,仅次于桡骨远端骨骺损伤。儿童胫腓骨远端骨骺损伤比胫腓骨下端骨折多见,其中的 58％是运动损伤,所以男性多于女性。

（一）骨骺损伤的临床症状

骨骺损伤虽可由直接暴力损伤或压缩暴力损伤造成，但多数是间接暴力损伤。像成人踝关节损伤一样，局部有肿胀、畸形和压痛，压痛点沿着骨骺线。

（二）影像学检查

踝关节扭伤者应作正侧位摄 X 线片检查，不论损伤后有无移位，X 线片可显示软组织肿胀。踝斜位摄片或应力摄片，可帮助做出诊断。

（三）骨骺损伤的分类与治疗原则

Salter 和 Harris 两位学者按解剖将骨骺损伤分成 5 型。此分类能指导外科医师适当地选用治疗方法，正确估计预后。

1.Ⅰ型骨骺分离

发生在临时钙化区，骨骺发生移位，既无骨骺本身骨折，也无干骺端骨折。

2.Ⅱ型骨骺分离

多数发生在胫骨远端骨骺，故为关节外损伤，骨骺在临时钙化区分离。许多病例伴腓骨青枝骨折。

3.Ⅲ型骨骺分离

这类损伤不包括腓骨远端骨骺，主要涉及胫骨远端负重部分骨骺，损伤进入踝关节，伤后出现关节血肿。

4.Ⅳ型骨骺损伤

这种损伤发生在胫骨远侧骨骺，常涉及骨骺的内侧角，延续到干骺端，也可以发生在骨骺的前外角，往往见于骨骺封闭前。胫骨短缩程度与年龄关系密切，年龄越小，畸形越显著。

5.Ⅴ型骨骺损伤

胫骨远端骨骺单纯损伤，常伴有Ⅲ型或Ⅳ型骨骺损伤。此为关节外损伤，骨骺受到小腿纵轴方向挤压，骨骺因遭受压迫，常见骨骺内侧角生长停止。而胫骨远端骨骺外侧部分继续生长，腓骨也继续生长，足跟逐渐出现内翻畸形。损伤时 X 线片可能是阴性。因此在踝关节损伤后，疼痛、肿胀持续者，应该随访，并定期摄 X 线片。

骨骺骨折应解剖复位，必要时需手术切开复位，且应内固定。可用 2 枚小直径的松质骨螺钉固定（图 9-24）。术后石膏固定 6～8 周。待 6 个月后骨折愈合牢固时，螺钉应都去除。在青少年，骨骺已接近封闭，且干骺端骨折片较小，就不必用螺钉固定。可在手术直视下复位，以两枚克氏针固定，然后石膏固定，3 周后拔除克氏针。有一点必须指出，在Ⅳ型骨骺损伤病例，其负重的胫骨骨骺板可同时遭受挤压力损伤，但是从 X 线片上并不能辨别，结果是胫骨远端骨骺早期封闭。

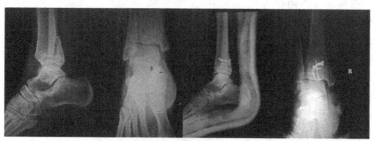

图 9-24　踝关节骨骺损伤的手术治疗

参考文献

[1]桑鹏,管春燕.内科常见病的诊疗与康复[M].昆明:云南科技出版社,2023.

[2]俞婧佳,袁茜,伍炯星,等.内科常见疾病临床诊治概要[M].长沙:中南大学出版社,2023.

[3]黄昊川,吴芹,高月霞,等.实用内科疾病诊疗学[M].北京:中国人口出版社,2023.

[4]孙洁.常见神经内科疾病诊疗与康复[M].武汉:湖北科学技术出版社,2022.

[5]周欣,迟海霞,陈军民,等.内科常见疾病诊治思路[M].武汉:湖北科学技术出版社,2023.

[6]闫丽娟.内科常见疾病检验诊断与诊疗实践[M].武汉:湖北科学技术出版社,2023.

[7]矫丽丽,蔡和伦,和烨等.临床内科疾病综合诊疗[M].青岛:中国海洋大学出版社,2020.

[8]周海燕,等.新编内科疾病诊治精要[M].北京:中国人口出版社,2023.

[9]王坤坤,吕伟伟,郭冉,等.现代内科疾病诊疗研究[M].长春:吉林科学技术出版社,2023.

[10]戴芬,董魁,李圣伟,等.实用内科疾病诊断与治疗[M].北京:科学技术文献出版社,2023.

[11]陈娜娜,石贺,鞠华敏,等.心血管内科疾病诊治与护理[M].长春:吉林大学出版社,2023.

[12]万贤明,万军,张美云,等.现代内科常见病诊断与治疗[M].天津:天津科学技术出版社,2023.

[13]王文静,段桂丽,王新华,等.内科疾病诊治与健康教育[M].北京:科学技术文献出版社,2023.

[14]曹学雷,尹文娟,王秀芹,等.实用内科疾病诊治解析[M].北京:科学技术文献出版社,2023.

[15]潘红,纪明明,李林强等.实用外科临床诊疗[M].北京:科学技术文献出版社,2020.

[16]董立红.实用外科临床诊治精要[M].长春:吉林科学技术出版社,2018.

[17]吴至久.实用外科疾病诊疗思维[M].北京:科学技术文献出版社,2019.

[18]孔天天.外科诊断与治疗[M].天津:天津科学技术出版社,2020.

[19]李海鹏.现代外科疾病诊断及处理[M].北京:科学技术文献出版社,2018.

[20]梁峰.最新外科临床诊疗技术[M].长春:吉林科学技术出版社,2017.

[21]王连武.外科疾病临床诊疗策略[M].北京:科学技术文献出版社,2018.

[22]王永总.实用外科多发病诊疗学[M].西安:西安交通大学出版社,2018.